## *Espiral*
### *Conversas Científicas do Século XXI*

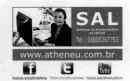

# *Espiral*
## *Conversas Científicas do Século XXI*

Alysson R. Muotri, PhD

Biólogo Molecular formado pela Universidade de Campinas (Unicamp) com doutorado em Genética pela Universidade de São Paulo (USP). Fez pós-doutoramento em Neurociência e Células-tronco no Instituto Salk de Pesquisas Biológicas (EUA). Hoje é professor da Faculdade de Medicina da Universidade da Califórnia.

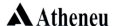

*Editora Atheneu*

| | |
|---|---|
| *São Paulo —* | *Rua Jesuíno Pascoal, 30*<br>*Tel.: (11) 2858-8750*<br>*Fax: (11) 2858-8766*<br>*E-mail: atheneu@atheneu.com.br* |
| *Rio de Janeiro —* | *Rua Bambina, 74*<br>*Tel.: (21)3094-1295*<br>*Fax: (21)3094-1284*<br>*E-mail: atheneu@atheneu.com.br* |
| *Belo Horizonte —* | *Rua Domingos Vieira, 319 — conj. 1.104* |

*CAPA: Paulo Verardo*

*PRODUÇÃO EDITORIAL: MKX Editorial*

**CIP-BRASIL. CATALOGAÇÃO NA PUBLICAÇÃO**
**SINDICATO NACIONAL DOS EDITORES DE LIVROS, RJ**

M942e

Muotri, Alysson Renato
    Espiral : conversas científicas do século XXI / Alysson Renato Muotri. –
1. ed. – Rio de Janeiro : Atheneu, 2017.
    il. ; 25 cm.

    Inclui bibliografia
    ISBN 978-85-388-0766-7

    1. Reprodução humana.    I. Título.

16-38250
    CDD: 612.6
    CDU: 612.6

**Índice para catálogo sistemático:**
1. Reprodução humana        612.6

*MUOTRI, A. R.*

*Espiral: conversas científicas do século XXI.*

© *EDITORA ATHENEU*

*São Paulo, Rio de Janeiro, Belo Horizonte, 2017.*

# Dedicatória

Aos meus pais, Canio e Vitória, pelo constante suporte da minha carreira científica.

Aos meus dois irmãos, Savério e Ricardo, companheiros de aventuras.

E a minha família, Andrea e Ivan Coimbra, fonte de motivação, inspiração e felicidade.

Também gostaria de agradecer a todos os artistas autistas que contribuíram com sua arte para deixar este livro mais dinâmico e belo.

# Apresentação

Em 2002, decidi continuar minhas pesquisas científicas nos Estados Unidos. Meu objetivo era expandir meus conhecimentos para as áreas de células-tronco, genética, evolução e neurociência, áreas da ciência que me atraiam desde a infância.

Durante os primeiros anos nos EUA, me sentia como uma criança num parque de diversões. Ao contrário da realidade brasileira, eu tinha tudo para fazer pesquisa de alto nível, o limitante eram ideias originais e tempo de laboratório. Como tinha ideias criativas sobrando e estava acostumado a ficar longas horas concentrado em experimentos no laboratório, tornei-me altamente produtivo. Essa produtividade logo chamou a atenção de líderes científicos dos institutos de pesquisa locais, que passaram a me convidar para palestrar sobre os mais diversos assuntos para o público leigo.

Não perdia uma oportunidade. Palestrei para escoteiros, velhinhos, grávidas, escolas, adolescentes, advogados, médicos, padres, políticos e para qualquer pessoa que demonstrasse algum interesse em ciência. Mesmo com um inglês macarrônico, descobri que conseguia motivar a audiência ao mostrar como a ciência era realmente feita, e como poderíamos responder questões altamente complexas sobre qualquer tema usando apenas nosso raciocínio.

Essa experiência no exterior despertou a vontade de fazer o mesmo na língua portuguesa e contribuir para a divulgação científica no Brasil. Comecei escrevendo alguns textos para jornais, a convite de alguns amigos jornalistas que costumavam me entrevistar a respeito dos meus trabalhos científicos. Mas os artigos eram escassos e eu acreditava que poderia dar uma contribuição maior. Em 2006, fui convidado a participar do então nascente portal G1, da Rede Globo. Desde então, passei a escrever quinzenalmente artigos de divulgação científica. Foram dez anos sem parar.

Foi um período interessante, pois pude levar ao leitor brasileiro um pouco da ciência de ponta que estava acontecendo mundo afora. E não faltava assunto. Na minha posição privilegiada, conseguia reportar acontecimentos científicos em primeira mão, dados que estavam sendo apresentados em conferências especializadas, mas não estavam ainda publicados. Consegui, por exemplo, prever o prêmio Nobel da reprogramação celular para o ShinyaYamanaka num momento em que o Brasil ainda discutia o uso de células-tronco embrionárias humanas. Além do entretenimento acadêmico, acredito que alguns leitores tenham se beneficiado de outras formas, por exemplo, alguns textos publicados foram selecionados em provas de vestibulares. O beneficio era para mim também, pois escrever ajuda a entender melhor e consolidar conceitos científicos abrangentes que me permitem ser um melhor cientista. Por esse ângulo, posso dizer que fui egoísta.

O portal G1 foi pioneiro no uso de blogs como ferramenta para conversa entre autores e leitores. Fiz bons amigos assim. Recebi diversos comentários, positivos e negativos sobre textos que escrevi. Pude interagir de forma direta e rápida com diversos leitores, tentei melhorar sempre. Ressalto aqui minha interação com diversos pais de autistas que contribuíram criticamente com diversas informações valiosas sobre o autismo. Recebi elogios em alguns momentos e fui virtualmente linchado em outros textos, como por exemplo quando escrevi sobre o "homossexualismo" (e não "homossexualidade", como preferia esse grupo no Brasil na época). O distanciamento do Brasil não foi um problema (apesar desse infame episódio). Pelo contrário, com minha posição de olheiro internacional, consegui ajudar diversos colegas cientistas brasileiros a se posicionarem de forma mais favorável a revoluções tecnológicas que levariam anos para serem apreciadas em nosso pais. O uso de células-tronco de pluripotência induzida é um exemplo claro.

Neste livro, estão compilados os textos científicos escritos nesse período. Se existe um tema, esse tema seria Espiral, representando a trajetória da evolução das espécies, o ícone genético, a informação que nos faz humanos, tanto do ponto de vista embrionário quanto da neurociência. Organizei os capítulos de forma a enquadrar os textos nesses tópicos, sabendo que isso é apenas organizacional, pois os textos são quase todos multidisciplinares. Esse livro é um retorno ao cientista-criança, curioso ao extremo, que busca respostas para tudo.

Somos únicos nesse planeta pois temos uma capacidade incrível de criar e modificar nosso ambiente. Tudo isso, fruto de milhares de anos evolutivos, que foram moldando nosso genoma, nosso cérebro, para nos tornar definitivamente humanos. Foi um pedaço de osso de um dedinho de um pé ancestral que revelou o acasalamento dos humanos modernos com os Neandertais. Na verdade isso não deveria nos surpreender, pois num passado não muito distante, a sociedade aceitava o cruzamento entre humanos e chipanzés para experimentos científicos, algo inaceitável hoje em dia.

Seriamos a única espécie capaz de chorar? Como e porque surgiu a arte? E a religião? É perigoso dormir com bebês? Seria possível usar a pornografia contra o crime? Sabia que existem entidades genéticas que parasitam (e controlam) seu cérebro? Por que algumas pessoas comem tijolo? Qual a relação entre o Viagra e o Budismo? Você sabia que existe uma família na Itália que não dorme? Seria possível reverter o autismo? Pode a direção do redemoinho capilar identificar homossexuais? Qual a receita dos gênios? Qual o futuro da medicina? Porque negamos a morte até morrer? Quem seriam os super-heróis genéticos que andam entre nós?

Essas e outras questões intrigantes são tratadas aqui e resta-me apenas esperar que o leitor encontre, em alguns desses textos, respostas para questões fundamentais e práticas da existência humana.


Boa leitura,


Alysson Renato Muotri, Ph.D.

San Diego, 17 de abril de 2016

# Sumário

## Capítulo 1 - Células-tronco

Um próspero e molecular ano novo, 1

No caminho das células-tronco, 5

Avanço histórico, uso restrito, 7

A ciência bossa-nova, 9

Amplificando células-tronco de cordão umbilical, 12

Inovando na divulgação científica no Brasil, 13

Células-tronco, células ainda contaminadas…, 15

Células-tronco: planejamento é essencial, 18

Reprogramação: de volta para a imortalidade, 21

Células-tronco para ELA, 24

Reprogramação: de volta para a imortalidade, parte II, 26

E chegam as células 3i, 28

As células-tronco e o envelhecimento precoce, 30

O camundongo reprogramável e a busca por "god", 32

Samurai sem mestre, 35

As boas novas em células-tronco: CIRM, sistema imune e iPS, 37

Vendendo o sonho das células-tronco, 41

Modelando doenças com células-tronco, 44

Células-tronco e câncer, 47

Califórnia destina US$ 200 milhões para pesquisa aplicada com célula-tronco, 49

Da pele para o neurônio: o caso do calhambeque no fundo do lago, 52

Tudo o que você sempre quis saber sobre tratamentos com células-tronco, 54

O que será "quente" em 2011, 57

Pesquisa de ponta no Brasil, 59

Avanços sobre células-tronco, 61

Contatos imediatos, 64

A verdade sobre o mercado chinês de células-tronco, 66

Preservar ou não, eis a questão, 68

O imperador e as células-tronco, 70

De olho no futuro, 72

Reprogramação celular parecia ficção científica, mas virou realidade, 74

Um passo para curar lesões da medula, 77

Congelando seu Mini-me, 79

A dama imortal: HeLa, para os íntimos!, 81

Transformando pele em neurônios, 84

Futuros profissionais de saúde: os conselheiros de células-tronco, 86

Flerte na ciência, 88

O Meio Ideal, 90

O mercado predatório das células-tronco, 92

Células-tronco contra o mal de Parkinson, 93

O mal das montanhas e os neurônios do Monge, 95

A síndrome de Marfan e as lições para 2015, 96

## Capítulo 2 - Evolução

Klaatu barada nikto, 99

Famigerada fuga de cérebros, 101

Brasil: país de doutores, 104

Uma década de "livre acesso" científico, 106

Menino-imã ou menino-geleca?, 109

Refazendo a evolução humana em camundongos, 110

Porque os chimpanzés não jogam beisebol, mas jogam cocô, 112

Homens podem ser culpados pela menopausa, 113

Um elo entre a super-higiene moderna e o autismo?, 115

Tecnologia vai adquirir consciência e vontade própria no futuro, 117

Caso dos beagles: infelizmente estamos distantes de poder abrir mão dos testes, 119

Desafiando a morte com a morte, 121

Detector de incesto, 124

A sexta letra do DNA, 126

Espermatozoides traumatizados, 127

Dedinho do pé Neandertal revela acasalamento entre espécies humanas, 130

Testando a evolução humana em laboratório, 133

O choro dos humanos, 135

Como surgiu a arte?, 138

Antropogênese?, 140

Biologia teórica?, 142

Dormindo com bebês, 144

O fim da evolução humana, 148

O humanzé e os bolcheviques: a tentativa de mandar a igreja para os infernos, 150

Papo animal, 155

Quando tudo dá errado, 157

A nova ciência do aprendizado, 159

Culturas impossíveis e a origem da crença na vida eterna, 162

Ardi: a descoberta mais impressionante de 2009, 164

Por que algumas mulheres parecem mais jovens que outras?, 167

Caranguejo samurai e o futuro do homem, 169

Pornografia contra o crime, 171

Amizade com obeso eleva chance de também ficar obeso em 171%, 174

A origem da religião e o nascimento dos deuses, 177

A alma de uma máquina antiga, 180

A álgebra das beldades, 182

Comportamento coletivo, 183

O cérebro canhoto do chimpanzé, 185

Pernas, para que te quero, 187

Amar até a morte, 189

Desejando a todos a consciência da morte, 191

## Capítulo 3 - Genética

Sexo, drogas e… tuberculose, 193

O emaranhado beijo dos cromossomos, 196

Mazelas do marketing científico, 198

Avaliando revistas de ciência e cientistas, 201

Guerra intestinal, 203

Repensando o Dia Mundial do Autismo, 206

Cupido online, 207

Silenciando a síndrome de Down, 209

Vitaminas e a ilusão da saúde, 211

Os primeiros mil dias de nossas vidas, 213

O segredo dos velhinhos que deram olé no Alzheimer, 216

Nova estratégia contra o câncer (e outras doenças que evoluem rapidamente), 219

Procuram-se super-heróis genéticos, 221

Genômica contra o estigma, 223

Crianças superpoderosas, 226

Câncer de mama não é mais doença de rico, 229

Conversa com Jim Watson, 231

Vive la différence!, 233

Versatilidade genética, 237

Uma questão de pele, 240

Quando o genoma não basta, 242

Humanos quadrúpedes, 245

A (primeira) descoberta do DNA, 247

Ano novo, vida nova, 250

Por que os inteligentes vivem mais?, 252

Genomas protegidos, 254

Retomando um estudo sobre redemoinhos capilares e homossexualidade, 256

Telomerase Zen, 258

Genoma da pequena família, 261

Um gene antirracismo?, 263

A constante batalha feminina para suprimir o lado masculino, 265

Proteína marcada para morrer, 267

Mães magras, crianças obesas, 269

O futuro do genoma individual, 272

Naturalmente loiras, 274

Um projeto furado, um RNA anormal e um verme exótico (ou o tortuoso caminho da descoberta científica), 275

Gordo Pera × Gordo Maçã, 277

Poeira, 279

Os vírus endógenos e o transplante de órgãos, 280

A nova medicina, 281

O pododáctilo (im)perfeito, 283

Colírio contra catarata, 285

Editando o genoma humano, 286

Sarah Palin e as moscas, 288

Você não é só você: carregamos células maternas na maioria de nossos órgãos, 291

Comunicando ciência, 293

## Capítulo 4 - Neurociências

E você? Já comeu tijolo?, 297

A ciência e a transformação social, 299

Naturalmente obcecado, 302

Apetite por exercícios, 304

Fora da "caverna", 305

O dom da dedicação, 308

Centro de Excelência para Estudos do Autismo no Brasil – Parte 1, 310

Centro de Excelência para Estudos do Autismo no Brasil – Parte 2, 312

Elvis: conectando genes a emoções, 315

Progresso em autismo, 318

Neuroanatomia de um mentiroso, 320

Os quatro reinos autistas, 322

Por que gostamos tanto de cafuné, 326

O cérebro da mosca fala sobre o envelhecimento humano, 328

Por que rimos tanto?, 330

O Brasil descobriu o poder das redes sociais, 332

A ação humana e o cérebro dos morcegos, 333

Não deixe seu filho cabecear, 334

Lítio: do Big Bang ao cérebro, 336

A mulher que cheirava Parkinson, 337

50 tons de azul, 339

O cérebro transgênero, 341

O futuro mercado médico da Cannabis, 343

Pesquisa consegue reverter defeitos em neurônios de autistas clássicos, 345

Naturalmente obcecados, 348

Revertendo a síndrome de Kabuki, 349

O tigre, o garoto, o braço fantasma e um convite, 351

A culpa da mãe, 353

Reality-show sobre divulgação científica?, 355

Excesso de medicamentos em crianças?, 357

Consciência autista, 359

Jogar Super Mario aumenta a massa encefálica, 363

Um cérebro, múltiplos genomas, 365

Consciência Lavada, 367

Espelhos da mente, 370

Os novos neurônios, a cannabis, o Viagra e o budismo, 372

Ouvindo cores amargas: Julieta é o Sol, 375

Príons e os italianos que não dormiam, 377

Cabeças de Repolho, 380

Gosto também se discute, 382

Em busca das memórias perdidas, 385

O cérebro sexual: o que é normal?, 387

Atração fatal: parasita faz rato perder medo de gato, 391

A teoria da mente e a síndrome de Williams, 393

Novos neurônios: entre cheiros, memórias e parceiros, 396

Cérebro determinado: o livre-arbítrio é uma ilusão?, 398

Meu Deus!, 401

O poder de influenciar o vizinho, 404

O rato que sabia demais, 406

O cérebro zen, 409

Expresso para o Nirvana, 411

Mentes que dançam, 414

O Primeiro NeuroLatam, 416

O pulso gama e… Ahá!!!!!, 418

Eliminando memórias, 422

O cérebro moral, 424

As extraordinárias mutações de seu cérebro, 427

Estranha transformação, 429

Memórias estocadas na medula?, 431

Sufoco no busão? Culpa da amígdala cerebral, 434

Como o cérebro percebe o tempo, 437

O zumbi dentro da mente, 439

Cheirando perigo, 442

Num piscar do cérebro, 445

Receita para virar 'gênio': 10 mil horas de dedicação apaixonada, 447

O tempo e as experiências traumáticas, 450

Sinapses e o livre-arbítrio, 452

Meditação altera fisicamente o cérebro, 455

In(mani)festação da mente, 457

Estudos da compaixão, 459

A mente futurística: otimistas vivem mais, 461

"Fruta do milagre" transforma gosto azedo em doce, 464

UFC e as lesões cerebrais, 466

Cérebro em mutação, 468

O poder da pose, 470

O teste do marshmallow, 472

A pele eletrônica e a expansão dos sentidos, 474

Induzindo orgasmos femininos, 476

Animação suspensa, 477

Seria possível reconstruir o cérebro?, 481

A revolução dos minicérebros, 483

O Zika vírus e a microcefalia, 485

O cérebro dos supervelinhos, 487

Nossos cérebros coloridos, 489

Imune ao estresse?, 491

Possível prevenção do autismo no pré-natal?, 492

O que está sendo feito para apressar a descoberta da cura, 493

Autismo revertido?, 496

Associações de Pais e Pacientes, 498

Combatendo o Autismo: consertando um neurônio de cada vez, 501

Vermes contra o autismo, 506

Repensando a esquizofrenia, 509

Um dia azul, 511

Incluindo autistas na ciência, 512

Inconformado com 1 em 88, 514

Pacientes como eu, 516

Como vamos tratar as doenças mentais?, 518

"Resetando" o cérebro autista, 520

Conversa com o Nicolas, 522

# Células-tronco

**1**

## Um próspero e molecular ano novo

Tarefa difícil prever quais serão os tópicos mais quentes do ano que vem na área da biologia molecular. No entanto, algumas descobertas feitas nos anos anteriores dão uma dica do que virá em 2007.

No topo da minha lista estão as modificações epigenéticas. Não porque eu as considere mais importantes, mas sim porque o tema tem revelado uma flexibilidade genômica absurda, inicialmente associada aos míseros 2% de genes encontrados em nosso genoma.

E aí você me pergunta que diabos são as tais modificações epigenéticas? Eu respondo. São alterações químicas no DNA ou em proteínas associadas, como as histonas, que podem favorecer ou inibir a expressão gênica (ou seja, a "ativação" dos genes).

Essas modificações podem ser induzidas pelo ambiente em que a célula se encontra. Desse modo, nosso patrimônio genético é moldado desde o ambiente intrauterino, com todas as influências do comportamento materno, passando pelo tipo de dieta quando adolescentes, o quanto de exercício fazemos diariamente e terminando pelo uso ativo da nossa massa cerebral, expondo-se a novas experiências.

Entender como a epigenética funciona, ajudará a compreender melhor as fases iniciais do câncer, a manutenção das células-tronco e até os traços comportamentais. Quem não dominar o código epigenético em um ou dois anos será, com toda certeza, um analfabeto molecular.

Parte dessas modificações epigenéticas é causada por pequenos RNAs (Só lembrando as aulas de biologia, o RNA é uma molécula que se assemelha ao DNA, mas, em vez de ter a forma de uma fita dupla, ela é composta por uma fita simples). Esses pequenos RNAs foram as vedetes de 2006, culminando com a premiação de *Craig Mello e Andrew Fire* para o Nobel de medicina, justamente pela caracterização inicial de como eles atuam para silenciar genes. Novas tecnologias surgiram a partir disso, como o *deep sequencing* (sequenciamento de profundidade, também conhecido nos corredores moleculares como "454"), permitindo a leitura de pedaços pequenos ou mesmo degradados de RNA ou DNA.

Essa tecnologia foi utilizada para sequenciar trechos do DNA obtidos de ossos de neandertais e também foi aplicada para investigar a abundância e localização de microRNAs, uma outra classe de RNAs reguladores. Alguns microRNAs são conservados entre diferentes espécies, sugerindo uma função importante para a célula. No entanto, muitos deles são exclusivos dos humanos e principalmente expressos no sistema nervoso. Apesar de termos sequenciado muitos deles, não sabemos como eles escolhem os genes a serem regulados. Um único microRNA pode regular a expressão de muitos genes, possivelmente promovendo um ajuste fino nas redes neurais. Para entender melhor e formular novas hipóteses será preciso caracterizar a função de alguns deles e depois desenvolver algoritmos inteligentes que auxiliem na identificação dos genes alvos.

Milhares de outros tipos de RNA foram encontrados em diferentes tipos celulares e não fazemos ideia do que eles fazem. Chamo a atenção para os pequenos RNAs derivados de sequências repetitivas do genoma, vulgarmente conhecidas como DNA "lixo". Esses RNAs são gerados por um complexo proteico ainda pouco caracterizado, conhecido como "piwi" (pronuncia-se píui). Curiosamente, esse complexo só foi encontrado até agora em células germinativas e parece estar envolvido na manutenção de células-tronco. Pois é, parece que esse "lixo" todo pode ter alguma função. A meu ver, isso é apenas a ponta do iceberg, uma revolução no velho dogma DNA-RNA-proteína. Vamos descobrir que ainda vivemos num mundo de RNA...

E por falar em células-tronco, parece que elas vão continuar tendo destaque no ano que vem, principalmente no que se refere a mecanismos moleculares que regulem a manutenção do estado indiferenciado (incluindo mecanismos epigenéticos) e em passos decisivos da diferenciação celular. O uso de células-tronco para a triagem molecular revelou uma série de pequenas moléculas que estão sendo utilizadas para o cultivo e propagação das células-tronco em condições quimicamente definidas, livres de produtos animais.

Também acho inevitáveis os avanços na área de reprogramação celular, ou a arte de fazer uma célula especializada dar origem a tipos mais indiferenciados. Essa reprogramação parece ser resultado de modificações epigenéticas que só acontecem em condições específicas, como no ambiente citoplasmático dos óvulos. Os avanços nessa área estão muito em voga principalmente por causa das restrições do governo americano ao uso de células-tronco embrionárias humanas.

Com relação à terapia celular, os avanços deverão ocorrer na identificação de fatores responsáveis pela sobrevivência das células transplantadas em regiões lesadas, ainda em modelos experimentais animais. A manipulação do ambiente ou "nicho" tem se mostrado fundamental para a correta integração celular, evitando inflamação e a indesejada propagação de células indiferenciadas; que podem gerar um tumor.

Outra área promissora é a do metabolismo celular. Nunca estivemos tão preocupados com o metabolismo como nessa geração. Isso porque sabemos hoje que o metabolismo está ligado diretamente à obesidade e à longevidade, temas de alto interesse quando o assunto é saúde pública. Muito tem sido feito nessa linha de pesquisa e destaco os trabalhos liderados pelo pesquisador californiano Ron Evans, com a descoberta e caracterização da família de receptores nucleares, responsáveis pela sinalização hormonal nas células. A caracterização do metaboloma (conjunto de metabólitos produzidos pelas células) e o uso de pequenas moléculas reveladas por triagem molecular devem gerar formas mais eficientes para diagnóstico e tratamento de desvios inatos ou adquiridos do metabolismo humano.

Infelizmente, a maioria dessas descobertas deverá acontecer em laboratórios americanos, europeus ou japoneses, mas não brasileiros. Isso nos leva a uma reflexão de final de ano e projetos para o ano que vem.

Apesar de admiráveis atitudes individuais ou de grupos de excelência de pesquisadores brasileiros, ainda estamos engatinhando em âmbito de incentivo institucional. Dentre outros problemas, vejo que poderíamos ter mais colaborações internacionais e que existe uma escassez de pesquisadores brasileiros em posições de destaque em instituições de prestígio no exterior. Esses poderiam funcionar como "olheiros tecnológicos", favorecendo a troca de informações e auxiliando a formação de um mercado biotecnológico no país.

Talvez a distância tecnológica que nos separa de países como os EUA pudesse ser diminuída se tivéssemos uma América Latina mais unificada cientificamente, dividindo centros para produção de anticorpos, enzimas e animais transgênicos. Ainda não sei direito porque não acontece, mas o fato é que perdemos muito com isso. Gostaria mesmo é de começar 2007 com novos projetos da Academia Brasileira de Ciências e do Ministério da Ciência e Tecnologia para agregação da ciência na América Latina, fortalecendo nossa participação internacional. Mas não pode ser igual a um regime que só começa depois do carnaval...

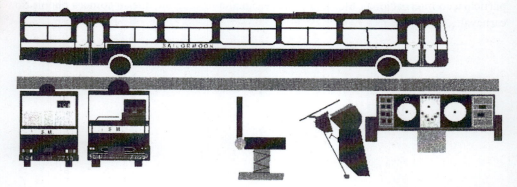

Ronald Dennys Pereira dos Santos

# No caminho das células-tronco

No começo achei inusitado e suspeito o pedido da diretora Daniela Broitman de me incluir no documentário *"Marcelo Yuka no caminho das setas"*, sobre a trajetória do músico Marcelo Yuka, ex-baterista do Rappa, em sua busca por um tratamento com células-tronco. As setas todas apontavam para as células-tronco. Pensei que poderia entrar numa roubada, com certa exposição indesejada. Convenhamos, a posição de cientista é extremamente desconfortável, sinto-me na corda bamba o tempo inteiro.

Se por um lado trabalho justamente com células-tronco porque acredito em seu potencial regenerativo e as vejo como a grande promessa da medicina, por outro, tudo isso ainda é muito novo. Ao falar empolgado desse potencial, corro o risco de instigar a mídia e a sociedade a acreditar que a cura está logo ali. Se reduzo meu entusiasmo, o risco é de tirar a esperança de milhares de pessoas que se beneficiariam com uma terapia de células-tronco, afastando investimentos e atrasando o progresso da ciência. O balanço é justamente o que me mantém na onda.

Yuka, assim como eu, sabe dar valor às ondas: prazer que lhe foi tragicamente confiscado. A lesão na medula o tirou do mar, da batera do Rappa, do banheiro e o fez questionar sobre sua dignidade como ser humano. Lembro que falamos por horas sobre a dignidade do cadeirante, daquilo que nos define como ser humano perante uma sociedade que ainda precisa aprender a ter respeito pelos deficientes. Nesse aspecto o Brasil não engatinha, se arrasta, isola seus filhos diferentes!

Por outro lado, a ciência fora do Brasil corre a passos largos. Este ano, tratamentos com células-tronco embrionárias humanas melhoraram a visão de pacientes com um tipo de cegueira degenerativa, sem efeitos colaterais. Parece milagre, mas não, é ciência mesmo. A tecnologia foi aplicada em humanos em tempo recorde. Essas células foram descritas pela primeira vez em 1998. Em geral, leva-se o dobro ou mais tempo para um tratamento desse tipo ser comprovado clinicamente.

Nesse ano, também houve avanços importantes nas pesquisas de lesões na medula. De modo irônico, o cientista que liderou o estudo mais impressionante até o momento é um cadeirante, Dr. Paul Lu, meu colega na Universidade da Califórnia, em San Diego. O que aprendemos ao longo dos anos é que a região lesionada da medula cria um ambiente hostil, impedindo a regeneração neuronal. Outros tipos celulares se aproveitam dessa região altamente inflamada para se proliferar, mas não os neurônios.

Regenerar neurônios lesados é muito difícil, por isso se aposta no transplante de células-tronco. Essas células fariam o que o corpo não consegue fazer: produzir novos neurônios que reestabeleçam a comunicação entre o cérebro e os membros. Mas não sabíamos quais as condições ideais do transplante, muito menos quais células-tronco usar (células-tronco adultas, retiradas de fetos abortados ou mesmo do bulbo olfatório de pessoas adultas).

Todas elas são menos potentes que as células-tronco embrionárias e apenas contribuíram para uma melhora muito sutil. Paul Lu apostou nas células-tronco embrionárias junto com um coquetel de fatores anti-inflamatórios aplicados diretamente na região da lesão. Os resultados foram impressionantes e sacudiram os cientistas da área. Testes em humanos devem começar em breve.

Esse tipo de trabalho também ajuda a desmoralizar o mercado negro de tratamentos duvidosos com células-tronco. Alguns centros de pesquisa têm se aproveitado dessa situação para oferecer tratamentos a preços exorbitantes. Uns se baseiam em resultados preliminares com roedores, mostrando vídeos de ratinhos paralisados que voltam a caminhar. Leitor, a ciência já curou lesão medular em camundongos e ratos diversas vezes! Isso não deve ser visto como prova definitiva de que funciona em humanos.

A capacidade de autorregeneração de roedores é altíssima. Além disso, esses animais são pequenos e melhoras sutis produzidas por um transplante celular podem levar a resultados dramáticos. Infelizmente quando esses tratamentos são repetidos em animais de grande porte, como primatas e suínos, mostram o quão ineficazes esses protocolos realmente são.

As agências governamentais de fomento dos EUA já perceberam isso e têm reduzido o financiamento para testes em roedores, além de dar mais suporte a experimentos em animais cujo tamanho e fisiologia da medula espinhal sejam mais próximos aos do ser humano. Pode ser mais caro fazer isso a princípio, mas evitam-se maiores gastos e, principalmente, tempo com projetos sem aplicação terapêutica.

Minha admiração pelo Yuka e pela Daniela cresceu junto com esse projeto. Meus medos iniciais se desmistificaram e acho que a mensagem de paz que esses dois trazem é muito positiva para o Brasil. Faz tempo que não falo com o Yuka, mas sei que sua posição amadureceu. As setas continuam apontando para as células-tronco. Ele sabe que o caminho é longo, vagaroso, mas que cada passo conquistado traz mais esperança. Por essa causa, vale lutar.

# Avanço histórico, uso restrito

Foi anunciado nesta quarta-feira (15) um avanço científico histórico. Células pluripotentes, capazes de se especializar em todos os tecidos do corpo humano, foram clonadas de um ser humano a partir da transferência nuclear de uma célula da pele do corpo de um indivíduo já formado para óvulos não-fertilizados de doadoras, gerando um zigoto em laboratório. Depois de alguns dias esse zigoto se dividiu e as células foram extraídas e colocadas em condições específicas que permitiram sua multiplicação. A técnica é a mesma usada para a clonagem da ovelha Dolly em 1996. O feito aconteceu na Universidade de Ciência e Saúde de Oregon nos EUA, liderada por Shoukhrat Mitalipov, respeitado pesquisador na área de reprodução que já havia clonado um macaco no passado.

O uso médico dessa nova tecnologia me parece restrito. O trabalho de Mitalipov publicado na famosa revista científica *Cell*, talvez não traga nenhum benefício clínico imediato. O significado é mais histórico e o mérito, técnico. Digo isso porque diversos laboratórios tentaram o feito anteriormente, mas ninguém havia conseguido. Conseguir com que o óvulo recipiente do novo núcleo se divida, parecia ser algo impraticável em humanos. O truque de Mitalipov foi testar diversas condições em experimentos com macacos, cujos óvulos para pesquisa são muito mais fáceis de conseguir.

Dentre as diversas condições usadas, o grupo descobriu que a adição de cafeína aumenta as chances de sobrevivência das células após a transferência nuclear. Para a surpresa de todos, a eficiência aumentou consideravelmente. Segundo o trabalho, basta seguir as instruções corretamente e dispor de alguns óvulos não-fecundados, doados por alguma mulher que aceite se submeter a uma sessão hormonal para induzir ovulação. No trabalho da *Cell*, as doadoras foram pagas para participar da pesquisa. A recompensa financeira por esse tipo de serviço não é consenso entre os cientistas – é, inclusive, proibida no Brasil. Além disso, o uso de células germinativas humanas tem implicações éticas, mesmo sendo um material não-fecundado. Talvez por isso essa tecnologia não seja empregada prontamente em laboratórios acadêmicos de células-tronco. É preciso se associar a clínicas de fertilização *in vitro* para conseguir material fresco; outro quesito essencial no método de Mitalipov.

Uma maneira bem menos controversa de se conseguir células-tronco pluripotentes de humanos foi descrita em 2007 e deu o prêmio Nobel ao pesquisador japonês Shinya Yamanaka no ano passado. A tecnologia de Yamanaka é tão poderosa que se tornou um dos campos mais quentes da biologia atual, tendo implicações enormes para a modelagem de doenças, busca de novas drogas e medicina regenerativa.

Mas será que daria para realmente clonar um ser humano com essa tecnologia? A resposta é sim, do mesmo modo que foi feito com a Dolly. Caso o zigoto gerado não fosse destruído para gerar células embrionárias, mas sim transplantado em um útero preparado para uma gravidez, há chances de se desenvolver e gerar um feto. O que aprendemos com outros animais é que esses clones apresentam diversos problemas de saúde e vidas mais curtas do que o normal. Portanto, é possível, mas é injustificável fazer isso com humanos.

*Esse post seria publicado em 28/5 e foi antecipado excepcionalmente para comentar o impacto científico da pesquisa da equipe de Shoukhrat Mitalipov.*

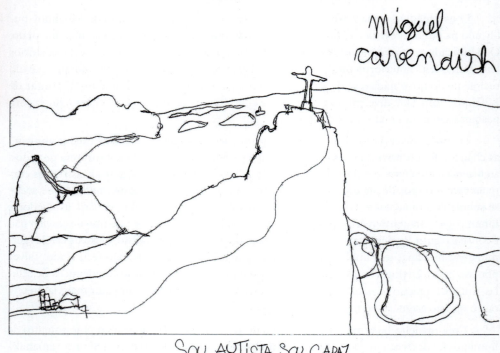

Miguel Cavendish Porto Pires de Mello

## A ciência bossa-nova

Dessa vez, minhas reflexões sobre o ano novo pairaram sobre a ciência atual como maneira de gerar conhecimento para o bem da humanidade. Fiz o seguinte exercício filosófico: se pudesse reconstruir como a ciência é feita hoje em dia, quais seriam as modificações mais importantes que incorporaria? Como seria essa "ciência bossa-nova"?

Cheguei à conclusão de que se realmente tivesse essa oportunidade, mudaria muita coisa. O método científico tem sido eficaz, é verdade, mas lento. Descobrimos o princípio fundamental da genética, evolução, biologia molecular etc. Com isso fomos capazes de curar diversas doenças, prever processos biológicos complicados entre outras coisas. Porém, ainda sinto que estamos bem atrás em diversas áreas, como por exemplo, no entendimento do cérebro. A ciência tem sido lenta por diversas razões, incluindo interesses financeiros, egocentristas e falta de visão cooperativista. Então, penso que a ciência poderia ser ainda mais eficiente se fosse otimizada seguindo algumas dessas ideias que listo abaixo.

Começaria por fazer da ciência um patrimônio da humanidade. Seria a real ciência sem fronteiras, à qual não haveria conhecimento restrito por barreiras territoriais. O fim da ciência "nacional" seria acompanhado por um esforço mundial, pelo qual os grupos de cientistas trabalhando numa mesma área usariam de ferramentais virtuais para dividir resultados antes de serem publicados. Obviamente que esse tipo de parceria geraria questionamentos sobre os direitos autorais ou mesmo royalties gerados por produtos oriundos dessa pesquisa. Não quero causar a impressão que sou a favor de uma ciência comunista, não é isso. Argumento que do mesmo modo que hoje já existem consórcios mundiais que conseguem resolver a questão financeira, as consequências da ciência mundial seriam voltadas para o bem da humanidade, portanto o produto final seria igualmente dividido entre os grupos participantes.

O modo de publicar também deveria ser seriamente alterada. Na minha visão "bossa-nova" existiriam apenas três jornais- todos de livre acesso - funcionando como uma dinâmica forma de blog. A submissão dos trabalhos é uma só, direta. Manteria a revisão por pares, mas abriria o processo para deixá-lo mais transparente. Além disso, incluiria comentários da comunidade em geral. A diferença entre publicar no jornal X em relação ao jornal Y seria apenas de caráter classificatório: trabalhos que descrevem um novo fenômeno (exploratórios), aqueles que propõem uma nova teoria baseando-se em alguns dados e trabalhos que provem uma hipótese (mecanísticos). A própria comunidade científica se encarregaria de julgar qual a classificação dos trabalhos através de votos online. Essa classificação ajudaria os outros cientistas (que não são necessariamente daquela área) a julgar como os resultados publicados permitiram avançar o conhecimento.

Acabaria de vez com a estabilidade do pesquisador em universidades ou institutos de pesquisa públicos, fazendo com que o processo seja o mais meritocrático possível. Além disso, dividiria os pesquisadores em categorias como administrador, executor e teórico. Todos teriam o mesmo treinamento, mas escolheriam a carreira a seguir baseando-se naquilo que gostam mais de fazer. Hoje em dia a maioria dos pesquisadores fazem tudo junto, não necessariamente da melhor maneira possível. A última categoria seria a de professor; encarregados de passar o conhecimento e não necessariamente gerá-lo. Sei que todo tipo de classificação é, de certa maneira lúdico e, portanto, não imagino que essas classes sejam rígidas, mas flexíveis, mutáveis. Poderíamos até dispor de um serviço rotacional.

Outra parte que eu alteraria seria o financiamento para pesquisas. Acho que todo pesquisador que começa deveria receber um "*startup*" rico o suficiente para deixá-lo independente por certo período. Depois disso o volume de financiamento para determinado grupo ou pesquisador seria modulado em relação à produtividade. Já sei, alguém vai dizer que produção é difícil de julgar. Concordo que seja difícil, mas não podemos esquecer que a conhecemos apenas no esquema atual. Ao eliminarmos a perfumaria dos jornais (impacto, nome, grupo editorial etc.) conseguiríamos ter uma visão mais clara da contribuição do pesquisador, pois estaríamos julgando qualidade do conhecimento gerado.

Enfim, é impossível criar um modelo de ciência novo o suficiente que deixe de lado todos os problemas anteriores. Também é impossível criar o modelo ideal. Mas o exercício de imaginar um mundo científico mais eficiente pode incitar discussões interessantes entre gerações de cientistas que têm o poder de fazer alterações significativas no sistema.

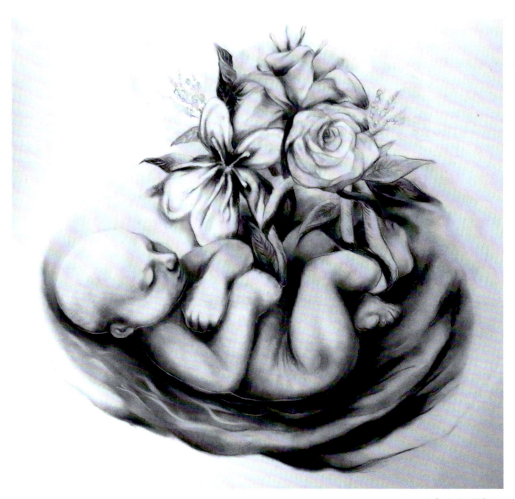

Julia Luisa Dijkstra

Capítulo 1 – Células-tronco

# Amplificando células-tronco de cordão umbilical

Ninguém duvida que a transfusão de sangue salva milhares de vidas diariamente. De modo semelhante, células-tronco hematopoiéticas (do sangue), isoladas a partir do cordão umbilical, também têm uso clínico comprovado em diversas circunstâncias. Apesar do uso mundial e contínuo, é difícil expandir as células-tronco do sangue fora do corpo humano.

Felizmente, um trabalho canadense publicado nesta semana na prestigiosa revista científica *Science* promete mudar essa realidade. Um grupo de pesquisadores conseguiu identificar uma molécula capaz de amplificar o número de células-tronco sanguíneas em laboratório. Ao modificar quimicamente essa molécula, o grupo conseguiu encontrar uma variante extremamente potente e eficaz. Esses dados prometem expandir o uso clínico dessas células num futuro próximo. Atualmente o transplante de células-tronco hematopoiéticas halogênicos é o único modo de curar doenças sanguíneas graves, como a leucemia. Mas de 30 a 40% dos pacientes não têm acesso a esse tipo de terapia por incompatibilidade genética com as células dos doadores. O transplante de células-tronco sanguíneas isoladas a partir do cordão umbilical oferece diversas vantagens, incluindo a baixa taxa de incompatibilidade genética e rejeição. Porém o número de células isoladas do cordão é relativamente baixo, limitando, em muitos casos, a aplicação clínica desse material. Aliás, essa tem sido uma das maiores críticas aos bancos de células-tronco de cordão umbilical.

Estudos anteriores já mostravam evidências de que as células-tronco do cordão poderiam ser amplificadas após transplante em animais imunodeprimidos, dando origem ao diverso e sofisticado grupo de tipos celulares que chamamos simplificadamente de sangue. Em laboratório essas células mostravam capacidade de expansão reduzida e, na maioria das vezes, os protocolos de expansão eram conseguidos à custa da perda do privilégio imunológico. No trabalho da *Science* (Fares e colegas, 2014), os cientistas criaram um sistema artificial de expansão das células-tronco do cordão pelo qual foram testadas 5.280 drogas na esperança de encontrar alguma que conseguisse estimular o crescimento dessas células no ambiente controlado.

Uma delas funcionou. A droga conhecida como UM729 foi identificada e submetida a um aperfeiçoamento químico para gerar uma versão mais potente. Chegou-se a uma molécula artificial e otimizada, UM171, com atividade 20 vezes mais potente que a original. Além disso, pode-se dizer que ela é infinitamente melhor que qualquer outra molécula testada anteriormente, pois estimula especificamente a população de células-tronco e não outras células mais maduras, também presentes no sangue. A droga foi testada em modelos animais de transplantes pré-clínicos – as células-tronco humanas são injetadas em camundongos com deficiência na produção de células-tronco sanguíneas. A droga mostrou-se efetiva no quesito repopulação e repertório celular, nos camundongos em ensaios em longo prazo, e sem efeitos colaterais aparentes.

A notícia boa deve realmente ser comemorada pelo potencial transformador. A expansão de células-tronco a partir do cordão umbilical pode ser uma alternativa viável a transplantes de células isoladas da medula, constantemente em alta demanda, por exemplo. Se o protocolo realmente funcionar em humanos e for assim tão simples de executar como descrito no trabalho, é capaz de transformar os atuais bancos de cordão-umbilical em pequenas fábricas de sangue. Isso sim, seria uma contribuição gigantesca para a humanidade. Nada mal para uma molécula com o nome de UM171.

# Inovando na divulgação científica no Brasil

Talvez a área mais quente e dinâmica da medicina atual seja a potencial aplicação das células-tronco na busca da cura de doenças humanas, hoje tidas como incuráveis.

Porém, o assunto é complexo, polêmico e a terminologia confusa. São diversos tipos de células-tronco, muitas vezes específicas para uma determinada aplicação. É comum ver a mídia e mesmo os profissionais de saúde se atrapalhando com o vocabulário. Além disso, existem protocolos envolvendo células-tronco que já foram provados cientificamente e estão presentes na clínica hoje em dia. Outros ainda estão em fase experimental e podem, ou não, ser utilizados no futuro. Como consequência desse momento ainda imaturo das células-tronco, clínicas clandestinas e gananciosas procuram oportunidades na esperança daqueles que estão fragilizados por alguma enfermidade ou doença incurável.

Existem muitos mitos e conceitos errados sobre células-tronco. Distinguir o que é realidade do que ainda requer aprovação científica é outro desafio dos que navegam pelo assunto. Muita informação na internet, ou em revistas científicas especializadas, está escrita em outras línguas e existe pouco material traduzido.

Foi com o objetivo de facilitar a compreensão que eu e meus colegas decidimos escrever um livro em Português abordando as células-tronco. Desde o início ficou claro que não queríamos apenas um livro texto, com jargões complicados e restritos a meios acadêmicos. Queríamos algo novo, uma fórmula diferente de divulgação científica que pudesse ser lida e compreendida por crianças e adultos leigos, mas que contivesse informação atualizada, com mais novas aplicações das células-tronco, a ponto de surpreender médicos e outros profissionais da área de saúde.

O resultado é o livro *Simples Assim: Células-tronco*, editado pela Atheneu e com lançamento previsto para a próxima quinta-feira, às 19hs, dia 6 de fevereiro, na livraria da Vila Unidade Lorena em São Paulo.

O livro está dividido em duas partes, uma parte inicial fundamental e outra mais aplicada, com informações específicas sobre o uso de células-tronco na clínica em diversas situações. A parte aplicada foi escrita por profissionais do grupo médico do Hemocentro São Lucas e da *CordCell*, duas respeitadas instituições médicas de São Paulo, especializadas em aplicações clínicas de células-tronco e lideradas pelo médico visionário e empreendedor Dr. Adelson Alves.

A parte básica foi escrita (ou melhor, ditada num iPhone) em ares internacionais. Isso porque muito do texto foi produzido entre um voo e outro, durante viagens profissionais desse autor que vos escreve. Os transcritos foram editados pelo Rafael Garcia, repórter de ciências do jornal Folha de São Paulo que contribuiu para retirar o anglicismo e trabalhar na acessibilidade da linguagem.

Outro fato curioso são as ilustrações feitas pelo cartunista Ziraldo que, aos 80 anos, inova em sua carreira e faz algo inédito: *cartoons* de divulgação científica!

O trabalho do Ziraldo e a qualidade dos desenhos são incríveis. Cheguei à conclusão que todo cientista deveria ter um cartunista de plantão. Mesmo quando o assunto é complicado e polêmico, como o uso de animais quiméricos em pesquisa científica, o Ziraldo surpreende. Veja o exemplo abaixo, retratando a evolução do conceito científico, desde a versão original até o produto final.

Outra inovação dessa iniciativa foi a busca de validação internacional. Por incrível que pareça, isso raramente acontece (talvez nunca mesmo) em publicações nacionais da área de ciências e saúde. O livro foi apresentado ao Dr. Larry Goldstein, diretor do programa de células-tronco da Universidade da Califórnia, um dos centros científicos mais fortes do mundo nessa área. O Dr. Goldstein tem forte atuação na divulgação científica americana e ficou impressionado com o trabalho. Além de ressaltar a importância e o momento oportuno da publicação, sugeriu a tradução imediata do livro para outras línguas, certo da sede de conhecimento sobre células-tronco que as pessoas do mundo todo têm.

As inovações não param por aí e não vou estragar a surpresa do leitor ao ler e descobrir novidades em cada página do livro. Acho que essa iniciativa representa um marco na divulgação científica no Brasil. Tomara que o formato contagie outros cientistas e se multiplique, traduzindo e digerindo a ciência de ponta mundial e levando o conhecimento a quem mais importa: a população brasileira.

# Células-tronco, células ainda contaminadas...

Parte do processo científico consiste na reprodução de dados gerados por um grupo de cientistas por outro grupo independente. Desse modo, resultados consistentes se mantêm "vivos", enquanto resultados não-reprodutíveis são eliminados e esquecidos. Apesar de parecer simples, essa fórmula nem sempre funciona, pois existe uma série de variáveis que influenciam a reprodutibilidade de um trabalho científico. Uma dessas variáveis é a própria interpretação dos resultados, que varia com o conhecimento do pesquisador, ou seja, do seu *background* científico.

No ano passado publicamos um artigo polêmico descrevendo a contaminação por produtos animais das células-tronco embrionárias humanas (Martin e colegas, *Nat Med*, 2005, 11:228-232). A contaminação inviabiliza um futuro transplante celular em pacientes humanos, jogando um balde de água fria na ideia de que essas células auxiliariam na cura de doenças como diabetes, mal de Parkinson, distrofia muscular etc. em um curto espaço de tempo. Isso porque o sistema imune humano possui anticorpos contra produtos animais e, assim sendo, células transplantadas não seriam reconhecidas como humanas, mas sim como se fossem de animais, gerando um processo de rejeição no paciente transplantado. No trabalho, além de descrever o problema, também apontamos possíveis soluções, como o uso de reagentes livres de produtos animais durante o cultivo ou no isolamento de novas linhagens de células-tronco que nunca fossem expostas a produtos animais.

O trabalho teve uma repercussão sociopolítica interessante, sendo amplamente divulgado nos EUA e em todo o mundo. Grupos políticos e religiosos tiveram que repensar suas posições sobre a derivação de novas linhagens celulares, novas questões éticas surgiram. Seria essa a solução mais rápida para a cura? Nos laboratórios, cientistas ávidos para testar a eficácia das células-tronco em humanos, começaram uma corrida para descobrir novas maneiras de "purificar" ou isolar células-tronco humanas livres de contaminação animal. No meio dessa discussão toda, vários centros de pesquisa confirmaram nossos dados, utilizando diversas metodologias e outros tipos de células-tronco, tanto adultas como embrionárias.

Tudo parecia de acordo até que, recentemente, recebemos o comunicado pelo editor da *Nature Medicine* de que cientistas canadenses irão publicar nessa mesma revista dados contradizendo nossas conclusões (Cerdan e colegas, Nat Med 2006, 12 – a ser anunciado). O trabalho do grupo demonstra que as mesmas células-tronco embrionárias humanas usadas por nós não sofrem ataque do sistema imune humano num modelo in vitro. Com isso, o grupo conclui de maneira dogmática que não seria necessário descontaminar as células para prosseguir com os ensaios clínicos em humanos! Assustados e preocupados com o perigo dessa conclusão, pedimos para ler o artigo antes de ser publicado (uma vez que já estava aceito).

Durante a leitura cautelosa dos métodos usados no trabalho, percebemos que o grupo canadense tratava as células-tronco com uma enzima chamada de tripsina. A tripsina é usada para facilitar a dissociação entre as células através da clivagem de algumas proteínas na membrana celular. Pois bem, já sabíamos (mas com certeza o outro grupo não!) que, ao tratar as células com tripsina antes da análise imunológica, eliminamos grande parte dos antígenos presentes na membrana celular, mascarando a contaminação. Desse modo, sempre optamos por dissociar nossas células com métodos alternativos, evitando o uso de tripsina. Esse pequeno detalhe é o grande responsável pela interpretação contrastante do grupo canadense. Como isso passou despercebido pelos autores, editores e revisores? Diversas são as causas, inclusive o fato de os autores poderem excluir grupos competidores (e, portanto, especializados) do processo de revisão ad hoc para publicação.

Alertamos o editor da revista, que nos forneceu direito de resposta para explicar a divergência e pediu a edição das conclusões no artigo a ser publicado, uma vez que poderia colocar em risco de vida diversos futuros pacientes a serem tratados com células-tronco imunogênicas.

Vale notar que, tanto no nosso trabalho original como no deles, nunca foi demonstrado que a contaminação das células é prejudicial ao paciente humano. Temos apenas resultados indiretos, em condições artificiais, indicando essa possível reação. O experimento para demonstrar a reação imunológica de maneira definitiva é antiético, pois precisaríamos realizá-lo em humanos. Mas no final o que realmente importa é o "risco em potencial" que a contaminação pode trazer tanto ao clínico quanto ao paciente. E esse é apenas a ponta do iceberg, podendo haver muitos outros tipos de contaminantes. Sabendo-se desse risco, faço a seguinte pergunta ao leitor: caso você, ou alguém próximo a você, precisasse de um transplante de células-tronco e tivesse a chance de escolher entre uma célula contaminada e uma não-contaminada, por qual das duas você optaria? Pois é, acredito que seria melhor focarmos nossos esforços em eliminar a contaminação de maneira prática e acessível, em vez de divagar se ela seria ou não prejudicial aos futuros pacientes.

E assim caminha o processo científico, num interessante jogo de argumentação onde só o que é reprodutível prevalece!

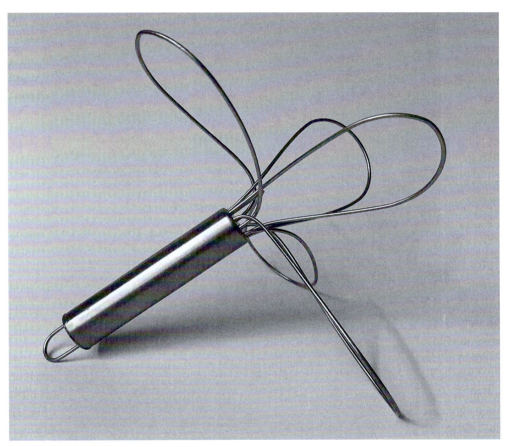

Ivan Coimbra

Capítulo 1 – Células-tronco

## Células-tronco: planejamento é essencial

Voltei há dias de uma reunião científica internacional no charmoso vilarejo de Worcestershire, Inglaterra, sobre células-tronco embrionárias humanas, reunindo pesquisadores que publicaram artigos científicos relevantes na área nos últimos anos. O encontro se deu com 16 pesquisadores selecionados da Califórnia e 16 do Reino Unido – as duas regiões que abrigam os laboratórios mais promissores quando o assunto é células-tronco embrionárias humanas.

O objetivo da reunião era facilitar a troca de informações científicas, além de refletir sobre o panorama mundial de pesquisas sobre o assunto, trocando experiências de como cientistas em diversas partes do globo interagem com setores políticos, sociais e empresariais. No final houve um encontro com Lorde David Sainsbury (Ministro da Ciência e Inovação do Reino Unido) sobre propostas práticas para fortalecer colaborações internacionais nessa linha de pesquisa. Desse encontro selecionei alguns pontos para comentar junto a minha opinião de pesquisador.

Além dos cientistas estavam lá também representantes de empresas privadas e o presidente do Instituto de Medicina Regenerativa da Califórnia (CIRM), Zach Hall. O CIRM foi criado em 2004 para gerenciar os 3 bilhões de dólares aprovados pelo governo da Califórnia para financiamento de pesquisas com células-tronco embrionárias humanas.

Zach Hall, com voz pausada e nitidamente sob o efeito do *jet lag*, comentou o plano estratégico do CIRM, que causou certa polêmica com um dos seus objetivos: obter uma indicação de que as células-tronco embrionárias humanas teriam o potencial de curar pelo menos uma doença num período de dez anos. Isso mesmo, 3 bilhões de dólares, uma doença e dez anos.

Apesar de o plano ter sido criticado por falta de ambição, acredito que ele seja realista. Em geral, os críticos dele foram cientistas que não trabalham com essas células e, portanto, têm uma visão distorcida ou demasiado otimista do processo. A realidade é bem diferente. Trabalhar com células-tronco embrionárias humanas ainda é extremamente difícil. As condições não estão definidas, os reagentes de pesquisa são caros, a polêmica é grande e é bastante lento o treinamento de pesquisadores e técnicos para trabalhar com essa tecnologia.

A explicação de Hall aos críticos é que esse objetivo seria apenas aplicado para terapia celular, ou seja, literalmente o transplante de células-tronco. Na verdade, o plano prevê que mais doenças estariam já em estudos pré-clínicos no mesmo período, mas utilizando produtos derivados das células-tronco, tais como fatores protetores secretados naturalmente pelas células ou drogas obtidas por triagem em cultura. Todos esses produtos seriam, direta ou indiretamente, obtidos pelo uso das células-tronco embrionárias e não seriam considerados como terapia celular. Parte da confusão está na falsa crença de que células-tronco só servem para eventual transplante.

Na minha opinião o melhor uso das células-tronco embrionárias humanas não estará na cura propriamente dita, mas no entendimento da evolução de doenças complexas num ambiente humano – algo totalmente inimaginável há uma década. Outro objetivo do plano estratégico do CIRM é atrair capital privado para que as pesquisas não parem depois dos dez anos.

Além disso, o plano prevê o financiamento de projetos inovadores, permitindo flexibilidade, caso novas tecnologias apareçam durante esse período. O plano também permite verbas para debates sobre ética com a sociedade, como por exemplo, a questão da remuneração financeira pela doação de óvulos para pesquisa.

Discutiu-se muito sobre financiamento alternativo por empresas e associações de pacientes (muito comuns no exterior, mas ainda raras por aqui – devo escrever sobre isso em breve). O financiamento via paciente e/ou familiares é fácil de entender, afinal visa o bem-estar dos próprios financiadores. Mas muito se questionou qual seria o ganho de empresas e associações ao investir em longo prazo em células-tronco embrionárias.

Apesar de não ser uma ideia comum entre os cientistas, minha opinião é que os empresários deveriam investir na obtenção de marcadores moleculares específicos para células de interesse. Explico melhor: as células-tronco não são homogêneas, mas sim uma mistura de diferentes tipos celulares, umas mais especializadas do que outras. Conseguir uma população pura é o sonho de consumo de quem trabalha com essas células.

Desenvolver marcadores específicos que auxiliem na purificação dessas células é fundamental para qualquer aplicação prática – foi só assim que se conseguiu isolar células-tronco hematopoiéticas (ou sanguíneas) para o tratamento de doenças como a leucemia. Esse passo será fundamental para outros tipos de doenças também, como diabetes, doenças musculares e neurais. Investir nessa busca hoje certamente garantirá um rentável retorno no futuro. Mas é preciso que haja empresários ousados e com visão de futuro (praticamente em extinção no Brasil).

Outro tópico discutido foi o da educação da sociedade a respeito do assunto e o papel do cientista. Um dos problemas atuais é justamente a falta de conhecimento adequado ou a propagação de conceitos distorcidos pelos meios de comunicação, muitas vezes provocados pelos próprios cientistas, despreparados e seduzidos pela exposição na mídia.

Tanto o CIRM quanto as agências de financiamento do Reino Unido destinam verbas para treinamento de biólogos para as próximas gerações e planejam encontros internacionais com o objetivo de educar e treinar cientistas de outros países. Na América Latina, um desses encontros deverá acontecer em janeiro de 2007, no Chile. Além disso, já existem iniciativas isoladas promovendo o encontro de cientistas e profissionais de comunicação, principalmente na Califórnia, com o intuito de facilitar a comunicação entre essas duas classes.

Algumas dessas preocupações também se aplicam ao Brasil. Mesmo com 11 milhões de reais investidos pelo CNPQ em agosto de 2005 para pesquisadores brasileiros trabalhando com células-tronco em geral, a contribuição do Brasil para a área de pesquisa com células-tronco embrionárias humanas é praticamente nula.

Muitas são as razões para isso, incluindo a falta de pesquisadores qualificados e a burocracia científica, que dificulta em muito a importação de produtos para pesquisa no Brasil, por exemplo. Para reverter esse quadro seria necessário um investimento em formação de pesquisadores qualificados, antes mesmo de se investir em projetos científicos.

Sim, não adianta ter ideias mirabolantes se não tem quem execute os experimentos. Financiar bolsas de treinamento para chefes de laboratório aprenderem a tecnologia em laboratórios do exterior parece ser o jeito mais rápido de conseguirmos treinamento adequado.

Além disso, seria prudente examinar rigorosamente, até mesmo com a colaboração de conselheiros internacionais, como e onde investir, evitando uma competição já perdida com grupos estabelecidos no exterior, a exemplo do que fizeram Espanha, China e Índia. Esses não comeram bola e possuem um plano de ação muito bem organizado.

No Brasil, por exemplo, poderíamos usar bibliotecas de compostos extraídos da nossa enorme biodiversidade para a triagem de novos compostos importantes para a indução de neurônios. Já pensou se o Brasil aparecesse com um remédio natural e de baixo custo que auxiliasse no tratamento de doenças como o mal de Parkinson ou mesmo a depressão?

Assim como aconteceu com a tecnologia do DNA recombinante nas décadas passadas, as células-tronco embrionárias humanas serão responsáveis por uma nova onda de conhecimento sobre o desenvolvimento humano que fatalmente resultará em uma nova medicina. A criatividade do pesquisador brasileiro é nosso maior trunfo, mas nunca seremos expressivos no assunto se não houver uma discussão aberta com diversos setores sociais, pensamento científico crítico e um planejamento adequado.

# Reprogramação: de volta para a imortalidade

Na última coluna do ano passado, cantei a bola de que a reprogramação celular poderia ser um eventual assunto bombástico em 2007. Bola na caçapa. Aliás, foram duas com uma tacada só: reprogramação celular e modificações epigenéticas (alterações químicas no DNA, hereditárias, mas que não afetam o código genético propriamente dito). Não foi difícil adivinhar que uma viria ligada à outra: afinal, a reprogramação requer que as instruções epigenéticas do DNA sejam, de fato, alteradas.

O assunto tem tido grande destaque nos principais jornais e revistas do mundo. Isso porque essa tecnologia representa uma nova maneira de medicina e, logicamente, com alto potencial lucrativo prevê o uso terapêutico das próprias células do paciente. Com toda a certeza, quando estiver em uso, a nova técnica será superior aos recursos dos cirurgiões ou às drogas não-específicas dos oncologistas.

A reprogramação consiste em fazer com que uma célula já especializada volte a assumir uma forma mais maleável e potente. Por exemplo, pode-se retirar células da pele de um indivíduo adulto e transformá-las numa célula não-especializada, indiferenciada e com a capacidade de se dividir indefinidamente. Essa célula indiferenciada e imortal teria o potencial de se especializar novamente na mesma célula da pele, ou em outro tipo celular qualquer, até mesmo num neurônio. Em resumo, consegue-se obter células-tronco embrionárias sob encomenda, usando o mesmo material genético do paciente e evitando uma eventual rejeição.

Existem duas maneiras básicas de reprogramar uma célula especializada. Uma delas prevê a transferência do núcleo (onde o material genético está localizado) para dentro de um óvulo não-fertilizado, cujo núcleo foi retirado previamente. Dessa maneira, ao estimular o óvulo a se dividir com um impulso elétrico, ele passa a se proliferar usando o DNA de outra célula. Ora, como o óvulo consegue formar todas as células especializadas de um organismo, as células resultantes dessa divisão induzida também possuirão esse potencial.

Esse foi o modo usado para produzir a ovelha Dolly, resultado final que comprova a eficácia do experimento, pois se formou um indivíduo adulto a partir da transferência do núcleo de uma célula especializada. Mas o processo não é fácil, principalmente com células humanas (vale lembrar que foi justamente essa a fraude cometida pelo grupo sul-coreano liderado por Woo-Suk Hwang). Uma série de anormalidades foram observadas em animais clonados dessa maneira, provavelmente por consequência de uma ativação incorreta do óvulo não-fertilizado, uso de espécies híbridas ou mesmo de uma reprogramação incompleta.

Na semana passada um avanço técnico mostrou que é possível chegar aos mesmos resultados utilizando células do óvulo fecundado por um espermatozoide, já em divisão, ao invés de óvulos não-fertilizados (Egli e colegas, *Nature*, 2007). O dado sugere que os fatores responsáveis pela reprogramação não estão somente no óvulo, mas também nas células derivadas das primeiras divisões celulares após a fecundação. Encontrar esses fatores parecia muito distante, pois o processo é raro e regulado de maneira muito precisa.

No entanto, em julho do ano passado o grupo japonês liderado por Shinya Yamanaka (Kazutoshi e Yamanaka, *Cell*, 2006) não só identificou os fatores responsáveis pela reprogramação, como também mostrou que eles conseguem induzi-la de maneira semelhante à obtida pela transferência nuclear. Essa segunda forma de induzir a reprogramação não utiliza óvulos ou qualquer material embrionário.

A estratégia de Yamanaka foi acionar genes essenciais para a manutenção de células-tronco embrionárias em células da pele de camundongos. O grupo começou com 24 candidatos e foi subtraindo um a um, até achar quais seriam os absolutamente necessários para reverter uma célula da pele em célula-tronco embrionária.

Um parêntese: a escolha da pele como fonte de célula especializada não foi ao acaso. A extração e manutenção das células da pele é relativamente fácil. Caso o processo venha a se repetir em humanos, essa escolha teria que ser repensada, pois, ao contrário dos camundongos, a pele humana é muito mais exposta aos raios ultravioletas que podem induzir mutações genéticas.

Surpreendentemente, são apenas quatro os fatores necessários para a reprogramação. Os quatro genes Oct3/4, Sox2, c-Myc e Klf4 são conhecidos fatores de transcrição, isto é, têm a função de ativar ou desativar um ou mais genes. Tanto o Oct3/4 quanto o Sox2 fazem parte de um complexo proteico responsável por manter as células-tronco num estado indiferenciado (ou seja, não-especializado; "genérico").

A surpresa veio com a identificação do c-Myc e Klf4, ambos oncogenes, ou seja, diretamente relacionados ao desenvolvimento de cânceres. O fato de esses genes estarem sendo requisitados é mais uma evidência de que as células-tronco têm uma assinatura epigenética parecida com células cancerígenas. Por isso mesmo todo cuidado é pouco quando se cogitam ensaios clínicos usando esse modelo.

Também na semana passada, Yamanaka e outros dois grupos conseguiram repetir a façanha e melhorar a receita (Okita e colegas, *Nature*, 2007; Wernig e colegas, *Nature*, 2007; e Maherali e colegas, *Cell Stem Cells*, 2007). Com pequenas modificações na receita original, esses grupos conseguiram mostrar que as células reprogramadas sofrem um profundo *reset* epigenético, deixando-as muito parecidas com células-tronco embrionárias. O fato de ocorrer uma drástica reconfiguração epigenética é extremamente interessante, pois indica que a manutenção do estado pluripotente (a capacidade de gerar vários tipos de tecido) não depende apenas da ativação de alguns genes – esses seriam necessários apenas nos estágios iniciais da reprogramação.

A existência de uma via molecular para a reprogramação celular é um achado extraordinário. Além de representar o primeiro passo para que isso seja repetido com células humanas, o processo dribla os entraves morais, pois nenhum embrião ou óvulo seriam necessários. Desse modo, as restrições financeiras a esse tipo de pesquisa (principalmente nos EUA) devem desaparecer.

Vale notar que, ao contrário do tedioso e meticuloso transplante nuclear, o método de Yamanaka é relativamente simples. Sua maior vantagem é poder ser reproduzido em qualquer laboratório de biologia celular e molecular, o que provocará uma explosão de descobertas científicas. Finalmente, esse avanço deve atrair um maior número de investidores, um tanto desacreditados até então, culpa também do desgaste jurídico ligado às células-tronco.

Empresários e investidores olharão isso com outros olhos a partir de agora. Em primeiro lugar, a nova técnica revelou uma via molecular que pode ser manipulada, e isso os cientistas sabem fazer faz tempo. Em segundo lugar, ela escapa da patente mantida pela Universidade de Wisconsin sobre o cultivo e manutenção de células-tronco embrionárias humanas derivadas de maneira convencional; o que é interessante do ponto de vista financeiro.

É importante ressaltar que esses estudos não invalidam o trabalho com células-tronco embrionárias convencionais, pois, para a ciência, quanto mais métodos paralelos, melhor. Afinal, todos apresentam suas vantagens e limitações.

## Células-tronco para ELA

A Esclerose Lateral Amiotrófica (ou ELA) é uma doença neurodegenerativa que afeta cerca de 1 em cada 30.000 pessoas. Os sintomas não acontecem de uma hora para outra, mas vão aparecendo devagar, por isso a ELA é também classificada como uma doença do desenvolvimento. Nos EUA a doença ficou conhecida devido a um famoso jogador de beisebol durante as décadas de 1920 e 1930.

A população americana acompanhou o drama de Lou Gehrig, que deixou de jogar e veio a falecer poucos anos após o surgimento dos primeiros sintomas da doença. Sinais precoces de ELA incluem a perda da força muscular e a degeneração dos neurônios motores (responsáveis pelo movimento), levando à paralisia, inclusive do sistema respiratório. Outro famoso portador da ELA, talvez mais conhecido no Brasil, é o físico Stephen Hawking.

A ELA é uma doença misteriosa. Até hoje não se sabe exatamente como ela começa. Cerca de 90% dos casos são esporádicos, ou seja, acontecem sem que o paciente tenha um precedente familiar. Em apenas 20% dos 10% restantes, conseguiu-se demonstrar que a doença era causada por uma mutação no gene chamado SOD1 em todas as células do indivíduo, inclusive nos neurônios.

Infelizmente a identificação do gene não trouxe uma clara demonstração de como ele poderia causar a doença, mas permitiu criar modelos animais, carregando o gene mutado com sintomas semelhantes à ELA em humanos. Nesses animais, pode-se observar que os neurônios motores estariam sofrendo, pois apresentavam um acúmulo de agregados proteicos e seriam mais sensíveis a indutores de morte celular. Cogitou-se então que a mutação do SOD1 nos neurônios motores poderia causar esses problemas.

A ideia não durou por muito tempo. Misturando células-tronco embrionárias de camundongos carregando o SOD1 mutado com células normais, um grupo de pesquisadores da Universidade da Califórnia, em San Diego criou animais quiméricos (Clement e colegas, *Science*, 2003). Nessas quimeras, o sistema nervoso seria como um lençol de retalhos com diversas células mutantes lado a lado com células normais.

Pode-se observar que neurônios motores carregando o gene SOD1 mutante, mas acompanhados de outras células normais, não apresentavam os característicos agregados proteicos, típicos de animais doentes. Melhor ainda, bastava apenas uma pequena porcentagem de células não neurais para que os neurônios com o gene mutado sobrevivessem como se fossem normais. Conclusão: a presença de células saudáveis aumentava a sobrevivência dos neurônios mutantes. Isso é conhecido como condição não-autônoma, uma vez que o efeito da mutação nos neurônios não ocorre de forma intrínseca.

Mas que células seriam essas e como isso acontece? Ao contrário do que possa parecer, o cérebro não é formado somente por neurônios. Existe uma série de outras células, em número muito maior do que os neurônios, convivendo lado a lado com eles. Por exemplo, os oligodendrócitos que auxiliam na produção de mielina (camada lipídica que funciona como isolante durante o impulso elétrico em certos neurônios) ou os astrócitos, que atuam como suporte e na nutrição dos neurônios, embora outras funções ainda não sejam totalmente conhecidas.

Recentemente um trabalho publicado na revista *Nature Neuroscience* (Di Giorgio e colegas, 2007) contribuiu para elucidar esse mistério. A estratégia do grupo foi simples; usando células-tronco embrionárias de camundongos normais ou portadoras do gene SOD1 mutante, o grupo conseguiu derivar neurônios motores. Em seguida, esses neurônios motores foram colocados em contato com diversos outros tipos de células purificadas, encontradas no sistema nervoso. A vantagem desse modelo é que se pode estudar o efeito de cada tipo celular isolado na sobrevivência dos neurônios motores.

Quando neurônios motores normais foram colocados na presença de astrócitos normais, nada aconteceu. Mas, na presença de astrócitos carregando o gene SOD1 mutado, os neurônios normais passaram a ficar doentes, ou seja, apresentavam os agregados proteicos característicos da ELA e morriam depois de algum tempo. A recíproca também foi testada; neurônios doentes cultivados juntamente com astrócitos normais não desenvolveram.

Tudo indica que os astrócitos são as células responsáveis pela morte dos neurônios motores com a ELA, confirmando o componente não-autônomo da doença, sugerido inicialmente pelo experimento das quimeras. Em paralelo, um outro grupo de pesquisa americano (Nagai e colegas, *Nature Neuroscience*, 2007) juntou evidências de que os astrócitos mutantes estariam liberando no meio algum fator solúvel que estaria induzindo a neurodegeneração.

O modelo de células-tronco para a ELA proposto por Di Giorgio não me parece muito robusto (as variações experimentais ainda são bem grandes e, em alguns experimentos, os resultados apresentados não são muito convincentes aos olhos de quem trabalha com esse modelo celular). Mas este parece ser o primeiro passo para um modelo semelhante usando células-tronco embrionárias humanas. Com o modelo funcionando, pode-se tentar descobrir qual seria esse fator misterioso eliminado pelos astrócitos mutantes ou utilizar o modelo para uma triagem de drogas que anulariam o efeito tóxico que causa a morte dos neurônios motores.

O trabalho com a ELA mostrou como dois tipos de estratégias usando células-tronco embrionárias podem trazer novas informações na luta contra uma doença devastadora: a criação de animais quiméricos e a geração de neurônios motores. Além disso, fica claro que, para a ELA, um eventual transplante de neurônios motores derivados de células-tronco não deverá funcionar, uma vez que eles também serão alvo dos astrócitos mutantes encontrados no paciente. Outras alternativas, como o transplante de astrócitos normais ou mesmo da substância protetora purificada de astrócitos normais, podem agora ser testadas em modelos animais.

# Reprogramação: de volta para a imortalidade, parte II

Quem acompanha as minhas colunas no G1 sabe que faz tempo que venho chamando a atenção para a reprogramação celular como forma de obter células-tronco paciente-específicas. Nas últimas semanas foram publicados importantes trabalhos na área da reprogramação, embora nem todo mundo compreenda a relação entre eles.

Primeiro saiu na *Nature* na semana passada, a derivação de células-tronco embrionárias através da transferência somática de células adultas de primatas. A técnica é vulgarmente conhecida como "clonagem terapêutica" e nunca tinha sido demonstrada em primatas. Por alguma razão desconhecida conseguíamos clonar uma ovelha, um cachorro, mas nada de primatas.

Conheci o primeiro autor desse trabalho, James Byrne, quando perdemos nosso voo para o congresso internacional de células-tronco (ISSCR) na Austrália, em junho deste ano. Paramos para uma cerveja no bar do aeroporto e ele contou como havia conseguido sua façanha: "Um dia desliguei a luz do microscópio", disse ele. Ou seja, a combinação do corante - usado para marcar o núcleo da célula de primata - com a luz UV do microscópio estava sendo tóxica durante o procedimento. Macacos me mordam! Sempre me impressiona como a ciência avança por vias inusitadas.

O que Byrne fez foi usar o citoplasma de um óvulo enucleado (ou seja, sem o seu DNA nuclear) para reprogramar o DNA de uma célula já especializada da pele. Existe alguma coisa no citoplasma do óvulo que consegue reverter as alterações epigenéticas das células mais diferenciadas. Mas o que seriam esses fatores? E mais ainda, por que eles são específicos do óvulo?

Ano passado, o grupo japonês liderado por Shinya Yamanaka não só isolou esses fatores, como mostrou que eles seriam capazes de reprogramar células de camundongos especializadas, sem o uso de óvulos ou de qualquer outro material embrionário. Um feito espetacular! Surpreendente também foi a descoberta que são poucos os fatores responsáveis por isso, meros quatros genes, cuja função é ativar outros genes em cascata.

Nesta semana, tanto Yamanaka como o grupo americano de James Thomson conseguiram reproduzir a façanha usando células humanas de diversos indivíduos. Isso demonstra que a reprogramação epigenética é conservada evolutivamente, de camundongos até humanos. Além disso, Thomson descobriu que é possível substituir alguns dos genes iniciais por outros, sugerindo que a via de reprogramação não é única, abrindo outras possibilidades de manipulação do estado "embrionário".

Essa manipulação molecular dribla os entraves morais das pesquisas com células-tronco embrionárias humanas, pois nenhum embrião ou óvulo foi necessário. Apesar de não invalidar as pesquisas com células-tronco embrionárias, o método molecular de reprogramação já causa um reboliço científico. Primeiro porque, ao contrário do tedioso, meticuloso e pouco eficiente transplante nuclear usado por Byrne, o método de reprogramação molecular é relativamente simples. Sua maior vantagem é poder ser reproduzido em qualquer laboratório de biologia do mundo e, em teoria, com qualquer tipo celular de uma pessoa (da pele, do cabelo ou mesmo daquelas células do cordão umbilical que meus pais congelaram quando nasci).

Mas existem alguns entraves técnicos. Aparentemente, a "dose" desses genes parece ser importante para reprogramar as células. Uma dose muito alta acaba por transformar as células adultas em células cancerígenas. Também não está claro o quanto as células reprogramadas são parecidas com as células-tronco embrionárias tradicionais. Parece que existem algumas diferenças, mas são pequenas e não devem ser um problema para a pesquisa básica. Aplicações terapêuticas então estariam fora de alcance, mas isso não deve ser surpresa para ninguém, uma vez que mesmo as células-tronco embrionárias apresentam diversos entraves. Além disso, os métodos para entregar esses genes dentro das células são baseados em vírus, o que também pode estimular o processo cancerígeno. Esses entraves técnicos já foram apontados pelos próprios pesquisadores e deverão ser resolvidos em breve.

Minha perspectiva para o futuro é otimista. Acredito que em pouco tempo, "kits" contendo esses genes serão comercializados e os pesquisadores poderão gerar milhares de tipos de células com características embrionárias. Por exemplo, pode-se então gerar células do fígado e testar a toxicidade de diversas drogas antes que estas sejam testadas em humanos. A toxicidade hepática é um dos maiores entraves na descoberta de novas drogas atualmente. O mesmo vale para o coração.

Outra aplicação é a conservação de espécies. Com a reprogramação, pode-se utilizar tecidos de espécies em extinção para produzir células germinativas, aumentando as chances reprodutivas.

E será que não podemos inclusive ressuscitar espécies extintas? Lembra-se daqueles cabelinhos dos mamutes, ossos de neandertais… basta ter um genoma e um útero receptivo… onde estará o limite? Essas questões devem ser ativamente discutidas pela sociedade e não só pelos cientistas.

Esse tipo de avanço deverá atrair mais investidores, um tanto receosos até agora, culpa do desgaste jurídico e moral acerca das células-tronco embrionárias humanas. Empresários e investidores olharão para isso com outros olhos. Primeiro porque a nova técnica revelou uma via epigenética que pode ser manipulada em laboratório e isso os cientistas moleculares sabem fazer bem. Segundo, porque escapa da patente mantida pela Universidade de Wisconsin, sobre o cultivo e manutenção de células-tronco embrionárias humanas derivadas de forma convencional.

Até o governo Bush se pronunciou de modo favorável a essa nova tecnologia! Nunca foi tão excitante ser um biólogo como hoje em dia, as possibilidades de pesquisa são infinitas, tanta coisa para fazer, para avançar o conhecimento. Quero saber agora se existe alguma religião que acredita que a reprogramação molecular usando células de um paciente seja uma maneira de vida alternativa, não fecundada, de um indivíduo que já nasceu e não morreu.

## E chegam as células 3i

Recentemente participei de um congresso científico sobre o desenvolvimento embrionário de diversas espécies na simpática cidade de Nara, no Japão. A ideia era juntar especialistas em diferentes aspectos do desenvolvimento animal com o intuito de descobrir vias bioquímicas comuns que levam o zigoto (o óvulo fecundado) a se desenvolver num organismo adulto.

Um ponto interessante nesse congresso foi que os palestrantes tiveram de se apresentar dentro de um típico teatro Noh e, como manda a tradição, sem os sapatos. Por incrível que pareça, esse simples ato ajudou a limpar o ego de muitos palestrantes, prevalecendo um clima de amizade e companheirismo científico que havia tempo eu não presenciava.

As etapas iniciais do desenvolvimento são extremamente complicadas: uma única célula tem de ser capaz de se dividir e se especializar em todas as células do organismo, formando tecidos organizados e interligados, incluindo órgãos complexos como o cérebro. Na minha visão, o que muitos chamam de "milagre" não passa de uma série de reações físico-químicas que podem ser compreendidas, do mesmo modo que entendemos como diversas partes formam um computador com rápida capacidade de processamento.

Obviamente as células-tronco embrionárias são uma das melhores ferramentas para o estudo de estágios iniciais do desenvolvimento. De fato, desde 1998, quando a primeira linhagem de célula-tronco embrionária humana foi isolada, o número de trabalhos científicos na área tem crescido de maneira exponencial. Esse reconhecimento é devido ao fato de que, a partir delas, podemos estudar os fatores genéticos, epigenéticos e ambientais que influenciam a capacidade de elas se especializarem em outras células. Por isso mesmo, esse estado "imortal" em que as células-tronco embrionárias são mantidas é chamado de estado pluripotente.

Não foi fácil conseguir definir as condições de cultura para que as células se mantivessem nesse estado pluripotente. Atualmente usa-se uma série de fatores derivados de animais, como o soro bovino e a presença de células-suporte derivadas de camundongos. E é por isso mesmo que as células-tronco humanas embrionárias estão, até hoje, contaminadas por produtos animais e não são aconselháveis para ensaios clínicos em humanos (ver "Células-tronco, células ainda contaminadas…").

Mas nesse congresso um grupo de pesquisadores da Inglaterra apresentou resultados extremamente importantes, mostrando que é possível manter as células no estado pluripotente utilizando apenas três compostos sintéticos. Melhor ainda, são compostos que podem ser adquiridos por qualquer grupo de pesquisa no mundo. Na presença dessas drogas, as células conseguem propagar-se indefinidamente e permanecer pluripotentes, sem nenhum outro auxílio externo. Pôde-se inclusive derivar novas células-tronco embrionárias na ausência de qualquer produto animal. Essas novas células foram batizadas de células 3i (no inglês, "3i cells"). O "i" se refere à natureza química dos compostos – são três inibidores.

Para chegar a esse coquetel de inibidores, o grupo partiu de uma triagem racional de uma biblioteca de compostos químicos. Sem entrar em detalhes muito técnicos, já se sabia que as células-tronco embrionárias usavam seus receptores para captar fatores do ambiente que poderiam induzir sua especialização. Então é óbvio que um desses inibidores esteja atuando nesses receptores (mais precisamente, receptores conhecidos como FGF). Os outros dois compostos atuam em proteínas encarregadas de controlar a divisão celular.

Toda célula precisa duplicar seu DNA antes de se dividir, mantendo sua imortalidade. Algumas proteínas internas da célula auxiliam nessa tarefa e, ao mesmo tempo, monitoram a integridade do novo DNA sintetizado. Durante esse controle de qualidade do DNA a célula toma a decisão de se especializar, continuar se dividindo ou morrer. Esses dois inibidores enganam as células, fazendo com que elas pulem a parte do ciclo na qual tinham a chance de optar por se especializar. Ou seja, ou elas continuam a se dividir ou morrem. Logicamente, nessas condições, apenas as células-tronco embrionárias serão selecionadas em cultura. Esses compostos são conhecidos como inibidores de MAPK e de Erk, duas proteínas que compartilham vias bioquímicas comuns durante a divisão das células-tronco embrionárias.

A descoberta ainda inédita, assim que passar pelo crivo da crítica dos revisores e for publicada, promete dar uma chacoalhada no meio científico. Não só porque nos livra de uma xenocontaminação (ou seja, contaminação por outras espécies) indesejada, mas também porque elimina o conceito de diferenciação por "default". Explico: Muitos pesquisadores acreditam que as células-tronco embrionárias tendem a se especializar sozinhas, de maneira espontânea. Na verdade, ignoram que fatores secretados por elas mesmas são os responsáveis pela saída do estado pluripotente. O que o grupo inglês mostrou com as células 3i é que o "default", ou seja, o estado "normal" é justamente o estado pluripotente.

Depois da reprogramação de células somáticas e origem das células iPS ("induced Pluripotent Stem", ou "células-tronco pluripotentes induzidas") pelo grupo japonês de Shinya Yamanaka, faltava justamente saber como manter essas células indefinidamente no estado pluripotente. A união dessas duas ferramentas promete alavancar as pesquisas, tornando o sonho de uma eventual terapia celular um pouco mais real.

Infelizmente, as descobertas revolucionárias na área das células-tronco embrionárias continuam saindo dos mesmos países: EUA, Japão e Inglaterra. Erra quem acha que isso só acontece por causa das verbas destinadas à pesquisa. Conversando com líderes japoneses, descobri que a maioria dos grupos tem um orçamento parecido com o de grupos brasileiros. Também descobri que eles sofrem com taxas de importação de material científico caríssimas, além do óbvio problema com a língua inglesa. Mas o que eles têm de forte é muita determinação, longas horas de trabalho pesado no laboratório, um planejamento ousado, vontade política de atrair seus jovens pesquisadores que saíram para o exterior e visão de futuro, principalmente em áreas tecnológicas de ponta. Tirei os sapatos e o chapéu.

## As células-tronco e o envelhecimento precoce

O envelhecimento é um processo natural que, inevitavelmente, todos nós experimentamos com o passar dos anos. Uns levam mais tranquilamente, outros tentam retardar ao máximo. E a maioria de nós não costuma prestar atenção nisso quando crianças. Mas, infelizmente, esse privilégio não é para todo mundo. A progéria, ou síndrome de Hutchinson-Gilford, é uma doença rara, caracterizada pelo aparente envelhecimento precoce, transformando crianças em idosos num curto espaço de tempo.

Os problemas não param na aparência física. Os pacientes também desenvolvem doenças tipicamente associadas à idade avançada, como osteoporose e aterosclerose, e geralmente morrem de doenças do coração na adolescência. Como e por que isso acontece nessas crianças é um mistério que começa a ser solucionado.

Em 2003, foi descoberta uma mutação no gene codificante para a proteína conhecida como laminina A. Essa proteína auxilia a manter a membrana nuclear da célula firme, protegendo o genoma ou DNA celular. A forma mutante da laminina A, também conhecida como progerina, causa uma malformação na membrana nuclear, alterando a estrutura física do DNA permitindo um maior número de danos ao genoma celular. Era o tudo que sabíamos até então.

Recentemente, dois pesquisadores dos EUA, Paola Scaffidi e Tom Misteli, conseguiram manipular células da pele (fibroblastos) em cultura para produzir quantidades excessivas de progerina (Scaffidi e Misteli, *Nature Cell Biology*, 2008). Decidiram, então, comparar as modificações que essa alteração causou na ativação de outros genes celulares. Curiosamente a produção descontrolada de progerina nos fibroblastos alterou a atividade de mais de 1.000 genes diferentes, sendo que grande parte desses genes pertence a uma via bioquímica única, conhecida por via de "Notch".

E não é que essa via Notch é uma velha conhecida dos cientistas que trabalham com células-tronco! Essa via bioquímica auxilia as células-tronco a se especializarem em outros tipos celulares. Observação extremamente importante, pois muitos dos sintomas associados com a Progéria envolvem tecidos originados de células-tronco mesenquimais que se especializam em ossos, músculos e células de gordura.

Pois bem, os pesquisadores resolveram testar o que a progerina fazia com essas células-tronco mesenquimais. O resultado foi que as células-tronco optavam por uma especialização alternativa e formavam vasos sanguíneos, o que costuma passar longe do repertório normal dessas células nas condições usadas. As poucas células que eventualmente se especializavam em ossos faziam isso de uma forma desregulada, o que estaria de acordo com um dos sintomas observados nos pacientes, que é a facilidade que eles têm de quebrar os ossos.

Além disso, também foi observado que as células-tronco com a progerina tinham dificuldade em se especializar em células de gordura. Essa observação pode explicar por que os pacientes perdem facilmente a camada de gordura de suporte embaixo da pele, causando o aspecto envelhecido e enrugado da pele.

Finalmente, para provar que a progerina estava realmente alterando a via de Notch, os pesquisadores manipularam especificamente essa via nas células-tronco mesenquimais e obtiveram um resultado semelhante quando comparado ao das células-tronco que produziam progerina. Esse experimento sugere que a progerina estaria alterando de alguma forma a via de Notch durante a especialização das células-tronco. Assim, o trabalho conseguiu correlacionar defeitos moleculares e celulares com os sintomas dos pacientes.

Espera-se que a continuação desse trabalho gere novas pistas sobre o processo fisiológico de envelhecimento. Afinal, mesmo as células-tronco normais produzem, esporadicamente, uma reduzida quantidade de progerina. Essas pequenas quantidades atrapalhariam o processo de reposição celular pelas células-tronco, deteriorando os tecidos e iniciando o processo de envelhecimento normal.

A ideia agora seria aproveitar esse conhecimento para manipular a quantidade de progerina, ou mesmo a via de Notch, nas células-tronco mesenquimais e tentar reverter alguns dos sintomas nos pacientes. Se bem conheço a vaidade humana, não vai demorar muito para que as drogas projetadas para auxiliar no tratamento da progéria sejam bem acolhidas pelo mercado de cosméticos.

# O camundongo reprogramável e a busca por "god"

Há quase dois anos, ainda em 2006, estava eu sentado num congresso internacional de células-tronco, ouvindo o simpático japonês Shinya Yamanaka contar suas peripécias ao tentar rejuvenescer ou reprogramar uma célula já especializada (no caso, células da pele de um camundongo) para transformá-la em uma célula pluripotente usando uma triagem genética. Essa célula deveria então ter o mesmo potencial de uma célula-tronco embrionária, ou seja, ser capaz de se diferenciar em todos os tipos celulares de um organismo.

Na audiência, muita gente torceu o nariz. Afinal, reprogramar uma célula desse modo parecia um feito muito difícil, senão impossível. Quais e quantos seriam os fatores ou genes necessários? Qual seria a dosagem correta desses fatores? Enfim, os experimentos pareciam dantescos e com grandes chances de dar errado. "Deixe-o tentar" – era o que se ouvia nos corredores.

Na verdade, as bolas da vez eram a clonagem terapêutica e a fusão nuclear – nenhum desses métodos usava a triagem genética, mas a manipulação do núcleo celular (algo mais "palpável"). Alguns grupos dos EUA estavam liderando essa parada e a atenção da comunidade e das revistas científicas estava toda voltada para eles.

Eu simpatizei com o pequeno japonês e dei meu voto de confiança (escrevi sobre o potencial da técnica naquele mesmo ano, aqui no G1). Afinal, se ele conseguisse seria uma revolução científica por diversas razões já discutidas aqui. (Reprogramação: de volta para imortalidade, parte II). Yamanaka é uma alma livre, um Kowalski (protagonista do clássico "*Vanishing Point*") da ciência, e não se deixou intimidar pelo modismo e pela tendência das prestigiosas revistas. O resto é história. Naquele mesmo ano o grupo de Yamanaka presenteou o mundo com as células iPS (do inglês, *induced pluripotent stem cell*, o célula-tronco pluripotente induzida), reprogramando células da pele com apenas quatro fatores, quatro genes.

Com isso, Yamanaka ganhou prestígio e se tornou um forte candidato ao prêmio Nobel. O feito do grupo japonês foi imediatamente reproduzido por diversos laboratórios mundo afora, consolidando sua descoberta. E, como era de se esperar, muitos cientistas aproveitaram o momento para publicar (nas mesmas prestigiosas revistas) pequenas alterações que melhoraram o método inicial. Não se iluda, leitor: não se trata de ganhos intelectuais, apenas técnicos e previsíveis. Realmente, nada de muito novo até agora.

Mas recentemente fui surpreendido com uma elegante publicação que avança um pouco mais a descoberta original de Yamanaka (Wernig e colegas, *Nature Biotechnology*, 2008). Nesse trabalho, o grupo do Instituto Whitehead, do MIT (estado de Massachusetts, nos EUA), conseguiu produzir um camundongo transgênico cujas células podem se autorreprogramar quando em contato com uma droga específica.

Para chegar aí, os pesquisadores introduziram nas células da pele do camundongo os quatro genes que Yamanaka havia descrito como responsáveis pela reprogramação. No entanto, os genes só seriam ativados de maneira condicional, ou seja, somente quando fosse adicionada ao meio de cultura uma droga indutora chamada doxiciclina, ou dox. Na ausência da droga nada acontecia com as células. Mas, na presença de dox os genes eram ativados e as células da pele reprogramadas, tornando-se pluripotentes.

Injetando essas células pluripotentes em blastocistos (embriões em fase inicial) de camundongos normais, os pesquisadores criaram animais transgênicos cujas células continham a versão condicional dos fatores de reprogramação. E, para mostrar que o sistema funcionava conforme o esperado, foram isoladas células de diversos tecidos desses animais, incluindo intestino, músculo, pele e fígado. Todas elas, quando em contato com dox, resultaram em colônias de células iPS.

A beleza do experimento não está só na capacidade de se obter células iPS de uma maneira mais prática e homogênea, mas no potencial que esses camundongos representam para questões fundamentais da reprogramação genética. Por exemplo, o que aconteceria se fosse administrada a dox ao animal inteiro? Todas as células reprogramariam ao mesmo tempo e teríamos um modelo para estudo de teratomas? Mais ainda, comparando as células iPS geradas de diversos tecidos, o grupo descobriu que, dependendo do tecido, o tempo e a dose dos quatro fatores são cruciais para uma reprogramação eficaz. Além disso, nem todas as células precisam dos quatro fatores. Outras precisam de fatores adicionais.

é exatamente aí que quero chegar: reprogramar uma das células mais complexas e especializadas do corpo; o neurônio. Existe apenas um relato na literatura sobre a clonagem (e consequente reprogramação) de um camundongo a partir de um neurônio usando transferência de núcleo, mas até hoje ninguém nunca reproduziu esse dado (Eggan e colegas, *Nature,* 2004). Por outro lado, existem diversos relatos mostrando tentativas fracassadas. Não parece ser só uma questão de divisão celular, pois células musculares também não se dividem e já foram reprogramadas. Existe algo de muito especial nos neurônios. No trabalho do camundongo reprogramável, o grupo não descreve nada sobre neurônios, ficando a dúvida se eles não conseguiram ou nem tentaram.

A saga da reprogramação neuronal é de importância fundamental na biologia. Assim como no sistema imune, o sistema nervoso precisa gerar uma complexidade celular enorme para garantir o funcionamento de um cérebro sofisticado. Não conhecemos os mecanismos moleculares responsáveis por essa diversidade toda.

É interessante notar que esses geradores de diversidade (do inglês "god" ou *generators of diversity*) seriam então os responsáveis pela própria consciência humana. Entender como os diversos tipos de neurônios são gerados é o primeiro passo para entender o potencial do cérebro.

Existem alguns candidatos a "god" cerebral, como o processamento alternativo do RNA ou as modificações pós-traducionais das proteínas, mas não são suficientemente elaborados para promover o complexo circuito neuronal. Questiona-se se alterações no nível do DNA também contribuem para a diversidade do sistema nervoso. Quem demonstrar isso simplesmente alterará o modo como vemos o cérebro e as redes nervosas. E uma das maneiras de se chegar lá pode ser justamente a partir de um neurônio reprogramado.

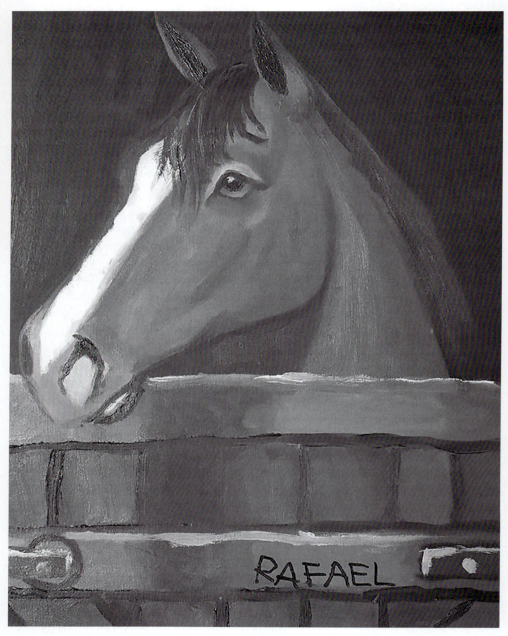

Rafael Tatsuya Sataka

# Samurai sem mestre

Durante o período feudal no Japão, samurais desempregados e sem mestres eram chamados de "Ronin". Recentemente um grupo de pesquisadores americanos descreveu um Ronin moderno, capaz de regular a pluripotência das células-tronco embrionárias, sem qualquer relação com outros "mestres" regulatórios (Dejosez e colegas, *Cell*, 2008).

Células-tronco embrionárias, ao contrário de células-tronco adultas, são pluripotentes. Isso significa que elas possuem a capacidade de se especializar (ou diferenciar) em diversos tipos celulares. Células pluripotentes são então consideradas indiferenciadas, literalmente em crise de identidade. Células-tronco adultas têm uma capacidade restrita e, em geral, diferenciam-se apenas em células do tecido onde se encontram. Por exemplo, células-tronco neurais costumam se diferenciar em diversos tipos de neurônios, mas não em células musculares. Faz sentido no contexto de reposição celular de cada tecido.

Além de pluripotentes, as células-tronco embrionárias conseguem se dividir indefinidamente quando colocadas em cultura. Essa imortalidade celular não passa de um artefato. Isso não acontece no organismo, só mesmo dentro de um laboratório, com as condições de umidade, temperatura e nutrição bem controladas. Quando fora dessas condições ideais, as células-tronco embrionárias começam, espontaneamente, a se especializar em outros tipos celulares – algo semelhante ao que acontece no útero materno.

Exatamente como as células-tronco embrionárias conseguem permanecer imortalizadas e ainda reter a pluripotência em cultura, é uma questão fundamental da biologia. Sabendo disso, os cientistas serão capazes de reproduzir os estágios iniciais do desenvolvimento embrionário. Com isso, pode-se estudar o que acontece quando o processo não vai como o esperado, por exemplo, em doenças genéticas do desenvolvimento ou no caso de más-formações embrionárias.

Pois bem, sabe-se que três fatores são importantes para a pluripotência, ou seja, sem eles as células não proliferam na forma indiferenciada, perdendo essa característica. Esses fatores são as proteínas Oct4, Sox2 e Nanog, conhecidas na área de células-tronco como "mestres" da pluripotência. A maneira como essas proteínas atuam é bastante curiosa. Quando em quantidades balanceadas, esses fatores agem em parceria, ligando especificamente uma série de genes que instruem a célula a se manter dividindo, além de ativar os próprios genes codificantes. Desse modo, os fatores formam um sistema de retroalimentação, isto é, capaz de manter sempre os níveis proteicos na quantidade desejada. Essa maneira é tida como a estratégia clássica de pluripotência e é atualmente utilizada para a reprogramação celular.

Mas seria o suficiente? Usando estratégias genéticas o grupo americano mostrou que a proteína Ronin é essencial para estágios iniciais da embriogênese, além de ser crítica para a derivação e propagação das células-tronco embrionárias em cultura. Também demonstraram que a presença de Ronin é capaz de manter as células proliferando, mesmo que em condições que normalmente levariam à especialização.

É curioso notar que a Ronin age de maneira independe dos três prévios fatores "mestres". Mas como isso acontece? Para tentar entender o mecanismo de ação, o grupo comparou o perfil genético de células normais com outras contendo quantidades excessivas de Ronin. Os dados apontaram para uma modificação epigenética no DNA, na estrutura da cromatina, correlacionada com a repressão (e não ativação, como no caso dos três fatores mestres) de certos genes no genoma. A análise dos genes revelou então que o Ronin parece agir como um repressor de genes responsáveis pela especialização celular.

Nas células, um importante fator que define se um gene vai se "ligar" ou "desligar" é o contexto da cromatina ao seu redor. A cromatina nada mais é do que o conjunto de diversas proteínas agregadas à fita do DNA. Essas proteínas auxiliam a fita a se desenrolar (ligar) ou enrolar (desligar), expondo os genes aos "mestres" da ativação.

Com isso os autores do trabalho demonstraram que o Ronin é um novo fator que regula a pluripotência celular e que, por funcionar através de modificações epigenéticas, atua de maneira distinta dos fatores de transcrição Oct4, Sox2 e Nanog. Esse modo de agir do Ronin parece ser mais ampla, pois atua de indireta na regulação gênica global.

Essa descoberta sugere que devemos reconsiderar a estratégia clássica da pluripotência e estar preparados para um mecanismo molecular mais refinado, capaz de sentir o ambiente extracelular e se reorganizar de acordo com ele. A meu ver, essas vias genéticas devem ser todas ativadas no instante da fecundação, remodelando a cromatina para acesso dos ativadores. Com o tempo as vias serão desligadas conforme o embrião se desenvolve, provavelmente através de sensores/receptores celulares estimulados por sinais extracelulares oriundos de um gradiente molecular. Ah, quem me dera ser um átomo consciente nesse exato momento...

# As boas novas em células-tronco: CIRM, sistema imune e iPS

Na semana passada aconteceu o primeiro Congresso anual de cientistas que foram financiados pelo Instituto de Medicina Regenerativa da Califórnia (CIRM) (www.cirm.ca.gov). Para relembrar o leitor, o CIRM foi criado para administrar os 3 bilhões de dólares que os eleitores da Califórnia aprovaram para financiamento através da proposição 71. Todo esse dinheiro foi para a pesquisa em células-tronco (principalmente as embrionárias humanas, não aprovadas pelo digníssimo presidente Bush) e com foco especial no desenvolvimento de novas terapias celulares. O CIRM é uma estratégia nova e corajosa em ciência, um experimento que nunca havia sido feito no mundo. Só o tempo vai revelar o impacto desse ensaio para a ciência mundial.

O CIRM criou diversas bolsas para distribuir essa quantia entre os pesquisadores californianos. Dentre elas: bolsas para pós-doutoramento, financiamento para projetos "semente" (para pesquisadores que gostariam de começar a trabalhar com células-tronco, mas sem experiência prévia), para projetos "abrangentes" (entram aí os pesquisadores já estabelecidos na área), além de financiamentos para infraestrutura de novos institutos.

A novidade vem como bolsas para firmas de biotecnologia e bolsas para estudo de ética e divulgação científica. Uma grande parte dos esforços (e dinheiro) do CIRM está destinado para ensinar e explicar para população da Califórnia o que está sendo feito com o dinheiro investido. Além disso, existe um grande empenho em treinar todos os pesquisadores em questões éticas sobre o cultivo e aplicação de células-tronco em terapias com humanos. O CIRM tem como ideal curar pelo menos uma doença humana utilizando células-tronco nos próximos dez anos e não vai medir esforços para chegar lá. A consequência é que parcerias entre empresas e academia são muito bem-vindas e estão gerando resultados surpreendentes.

Foram quase três dias de conferências em San Francisco (sede do CIRM). O tema central da conferência foi como traduzir os resultados da pesquisa básica (que, após quatro anos, começam a aparecer) para a clínica. Em outras palavras: como levar a ciência do laboratório para o paciente. Um exemplo clássico instigador de discussões foi a pesquisa feita em colaboração com a Universidade da Califórnia e a empresa Novocell (sediada em San Diego). Basicamente, a Novocell foi responsável pela produção de ilhotas pancreáticas produtoras de insulina a partir de células-tronco embrionárias humanas e o laboratório do pesquisador Jeff Bluestone foi o responsável pelo transplante das células em camundongos (dados ainda inéditos).

A primeira observação que os pesquisadores fizeram foi: as ilhotas humanas eram totalmente destruídas pelo sistema imune dos camundongos. O próximo passo foi transplantar as ilhotas humanas em camundongos tratados com drogas imunossupressoras. Isso funcionou melhor e a maioria dos camundongos diabéticos ficou curada. Mas houve um pequeno problema: uma porcentagem baixa de camundongos transplantados desenvolveu tumores. A lição que os pesquisadores aprenderam é que a imunossupressão tem de ser milimetricamente calculada, para não permitir que os tumores apareçam. O balanço é mais complicado do que parece: excesso de resposta imune ataca as células transplantadas; pouca resposta imune pode permitir que algumas células indiferenciadas se proliferem e formem tumores. Não preciso dizer que o CIRM agora está apoiando (e muito) imunologistas a entrarem na área de células-tronco.

Outra palestra bem interessante foi a do pesquisador convidado Anthony Atala (Wake Forest University Baptist Medical Center, na Carolina do Norte). Esse médico já está fazendo ensaios clínicos em pacientes com células-tronco autólogas, ou seja, do próprio paciente. Basicamente, ele coleta células-tronco do tecido a ser tratado (exemplo: rim ou bexiga) e as adiciona em matrizes de sustentação (compostas por colágeno, por exemplo). Nesse momento as células começam a se organizar tridimensionalmente e formar o órgão, ainda que rudimentar.

O que Atala reforçou é que essa é justamente a hora certa de se fazer um transplante, quando o órgão ainda não está totalmente formado. Segundo ele, "o corpo é a melhor incubadora", e o órgão tem mais chances de se adaptar ao novo ambiente quando ainda imaturo. Para Atala, essa nova tecnologia tem possibilidades de ser mais usada no futuro do que transplantes de órgãos, uma vez que o novo órgão é construído em laboratório com as células do próprio paciente e não vem pronto de um doador. Claro que tudo isso vai depender da complexidade do órgão e da urgência que a pessoa precisa do transplante, mas já é um grande passo para a terapia celular.

O CIRM também está muito interessado em estudar o potencial terapêutico das células pluripotentes induzidas, ou células iPS. As notórias células iPS foram primeiramente geradas pelo pesquisador japonês Shinya Yamanaka e se constituem basicamente de células adultas de uma pessoa (da pele, por exemplo) que são geneticamente reprogramadas para ter as mesmas características das embrionárias (assunto já tratado nas colunas anteriores).

Essa tecnologia tem um grande potencial terapêutico, por duas razões: células reprogramadas não gerariam resposta imune, pois a mesma pessoa que doa a célula vai receber o transplante; elas representam um enorme potencial de estudo de doenças no qual não existem modelos animais definidos, como autismo e esquizofrenia. Pela primeira vez poderemos estudar um neurônio autista em laboratório.

Pois bem, antes de mais nada, temos de descobrir se as tais das células iPS realmente se parecem com as células-tronco embrionárias humanas. Foi exatamente por essa razão que o CIRM convidou o pesquisador do Hospital Geral de Massachusetts em Boston, Konrad Hochedlinger, para falar de suas pesquisas. Recentemente Hochedlinger e colaboradores publicaram um artigo na prestigiosa revista *Cell* em que 11 pacientes com diferentes doenças (distrofia muscular, síndrome de Down, Parkinson, diabetes, entre outras) tiveram suas células da pele reprogramadas.

Ao comparar o comportamento das células iPS com o das células-tronco embrionárias humanas já existentes, os pesquisadores não observaram grandes diferenças no perfil genético. Portanto, pode-se concluir que as células iPS são iguais às embrionárias e poderiam ser usadas para a terapia, certo? Errado! Os novos resultados de Hochedlinger indicam que as iPS e as embrionárias humanas são bem parecidas enquanto estão no estado indiferenciado, mas o seu potencial de diferenciação é diferente.

Eu explico: quando os pesquisadores tentaram diferenciar lado a lado uma linhagem estabelecida das embrionárias e uma linhagem de iPS em cardiomiócitos pulsantes (células musculares do coração que têm a habilidade de se contrair e pulsar espontaneamente), as embrionárias humanas geraram cardiomiócitos muito melhores e que pulsavam por muito mais tempo. Ou seja, as iPS não são exatamente iguais às embrionárias humanas quando diferenciadas... Ainda não está claro se a razão dessas diferenças se deve à técnica e pode ser resolvida com modificações no protocolo de reprogramação, ou se elas são intrínsecas das iPS.

Resumindo, as principais questões que estão em voga atualmente com relação ao potencial terapêutico das células-tronco embrionárias humanas são: tolerância do organismo e resposta imune, transplante de órgão maduro ou primitivo, transplante usando células iPS versus células-tronco embrionárias humanas. Por enquanto, o CIRM tem optado por financiar excelência científica, independente do modelo escolhido... E estão certíssimos, pois ninguém sabe exatamente qual vai ser o melhor uso das células-tronco em terapia. Além disso, é bem provável que as iPS funcionem bem para um tipo de doença e as embrionárias humanas tradicionais para outro. Ainda não é o momento de fechar nenhuma porta científica. Mas uma coisa é certa: ainda não estamos prontos para uma terapia celular no ano que vem, mas o CIRM já está cogitando terapias acessíveis nos próximos 5 anos. Eu boto fé.

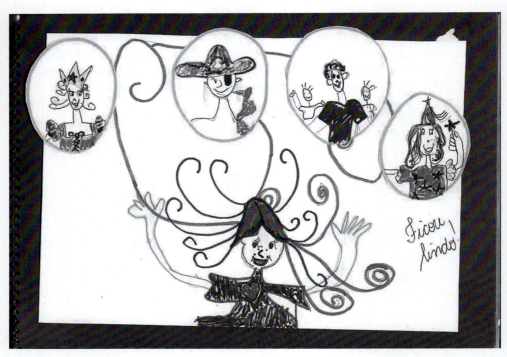

Juliana Macedo Meneses Fonseca

# Vendendo o sonho das células-tronco

Caso você seja um paciente com alguma doença incurável, como Mal de Parkinson, Alzheimer ou Esclerose Lateral Amiotrófica (ELA), saiba que existe uma clínica na Holanda que diz que pode ajudá-lo. O catálogo ou website informa que você pode ser curado com uma injeção de células-tronco aplicada embaixo da pele, num procedimento de apenas algumas horas. A clínica já tratou centenas de pessoas e atesta que tem resultados "surpreendentes", com depoimentos emocionados de seus pacientes.

Apesar do foco da clínica holandesa estar nas doenças do sistema nervoso, eles também aceitam pacientes com outras doenças, como artrite, lúpus, insônia, disfunção sexual, queda de cabelo e falta de apetite. Esse é só um exemplo de clínicas que estão oferecendo serviços baseados em células-tronco. Basta uma rápida procura na internet para encontrar centenas de sites, a grande maioria bastante atraentes, com retratos de pessoas saudáveis e felizes, ou relatos de paciente atuais que foram "curados" ou tiveram uma melhora significativa. Muitas delas oferecem inclusive um pacote turístico junto, é o chamado turismo terapêutico. O custo varia muito, em geral em torno dos US$ 20 mil. Mesmo assim, existem milhares de pessoas na fila de espera. Dependendo da clínica, tipos diferentes de células-tronco estão disponíveis. Algumas oferecem tratamentos baseados em células do cordão umbilical, outras usam células retiradas de fetos abortados. Ainda temos células sanguíneas da medula do próprio paciente ou mesmo células da glia, progenitoras do nariz.

Apesar de milhares de pacientes terem sido tratados por essas clínicas, grande parte da comunidade científica, familiarizada com procedimentos envolvendo células-tronco, repudia esse tipo de serviço. A principal crítica é que não existem evidências suficientes que demonstrem a eficácia das terapias, muito menos trabalhos publicados com modelos animais que sugerem que a técnica possa funcionar em humanos. A grande maioria das clínicas não coleta dados suficientes que permitam uma análise rigorosa e os clínicos não descrevem com detalhes como as cirurgias são realizadas. Fica impossível para quem está de fora tentar entender o que acontece na sala de cirurgia.

Nos EUA, alguns cientistas e grupos de pacientes vêm tentando entrar em contato com clínicas que reportam resultados positivos, na esperança de compreender melhor o procedimento. Infelizmente, esse contato não tem sido produtivo. A grande reclamação está na falta de clareza dos relatórios médicos, mesmo dados básicos sobre a saúde inicial do paciente são deixados de fora. Apesar de toda a agitação atual em torno das células-tronco, existem apenas algumas terapias legítimas utilizando células-tronco adultas (para algumas leucemias, infarto ou degeneração da córnea) e o primeiro ensaio clínico usando células-tronco embrionárias para lesões da medula espinhal deve acontecer em breve na Califórnia. É só. A grande parte dos pesquisadores ainda está tentando entender como as células-tronco se comportam no organismo, quais as consequências do transplante e se elas realmente fazem algum efeito.

Mas as clínicas particulares estão oferecendo cada vez mais serviços, ampliando o espectro de células e tipos de doenças. Por exemplo, a EMCell, clínica que diz já ter tratado mais de 2.000 pacientes para as mais diversas doenças, anunciou que um paciente com ELA voltou a andar. O caso chamou a atenção de uma associação de ELA americana (ALSTDF), que decidiu investigar o caso, na esperança de que seus membros também possam usufruir dessa terapia. Em conversa com os médicos da EMCell, os diretores da ALSTDF não conseguiram detalhes clínicos suficientes para compreender como o procedimento é realizado. Pior, algumas das declarações levantaram suspeitas, como, por exemplo, a injeção de células-tronco foi abdominal. Salvo uma reação imunológica temporária, não existe nenhuma evidência de que células na cavidade abdominal contribuam para uma melhora do sistema nervoso. É implausível que as células migrem para o cérebro e contribuam na melhora da ELA.

O caso ficou conhecido pela mídia e chamou a atenção da revista científica *Science*, que procurou os diretores da EMCell para uma explicação. Os poucos trabalhos foram publicados em revistas de baixo impacto (sem indexação internacional) e a maior parte em russo. Os coordenadores da EMCell justificam que a comunidade internacional, principalmente dos EUA, simplesmente ignora os resultados positivos que a clínica vem obtendo, seja por motivos intelectuais ou financeiros. Outro caso interessante é o da instituição chinesa comandada pelo Dr. Huang. O procedimento é baseado na descoberta do neurocientista Geoffrey Rasiman (University College London) que descobriu, há mais de 20 anos que certas células da mucosa nasal são responsáveis por guiar fibras nervosas do bulbo olfatório até o cérebro. Quando em cultura, Raisman e outros grupos demonstraram que essas células podem ser usadas para melhorar os sintomas de ratos com lesões na medula espinhal. No website chinês, os pacientes se referem a essas células como "células-tronco", mas Huang nega que sejam realmente células-tronco.

O grupo de Raisman está coordenando um pequeno ensaio clínico com humanos baseado na sua descoberta. Mas o procedimento da clínica chinesa é diferente. Lá eles retiram as células de fetos abortados e injetam diretamente no paciente. Dados experimentais em cobaias sugerem que as células são atacadas pelo sistema imune rapidamente, pois há incompatibilidade imunológica, sendo eliminadas do corpo. Portanto, não existe base científica alguma para a melhoria observada nos pacientes de Huang. Mesmo assim, diversos cientistas liderados por um grupo de Miami se mostraram intrigados pelos resultados e conseguiram permissão para acompanhar a avaliação clínica dos pacientes de Huang. Os dados, publicados na revista *Neurorehabilitation and Neural Repair* e na *Spinal Cord*, são assustadores. De sete pacientes autorizados a ter contato com cientistas do exterior, cinco apresentaram efeitos colaterais (incluindo meningite e exacerbada sensibilidade) e nenhum mostrou qualquer sinal de melhora. Para piorar, as amostras injetadas não continham as tais células-tronco do nariz. Obviamente Huang se defendeu criticando a técnica dos cientistas de Miami e apontando que a análise de apenas sete entre milhares de pacientes seria insuficiente para tirar conclusões. Justo, mas por que isso não foi discutido antes?

Hoje em dia o ideal é que qualquer terapia em humanos seja testada em ensaios experimentais abertos, "randomizados" e controlados, de modo que qualquer pesquisador do mundo possa ter acesso aos dados. Os pacientes devem participar sem pagar absolutamente nada, estando cientes dos riscos envolvidos. Obviamente, nos países em desenvolvimento, onde as regulações institucionais são menos rigorosas, isso acontece mais frequentemente. Mesmo assim, nos EUA, uma clínica de Atlanta (Biomark) foi processada pelo FDA (agência governamental americana responsável por fiscalizar tratamentos clínicos) por ludibriar seus pacientes com falsas esperanças no tratamento de ELA usando células do cordão umbilical. Após perder os direitos de clinicar nos EUA, os donos da clínica são agora procurados pelo FBI.

Mesmo assim, muitos pacientes continuam a procurar esse tipo de auxilio. Com justificativas do tipo "não me importa se ainda não foi provado cientificamente" ou "qualquer melhoria para mim é bem-vinda", ou mesmo "não tenho nada a perder", fica difícil de argumentar com pacientes que têm pressa na cura. A razão por trás disso inclui a divulgação exacerbada dos avanços das células-tronco pelos próprios cientistas e pela mídia em geral. Caso semelhante aconteceu na década de 80 com a "terapia gênica". Com a morte de um voluntário, as pesquisas da área desapareceram por anos por falta de financiamento e só estão voltando agora. Um atraso científico e terapêutico irreparável. Será que já não teríamos a cura para diversas doenças se os avanços não tivessem sido interrompidos?

A esperança nas células-tronco é compartilhada por muitos; pacientes, familiares, pesquisadores, políticos. Infelizmente ainda não chegamos lá. Precisa-se investir muito em pesquisa básica. Ensaios experimentais clínicos devem ser controlados e sem retorno financeiro, garantindo a transparência. Sei que é difícil explicar isso para pacientes que se recusam a se conformar com seu estado. Mas acho que essa deve ser outra razão para que se pressione as agências de fomento governamentais a investir na área ou mesmo para organização de associações privadas, comandadas ou não por pacientes, que financiem pesquisas direcionadas para doenças específicas.

## Modelando doenças com células-tronco

Ao contrário de grande parte dos meus colegas cientistas e do que a sociedade exposta através da mídia, acredito que a maior contribuição das células-tronco embrionárias humanas (CTEH) para a medicina moderna não será o transplante celular ou a reposição de tecidos.

Minha posição é fundamentada na seguinte observação: sabemos pouco ou quase nada de como as CTEH se comportam no organismo humano. Por outro lado, sabemos muito de como elas se comportam dentro de uma estufa no laboratório, com as condições controladas e acesso fácil. Isso mesmo, os cientistas estão acostumados a trabalhar com o que chamamos de "cultura de células", ou seja, a arte de mantê-las vivas e usá-las como ferramenta para extrair conhecimentos sobre a fisiologia humana. Quem convive com esse tipo de pesquisa sabe o quão dolorido (ou gratificante, dependendo do ponto de vista) é passar finais de semana, natais ou outros feriados no laboratório. Tomando conta das preciosas células.

A maior crítica desse sistema é que, justamente por estarem isoladas do organismo, o conhecimento adquirido com essa tecnologia tem que ser confirmado em modelos animais (inclusive humanos). Mesmo assim, o fato de termos condições controladas permite aos pesquisadores testar milhares de compostos ou drogas num curto período de tempo. Essa triagem tem fornecido grande parte das drogas medicinais que existem hoje no mercado. Portanto, não dá para subestimar esse modelo.

Para ilustrar meu ponto, tomemos a seguinte doença: Esclerose Lateral Amiotrófica ou ELA. Pacientes com ELA apresentam degeneração dos neurônios motores, impossibilitando os movimentos e levando à morte do paciente em poucos anos. Alguns, com uma versão menos dramática da doença, sobrevivem por mais tempo, mas em péssimas condições. Veja o exemplo do físico Stephen Hawking, cuja figura já está imortalizada em uma cadeira de rodas. Não existe cura para ELA. A única droga existente no mercado contra essa terrível doença conseguiu aumentar a sobrevida dos pacientes em 1-2 meses e não funciona na maioria dos casos. Precisamos urgentemente de novas drogas ou terapias.

Pois bem, uma ideia seria repor os neurônios motores nesses pacientes na tentativa de aliviar ou reverter os sintomas da doença. Foi com essa ideia que um grupo de Harvard publicou na revista *Science* (Dimos e colegas, 2008) a geração de neurônios motores através da diferenciação de células reprogramadas de pacientes com ELA. Neurônios motores são umas das células mais complexas do organismo, atingindo mais de um metro de comprimento! Infelizmente, neurônios motores gerados dos próprios pacientes têm grandes chances de também desenvolverem a doença no futuro. Além disso, ainda não sabemos como repor cirurgicamente neurônios complexos de volta ao paciente e esperar que estabeleçam as complicadas conexões com os músculos, permitindo o movimento. No caso de ELA, vejo a terapia celular improvável de acontecer tão cedo.

Pensando de modo diferente, a brasileira Carol Marchetto, pesquisadora do Instituto Salk na Califórnia, optou pela modelagem celular em cultura. O trabalho recém-publicado na prestigiosa *Cell Stem Cells* (Marchetto e colegas, 2008), contou com a participação de outros brasileiros, como Gabriela Cezar, professora assistente da Universidade de Wisconsin, Madison.

Nesse trabalho, CTEH foram induzidas a se especializarem em neurônios motores, com capacidade de responder a estímulos elétricos e de estabelecer contatos sinápticos com células musculares. Tudo isso dentro de uma estufa com temperatura, umidade e quantidade de gás carbônico controlados. Esses neurônios foram então transferidos para uma camada de astrócitos humanos contendo mutações genéticas encontradas em pacientes com ELA. Astrócitos são um outro tipo celular do sistema nervoso e, no caso de ELA, já se sabia que eles auxiliavam na sobrevivência dos neurônios motores, daí a razão de usá-los no sistema.

Neurônios motores cultivados com os astrócitos mutantes morriam depois de um curto tempo, simulando o que acontece nos pacientes. Com esse sistema, procurou-se entender o porquê de os astrócitos mutantes estarem sendo tóxicos para os neurônios. Curiosamente, foi observado que a mutação de ELA induzia um estresse oxidativo nos astrócitos, afetando os neurônios por tabela. Com essa descoberta teve início uma segunda etapa: testar diversas drogas com efeito antioxidativo, na tentativa de reverter os efeitos da mutação genética.

É interessante notar que nem todas as drogas antioxidantes tiveram efeito, indicando um mecanismo específico de oxidação. De qualquer modo, uma das drogas testadas conseguiu reverter os efeitos da oxidação e os neurônios passaram a sobreviver. O composto conhecido como apocynin atua numa enzima envolvida com a resposta oxidativa chamada Nox2. A droga está agora sendo testada em modelos animais antes de ser aplicada em pacientes. Caso passe nos próximos testes será o primeiro exemplo de uma modelagem totalmente humanizada, usando CTEH e trazendo um benefício direto para humanidade.

Apostando nesse tipo de ideia, o CIRM (órgão financiador de pesquisas com CTEH na Califórnia) tem procurado financiar propostas que usem estratégias semelhantes para outras doenças. Cada doença deverá receber algo em torno de 20 milhões de dólares para colocar uma nova droga no mercado em cinco anos. O financiamento milionário tem estimulado a conversa entre cientistas de diferentes áreas e indústrias de biotecnologia, unindo pesquisadores com o setor privado. As propostas deverão ser aprovadas no começo do ano que vem e acredito que programas contra diversos tipos de câncer, Alzheimer, Parkinson, lesões da coluna, doenças do coração e diabetes serão financiados.

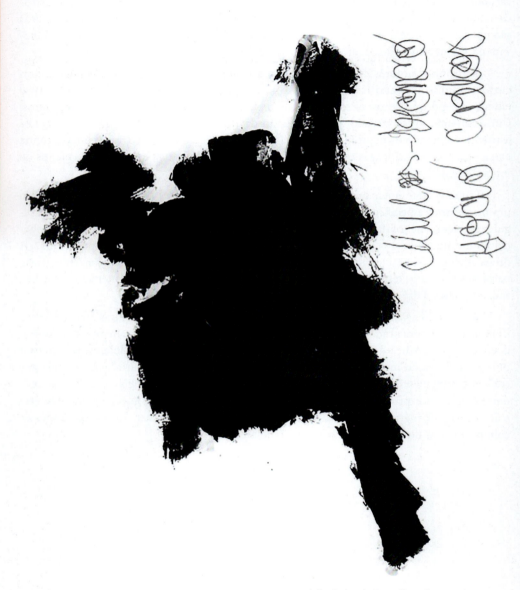

João Carlos da Costa Gonçalves

# Células-tronco e câncer

Uma das ideias mais quentes na área de células-tronco é a hipótese de que o processo cancerígeno seja originado a partir de algumas células-tronco que se replicariam rapidamente, dando origem à massa tumoral com células mais diferenciadas.

A ideia surgiu há uns 15 anos quando o pesquisador canadense John Dick descobriu que nem todas as células do câncer são iguais. Com uma estratégia bem elegante, seu grupo demonstrou que apenas uma pequena parcela de uma população de células oriundas de um paciente com leucemia era capaz de gerar tumores. Essa pequena parcela tinha como característica a capacidade de se expandir rapidamente quando comparada com as outras células, mais vagarosas. Essas células foram então batizadas de células-tronco de câncer.

O modelo foi revigorado em 2003, com a demonstração de que cânceres sólidos também continham uma pequena fração de células com o potencial de gerar novos tumores (Al-Hajj e colegas, *PNAS*, 2003). Desde então o isolamento dessas células-tronco em diversos outros tumores, incluindo cérebro, pulmão e pâncreas vem reforçando a ideia original. A excitação de médicos e pesquisadores com essa ideia é óbvia. Afinal, bastaria atingir as células-tronco do câncer para impedir que o tumor prolifere.

## Desafio

Em 2007, um grupo de Harvard publicou dados que confrontavam essa teoria. No trabalho, o grupo mostrou diversas diferenças genéticas entre as ditas células-tronco de um câncer de mama e outra população de células mais diferenciadas do mesmo tumor. Acabaram por descobrir que as populações eram geneticamente diferentes, sugerindo que cada uma teria uma origem distinta e não que as células-tronco do câncer fossem o foco originário da massa tumoral (Shipitsin e colegas, *Cancer Cell*, 2007).

Esse novo dado sugere que, ao contrário da teoria das células-tronco cancerígenas, as células do tumor teriam origem clonal. Eu explico: seriam necessários eventos isolados que levariam uma única célula a perder o controle da proliferação celular. Assim, essa única célula daria origem a outras que poderiam sofrer novas alterações genéticas, criando populações de células geneticamente distintas (clones) que competiriam entre si. Desse modo, eliminar as potenciais células-tronco do tumor não seria suficiente, pois as células restantes ainda poderiam sofrer novas alterações, contribuindo para o crescimento do tumor.

Apesar da dicotomia entre essas duas ideias, é possível que a carcinogênese seja uma mistura desses dois fenômenos. Afinal, a teoria das células-tronco de câncer não exclui o surgimento de novas mutações em células mais diferenciadas. Além disso, essas células-tronco não são homogêneas entre si e já foi relatado que podem surgir variantes genéticas com o tempo.

Outro conceito instável atualmente é o de que as células-tronco seriam extremamente raras. No ano passado, o grupo de Sean Morrison demonstrou que bastaria apenas 1 em 4 células para iniciar um processo tumoral em um modelo animal para melanomas humanos (Quintana e colegas, *Nature,* 2008). A percepção original era de 1 em 1 milhão de células!

Infelizmente, um dos problemas nessa área é a falta de modelos biológicos relevantes. Em geral, esses modelos são criados com a injeção ou transplante de células tumorais humanas em camundongos geneticamente modificados para manter o sistema imune deficiente, evitando a rejeição. Funciona, mas está longe de reproduzir o que realmente acontece no corpo humano. Por isso, mesmo existe uma série de pesquisadores e indústrias farmacêuticas interessados em desenvolver modelos animais mais semelhantes aos seres humano.

É bem provável que, dependendo do tipo de câncer, uma teoria ou a outra se aplique. Também é possível que surjam novas ideias para explicar por que alguns tumores são mais resistentes e agressivos que outros, e que não envolva nenhum desses dois conceitos. O campo de pesquisa na área é fértil e profissionais de diversas áreas serão necessários para entender um dos maiores mistérios da medicina: afinal, o que causa o câncer?

# Califórnia destina US$ 200 milhões para pesquisa aplicada com célula-tronco

O momento é sem precedentes na história da medicina, especialmente numa área jovem e controversa como a das células-tronco. Cientistas estão extremamente ansiosos para ver os resultados desse investimento, prometido para 2013.

Pela primeira vez na história um órgão governamental dedica a "bagatela" de US$ 200 milhões para que se ache a cura – ou ao menos novas terapias que melhorem a vida dos portadores – de cerca de dez tipos de doenças, num prazo de 4 anos, utilizando-se células-tronco.

A iniciativa, conhecida como "Disease Team Awards", partiu do Instituto de Medicina Regenerativa da Califórnia (CIRM, na sigla em inglês) que propôs o desafio para a comunidade científica mundial. Os termos eram simples: curar ou melhorar a qualidade de vida de pacientes usando-se células-tronco. Valia qualquer tipo de célula-tronco, qualquer tipo de estratégia (triagem de drogas, transplante etc.), qualquer tipo de doença incurável e qualquer tipo de pesquisador (colaborações internacionais e com empresas eram bem-vindas e estimuladas).

As únicas restrições foram o período de 4 anos para o produto entrar no mercado e que o trabalho deveria ser realizado em sua maior parte na Califórnia. Nada mais justo, visto que o CIRM surgiu a partir de um plebiscito (a famosa Proposição 71). Os cidadãos votaram a favor do uso de US$ 3 bilhões, por 10 anos, para pesquisas com células-tronco.

Desde sua criação, apoiada pelo atual governador (republicano) Arnold Schwarzenegger, o CIRM atraiu diversos pesquisadores de renome para o estado, gerando uma explosão do número e da qualidade de publicações na área. O efeito foi ainda maior se colocarmos em perspectiva que isso aconteceu durante o governo do presidente Bush, que havia vetado o uso de recursos federais para pesquisas com células-tronco embrionárias humanas. Foi graças ao CIRM e à falta de visão de outros países que perderam a chance de investir pesado em células-tronco que os EUA mantiveram sua liderança nessa área.

Os tipos de doenças que foram selecionadas são: Aids, esclerose lateral amiotrófica (ELA), diabetes do tipo 1, epidermólise bolhosa, câncer (glioma maligno, tumores sólidos e leucemia), parada cardíaca, degeneração macular, anemia falciforme e derrame. Vale lembrar que um dos quesitos para a seleção das estratégias foi a facilidade do tratamento ser aprovado pelo FDA (agência americana que regulamenta medicamentos e tratamentos em humanos). Isso porque, após 4 anos, a ideia é que o resultado da pesquisa entre na clínica o quanto antes.

Gostaria de mencionar, brevemente, as estratégias selecionadas para o tratamento dessas doenças.

No caso da Aids, a ideia é usar terapia genética para modificar células-tronco do sangue de pacientes infectados com o HIV. Quando transplantadas de volta ao paciente, as células-tronco deverão produzir células sanguíneas resistentes ao vírus. Para leucemia, a ideia baseia-se na utilização de anticorpos que destroem as células-tronco cancerígenas, um tópico ainda controverso. No caso de derrame, a estratégia é implantar células-tronco neurais, derivadas de células-tronco embrionárias humanas, nas regiões lesionadas.

Para tumores sólidos, a estratégia selecionada foi desenvolver novas drogas capazes de destruir as células-tronco tumorais, mesmo que a existência dessas células-tronco tumorais ainda seja motivo de debate na comunidade científica. Para problemas de coração, incluindo infarto e parada cardíaca, o grupo selecionado pretende cultivar células-tronco cardíacas do paciente em cultura, expandi-las e reimplantá-las no coração, como forma de proteção e regeneração.

Em epidermólise bolhosa, a estratégia inclui o uso de células-tronco pluripotentes induzidas (as famosas células iPS, já discutidas aqui anteriormente) na reconstituição da derme dos pacientes. Para anemia falciforme, a estratégia é uma combinação de terapia genética e celular, visando a restauração de células do paciente que foram previamente corrigidas para produzir células vermelhas do sangue de modo eficiente.

No caso da degeneração macular, a proposta é usar células da retina, produzidas a partir de células-tronco embrionárias humanas, para transplante. Recentes resultados positivos em primatas trazem esperança de sucesso nesse caso. No caso das leucemias, o grupo propôs o uso de três anticorpos em combinação com três novas drogas que destruam as células-tronco do câncer de maneira específica.

Para gliomas malignos, a linha de pesquisa é usar células-tronco neurais que foram geneticamente alteradas para carregar uma droga que induz a morte das células tumorais. Em diabetes tipo 1, a ideia é tratar pessoas implantando células capazes de gerar insulina, que foram derivadas de células-tronco embrionárias humanas. O trabalho pioneiro é liderado por uma firma de biotecnologia de San Diego.

E finalmente, para o tratamento de ELA, doença conhecida pela degeneração específica dos neurônios motores, os pesquisadores propõem o transplante de células precursoras da glia (astrócitos, células não-neuronais, também presentes no sistema nervoso e que auxiliam no funcionamento da informação nervosa) derivadas de células-tronco embrionárias humanas. O aumento de astrócitos saudáveis na região torácica da medula espinhal deverá facilitar a respiração dos pacientes, melhorando a qualidade de vida.

Epa! Células da glia em uma doença que afeta os neurônios motores?

Isso significa que ELA é uma doença de natureza celular não-autônoma: não basta ter a mutação nos neurônios motores para que esses degenerem, as células vizinhas aos neurônios também contribuem para a degeneração nervosa.

Mas extrapolar esse tipo de dado obtido em camundongos para humanos, não costuma ser muito óbvio. Além disso, como poderíamos usar essa informação para um futuro tratamento de ELA? Pois bem, ano passado a pesquisadora brasileira Carol Marchetto, que trabalha como pós-doutora no instituto Salk de pesquisas em San Diego, publicou um artigo pioneiro utilizando células-tronco embrionárias humanas para modelar ELA em cultura. Acabou demonstrando como essa interação astrócitos-neurônios pode ocorrer em humanos.

O raciocínio por trás dessa descoberta já foi descrito numa coluna anterior ("Modelando doenças humanas com células-tronco", Marchetto e colegas, *Cell Stem Cell*, 2008). O grupo que trabalhara com ELA baseou-se nos dados da brasileira para propor essa primeira terapia celular.

Como crítico de ciência não posso deixar de expressar minha opinião sobre essa iniciativa. Será que realmente vamos ter a cura ou melhoria dessas doenças em 4 anos? Duvido, com certeza não para a maioria delas. Muitas dessas ideias já foram propostas anteriormente e não são inovadoras. A questão é: nunca houve o financiamento adequado para testá-las. Ou seja, acredito que a iniciativa do CIRM vai servir para distinguir as boas ideias que podem dar certo, das boas ideias que não vão funcionar. Isso é ótimo para a ciência. Passaremos a eliminar as propostas fracassadas e buscar novas alternativas.

De qualquer maneira, a meu ver, basta a melhoria de apenas uma doença para justificar todo o investimento do CIRM.

## Da pele para o neurônio: o caso do calhambeque no fundo do lago

Um dos sonhos de todo neurocientista é ter disponível uma quantidade infinita de neurônios, isolados de pacientes com diversas doenças mentais humanas. Poderíamos então estudá-los e, quem sabe, entender como o cérebro funciona. Comigo nunca foi diferente.

Por razões éticas e moralmente óbvias, os cientistas só dispõem desses neurônios quando os tecidos são doados para a ciência após a morte do paciente, seja no estado fetal ou adulto. A raridade das amostras acompanha a má-preservação do tecido cerebral, que leva de horas a meses até chegar ao laboratório. Pois bem, com isso em mãos espera-se que a ciência produza respostas para a causa de diversas doenças e possíveis aplicações terapêuticas.

O desespero da situação dos cientistas pode ser exemplificado da seguinte maneira: Imagine que você é um inspetor policial e tem que descobrir por que existe um carro abandonado no fundo de um lago. Quando você retira o carro do fundo, ele se encontra em estado deplorável, com peças faltando, enferrujado, sem rodas etc. Baseado na sua experiência prévia, você estima que o carro esteve embaixo da água por pelo menos uns 70 anos. Mas como ele foi parar lá?

Seria porque uma das rodas saiu numa curva? Conspiração contra uma seguradora? Alguma coisa funcionava mal? Será que o motorista estava embriagado? Ou simplesmente alguém não gostava do carro? Para descobrir isso tudo, você tem que usar muita imaginação e um processo de investigação trabalhoso, onde hipóteses são formuladas e testadas. Muito provavelmente você nunca vai saber o que realmente aconteceu. É aí que você sonha com uma máquina do tempo, que o levasse de volta, momentos antes de o carro cair no lago. Você teria muito mais certeza de como é que ele foi parar lá.

Para se entender a doença de Alzheimer, as causas do autismo e de tantas outras doenças humanas, é preciso estudar os neurônios antes de os sintomas da doença aparecerem. Aí sim poderemos acompanhar o desenvolvimento e maturação dos neurônios doentes, comparando-os com células sadias, até que as diferenças e sintomas apareçam. Sabendo-se das causas, pode-se pensar em prevenção e cura.

A reprogramação celular, obtida pela primeira vez pelo pesquisador japonês Shinya Yamanaka, permite essa viagem no tempo. Shinya descobriu que as células do corpo já especializadas, como as células da pele, por exemplo, conseguem retornar a um estágio indiferenciado embrionário. São as famosas células-tronco embrionárias induzidas (ou iPS). Shinya demonstrou isso fazendo com que a reprogramação "pegue no tranco" ao ativar genes embrionários nas células da pele (veja as colunas anteriores para saber mais: Reprogramação: de volta para a imortalidade, partes I e II).

O experimento do japonês é elegante, simples e tem sido reproduzido por laboratórios do mundo todo e deve acontecer no Brasil também. É a verdadeira Yamanakamania. Além de instituir um novo método para gerar células-tronco embrionárias sem o uso de embriões, Yamanaka permitiu que os pesquisadores aplicassem a técnica em células de pacientes com diversas doenças humanas. Atualmente diversos grupos estão justamente utilizando esse tipo de tecnologia para investigar as causas de diversas doenças humanas. As novidades estão chegando aos poucos. No ano passado, pesquisadores anunciaram que conseguiram modelar doenças humanas neurodegenerativas. Em um dos casos os neurônios doentes foram tratados com novas drogas que evitaram a morte celular *in vitro*, tornando-se terapias em potencial. Espera-se que diversos outros casos desse tipo sejam relatados em 2010 para diversas outras doenças, não só restritas ao sistema nervoso.

Semana passada, pesquisadores da Universidade Stanford, na Califórnia, demonstraram como transformar células da pele de um camundongo diretamente em neurônios funcionais. A tecnologia utilizada foi inspirada na de Yamanaka, mas dessa vez não houve volta ao tempo, apenas troca de identidade (Vierbuchen T. e colegas, Nature 2010). Confesso que fiquei surpreso pela repercussão que o trabalho gerou na mídia e comunidade científica. Digo isso porque outros trabalhos semelhantes já haviam demonstrado algo muito parecido, mas partindo-se de células da glia (outro tipo celular neural que não um neurônio) em vez de células da pele (Berninger B. e colegas, *Journal Neuroscience,* 2007).

De qualquer modo não dá para negar que o trabalho de Stanford fez uma caracterização muito mais precisa e detalhada dos neurônios obtidos, o que não se vê nos trabalhos precedentes. Além disso o protocolo é robusto e bem eficiente. O trabalho confirma os dados de Yamanaka, sugerindo que a identidade celular não é fixa e imutável, mas de alguma maneira flexível. A diferenciação neuronal obtida pelo grupo é direta, "um-pra-um". Esse importante resultado, não muito discutido pelo grupo, sugere que a conversão não permite gerar um número infinito de neurônios, mas depende do número inicial de células da pele utilizadas.

Além disso a conversão um-pra-um sugere que a célula não retornou a estágios iniciais do desenvolvimento embrionário ou mesmo neural. Por exemplo, antes de uma célula-tronco se especializar em neurônio, ela precisa se converter em uma "precursora" neuronal. Depois de um tempo e algumas divisões celulares, essa precursora amadurece em um neurônio. É assim que o cérebro é formado, de camada em camada, pelas precursoras neuronais que se multiplicam e especializam-se em intervalos de tempo. No trabalho da *Nature* a diferenciação não acontece em estágios, mas de uma vez só. Isso explicaria a velocidade impressionante em que as células mudam da morfologia alongada de uma célula típica da pele e passam a ter processos neuronais (segundo os autores, bastaria um dia).

Apesar de achar que o grupo de Stanford encontrou uma fórmula simples de conversão neuronal direta, não tenho certeza de que a tecnologia servirá para o estudo de doenças do desenvolvimento neural, como pregam os autores. Na minha opinião, o acompanhamento de todos os estágios do desenvolvimento do sistema nervoso pode ser fundamental na descoberta do momento e causa de doenças como autismo, por exemplo. Acho que para essas doenças a formulação de Yamanaka ainda apresenta grandes vantagens, como o número infinito de neurônios que podem ser produzidos e a recapitulação de todos os estágios do desenvolvimento humano. A conversão direta, sem a necessidade da volta a estágios embrionários, pode ser mais útil na medicina regenerativa, como no caso de lesões da medula ou de doenças em que os sintomas apareçam somente em estágios tardios da vida.

Os experimentos de reprogramação celular de Yamanaka ainda fazem pensar. Sugerem que nenhuma célula tem uma identidade preservada e que, com a combinação correta de fatores, a conversão possa ocorrer de um tipo celular qualquer para outro. Isso significa que, num futuro não muito distante, coquetéis proteicos específicos serão capazes de transformar o bulbo de um fio de cabelo em espermatozoides. O limite de aplicações dessa tecnologia será restrito apenas pela criatividade e pela moral humana. A biologia é, sem dúvidas, a ciência do futuro.

## Tudo o que você sempre quis saber sobre tratamentos com células-tronco

É fácil encontrar algum conhecido que tenha esperança no potencial extraordinário dos tratamentos terapêuticos com células-tronco. O assunto é controverso mesmo no meio médico. Cientistas também não escapam da confusão, afinal são diversos tipos de células-tronco com diferentes aplicações. Simplesmente não dá para saber tudo o que está acontecendo. Nessa situação, a sociedade sai perdendo, pois não tem acesso a informações atualizadas, não sabe quais os tratamentos disponíveis. Pior, fica sem saber se pode ou não confiar em tal clínica, quanto custa o tratamento ou se é realmente seguro e eficaz.

Células-tronco estão o tempo todo na mídia, mas a informação que chega até o paciente é pulverizada. Foi com a intenção de centralizar essas informações e facilitar a transmissão dos dados sobre tratamentos disponíveis a pacientes e profissionais de saúde que a Sociedade Internacional de Pesquisa com Células-Tronco (ISSCR, na sigla em inglês) lançou recentemente um portal de acesso para a comunicação dos avanços em células-tronco na área clínica (http://www.closerlookatstemcells.org//AM/Template.cfm?Section=Home).

O ISSCR é uma sociedade internacional sem fins lucrativos cujo objetivo é a divulgação dos avanços na área de células-tronco. Participo da sociedade desde sua criação, em 2002, e sempre admirei a maneira como é liderada, com uma mistura balanceada de cientistas, pacientes e clínicos. O lançamento desse portal ressalta a preocupação da ISSCR com a transmissão da informação ao público, de modo transparente e sem preconceito.

O portal é bem organizado, de fácil navegação e com linguagem leiga, acessível. A grande desvantagem para o público brasileiro é que a página não tem tradução para o português. Por outro lado, as vantagens são muitas. Além de listar diversas informações úteis e vídeos de cientistas discutindo terapias, oferecidos através de um sistema de busca simples, o portal é interativo e permite a avaliação independente de clínicas em qualquer lugar do globo que ofereçam tratamentos com células-tronco.

O paciente que considera um tratamento é auxiliado na avaliação do método e da clínica que o oferece. Uma série de questões é sugerida para o paciente perguntar ao médico sobre o procedimento. Talvez mais importante seja a ferramenta que permite recomendar uma clínica para uma revisão científica e médica rigorosa feita pela ISSCR. O órgão vai avaliar a base científica, o procedimento clínico, as condições, os profissionais e a eficácia do tratamento, confirmando ou não se existe fraude envolvida.

O protocolo de avaliação levará alguns meses e será padrão. O comitê é formado por membros internacionais, evitando qualquer tipo de preconceito contra o tratamento oferecido. A ISSCR preferiu seguir esse procedimento ao invés de apenas listar as clínicas que considera de baixa qualidade, o que poderia ser algo certamente tendencioso. O racional da avaliação e o protocolo a ser utilizado foram publicados recentemente por um grupo multidisciplinar (Taylor e colegas, *Cell Stem Cell*, 2010). A ideia é evitar que as clínicas se aproveitem do desespero do paciente, cobrando por um tratamento não provado ou ainda experimental. Todos os resultados serão publicados online. Acredito que, com o tempo, as próprias clínicas (pelo menos as mais sérias) vão fazer questão de ser validadas pela ISSCR, ganhando um selo de confiança e atraindo mais clientes.

Achei a ideia da avaliação internacional fantástica, pois permite que clínicas fora dos EUA ou Europa, que não sofrem com a lentidão dos padrões altamente rigorosos dos órgãos de saúde (o FDA americano e EMA europeu) para conseguir atrair atenção mundial com tratamentos efetivos, mas que sofriam preconceitos. Isso deve fortalecer a imagem da pesquisa clínica desses países, levando a publicações em revistas de alto impacto, por exemplo. A meu ver, ótima oportunidade para o Brasil.

Outra parte sensacional desse portal é dedicada ao processo de geração do conhecimento científico que leva a um protocolo clínico. Nessa seção intitulada "How science becomes medicine", estão descritos em detalhes e com linguagem clara quais são os passos que a ciência tem que seguir para descobrir e confirmar a eficácia de um tratamento.

As células-tronco exercem hoje um papel único na história da medicina. Pacientes desesperados pela cura depositam todas as esperanças em tratamentos derivados das pesquisas com células-tronco. A dura realidade é que, salvo algumas doenças sanguíneas, as células-tronco não "curaram" nada até agora. O sonho da cura não pode ameaçar a qualidade da ciência. As direções a seguir no futuro só devem ser decididas pelos resultados gerados nos laboratórios e não por sonhos. A ciência é a única atividade humana que poderá transformar esperanças em realidade.

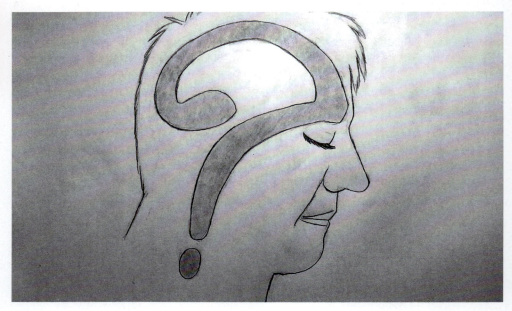
Rodolfo A. Molina

# O que será "quente" em 2011

A reprogramação celular, ou seja, o ato de reverter o estado diferenciado de uma célula somática para um estado pluripotente está listada em todas as listas científicas como uma área de grande impacto nas pesquisas em 2011.

Não é para menos. Com essa técnica simples, cientistas conseguem criar em laboratório células-tronco capazes de se diferenciar em células de todos os tecidos do corpo humano. Melhor ainda, isso pode ser feito a partir de células de um indivíduo adulto, vivo, sem a necessidade do uso de embrião humano. São as já famosas células iPS (do inglês, *induced pluripotent stem cells*).

Desde sua descoberta pelo japonês Shinya Yamanaka, primeiro em camundongos em 2006, e depois em humanos em 2007, essa área de pesquisa não parou. Foram diversos trabalhos publicados em revistas de alto impacto. A verdade é que a grande maioria focou em avanços tecnológicos, isto é, apresentando pequenas mudanças técnicas que tornavam o processo mais seguro. Os trabalhos mais recentes tentaram utilizar métodos alternativos ao uso de vírus (que podem induzir a formação de células tumorais).

Muitos desses trabalhos são realmente deprimentes, impossíveis de se reproduzir ou apenas acrescentam uma vantagem mínima. Por incrível que pareça, depois de todo esse barulho, a técnica original continua sendo a mais robusta. Mas enfim, mesmo assim a ciência avança.

O uso das células para terapia ainda está longe e os resultados mais interessantes continuam vindo da modelagem de doenças. Interessante notar que foram apenas alguns trabalhos publicados, dos quais se aproveita algum tipo de informação. A grande maioria é fogo-de-palha, resumindo-se a descrever a derivação das células iPS de alguns pacientes. Mas a situação pode mudar em 2011.

Com a entrada de diversos grupos inexperientes na área de células-tronco, antecipo que 2011 vai chover trabalho medíocre com células iPS. A razão é muito simples: apesar de ser fácil de gerar células iPS em qualquer laboratório mundo afora, o difícil é induzi-las a se especializar na célula de interesse e usá-las para algo útil. Ai é que está o gargalo.

Como o uso terapêutico das células iPS ainda está longe se tornar uma realidade (os métodos de reprogramação ainda não são seguros o suficiente para transplantes em humanos), os esforços estão concentrados na modelagem de doenças. Nesse caso, espera-se que as células diferenciadas se comportem em cultura como as células humanas do paciente, revelando facetas da "doença" no microscópio.

Nesse tipo de estratégia é possível estudar as causas da doença e mesmo partir para uma triagem de drogas, procurando novos medicamentos capazes de atenuar o defeito celular encontrado. Esse, a meu ver, é o trunfo real das células-tronco. Mas encontrar esse defeito tem sido um grande problema.

Além do custo altíssimo de manutenção dessas células, outra dificuldade é manter a homogeneidade durante o processo. Como os protocolos ainda estão sendo desenvolvidos, a variação ainda é grande, o que compromete a interpretação dos resultados. Por isso mesmo acredito que os melhores trabalhos virão de doenças genéticas, nas quais se pode "consertar" o defeito no genoma, confirmando o resultado.

Esse tipo de experimento controle é clássico em biologia e é conhecido como ganho ou perda de função. Permite que o pesquisador crie uma associação direta entre o defeito celular e a mutação genética. Mas como isso também não é trivial, pois é preciso um bom conhecimento de biologia molecular. Acredito que muitos grupos vão "pular" esse tipo de controle, pelo menos nesse primeiro estágio da área.

Mesmo assim, espero ver diversos trabalhos com iPS em 2011. Outra área que merece atenção é a transdiferenciação celular. Nesse processo, um tipo celular é reprogramado em outro, sem que haja necessidade do estágio pluripotente. Cientistas conhecem o fenômeno há muito tempo, mas o uso da transdiferenciação para o estudo de doenças ainda é questionável.

É legal notar como o interesse em algumas áreas da ciência cresce em determinadas épocas. O mesmo aconteceu alguns anos atrás com a terapia genética. Esperava-se que seria fácil consertar todas as doenças genéticas da humanidade. Tudo acontecia muito rápido, a passos largos, como com as iPS.

O campo emperrou quando um voluntário morreu em um procedimento experimental, revelando a ganância de pesquisadores na busca de resultados a qualquer custo. Anotem: o perigo das áreas *hot* de pesquisa é que elas queimam.

# Pesquisa de ponta no Brasil

É motivo de comemoração na ciência brasileira. Um grupo de pesquisadores acaba de demonstrar, pela primeira vez, a reprogramação de células adultas de indivíduos brasileiros para um estágio pluripotente. Essas células, conhecidas como células-tronco pluripotentes induzidas (ou células iPS, do inglês), se comportam de modo semelhante a células-tronco embrionárias e temo potencial de se especializar em outros tipos celulares. Com essa publicação o Brasil entra para um seleto grupo de países que possuem a tecnologia. Com exceção da China, os outros são países desenvolvidos.

O trabalho pioneiro liderado pela Dra. Patrícia Cristina Baleeiro Beltrão-Braga, da USP, acaba de ser publicado e está disponível online (Beltrão-Braga e colegas, *Cell Transplantation*, 2011). Além da Patrícia e seu grupo da USP, o trabalho contou com o apoio do laboratório da Dra. Irina Kerkis, do Instituto Butantã.

No trabalho, o grupo inova no uso das células de origem. Ao invés de utilizar células da pele, como asa grande maiorias dos grupos fazem, Patrícia utilizou células imaturas extraídas da polpa de dente de crianças brasileiras. A vantagem? A técnica não é invasiva (não é necessário uma biópsia para extraí-las) e aparentemente o processo de reprogramação acontece mais rápido. Não duvido que esse tipo de estratégia vá ser adotado no exterior em breve. O fato de não haver um contato físico com a pessoa acelera a aquisição de material para estudo, especialmente no caso de doenças pediátricas, para as quais é relativamente fácil conseguir dentes-de-leite. Quem já passou pelo trauma de coletar sangue de uma criança, sabe do que falo.

As primeiras células-tronco pluripotentes induzidas a partir de células já diferenciadas de humanos foram demonstradas pelo grupo japonês de Shinya Yamanaka, em 2007. O processo é atraente, pois, além de extremamente simples, nenhum embrião ou óvulos humanos são destruídos. Mesmo simples, nenhum grupo da América Latina havia publicado antes. Outro trabalho pioneiro, liderado pelo Dr. Dimas Tadeu Covas, da USP de Ribeirão Preto, chegou perto. O grupo de Dimas tentou reprogramar células da pele importadas dos EUA usando uma combinação nova de fatores durante o processo. Porém, as células obtidas foram apenas parcialmente reprogramadas além de apresentar instabilidades genéticas (Picanço-Castro e colegas, *Stem Cells and Development*, 2011).

Uma perspectiva interessante nessa história é a velocidade de sucesso dessas publicações brasileiras, um contraste com comparação com outros países da América Latina. Impressiona a atuação do Brasil nessa área, acostumado a um hiato tecnológico de cerca de 10 anos. Um exemplo é a obtenção de células-embrionárias humanas, trabalho publicado pela primeira vez nos EUA em 1998 e reproduzido no Brasil apenas em 2010. Com certeza, uma das razões dessa velocidade toda é a colaboração internacional. Antes de se aventurar na reprogramação de células de pacientes no Brasil, Patrícia fez um estágio intensivo na Califórnia (atual Meca das células-tronco) financiada pela FAPESP. Esse período foi essencial para ela trazer a tecnologia para o Brasil de maneira eficiente. A visão oportunista e colaborativa da FAPESP é de se aplaudir e não deveria ser restrita a São Paulo.

O domínio das técnicas de reprogramação celular garante ao país a chance de competir e inovar com novos modelos de doenças humanas, principalmente aquelas características no nosso povo ou que afligem países em desenvolvimento. Além disso, agora é possível estudar doenças de alta incidência, como o espectro autista, em populações brasileiras. Nosso conteúdo genético é bastante diverso e novos *insights* podem surgir desses estudos. É nesse contexto que eu vejo a grande vantagem e oportunidade do pesquisador brasileiro. Esse tipo de abordagem celular pode provocar uma explosão de descobertas científicas, atraindo jovens talentos para essa área. Olhos abertos, Brasil!

# Avanços sobre células-tronco

Acaba de terminar o maior congresso de células-tronco do mundo. Foram 4 dias intensos, com cerca de 3.700 pesquisadores, médicos, pacientes, advogados, repórteres e outros interessados reunidos para discutir como realizar a promessa do uso de células-tronco para curar doenças humanas.

O congresso International Society for Stem Cell Research (ISSCR) aconteceu em Toronto, no Canadá, entre os dias 15 a 18 de junho. A sociedade foi formada em 2003 e desde então tem crescido exponencialmente. Diversas atividades relacionadas, como galerias de fotos microscópicas e outras manifestações artísticas aconteceram em paralelo, reforçando a imagem das células-tronco.

Dessa vez não faltou homenagem ao Shinya Yamanaka e Kazutoshi Takahashi, descobridores da reprogramação celular e primeiros a gerarem células-tronco induzidas (ou iPS cells, do inglês).

Na parte científica muitas novidades, como a detecção de células-tronco pluripotentes em glândulas mamárias. Controversa e ainda carente de crivo científico, a descoberta nos faz pensar como elas podem ser relacionadas com a alta frequência de câncer de mama.

Cresce nosso conhecimento sobre a manutenção do estado pluripotente e o papel da epigenética – modificações não genéticas no DNA. Aparentemente, sequências repetitivas, antes denominadas "DNA lixo" têm papel fundamental na estabilidade das redes moleculares que permitem a flexibilidade celular.

Aliás, flexibilidade celular é o que não faltou. Um grupo do Instituto Salk anunciou a transformação de certas células do cordão umbilical em neurônios. A fórmula? A simples expressão de um único fator de transcrição, o Sox2, consegue fazer o truque.

Entender como isso acontece realmente dentro da célula é outra história. Aliás, talvez a reprogramação celular aconteça independentemente de fatores genéticos, usando apenas moléculas sintéticas.

A parte de transplante celular caminha devagar. A razão da cautela foi tema da aula de Irving Weissman, professor na Universidade de Stanford, na Califórnia. Segundo ele, o turismo em busca da cura a partir de células-tronco é uma prática ilegal e que aquece a economia de muitas clínicas clandestinas.

O tratamento com transplante de células-tronco está ainda restrito a algumas doenças do sangue, o resto é experimental e nada deve ser cobrado dos pacientes por participação. Clínicas suspeitas podem ser denunciadas na página da ISSCR.

Ressalto o valor do pessoal da bioengenharia de materiais nessa área. A união da bioengenharia com a biologia tem gerado resultados interessantes na geração de tecidos tridimensionais para transplante.

Impressionou a participação dos cientistas brasileiros. O português era um dos 20 idiomas que se ouvia pelos corredores. E foi exatamente de um brasileiro a melhor contribuição na parte de modelagem de doenças usando as células iPS.

A boa notícia veio do trabalho do agora doutor, Miguel Mitne-Neto, aluno da Dra. Mayana Zatz, do Instituto do Genoma na USP. Durante seu estágio na Califórnia, Miguel usou células da pele de pacientes brasileiros com Esclerose Lateral Amiotrófica (ELA) para gerar células iPS.

A partir daí, diferenciou as células em neurônios motores. Foram 4 pacientes e 3 irmãos não-afetados, vindos de duas famílias distintas que foram estudados. Os resultados mostraram que nesse tipo familiar de ELA, a proteína VAPB estaria em níveis reduzidos nos neurônios motores. Essa proteína está relacionada, entre outras coisas, à qualidade da junção neuromuscular, o que pode explicar os sintomas da doença.

O modelo celular pode agora ser utilizado como matéria prima para a busca de novos medicamentos capazes de aumentar a produção da VAPB nos neurônios motores dos pacientes, algo impensável há alguns anos. O trabalho, publicado na revista Human Molecular Genetics está acessível gratuitamente (por enquanto) no site (http://g1.globo.com/platb/espiral/2011/06/22/avancos-de-celulas-tronco-no-mundo).

O trabalho de Miguel impressionou até os concorrentes de Harvard, que haviam derivado células iPS de pacientes com ELA em 2008 e desde então não tinham reportado nenhum avanço. Para mim, esse é um típico exemplo de como o Brasil tem potencial para competir em áreas extremamente quentes, utilizando aquilo que tem de mais precioso: a colaboração entre seus cientistas e a preciosa carga genética do país.

O avanço brasileiro tem agradado a ISSCR, que decidiu apoiar iniciativas no Brasil no ano que vem. Vai levar um tempo, mas vamos mostrar que o Brasil não é só futebol, temos craques na ciência também!

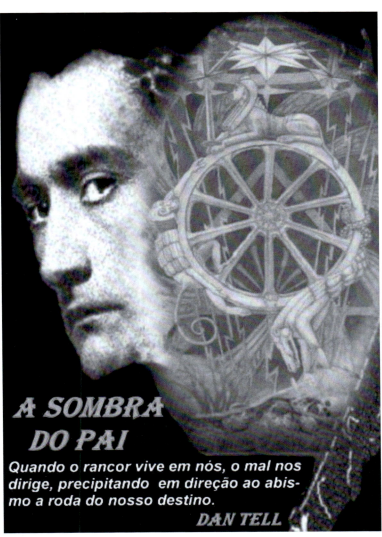

Daniel Goulart de Almeida

## Contatos imediatos

Das diversas coisas que acontecem na rotina de um cientista, a chance de encontrar-se com pessoas com visões diferentes da sua ou trabalhando em áreas completamente distintas é, para mim, um dos maiores prazeres da profissão.

Na semana que passou recebi um convite para jantar um tanto inusitado. Vinha com o remetente da CASIS, ou Center for the Advancement of Science in Space, uma certa ramificação da Nasa, a agência espacial americana. A CASIS foi selecionada pela Nasa para administrar o laboratório biológico na Estação Espacial Internacional (ISS, do inglês).

Uma das funções do centro é promover o uso do laboratório espacial, buscando contatos acadêmicos que tenham ideias inovadoras para o uso dessa estrutura. No fundo os caras estavam querendo ouvir a opinião de um neurocientista sobre como usar esse laboratório espacial se houvesse a oportunidade.

Tudo começou com uma breve apresentação, mostrando as capacidades dos laboratórios no espaço e o tipo de pesquisa que vem sendo desenvolvida durante os anos. Foi interessante saber que desde 2001 a Nasa mantém cientistas-astronautas trabalhando na estação espacial, sem que houvesse um único dia na ausência de um ser humano no espaço. O laboratório está equipado com diversos equipamentos para biologia molecular, tudo estruturado para otimizar espaço – não mais do que duas pessoas conseguem trabalhar por vez. Talvez por não acompanhar muito essa área do conhecimento, achei isso fascinante. Por uma questão óbvia, a maioria dos trabalhos que vem sendo desenvolvida no espaço envolve algum tipo de cristalografia, ou resolução da estrutura molecular de certas proteínas. Digo "óbvio" simplesmente porque esse tipo de experimento parece funcionar melhor na ausência de gravidade. Medicamentos contra o HIV foram obtidos com auxílio dessa estratégia e o CASIS se orgulha em mencionar esse exemplo como a menina dos olhos da agência. Por outro lado, outros projetos evoluem numa escala geológica, com metas a serem atingidas em 10 ou mais anos. Esse tipo de projeto em longo prazo, por mais interessante que seja, não impressiona tanto a sociedade como um trabalho de aplicação imediata. Isso tem desestimulado investimentos — veja a postura do presidente Obama em cortar o orçamento da Nasa. Daí a importância em divulgar o laboratório espacial e procurar parcerias acadêmicas e empresariais com gols em curto prazo.

Após instruí-los na minha linha de pesquisa, sugeri algumas ideias, descritas a seguir:

Pelo meu conhecimento (superficial) do espaço, as duas coisas diferenciais que esse laboratório oferece seriam a ausência de gravidade e a exposição intensa a radiação. Segundo meu racional, essas duas características podem ser usadas para se determinar o impacto da exposição espacial em células humanas. A perda de densidade óssea e enfraquecimento das musculaturas dos astronautas após longos períodos sem gravidade afetam o desenho de missões tripuladas a outros planetas e, de quebra, podem nos ajudar a combater osteoporose.

Entender como estimular o crescimento de ossos e músculos humanos no espaço pode ser feito através de modelos de células-tronco *in vitro*. É improvável que experimentos desse tipo aconteçam em modelos animais no espaço. Mas induzir a especialização de células musculares e ósseas pode ser facilmente conseguido com células-tronco adultas ou embrionárias.

Como essas células podem ser expandidas em laboratório, bastaria levar uma pequena quantidade da Terra.

Outra ideia estaria no uso de modelos de doenças humanas usando células-tronco pluripotentes induzidas (ou células iPS). Ao contrário da facilidade de modelagem de doenças do desenvolvimento, como o autismo, doenças cujos sintomas surgem nos estágios mais avançados da vida tem sido um grande problema. Isso porque não conseguimos "envelhecer" as células em cultura por anos, simulando o que acontece nos pacientes. Em geral, indivíduos afetados pelo mal de Parkinson, Alzheimer ou Esclerose Lateral Amiotrófica (ELA) apresentam sintomas apenas quando adultos. Ao induzir as células iPS derivadas de pacientes com ELA, por exemplo, a se especializarem em neurônios motores, diversos grupos de pesquisadores tiveram dificuldade em encontrar evidências de que os neurônios estariam doentes. Uma hipótese é que, em questão de meses, os neurônios em laboratório não teriam tempo suficiente para adoecerem. Pois bem, acho perfeitamente plausível levarmos neurônios motores de pacientes com ELA para o espaço com a finalidade de expô-los a radiação, acelerando o envelhecimento celular. É provável que nas condições espaciais, os sintomas de ELA se revelem nos neurônios derivados de pacientes com ELA. Isso permitiria um melhor conhecimento de como os neurônios são danificados durante o envelhecimento, abrindo oportunidades terapêuticas.

Depois de algumas taças de vinho, minha imaginação começou a ficar mais fértil e as ideias mais ousadas. Para meu espanto, quanto mais inovadoras eram as sugestões, mais eles gostavam de ouvir. Essas ficam para contar numa outra oportunidade. Terminamos com a promessa de um segundo encontro, para amadurecer as propostas e submeter um projeto para a Nasa. Nesse projeto existe uma parte "pré-voo", na qual tudo seria simulado em Terra como prova de que os experimentos são viáveis na estação espacial. Passado o primeiro teste, o projeto segue para a parte "voo", na qual os astronautas serão treinados para executar os experimentos e coletar os dados. A intenção é que todo o material necessário seja levado para o espaço em Maio de 2013. Por fim, na parte "pós-voo", discute-se o que precisaria voltar a Terra para concluir as experiências. Aparentemente, um dos entraves desse tipo de proposta é uma burocracia gigantesca por parte da Nasa. A CASIS se prepara também para aliviar essa parte do cientista proponente, facilitando todo o processo.

A essa altura, não dá para prever onde essa história vai dar, quantos projetos serão realmente financiados ou qual seria o maior interesse da agência. Foi interessante esse contato inicial com esse pessoal e aproveito para convidar os leitores que tenham alguma outra ideia interessante a entrar em contato comigo, prometo que passo adiante ideias criativas para a CASIS.

# A verdade sobre o mercado chinês de células-tronco

Não é novidade que a China oferece diversos tratamentos para doenças incuráveis usando o transplante dos mais diversos tipos de células-tronco. Todo mundo já deve ter ouvido falar de alguém que pensou em utilizar algum tipo de medicina regenerativa na China. O argumento mais comum para justificar o procedimento é que, sendo aquele país regido de modo diferente, a abertura para tratamentos experimentais é maior. E dados duvidosos são o que não faltam nos sites dessas empresas para suportar a eficácia desses tratamentos. Pois bem, parece que, depois de muita pressão internacional, a história começa a mudar, mas ainda pode levar um tempinho para acabar de vez com esse tipo de comércio.

Tratamentos experimentais, como o próprio nome diz, ainda não foram validados cientificamente. Em geral, procura-se recompensar o paciente de alguma maneira pela participação. Porém, diversas empresas perceberam o desespero de familiares com doenças graves e decidiram cobrar por tratamentos experimentais, invertendo a ética por trás dos ensaios clínicos. Essa situação acontece com uma frequência exacerbada na China, provavelmente pela falta de regulamentação governamental.

Pois bem, há três meses o ministro da saúde chinês anunciou que iria banir protocolos experimentais usando células-tronco sem comprovação científica. Infelizmente, ainda, diversas clínicas operam livremente, basta entrar nos sites de anúncios para tratamentos de Parkinson ou Autismo para se deparar com um negócio milionário. As propagandas mostram casos de sucesso e associam o nome delas às grandes redes de hospitais federais ou mesmo estabelecimentos de renome internacional, dando a impressão de que o negócio tem apoio dessas instituições.

Em 2009, com cerca de 100 clínicas privadas de células-tronco registradas no país, o Ministério da Saúde chinês classificou os tratamentos com células-tronco com a categoria médica de nível 3, ou seja, tecnologias de alto risco que requerem aprovação e audição técnica antes da implementação comercial. Desde então nenhuma clínica chinesa conseguiu essa aprovação. Pior, o número de clínicas oferecendo tratamentos aumentou. Em Janeiro, reconhecendo os problemas gerados pela pressão internacional (muitos pacientes pioraram depois dos tratamentos), por exemplo, o governo decidiu agir. Impôs uma série de restrições para a abertura de novas clínicas, exigindo o cadastramento dos tratamentos e declarando que pacientes em ensaios experimentais não deveriam pagar pelo tratamento.

De acordo com um relatório publicado pela revista *Nature* na semana passada, as restrições não causaram grande impacto no comercio chinês: nenhuma empresa se cadastrou de modo regular e ainda são oferecidos tratamentos experimentais com células-tronco para as mais diversas doenças. Na clínica WA Optimum Health Care, em Xangai, por exemplo, oferecem tratamento contra autismo usando células derivadas de tecido adiposo e uma segunda dose adicional de células do cordão umbilical. Tudo pela bagatela de aproximadamente US$ 25 mil. Em Changchun, a clínica Tong Yuan Stem Cell oferece quatro injeções, de células retiradas de fetos abortados, e promete curar o autismo em um ano. O concorrente Beijing Puhua International Hospital's Stem Cell Treatment Centers, de Pequim, oferece o mesmo, mas com uma injeção extra, só para garantir...

Todas essas empresas são firmes em afirmar sucesso nos tratamentos, mas nenhuma publicou dados oriundos de ensaios clínicos controlados. O neurologista da Beijing Puhua garante que os sintomas de autismo melhoram logo nas semanas seguintes após primeira injeção e reconhece que não faz controle algum por falta de verba. Vale notar que, no caso do autismo, é consenso entre os cientistas que não existe base científica alguma que justifique tratamentos com transplante de qualquer tipo de células no cérebro de pacientes. Não dá para saber se as células vão sobreviver ao transplante e podem, inclusive, levar a complicações sérias como câncer ou doenças autoimunes.

Enquanto as autoridades chinesas tentam fazer com que as clínicas se cadastrem e demonstrem a eficácia dos tratamentos com ensaios controlados, o mercado de células-tronco continua crescendo e fazendo mais vítimas. Informação continua sendo a melhor arma contra esse tipo de abordagem.

## Preservar ou não, eis a questão

Todo dia recebo mensagens de pais "grávidos" que perguntam sobre o armazenamento das células do cordão umbilical do futuro bebê. Vale a pena? Serve para quê, afinal?

A ideia de armazenar as células do recém-nascido para uso posterior existe desde a década de 90. Foi nessa década que os pesquisadores começaram a testar se células-tronco presentes no sangue do cordão umbilical poderiam tratar pacientes que sofriam de certas doenças sanguíneas, como leucemia. Resultados positivos levaram à criação de bancos públicos e privados que oferecem o congelamento das células do cordão. O princípio é que o bebê terá acesso a suas próprias células, caso ele ou alguém próximo da família precise de uma infusão.

O processo é relativamente simples, após o nascimento, o cordão é grampeado e cortado na sala cirúrgica. O sangue é então transferido para uma bolsa plástica estéril, identificada e mandada ao laboratório para exames rigorosos, processamento e armazenamento. Não há risco para o bebê ou mãe porque o sangue não é coletado até que o cordão seja cortado. Quando chegam ao laboratório as células são preparadas para o congelamento e armazenadas em nitrogênio líquido. Em condições ideais de congelamento as células podem ser preservadas por tempo indeterminado, havendo evidências de células preservadas há mais de 20 anos sem perder a viabilidade.

É indiscutível a importância das células-tronco de cordão umbilical no tratamento de doenças do sangue, mas para tomar a decisão correta se vale a pena armazenar ou não, é preciso primeiro entender as possibilidades de uso das células originadas do cordão umbilical. Existem diversos tipos de células no sangue do cordão umbilical, incluindo células-tronco hematopoiéticas (capazes de formar sangue) e células-tronco mesenquimais (capazes de formar tecidos conjuntivos, como cartilagens). O transplante de células-tronco hematopoiéticas faz sentido quando se procura tratar doenças do sangue. Esses transplantes estão ficando cada vez mais comuns, e sua relevância consiste na dificuldade de se encontrar um doador de medula compatível. Existem diversos protocolos experimentais, testando a eficácia do uso das células do cordão para tratamento de outros tipos de doença.

No Brasil a legislação regulamentou o funcionamento dos bancos de cordão umbilical desde junho de 2004, prevendo bancos públicos e privados. Os bancos públicos funcionam como bancos de doações, ou seja, quando você decide estocar as células de seu filho está fazendo uma doação para um futuro paciente que precise delas e que seja compatível geneticamente. Caso seu filho precise das células no futuro, corre-se o risco de não ter doadores compatíveis naquele momento. Você, muito provavelmente, não receberá as células que doou. Já os bancos privados funcionam como um banco pessoal, você é quem controla quem vai receber as células. Portanto, a menos que você decida doar para outra pessoa, as células estarão à disposição para seu filho ou algum familiar próximo. Em alguns países existem situações híbridas, mas essencialmente as regras são essas: em bancos privados, quem decide o destino final das células é você.

Outras diferenças entre bancos públicos e privados: não são todos os hospitais que aceitam doações públicas e, apesar de serem de graça, é possível que você tenha que pagar algumas taxas se precisar usar células dos bancos no futuro. Bancos privados trabalham com vários hospitais indicados pelo casal e cobram uma taxa de recolhimento e uma anuidade para manter as células congeladas. Os valores variam e planos de saúde provavelmente não vão cobrir essas despesas. Como existem vários bancos privados, uma desvantagem relativa é que nem todos seguem um protocolo consistente de coleta, processamento e preservação, apesar de todos serem obrigados a seguir a mesma legislação. Neste sentido, existem bancos privados que buscam respaldo de agências regulamentadoras nacionais e internacionais (tais como ISO, ONA, AABB, FACT), que podem ser ainda mais rigorosas do que a legislação exige em termos de qualidade e segurança do material armazenado.

Diante dessas considerações, uma certeza hoje é que as células-tronco do sangue de cordão umbilical estão bem estabelecidas como fonte alternativa para o tratamento de doenças do sangue e alguns tipos de câncer que necessitam de uma reserva de células previamente coletadas para resgatar a medula óssea após quimioterapia potente. Assim sendo, considerando que o sangue de cordão umbilical é uma fonte de células usualmente descartada e a coleta só pode ser realizada ao nascimento, a decisão pela preservação ou não das células continua uma decisão pessoal de cada família, devendo ser tomada com o máximo de informação possível.

# O imperador e as células-tronco

Um encontro internacional de pesquisa envolvendo células-tronco, em Yokohama, no Japão, marcou na semana passada os dez anos da Sociedade Internacional de Células-Tronco, da qual participo desde sua origem. Em retrospectiva, o primeiro encontro não tinha mais do que cem participantes, a maioria dos EUA, que se reuniam sempre na mesma sala. Dez anos depois, são mais de 4 mil afiliados do mundo todo, e os encontros acontecem em diversas salas de modo simultâneo. Um grande salto para a grande promessa da medicina do século 21.

A celebração dos dez anos contou com a presença do imperador e da imperatriz japoneses, em uma cerimônia que transferia a presidência da sociedade, do neurocientista Fred Gage para o pesquisador japonês Shinya Yamanaka. Shinya ficou popular com seu trabalho sobre a geração de células-tronco pluripotentes induzidas (conhecidas como iPS cells, em inglês) através da reprogramação celular. A pesquisa permite, entre outras coisas, a criação de tipos celulares especializados de pacientes para triagem de drogas. Shinya é um forte candidato ao prêmio Nobel nos próximos anos. A presença do imperador mostra o sério investimento do Japão nessa área. Difícil imaginar algo semelhante acontecendo em outros países.

Participo desses encontros sempre que posso e tento colaborar com a sociedade porque acredito que as células-tronco precisam realmente de uma representação internacional. Das atitudes que me agradam, destaco a grande quantidade de informação disponível sobre o assunto na página da sociedade. Além disso, existe um site (http://www.closerlookatstemcells. org/) que procura instruir pacientes e familiares sobre como agir, o que perguntar e como avaliar possíveis tratamentos experimentais. A ideia é educar o público leigo para que se aumente a massa crítica a respeito de eventuais terapias não comprovadas cientificamente, visando reduzir o famigerado "turismo médico" que se criou em torno das células-tronco.

Dos trabalhos apresentados este ano, destaco a atuação do grupo de Hiromitsu Nakauchi, da Universidade de Tóquio, sobre a geração de rins transgênicos. O grupo apostou em porcos quiméricos para mostrar que é possível criar órgãos inteiros e funcionais a partir de células-tronco pluripotentes. Para isso, os pesquisadores transplantaram células-tronco de porcos normais em blastômeros (estágio embrionário), gerados a partir de um casal de porcos que carregam uma alteração genética que os impede de desenvolver os rins.

Os embriões quiméricos (carregando células de origens diferentes) foram então transferidos para o útero de uma porca com gravidez induzida. Os filhotes nasceram com rins funcionais e foram capazes de encher a bexiga e urinar normalmente. As células-tronco transplantadas foram as responsáveis pela criação dos rins nos animais geneticamente programados para nascer sem os rins. O grupo pretende agora repetir o ensaio usando células-tronco de pluripotência induzidas de macacos. Quando indagado sobre o uso de células-tronco pluripotentes induzidas a partir de humanos, o grupo respondeu que a proposta está sendo analisada pelo comitê de ética da universidade.

O benefício para a humanidade de se produzirem rins e outros órgãos humanos em porcos é enorme: acabaria com as filas de transplante e salvaria milhões de vidas. No entanto, a questão ética merece ser estudada. Acredito que animais quiméricos, isto é, carregando células-humanas em diversos tecidos do corpo, ainda causem estranheza para os leigos. Mas a verdade é que cientistas vêm fazendo esse tipo de experimento há décadas. Quando em 2005 mostrei que células-tronco embrionárias humanas poderiam integrar-se funcionalmente no cérebro de camundongos, depois de um transplante *in-utero* em camundongas grávidas, recebi uma série de e-mails repudiando esses experimentos.

No topo da lista de argumentos estava a ideia de que neurônios humanos nos cérebros de roedores poderiam aumentar algumas funções cognitivas nesses animais, gerando algo semelhante à consciência humana, por exemplo. Baseando-me numa série de evidências sobre o desenvolvimento do sistema nervoso humano, diria que isso é praticamente impossível.

Mas a real preocupação do quimerismo no caso dos porcos é a eventual transmissão de gametas humanos pelos animais, gerando organismos deformados, meio homem, meio porco. Existem formas de avançar o conhecimento científico sem infringir a ética ou a moral humana vigentes (sim, ética e moral variam dramaticamente com o tempo). Evitar que os animais cruzem é uma opção simples.

As possibilidades de uso de células-tronco são limitadas apenas pela criatividade humana. Os encontros internacionais com pesquisadores da área são locais de intensa discussão e reflexão dos benefícios e perigos dessa tecnologia que está ainda na infância. O futuro da medicina está, sem dúvidas, nas células-tronco.

## De olho no futuro

Sempre fui fascinado por olhos, estruturas extremamente complexas que transmitem informações visuais do mundo exterior diretamente ao cérebro. A captura de cada momento da vida é única, individual. Mesmo olhos que não enxergam, choram e transmitem emoções. Para os românticos, olhos são as janelas da alma.

Lembro bem daquela famosa cena do clássico *Blade Runner*, de 1982, quando os replicantes em busca de respostas para longevidade se encontram com o cientista responsável pela fábrica de olhos. "Eu só faço olhos", explica o velho oriental numa situação pouco confortável, completando que o processo requer boa dose de design genético.

De fato, os experimentos clássicos do neurocientista Nicholas Dale e da bióloga experimental Elizabeth Jones demonstraram claramente a contribuição genética durante o processo de desenvolvimento do olho em um modelo de estudo com sapos. Descobriram genes envolvidos na formação de olhos quando acionados nos estágios embrionários em células que normalmente levariam ao desenvolvimento da cabeça, criando olhos adicionais nos indivíduos testes.

Mas o processo da geração de olhos requer também pistas químicas, fatores ambientais que, junto com o código genético, auxiliam as células-tronco embrionárias a se especializarem em olhos durante o desenvolvimento. O mais fascinante disso tudo é estarmos conseguindo aplicar o conhecimento gerado em modelos experimentais mais simples, como sapos, peixes e moscas-da-fruta, em organismos complexos como mamíferos. Nessa área, destaco o trabalho do japonês Yoshiki Sasai.

Sasai surpreendeu o mundo ao publicar ano passado na famosa revista científica *Nature* uma receita para fazer olhos em cultura, em laboratório, usando células-tronco embrionárias (http://g1.globo.com/ciencia-e-saude/noticia/2011/04/cientistas-criam-olho-partir-de-celulas-de-ratos.html). O trabalho é mais do que um exemplo de engenharia de tecidos, ataca uma das questões mais fundamentais da biologia: como algumas células-tronco do embrião se organizam para formar estruturas complexas? O time de Sasai se aproveita de dados gerados de outros organismos para testá-los em células-tronco embrionárias de camundongos ou humanas. É pura tentativa e erro.

Para chegar a esse modelo, Sasai teve que ter um pouco de sensibilidade e perspicácia. Imaginou que o olho não se desenvolve normalmente em cima de uma placa de plástico, como os modelos atuais de laboratório. Por isso decidiu deixar as células-tronco flutuando em contato com um coquetel de agentes químicos para que elas formassem "corpos embrionários", o que favorece o aparecimento de estruturas à retina. Essa simples etapa do processo levou cinco anos para ser otimizada. Após algumas semanas em suspensão, as estruturas ficavam aparentes e precisavam ser retiradas do restante de outras células não diferenciadas. Sasai faz isso através de uma microcirurgia embaixo de um microscópio. As estruturas então estão isoladas e prontas para amadurecerem em estufas que simulam as condições ideais do organismo vivo. O passo final foi induzir a retina a autoinvaginar – se dobrar – para dar origem ao copo ocular. A maneira que o grupo encontrou de estimular essa invaginação foi através de uma pequena lesão com um pulso de *laser*. Resta saber se essas estruturas conseguem persistir vivas em cultura tempo suficiente para completar a formação responder à luz. O processo todo foi filmado e modelado por computador. Partes do protocolo podem ser visualizadas em <http://www.nature.com/nature/journal/v472/n7341/full/nature09941.html>.

A aplicação medicinal é óbvia. As células que recebem a luz podem ser reconstruídas em laboratório para transplantes, o que pode curar diversos tipos de cegueira. Hoje, as estruturas oculares geradas em laboratório ainda não estão prontas para serem transplantadas. Sabe-se muito pouco sobre como fazer a conexão nervosa entre retina e cérebro. Acredito que a técnica seja muito mais promissora como fonte de tecido para restauração de retinas danificadas em condições como degeneração macular ou retinite pigmentosa. Vale notar que isso já foi conseguido com sucesso em modelos experimentais com roedores. Já as doenças que afetam as vias neurais na retina, como o glaucoma, podem ser mais difíceis de curar.

Acredito que as implicações desse tipo de trabalho sejam mais abrangentes do que o uso clínico. Os resultados sugerem que as células-tronco embrionárias possuem a informação necessária para formar tecidos complexos espontaneamente, basta saber como induzi-las. É o começo de uma era importante para a pesquisa com células-tronco.

# Reprogramação celular parecia ficção científica, mas virou realidade

Transformar um tipo de célula em outro, como pele em neurônio, parecia coisa de ficção científica. Mais incrível ainda era a possibilidade de transformar uma célula já madura numa célula-tronco, ainda não especializada. Essa plasticidade, ou capacidade adaptativa da célula esbarrava em um dos grandes dogmas da biologia: de que, durante o desenvolvimento, as células do embrião vão se especializando em outros tipos de forma irreversível, formando os tecidos do indivíduo adulto.

Pois é, esse dogma caiu e, este ano, o prêmio Nobel de Fisiologia ou Medicina reconheceu dois pioneiros da plasticidade celular, John B. Gurdon e Shinya Yamanaka. A seguir, minha perspectiva dessa história que está apenas começando e promete ser a grande vedete da medicina no futuro.

O dogma da identidade irreversível das células começou a despencar com a pesquisa do inglês Gurdon, em 1962, que mostrou ser possível reprogramar células adultas para um estágio embrionário, pela transferência do núcleo em um ambiente propício. Gurdon, um típico Lord inglês, de fala suave e cabeleira farta, criou o ambiente utilizando óvulos de sapos, grandes, fáceis de manusear. A técnica levava o nome de clonagem celular. A observação abriu as portas da imaginação humana e o feito foi replicado em diversas espécies.

Veio então a ovelha Dolly, pelas mãos de Ian Wilmut, mostrando que a clonagem funcionava também em organismos mais complexos. Veio depois o veterinário sul-coreano Hwang Woo-suk que disse ter feito o mesmo com células humanas. Era fraude. Os resultados "fabricados" foram publicados em 2005 na revista *Science* e depois retratados. Tornou-se dos maiores escândalos na área de células-tronco. Além disso, o episódio infame trouxe um alerta sobre a ética nesse campo de pesquisa, pois Hwang havia usado óvulos "doados" de estudantes em seu laboratório.

A dificuldade de conseguir óvulos humanos para pesquisa, somada à crescente atmosfera anticélulas-tronco embrionárias humanas promovida por setores mais conservadores da sociedade, emperrou o progresso da ciência nesse campo por alguns anos.

"Em paralelo à carreira de Gurdon, o frustrado ortopedista japonês Shinya Yamanaka decidiu seguir a carreia acadêmica, abandonando a medicina. Sua frustração aumentou ainda mais com um período de pós-doutorado nos EUA que não lhe trouxe a satisfação desejada. Yamanaka voltou ao Japão e colaborou com um dos maiores centros de sequenciamento do mundo, o Riken."

Esse grupo estava interessado em estudar quais genes seriam diferentemente regulados em células-tronco embrionárias e em células de tecidos adultos. Ele teve acesso privilegiado à lista de genes que eram ativos unicamente em células-tronco embrionárias. Foi aí que teve a ideia de forçar a atividade desses genes em células somáticas da pele, por exemplo, buscando a reprogramação genética.

Foi literalmente um trabalho de japonês! Yamanaka e seu aluno, K. Takahashi fizerem o experimento buscando sistematicamente a combinação de genes que levaria à reversão celular.

Mais tarde, o próprio Yamanaka reconheceria que esse tipo de experimento jamais seria executado por um estudante não-asiático, em geral mais avessos a experimentos repetitivos e demorados – uma clara demonstração de como a cultura influencia no desenvolvimento da ciência. Apesar da descrença de feras da comunidade científica de que a estratégia funcionaria (por ser simples demais!), Yamanaka prosseguiu e publicou seus achados revolucionários em 2006, em um elegante trabalho na famosa revista *Cell*.

Os resultados não repercutiram de imediato. Como os experimentos foram feitos em camundongos, restava saber se o mesmo seria válido para humanos. O próprio Yamanaka desconfiava que talvez fosse preciso uma combinação de diferentes genes específicos para a espécie humana. Além disso, as implicações da reprogramação não eram óbvias. Porém, estava claro para quem acompanhava a história toda que seria uma questão de tempo até descobrir a combinação exata em humanos. Em entrevista para a revista *Época* em maio de 2007 sobre revoluções na ciência, o pesquisador disse que a reprogramação celular iria dominar completamente a pesquisa em células-tronco. Opinião não compartilhada pelos colegas brasileiros naquele momento, que ainda focavam a discussão no uso de células-tronco embrionárias humanas versus células-tronco adultas.

Foi em dezembro de 2007 que Yamanaka e colegas publicaram outro artigo na *Cell*, mostrando que a reprogramação funcionava em humanos, com os mesmos fatores que deram certo em camundongos. O impacto agora fora imediato, o fenômeno era altamente reprodutível e foi prontamente replicado por outros laboratórios. A facilidade da técnica foi democrática. Qualquer laboratório do mundo podia reprogramar células, gerando grande excitação na área. Agora seria possível cultivar células-tronco semelhantes às embrionárias, mas oriundas de um pedacinho da pele de um indivíduo adulto. Com elas poder-se-ia gerar um espectro enorme de células especializadas, contendo o mesmo genoma da pessoa ou do paciente. Essas células, em teoria, não seriam rejeitadas em um futuro transplante celular e poderiam substituir as células-tronco embrionárias derivadas de embriões humanos, pondo um fim na discussão ética.

Talvez a motivação de Yamanaka tenha sido inicialmente o transplante celular. Porém, a aplicação imediata da reprogramação celular aconteceu de maneira diferente. Ao capturar o genoma de pacientes em um estágio embrionário, cientistas poderiam agora criar modelos de doenças humanas em laboratório. Acompanhar o desenvolvimento embrionário humano em condições controladas era praticamente impossível, e muito do que sabemos a respeito de doenças vinha de modelos animais (quando existiam).

Um exemplo disso foi descrito pelo meu grupo em 2010, quando mostramos que a técnica de reprogramação podia trazer *insights* para uma forma sindrômica do espectro autista. Revelamos defeitos em sinapses e mostramos a reversibilidade da condição em neurônios humanos, quebrando outro dogma, agora da neurociência. O trabalho foi publicado na revista *Cell* e contribuiu para coroar a tecnologia de Yamanaka, abrindo perspectivas de modelagem para diversas outras doenças humanas e acelerando a descoberta de novos medicamentos. A tecnologia ecoou também no Brasil. Já no começo de 2011, o trabalho pioneiro da Dra. Patrícia Beltrão-Braga mostrou ser possível reprogramar células extraídas da polpa de dentes de leite. Os participantes desse trabalho foram provavelmente os primeiros brasileiros a terem células reprogramadas – ponto para a ciência brasileira.

Isso tudo mostra que a simplicidade do método de Yamanaka foi o fator responsável pela disseminação rápida dessa tecnologia, trazendo resultados imediatos para a pesquisa básica. Efeito semelhante aconteceu com o Nobel de Medicina dedicado ao processo de interferência do RNA, em 2006.

Muitos se questionaram se o prêmio de 2012 não deveria ser divido com Ian Wilmut, cuja equipe clonou a ovelha Dolly, ou James Thompson, o primeiro a cultivar células-tronco embrionárias humanas em laboratório – mas acredito que eles fizeram apenas contribuições incrementais. Outro que deve ter ficado com um gostinho amargo foi o pesquisador alemão radicado em Boston (EUA) Rudolf Jaenisch. Apesar da enorme contribuição de Jaenisch para as pesquisas com células-tronco e, mais recentemente, para elucidar como a reprogramação funciona a nível molecular, sua participação não deixa de ser igualmente incremental. Ex-alunos de Jaenisch, em atividades patéticas, até tentaram ressaltar a importância desse grupo, talvez com o intuito de chamar a atenção do Comitê do Nobel. Além disso, acredito que a publicação de uma carta aberta ano passado, assinada por Yamanaka e outros pesquisadores, sobre uma possível dominância de pesquisadores de Boston em certas revistas científicas, afetou a já remota chance de Jaenisch.

O impacto real da descoberta de reprogramação celular ainda está por vir. Pesquisadores já estão criando formas mais eficientes e seguras de reprogramar células adultas, e o sonho de regeneração usando transplante de células-tronco do próprio paciente fica a cada dia mais próximo. A técnica está sendo usada para modelagem de diversas doenças humanas e vai, com certeza, trazer novas oportunidades terapêuticas. Além disso, o uso menos convencional da reprogramação celular, como para a preservação de espécies em extinção ou estudos evolucionários, está em andamento. E o emprego dessa técnica parece estar limitado apenas pela criatividade humana.

# Um passo para curar lesões da medula

O cientista Paul Lu, da Universidade da Califórnia em San Diego (UCSD), assina um recente trabalho científico, talvez o de maior impacto na área de regeneração de lesões da medula espinhal, publicado neste ano pela revista *Cell*.

Encontrei-me com Paul a primeira vez quando fazia uma entrevista para uma vaga na UCSD em 2001. Paul já trabalhava com o grupo de Mark Tuszynski, um dos mais feras na área de regeneração de lesões medular usando células-tronco. Paul entrara para o grupo de Mark após ter sido atropelado por um carro em uma visita a San Diego. A mudança de estilo de vida fez com que a motivação de Paul se direcionasse para a grande promessa da medicina regenerativa: o uso de células-tronco como fonte de reposição dos neurônios degenerados durante acidentes desse tipo.

O trauma da medula espinhal é basicamente uma lesão na medula espinhal, diretamente na medula ou indiretamente através de lesões em ossos, tecidos ou vasos sanguíneos adjacentes. Quanto mais perto do pescoço, maior o impacto da lesão, atingindo membros superiores e inferiores. Pelo que sabemos através de modelos animais, assim que a lesão atinge a medula espinhal, temos o rompimento dos nervos que atravessam a região, levando à desconexão dos membros com o cérebro, resultando em paralisia. Esse processo é rápido, acontece em dias. Além disso, o sangramento, o acúmulo de líquidos e o inchaço podem ocorrer dentro ou fora da medula espinhal – mas dentro do canal espinhal. O acúmulo de sangue ou líquidos pode comprimir a medula espinhal e lesioná-la, piorando ainda mais o quadro. Como se não bastasse, a morte dos neurônios estimula um processo inflamatório que impede o crescimento de novos neurônios na região. Esse ambiente hostil tem sido o grande impedimento do uso de células-tronco como alternativa terapêutica, pois as células transplantadas para a região da lesão não conseguem se especializar em neurônios funcionais.

Estudos anteriores haviam se utilizado de células-tronco neurais adultas, ou seja, isoladas diretamente do sistema nervoso, como fonte de células para transplante. Essas células podem ser encontradas em biópsia de tecidos olfativos ou de cérebro de fetos abortados e doados para pesquisa. A grande sacada de Paul foi utilizar células embrionárias, com um poder de diferenciação maior. Paul utilizou células extraídas do cérebro embrionário de animais e as transplantou em ratos que tiveram a medula espinhal totalmente lesada. Ele observou que, ao contrário das células-tronco adultas, as embrionárias conseguiam se diferenciar de modo muito eficiente, gerando neurônios que conseguiram atravessar a lesão e estender processos neuronais, conectando-se de maneira funcional com o outro lado da lesão, recuperando a transmissão do impulso nervoso pela medula. Os animais transplantados recuperaram a sensibilidade e passaram a se movimentar depois de um tempo.

Para provar que o sistema funcionaria em humanos, Paul decidiu usar células-tronco embrionárias humanas. Os resultados foram ainda mais impressionantes. A plasticidade das células humanas não deixou a desejar e também fez os animais recuperarem a atividade motora. As imagens do trabalho mostram que o número de neurônios formados após o transplante é muito superior ao que era conseguido com células-tronco adultas. Isso sugere que a capacidade de se especializar em neurônios, mesmo num ambiente não muito receptivo, é superior quando a célula-tronco é mais imatura. Provavelmente, essas células seriam as melhores para tratamento de lesões da medula em humanos. Obviamente um cuidado a ser tomado é a ocorrência de teratomas, ou tumores de origem embrionária, que podem se originar a partir de células-tronco não especializadas que, por ventura, sobrevivam após o transplante. De qualquer maneira, esse tipo de efeito colateral pode ser controlado com drogas que atingem apenas as células-tronco imaturas, em divisão.

O trabalho de Paul dá um passo importante para a medicina regenerativa. Identifica a melhor fonte de células-tronco e as condições ideais para esse tipo de transplante. Os ensaios clínicos em humanos deverão começar em breve. Vale a pena contrastar esse tipo de estratégia com a que foi proposta pela empresa californiana Geron um tempo atrás. A Geron apostava em transplante de células neurais precursoras capazes de produzir mielina – a barreira de gordura que protege os neurônios. O objetivo era o de evitar a degeneração dos neurônios sobreviventes, e não a regeneração da lesão. Com resultados pré-clínicos muito menos claros que os descritos por Paul, a Geron conseguiu a aprovação do FDA para testes em humanos, mas a empresa acabou falindo antes de concluir esses ensaios. Baseando-se nos dados do Paul, é possível prever que os transplantes da Geron em humanos não seriam bem-sucedidos.

A primeira descrição de uma lesão medular da espinha e sua consequência para um ser humano está num papiro egípcio com mais de 3,5 mil anos de idade. O documento descreve claramente os sintomas clínicos e os efeitos traumáticos de uma tetraplegia. Também diz que esse tipo de lesão é incurável. É irônico imaginar que tanto tempo depois um passo importante para o tratamento e eventual cura de lesões desse tipo venha justamente de um cadeirante.

## Congelando seu Mini-me

Faz quase dez anos da publicação original da maior descoberta dos últimos tempos na medicina, a fenomenal reprogramação celular, por Shinya Yamanaka. O marco científico fez história e levou Shinya ao prêmio Nobel de medicina em 2012.

A essa altura só não vê quem não quer. As famosas células-tronco de pluripotência induzida, ou células iPSC (do inglês) vieram para ficar. Devido à facilidade da técnica, diversos bancos dessas células-tronco têm se proliferado exponencialmente, criados tanto pela iniciativa privada quanto por órgãos governamentais. O fenômeno é mundial e, apesar de ainda não ser um tipo de negócio com rendimentos projetados em curto prazo, o futuro é promissor. Compare com as viagens espaciais, o sonho astronômico vai deixar de estar restrito à alta sociedade e voos estarão no roteiro de férias da classe média. Investir em áreas de risco requer conhecimento do produto, espírito empreendedor, capital e (muita) paciência.

Com o custo da reprogramação celular diminuindo consideravelmente, diversos investidores americanos estão prontos a produzir uma versão embrionária de seus consumidores para uso futuro. Células iPS podem ser manipuladas e induzidas a se especializar em qualquer célula ou tecido do corpo humano. Do ponto de vista da medicina regenerativa, é o bicho! Com elas, seria possível reconstituir qualquer tecido danificado do corpo humano. De fato, o primeiro ensaio clínico com células iPS está sendo realizado no Japão, para doença macular degenerativa. Pacientes receberão células da retina criadas em laboratório, derivadas das iPS reprogramadas da sua própria pele. Essa tecnologia combinada com a bioengenharia tem também contribuído para a organogênese, ou cultura de órgãos inteiros em laboratório. A prova de princípio já foi mostrada para diversos outros órgãos humanos. O futuro é personalizado.

Mas hoje em dia o maior uso clínico dessas células ainda está restrito à triagem de drogas. Eu explico. Com essas células, é possível originar um infindável número de outras células com a mesma carga genética do indivíduo para teste de medicamentos. Encontrar o medicamento certo na dosagem correta leva tempo. Pergunte aos médicos e aos próprios pacientes que acabam servindo de cobaias a si mesmo. A mesma ideia já é aplicada no tratamento do câncer. Basta colocar uma biópsia do câncer numa placa de petri e testar qual droga reduz o seu crescimento, evitando-se testá-las diretamente no paciente. Funcionou com o Steve Jobs, vai funcionar para você também. Agora imagina poder fazer isso com doenças mentais ou do coração, cujo acesso às células-alvo (no cérebro) não é tão simples e o tecido é precioso.

Pensando nisso diversos bancos hoje estão oferecendo células iPS, derivadas das mais diversas doenças, para companhias farmacêuticas. Afinal, é muito mais barato do que financiar ensaios clínicos. Além disso, o material é humano, algo muito apreciado por esse setor depois de anos e alguns bilhões de dólares investidos em pesquisas com animais sem resultado algum. Esses biorrepositórios já existem e devem ter cerca de 200 linhagens celulares para uma doença específica. Estima-se que esse número suba para 10-20 mil linhagens em cinco anos. Muitas dessas células virão de pesquisadores que já trabalham com essa tecnologia.

Agências de fomento americanas passaram a exigir que células iPS derivadas com suporte público, sejam depositadas em algum banco celular. Mas isso não inibe investidores privados, interessados em grupos ou populações humanas com interesse comercial. Os maiores bancos de células-tronco iPS estão nos EUA (RUDCR, NYSCF, CIRM, Coriell e CDI), Japão e Europa (European Bank for Induced Pluripotent Stem Cells, UK). As doenças com maiores números de células estocadas são o mal de Parkinson, Huntington e Esclerose Lateral Amiotrófica.

Mas, e o Brasil? Será que valeria a pena entrar nessa no Brasil?

Depende de como for feito. Academicamente já não somos competitivos nessa área, pois demoramos muito a perceber essa mudança de paradigma (enquanto a reprogramação celular explodia no resto do mundo, ainda estávamos discutindo a liberação de células-tronco embrionárias humanas para pesquisa...). Porém, o material genético do brasileiro é misturado e heterogêneo, o que é atraente para definir ou estratificar mercados farmacológicos. Isso sim seria um bom investimento caso o número de células iPS fossem representativos. E o teste para doenças? Diluir um potencial investimento em pequenos esforços seria jogar dinheiro fora. Jamais conseguiríamos competir com bancos nos EUA, com milhares de amostras para uma determinada doença. A meu ver, a janela de oportunidade seria investir em apenas um tipo de doença e nos destacar por isso. Por exemplo, há dois anos foi proposta a criação de um banco de células iPS derivadas de 200 autistas brasileiros e 100 controles para o Ministério da Casa Civil e Ministério da Saúde. Até hoje não houve resposta, o que demonstra um desinteresse nesse tipo de doença ou falta de percepção estratégica nessa área.

Apesar do desânimo brasileiro, investidores e inovadores estrangeiros trabalham com uma margem de risco maior, pois o retorno financeiro e tecnológico seria transformador. No final, o mundo todo irá usufruir dessa tecnologia, obviamente com um custo maior do que os pioneiros na área.

# A dama imortal: HeLa, para os íntimos!

No ano de 1943, Henrietta, de 23 anos, e seu marido David Lacks mudaram-se do estado da Virgínia, no interior dos Estados Unidos, para um gueto pobre na cidade de Baltimore, na costa leste – mais desenvolvida. Com a mudança, ela largou parte da família trabalhando numa plantação de tabaco, não muito diferente da situação vivida durante os anos da escravidão. Eles sabiam que viveriam em condições bem melhores do que aquelas em que foram criados. O que não sabiam era que em menos de uma década mais tarde, depois do quinto filho, o útero de Henrietta daria à luz uma revolução na medicina.

Passando para o inverno de 1951, em fevereiro, encontramos David esperando, com os cinco filhos, Henrietta voltar de uma consulta médica no famoso hospital de Johns Hopkins. Henrietta teve um estranho sangramento dias antes e seria examinada em breve. O médico detectou a presença de um tumor de colo de útero, retirou uma amostra para exames e liberou Henrietta. O diagnóstico foi rápido: o tumor era maligno. Henrietta seria submetida a um tratamento com rádio (o elemento químico), na tentativa de matar as células cancerígenas. Mas, antes da primeira sessão, um jovem residente retirou mais uma amostra do tumor.

Dessa vez, a amostra caiu nas mãos de George Gey, chefe do departamento de cultura celular de Hopkins. Durante décadas, George e sua mulher, a enfermeira Margaret, procuravam uma ferramenta para entender o câncer. Estavam convencidos de que uma linhagem celular tumoral que pudesse ser propagada indefinidamente fora do corpo humano, seria algo extremamente valioso. Poderiam estudar e testar as células em diversas condições que não seriam possíveis no corpo humano. Um pensamento arrojado para a época – lembrem que ainda não havia cultura de células e muito menos a estrutura do DNA. A obtenção de células tumorais seria o primeiro passo.

Vinham fracassando havia vinte anos, mas no dia em que George recebeu a amostra do Henrietta, muita coisa mudou. As células derivadas de Henrietta multiplicavam-se rapidamente. Consumiam o meio de cultura e se acumulavam umas sobre as outras, crescendo por toda a placa, em todos os cantos. Um fenômeno jamais descrito até então. Do mesmo modo que cresciam em cultura, as células se dividiam descontroladamente no corpo de Henrietta. Em outubro do mesmo ano, quase todos os órgãos haviam sido tomados pelo tumor, levando-a à morte.

No mesmo dia em que Henrietta morreu, George Gey aparecia em cadeia nacional de televisão com um tubo contendo as células de Henrietta. Batizou-as de células HeLa (Henrietta Lacks) e disse que nelas estariam depositadas as esperanças para a cura do câncer – previa uma revolução na medicina. Henrietta foi enterrada numa vala sem identificação em sua cidade natal e sua família não sabia de nada sobre essas células. E sabem muito pouco, mesmo hoje em dia. Ignoram que logo após a morte de Henrietta as já famosas células HeLa auxiliaram Jonas Salk na produção da vacina contra poliomielite, que atingia milhares de crianças no mundo todo. As células serviram para distinguir, entre os diversos subtipos de vírus da pólio, qual seria o responsável pela paralisia. O uso dessas células ultrapassava os limites do estudo do câncer.

Com isso diversos pesquisadores também queriam usar as células HeLa, e George passou a distribuí-las livremente. Elas foram usadas para estudar diversos outros tipos de câncer, o ataque de vírus, a síntese proteica, o controle genético e os efeitos de diversas drogas e da radiação. Foram cultivadas em toda parte do mundo, inclusive no espaço! Mesmo assim, David Lacks e seus cinco filhos não sabiam da conexão das células HeLa com a morte de Henrietta. Na verdade, David relutara em deixar os médicos retirarem amostras de Henrietta. Só deixou quando foi convencido que isso poderia resultar na eventual cura do mesmo câncer, caso ele aparecesse novamente na família. David seria informado dos andamentos das pesquisas com as células de sua mulher. Nunca teve notícias e tocou a vida. Cerca de 24 anos depois da morte de Henrietta, durante a visita de sua nora, Bárbara, a uma amiga da cidade, algo curioso aconteceu.

Durante a visita, Bárbara conheceu um casal de cientistas, também amigos da anfitriã da casa. Ao se apresentarem, os cientistas disseram que trabalhavam com células em cultura que tinham o mesmo sobrenome de Bárbara, eram conhecidas como HeLa, pois derivaram de uma mulher chamada Henrietta Lacks. Bárbara estava confusa; como os cientistas poderiam estar trabalhando com as células de uma pessoa morta há anos? Os cientistas explicaram que essas células eram imortais e haviam se tornado referência no mundo todo. Mas por que ninguém havia contatado os Lacks em todos esses anos? A família resolveu então contatar o hospital ela mesma. E o momento não poderia ser mais oportuno...

As células HeLa estavam totalmente fora de controle. Como eram robustas e se dividiam muito rapidamente, eram fáceis de ser manipuladas em qualquer laboratório. Surpreendentemente, diversas outras células, bem mais difíceis de cultivar, haviam se tornado tão domésticas quanto as células HeLa. Em 1974, Walter Nelson-Rees, pesquisador da universidade da Califórnia, em Berkeley, começou a espalhar um rumor nada agradável: as células HeLa haviam contaminado todos os estoques celulares do mundo. Ninguém podia acreditar nisso. Durante quase três décadas, pesquisadores fizeram complexos experimentos no que achavam ser células de placenta, de próstata, de glândulas mamárias. Seriam todas elas simplesmente células HeLa? Acreditar nisso seria aceitar que toda a pesquisa, todos os anos de trabalho, carreiras inteiras e toda verba destinada a esses estudos de nada valiam.

A verdade era que as células HeLa tinham se infiltrado na maioria das outras culturas celulares, contaminando-as através de pipetas, luvas, rótulos trocados ou mesmo respingos, dominando completamente as placas de cultura. E ninguém sabia distingui-las na época, pois não havia métodos precisos. Para aceitar ou rejeitar essa terrível notícia, os pesquisadores precisavam de novas evidências, precisavam de mais informações sobre as origens das células HeLa. Pode até ter sido coincidência, mas logo após o telefonema dos Lacks para o hospital passaram a receber diversas cartas pedindo doação de sangue e amostras de tecidos de outros membros da família. A partir dessas doações, os pesquisadores poderiam obter informações preciosas sobre Henrietta, como seu tipo sanguíneo, por exemplo, que poderia ser útil para desvendar a contaminação.

Walter Nelson-Rees estava destemido a provar sua teoria. De posse de diversas informações sobre o perfil genético de Henrietta, Walter conseguiu demonstrar que mais de 40 linhagens celulares, humanas ou não, eram na verdade células HeLa. Muitas dessas linhagens vinham de indivíduos caucasianos, mas estranhamente apresentavam uma variação de uma enzima que só era encontrada numa pequena população de afro-americanos, da qual Henrietta fazia parte. Walter publicou suas conclusões na década de 70, numa série de estudos na famosa revista *Science*. Chamava a atenção para o problema da contaminação e apontava os estudos que deveriam ser retratados ou reavaliados. Walter atormentava o ego de muitos cientistas famosos e de laboratórios de prestígio. Sua atitude causou certo desconforto e a hostilidade se tornou aparente.

Walter passou a receber ameaças e ataques pessoais. Ninguém estava disposto a retratar seus trabalhos ou perder a credibilidade. Muitos grupos continuaram a publicar trabalhos mesmo sabendo que suas células estavam contaminadas, gerando uma série de artefatos científicos. Em 1981, Walter decidiu abandonar de vez a carreira científica e abriu uma galeria de arte em San Francisco. Mas seu legado continua. Hoje em dia, estima-se que haja pelo menos 49 laboratórios com linhagens celulares ainda contaminadas com células HeLa e que resultaram na publicação de 220 trabalhos científicos até 2004! Numa atitude original, a revista *Nature* passou a requisitar recentemente a prova de identidade de novas linhagens de células-tronco embrionárias humanas.

A confusão entre as intenções dos pesquisadores e o que os familiares entenderam do que seria feito com as amostras de Henrietta é apenas um dos elementos que revelam um dilema ético nessa história. Uma coisa é o aceite do paciente para pesquisa acadêmica, outra coisa é desenvolver um produto comercial derivado da amostra doada, como aconteceu com as células HeLa. Muitas vezes, esses conceitos não são claros e merecem um estudo mais detalhado. Talvez a ciência biomédica na década de 50 não estivesse madura para isso. No caso dos Lacks, eles ainda têm o sentimento de que foram traídos pela comunidade médica, que alguém fez muito dinheiro em cima do tumor de Henrietta.

De qualquer maniera, essa coluna tem como objetivo relembrar esse episódio da história da ciência e refletir sobre como um simples ato de cultivar células no laboratório pode ter implicações bem mais abrangentes do que se pensa inicialmente. Células HeLa não foram derivadas de uma pessoa chamada Helen Lane ou Helen Larson, como aparece em diversos textos científicos – talvez uma tentativa de apagar a verdadeira identidade da HeLa? A verdade é que as HeLa foram derivadas de Henrietta Lacks, mulher, negra, pobre e imortal que contribuiu com avanços científicos em todo o mundo.

*P.S.: Esta coluna é dedicada aos doutores Carlos Menck, do departamento de Microbiologia, e à doutora Mari Sogayar, do departamento de Bioquímica da Universidade de São Paulo. Ambos pioneiros na cultura de células no Brasil e com quem aprendi a delicada arte de cultivar e reconhecer células HeLa e tantas outras no laboratório. Mais informações sobre a história da HeLa no artigo "Cells That Save Lives are a Mother's Legacy de Rebecca Skloot", New York Times, e no livro "A Conspiracy of Cells", de Michael Gold, State University of New York Press.*

# Transformando pele em neurônios

Se você costuma ler os artigos do Espiral, já deve saber que uma das grandes revoluções na área de células-tronco foi a chamada reprogramação genética, ou a arte de transformar um tipo celular em outro, contrariando os estágios do desenvolvimento. O criador da técnica, Shinya Yamanaka, recebeu o prêmio Nobel em medicina em 2012, apenas alguns anos depois de sua tecnologia ter sido publicada.

Apesar de fantástica e revolucionária, a estratégia desenvolvida por Yamanaka baseia-se na manipulação da expressão genética nas células alvo, o que costumamos fazer pela ação de vetores virais que podem inserir novos genes, ferramentas clássicas na biologia molecular. O procedimento é simples, mas invasivo do ponto de vista celular, pois coloca a célula em contato com vetores virais que podem causar mutações ou estimular uma resposta imune. No passado alguns grupos tentaram substituir esses vírus por proteínas recombinantes ou mesmo moléculas de RNA que fossem estáveis o suficiente para iniciar a reprogramação genética. Nada funcionou bem, tanto a proteína quanto o RNA não conseguem penetrar no núcleo celular com a mesma eficiência que um vírus.

Na semana passada, pesquisadores da China e Estados Unidos publicaram de modo independente uma nova maneira de reprogramação celular, usando um coquetel de químicos. Essas pequenas moléculas são adicionadas diretamente nas células, difundindo naturalmente para dentro do núcleo e ativando a resposta genética que começa a reprogramação. Para mostrar que o procedimento funciona os dois grupos escolheram transformar células humanas da pele (fibroblastos) em células do cérebro (neurônios). O grupo dos EUA usou uma estratégia de tentativa e erro combinatória para identificar conjuntos de moléculas que convertam os fibroblastos em neurônios. O grupo americano mostrou que na presença de 7 compostos químicos, denominados pelas siglas VCRFSGY, os fibroblastos tornaram-se neurônios funcionais em apenas algumas semanas.

Aparentemente a combinação química VCRFSGY age de modo sequencial. Os primeiros 4 químicos (VCRF) modificam a estrutura física da célula, ativando um gene pró-neural chamado Tuj1. Mas essa mistura inicial deixava as células numa crise de identidade, não sendo capaz de finalizar o processo. Os outros 3 reagentes restantes (SGY) conseguem atuar a partir desse estágio intermediário e produzir neurônios funcionais, capazes de disparar impulsos elétricos (característica fundamental de um neurônio).

O grupo chinês fez basicamente a mesma coisa em fibroblastos de roedores, mas com uma combinação de drogas diferente. O fato de os dos dois grupos terem descoberto combinações químicas diferentes para fazer a mesma coisa é uma importante validação de que o protocolo é robusto e não se trata de um artefato experimental.

Ainda é cedo para que a técnica seja adotada no mundo todo. Existem diversas questões que não ficaram resolvidas nesses trabalhos, como por exemplo, o que acontece a nível epigenético com as células tratadas, e por que a eficiência não é 100% (um em cada três células são convertidas). Aplicações futurísticas incluem o uso para a medicina personalizada, como na geração de células para transplante ex-vivo, ou no desenvolvimento de novas terapias em minicérebros para modelos de doenças neurológicas.

Ainda não sabemos se o coquetel químico funcionaria *in vivo*, mas não consigo parar de imaginar o que aconteceria caso esse coquetel fosse aplicado diretamente na pele humana. Ou se alguém caísse acidentalmente num caldeirão de VCRFSGY. Hum, já consigo imaginar um novo personagem para Marvel...

# Futuros profissionais de saúde: os conselheiros de células-tronco

Na última década tivemos a possibilidade de testemunhar algo notável na medicina: a ciência das células-tronco migrou dos laboratórios para a clínica. Hoje em dia, estimo que existam centenas de ensaios clínicos com células-tronco acontecendo para uma série de doenças humanas tidas como incuráveis. Isso se traduz em milhares de pacientes e indivíduos que poderiam ser selecionados a participar desses estudos. Mas nem todo mundo sabe disso. E mesmo entre os que sabem, existe um receio em participar, muitas vezes por pura falta de informação.

Esse movimento de migração dos laboratórios para os hospitais tem avançado tão rapidamente que já se cogita a necessidade de profissionais treinados, que possam explicar de modo objetivo os riscos e benefícios dos tratamentos com células-tronco para eventuais participantes e seus familiares. Esses *experts* atuariam como "conselheiros de células-tronco" e fariam a ponte entre cientistas, médicos e pacientes. Os conselheiros teriam uma formação essencial em biologia das células-tronco, tendo cursado disciplinas relacionadas à ética, legislação e implicações sociais dessa tecnologia. Como os ensaios clínicos acontecem em diversos lugares do mundo, o conselheiro estaria atento a como essas disciplinas variam em determinados países.

A meu ver, a principal atividade dessa nova categoria de profissionais da saúde, estaria na responsabilidade de auxiliar a equipe médica a encontrar voluntários e vice-versa, explicar o andamento e implicações esperadas dos ensaios clínicos, além de desmistificar clínicas fraudulentas. Como resultado espera-se que o profissional traga vantagens a indivíduos interessados em ensaios clínicos, comunicando informações específicas, protegendo o paciente do turismo de células-tronco e auxiliando no entendimento dos formulários requisitados nesse tipo de experimentação.

Acho que esse modelo poderia ser inspirado no aconselhamento genético, prática já existente na medicina por diversas décadas. Conselheiros genéticos surgiram dos avanços em genética médica e são um exemplo atual de como podem auxiliar familiares a entenderem doenças genéticas, apontar possíveis tratamentos especializados, trazendo maior autonomia para os pacientes.

Com a expectativa de aumento nos ensaios clínicos num futuro próximo, vejo o momento ideal para se preparar esse tipo de profissional através de um programa de treinamento especializado em células-tronco. Uma iniciativa semelhante a essa já está sendo discutida pelo CIRM (*California Institute for Regenerative Medicine*) e muito provavelmente será seguida por agências de outros países. Seria interessante que as autoridades brasileiras em células-tronco começassem a se posicionar sobre o assunto, seguindo uma tendência mundial, mas dirigindo um currículo que atenda as necessidades da saúde brasileira.

**CONFLITO DA MENTE 02 – TÉCNICA DE POESIA CONCRETA.**

**PENSAMENTOS EM CONFLITO DE UM PAI, APÓS DISCUSSÃO COM O FILHO, QUE SE AFASTA, E FOGE DA PRESENÇA PATERNA, PERTURBADO.**

**TRECHO DO LIVRO A SOMBRA DO PAI, DE DAN TELL (DANIEL GOULART DE ALMEIDA)**

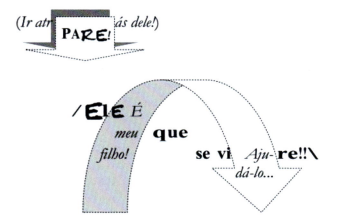

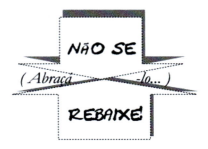

Trecho (pensamento do filho): (...) Voltei a inspirar e a soltar o ar. Silêncio. Então, após um instante, todo o sonho me veio imediatamente, e com ele a verdade sobre o meu pai, os seus verdadeiros sentimentos, a sua impossibilidade de ser, o seu afeto sempre oculto, abocanhado por uma matilha de lobos faminta por sua alma. Todas estas lembranças caíram, simplesmente desabaram sobre mim, arrancando-me soluços, lágrimas em abundância, impossível de serem contidas. Sentindo uma convulsão sem nome em minhas entranhas, debrucei-me na beira da cama, vomitando no assoalho. E quando um vazio formou-se em meu estômago, restando apenas ar, chorei, chorei...

Daniel Goulart de Almeida

## Flerte na ciência

Quem está antenado em ciência, tecnologia e inovação deve ter notado que o mundo passa por uma crise. Parte da culpa é porque o maior financiador de novas descobertas científicas, os EUA, vêm reduzido dramaticamente o suporte para pesquisas básicas e aplicadas nas últimas décadas.

Mais da metade da riqueza criada nos EUA após a segunda-guerra mundial tem origem na pesquisa universitária. Tecnologias inovadoras como a internet, lasers, telefone celular, drones, e uma série de produtos biológicos são atribuídos a pesquisadores trabalhando em laboratórios acadêmicos. As razões dessa redução de investimento científico são diversas e complexas, e não é foco dessa coluna. Como consequência da perda de investimento em ciência, os EUA estão, aos poucos, desacelerando e perdendo sua posição de líder mundial em tecnologia.

Na área da saúde o problema é visível. Diversos pesquisadores com linhas de pesquisa arrojadas e promissoras, estão fechando as portas de seus laboratórios, principalmente em universidades públicas. O mundo simplesmente não pode mais contar que os EUA irão descobrir a cura para as doenças da humanidade, exigindo uma atuação maior de outros países. Alguns países emergentes mais estratégicos, como a China, têm se aproveitado dessa situação para recuperar cérebros exilados, oferecendo pacotes de trabalho impensáveis no mercado americano atual. O objetivo é capitalizar na desaceleração americana, buscando fomentar projetos inovadores e liderança tecnológica.

No meio dessa crise, surgiu uma ideia interessante, um tipo de site de namoro para cientistas, a Benefunder, criada por professores da Universidade da Califórnia em San Diego. A ideia é favorecer o encontro entre os cientistas e filantropos. Ao contrário do Brasil, por exemplo, nos EUA a cultura da filantropia é estimulada desde cedo, em diversos setores da sociedade. Essa cultura é tão marcante que o valor anual de doações nos EUA ultrapassa 240 bilhões de dólares, número maior que o dobro do orçamento inteiro destinado a ciências e artes em todo continente americano. Porém, apenas 3% dessas doações são direcionadas para a pesquisa acadêmica, o que reflete uma desconexão entre investidores e pesquisadores.

E quem são os filantropos americanos? Os maiores são figuras conhecidas como Bill Gates, Mark Zuckergerb e Paul Allen. Como suas doações são excepcionais, acabam por criar fundações próprias para gerenciar e direcionar os fundos de acordo com suas vontades. Abaixo deles, existem diversos outros doadores com orçamentos menores, a grande maioria anônimos, que somados fazem doações de alguns milhões de dólares anualmente. O perfil desse doador é diferente. São também profissionais bem-sucedidos, mas que apreciam estar contribuindo com a ciência de ponta, original. Existe uma certa vaidade em contribuir em projetos ainda em estágios iniciais.

Aparentemente esses filantropos têm dificuldades em encontrar iniciativas atraentes, por falta de tempo e conhecimento. Acabam doando para organizações sem fins lucrativos, mas com finalidade assistencialista, desviando os fundos de inovação. Essas organizações apoiam "a cura" dessa ou daquela doença, mas quase nunca investem em pesquisa. Lembra da campanha do "Balde de Gelo" para ELA (esclerose lateral amiotrófica)? Pois é, apenas 28% do total arrecadado foram investidos em pesquisa. A meta é investir 85% em pesquisa, retirando o mínimo para despesas administrativas.

A Benefunder funciona como uma organização híbrida, parte fundação e parte startup tecnológica, que tem como objetivo recuperar a liderança tecnológica dos EUA colocando cientistas de ponta em contato direto com potenciais doadores. Usam para isso uma plataforma inovadora, inspirada em sites de namoro online. A ideia é expor pesquisadores excepcionais a filantropos que buscam manter relações duradouras e apoiar pesquisas de alto impacto e potencial transformador nas ciências e nas artes, mesmo que em estágios embrionários. Acredita-se que através das pesquisas presentes nos portfólios da empresa, sairão produtos capazes de acelerar o conhecimento, encontrar a cura para diversas doenças humanas e introduzir novas tecnologias no mercado. Eu mesmo já garanti meu perfil: http://benefunder.org/causes/323/alysson-muotri.

A iniciativa tem tudo para dar certo, mas existem diversos obstáculos pela frente. Um deles, talvez o maior, é levar essa plataforma aos potenciais investidores. A parceria recente com uma firma que representa alguns desses investidores, a Merrill Lynch, é um primeiro passo. A outra dificuldade é o flerte entre o cientista e o investidor. Acostumados com linguagens diferentes e expectativas temporais distintas, esse namoro não vai ser fácil e requer paciência dos dois lados. Como tudo na vida, o sucesso deve ser maior aos persistentes.

## O Meio Ideal

Ainda lembro o dia em que o Paulo Marinho veio visitar meu laboratório na Califórnia. Aluno de engenharia no Brasil, ele estava querendo aplicar seus conhecimentos na área de células-tronco. Havia desenvolvido um protótipo de meio de cultura para crescer células--tronco embrionárias humanas. Ele estava empolgado com os resultados preliminares que mostravam um crescimento muito acima do obtido com os meios de cultura tradicionais, queria minha opinião.

Ouvi com interesse a narrativa de como ele havia criado esse novo meio, mas quando vi os gráficos com os resultados disse a ele que havia um problema. Depois de mais de uma década cultivando células-tronco embrionárias humanas, meu olhar estava afiado. Os resultados eram bons demais para ser verdade. Disse a ele que, a pressão seletiva nas células em cultura poderia induzir certos artefatos, selecionando células que carregam alterações cromossômicas - um belo exemplo de evolução darwiniana dentro do laboratório.

Não deu outra. Ao voltar ao Brasil, Paulo caracterizou o genoma das células que havia trabalhado e concluiu que realmente todas estavam anormais. Ele havia criado um meio usando células que mais se pareciam com um câncer do que com células-tronco embrionárias. Apesar da frustração, Paulo não desanimou e decidiu continuar seus estudos em meu laboratório no ano seguinte. Sorte a minha e dos futuros biólogos celulares.

Voltamos ao ponto zero e recomeçamos o trabalho, agora com as células normais e devidamente caracterizadas. Obviamente, não foi tão fácil quanto da primeira vez, tudo precisou ser refeito e acabou levando mais tempo do que imaginávamos. O trabalho valeu a pena. A originalidade da ideia do Paulo consistia em aplicar um conhecido método estatístico, chamado de Desenho Experimental (DE), para prever interações entre os diversos fatores presente no meio de cultura. Até então a maneira de se cultivar essas células-tronco fora empiricamente determinada, baseando nas condições que funcionavam no cultivo de células-tronco embrionárias de roedores. Camundongos não são humanos em miniatura, e nosso desenvolvimento embrionário é significativamente mais lento do que o de outros animais. Pioneiros nessa área, haviam simplesmente copiado o que funcionava para células-tronco de camundongos e adicionavam fatores que poderiam ajudar no crescimento de células humanas. Por incrível que pareça a maioria dos laboratórios ainda usa esse tipo de formulação, desenvolvida em meados da década de 90.

Através do DE, Paulo conseguiu mapear as interações entre todos os fatores presentes nos meios que funcionavam em humanos. De modo sistemático, ele eliminou fatores com interações neutras ou negativas e otimizou a concentração de fatores com interações positivas. O resultado é fascinante. A nova fórmula, batizada de iDEAL, é superior a qualquer outro sistema de cultivo celular até o momento. Além de incluir fatores quimicamente definidos e sem contaminantes de origem animal, o meio é menos estressante para as células, permitindo que fique em contato por mais tempo. Essas vantagens reduzem o custo de fabricação, o tempo do pesquisador e a variabilidade experimental durante a pesquisa. O meio funciona tanto para células-tronco embrionárias, quanto para as de pluripotência induzida, ou células iPS. Finalmente, o meio passou no teste epigenético, mostrando que ao derivar linhagens celulares usando iDEAL, um dos mais importantes marcadores epigenéticos era apagado, o que facilita o estudo de doenças ligadas ao cromossomo X, por exemplo.

O resultado da pesquisa foi publicado essa semana (Marinho e colegas, *Sci. Rep.,* 2015) e promete ser uma forte ferramenta em futuros trabalhos usando células-tronco humanas pluripotentes.

# O mercado predatório das células-tronco

Ano passado foi um ano tenso para os pesquisadores trabalhando com células-tronco na Itália. Depois de longos e cansativos debates desde 2006, o governo italiano decidiu bloquear a continuação de um tratamento clínico para doenças neurodegenerativas sem nenhuma base científica. O protocolo criado pela empresa privada Stamina baseava-se na retirada de células-tronco da medula óssea e reinjetá-las nos pacientes para promover uma regeneração neuronal. Ora, sabemos de longa data que células da medula não produzem neurônios, o que inviabiliza a ideia proposta.

A polêmica decisão desagradou muitos pacientes e afetou a imagem dos cientistas envolvidos em recomendar o cancelamento das atividades da Stamina. Sem o conhecimento necessário, os pacientes acreditavam que estariam sendo privados de um tratamento que poderia curá-los. A realidade é outra. Tratamentos sem comprovação clínica atrasam a cura e afetam a credibilidade dos estudos sérios. E mais, ainda se beneficiam financeiramente da fragilidade emocional dos pacientes. Monitorar esse tipo de atividade predatória é essencial e tem sido prioridade de instituições médicas no mundo todo.

A Sociedade Internacional de Pesquisas com Células-tronco (ISSCR, do inglês) criou um portal educativo sobre o uso clínico de células-tronco (http://www.closerlookatstemcells. org/patient-resources). Dentre os objetivos dessa iniciativa, estão incluídos a divulgação dos protocolos já aprovados e daqueles que ainda estão em fase experimental. Também está explicado porque que os tratamentos experimentais devem ser oferecidos *gratuitamente* aos pacientes. Aliás, esse é o primeiro indício de que existe algo errado: clínicas particulares não devem cobrar de pacientes em estudos experimentais, mas sim recompensá-los de alguma maneira. As dicas estão todas resumidas num boleto (Manual do Paciente) de leitura fácil e acessível, incluindo uma versão em Português (http://www.closerlookatstemcells.org/docs/default-source/patient-resources/patient-handbook---portuguese.pdf).

No Brasil não estamos ilesos a esse tipo de enganação. Alguns leitores me perguntaram sobre um post do senador Romário Faria, apoiando a decisão de um paciente (médico) com ELA (esclerosa lateral amiotrófica) de viajar para obter um transplante de "neurônios a partir da medula óssea" em Israel, com o custo de U$ 46 mil. Pacientes com ELA são especialmente vulneráveis devido a rapidez do processo de neurodegeneração. Com certeza não foi um tratamento experimental ou estudo legítimo, afinal o médico teve que pagar essa quantia à clínica. O procedimento não tem qualquer fundamento científico. A melhoria relatada pelo paciente pode ser meramente psicológica (jamais saberemos, pois não foram feitos controles). Mais importante, também não sabemos o quanto esse procedimento foi maléfico para o paciente, acelerando a neurodegeneração.

O envolvimento de políticos nessa área é nobre e não tenho dúvidas da boa intenção do senador Romário, que tem se destacado com políticas que facilitam a pesquisa no Brasil e a inclusão de crianças especiais. Mas a falta de orientação na área de células-tronco é preocupante. O Brasil tem 81 senadores, acredito que nenhum com formação científica. Políticos deveriam basear suas decisões em conselhos formados por especialistas da área com atuação internacional para melhor aconselhá-los. Em paralelo, seria interessante que as universidades investissem na formação de cientistas-políticos, uma categoria profissional que ainda não existe no Brasil, mas que será cada vez mais valorizada no futuro.

# Células-tronco contra o mal de Parkinson

Todos sabemos que a chance de ganhar na loteria é muito pequena. Mesmo assim, muitos continuam apostando com a esperança de que um dia a sorte estará ao seu lado, afinal alguém sempre ganha. Agora, imagine que, sem saber, você aposte num sistema de loteria que foi alterado para que o seu número nunca seja sorteado. Essencialmente, você está jogando dinheiro fora por falsa esperança. Da mesma maneira, muitos pacientes com doenças incuráveis, que se aventuraram em clínicas que oferecem tratamentos não comprovados com células-tronco, fazem a mesma coisa.

O problema é mais evidente com doenças neurodegenerativas, como a Esclerose Lateral Amiotrófica ou o mal de Parkinson, pois são condições agressivas que afetam a qualidade de vida do indivíduo muito rapidamente. Recentemente, proliferaram clínicas que oferecem tratamentos com supostas "células-tronco" retiradas da gordura do próprio paciente para aliviar o sintoma de portadores do mal de Parkinson. Mas essa oportunidade tem um preço bem alto: cada injeção não sai por menos de U$20 mil dólares (e com certeza serão recomendadas diversas aplicações). Infelizmente, não existe nenhuma evidência científica que esse tipo de tratamento funcione.

O mal de Parkinson é uma doença neurodegenerativa incurável, que afeta milhões de brasileiros e indivíduos em todo o mundo. Sintomas incluem tremores, redução dos movimentos e rigidez muscular. Não existe cura para o mal de Parkinson. Existem algumas drogas que podem auxiliar tipos genéticos/familiares de Parkinson, mas nada para a grande maioria dos casos esporádicos. Melhoras significativas no quadro clínico podem aparecer após estimulação profunda no cérebro, mas esse é um procedimento bem invasivo e aconselhado em alguns casos mais severos. Existem algumas vacinas sendo testadas em ensaios clínicos. Os resultados preliminares sugerem que essa estratégia teria eficácia restrita, devido à má-penetração dos anticorpos no cérebro e ao estágio avançado doença (em geral, vacinas funcionam melhor como medida preventiva, porém não existem marcadores biológicos para Parkinson no momento).

O mal de Parkinson aparece quando um subtipo de neurônio que produz dopamina (um importante neurotransmissor no cérebro), localizados numa região do cérebro que controla os movimentos, morre por razões ainda desconhecidas. Pois bem, células da gordura não têm a capacidade de se especializar em neurônios dopaminérgicos, portanto jamais conseguirão contribuir para retardar os efeitos do Parkinson desse modo. Além disso, elas provavelmente nem conseguirão chegar ao cérebro, quanto mais à região afetada.

Mas e os vídeos testemunhais e emotivos de pacientes que receberam as células de gordura e melhoraram? Após assistir diversos vídeos você conseguirá observar um padrão: os pacientes, em geral, gravam seus depoimentos logo após o tratamento, não existe acompanhamento a longo-termo e também não existe publicação dos resultados em revistas científicas especializadas, o que inviabiliza a análise imparcial por outros cientistas. O resultado positivo logo após o tratamento pode ser explicado pelo efeito placebo: quando você quer realmente acreditar em algo, seu corpo responde em sincronia, mas o efeito é efêmero. Outra explicação seria alguma maneira de supressão de um eventual processo inflamatório em Parkinson. Infelizmente, as evidências de que esse seja um fator determinante são escassas.

Felizmente o futuro é promissor para os indivíduos com o mal de Parkinson. Uma aposta plausível vem do uso de células-tronco de pluripotência induzida, ou células iPS. Essas células reprogramadas a partir de células somáticas (da pele, do sangue, do dente etc.) do próprio indivíduo, podem se especializar em diversos tipos celulares. A partir das células iPS, pode-se então criar quantidades infinitas de neurônios dopaminérgicos do próprio paciente para um eventual transplante na região exata do cérebro humano.

Existem evidências científicas e clínicas de que essa ideia deva funcionar. No passado, esse tipo de estratégia foi realizado utilizando-se células neuronais de fetos abortados. A dificuldade logística, somando-se ao número finito de neurônios dopaminérgicos funcionais que podiam ser extraídos desse material, não permitiu que o procedimento fosse aplicado em muitos pacientes. Mas os poucos que receberam as células tiveram resultados positivos. Testes em roedores com uma forma induzida de Parkinson foram capazes de curar os tremores e restaurar os movimentos. Testes em animais de grande porte, como macacos, foram apresentados essa semana durante o congresso anual da sociedade internacional de células-tronco (ISSCR). Nesse modelo será possível acompanhar os animais por diversos anos para ter certeza da eficácia do transplante. Esses estudos são essenciais para que os órgãos regulamentadores, como o FDA (Food and Drug Administration) americano, reconheçam e aprovem a tecnologia para uso clínico.

Enquanto os experimentos pré-clínicos estão em andamento, grupos no Japão e na Califórnia já se mobilizam para começar os primeiros ensaios em humanos, a serem realizados em clínicas alpha. Esses estudos pioneiros serão devidamente controlados e oferecidos sem custo aos voluntários. Acredito que o mal de Parkinson seja a condição ideal para testarmos a validade da medicina regenerativa na área neurológica. É sempre melhor apostar sabendo das suas chances de sucesso.

# O mal das montanhas e os neurônios do Monge

A doença do Monge é uma condição fisiológica que atinge mais de 140 milhões de pessoas que estão expostas a altas altitudes (mais que 2.500 metros do nível do mar) por tempos prolongados. Nos Andes, a prevalência chega a 20%, sugerindo que a maioria dos *highlanders* são saudáveis. Porém, os que sofrem com o mal da montanha crônico são afetados por uma série de condições neurológicas, como fadiga, dor de cabeça, confusão e perda de memória. O quadro pode ser fatal se agravar para um edema cerebral, por exemplo.

É impossível prever quais indivíduos são mais susceptíveis a síndrome do Monge. Em geral, descobre-se apenas quando já está em altas altitudes. Também não há muito o que fazer, não existe um tratamento ideal ou cura para a condição. Para entender um pouco mais sobre as bases neurogenéticas responsáveis pelos sintomas, nosso grupo colaborou com outro laboratório, especializado na fisiologia humana em condições limitantes de oxigênio.

O grupo nos procurou interessado em reproduzir nosso trabalho com autismo (http://g1.globo.com/ciencia-e-saude/blog/espiral/post/pesquisa-consegue-reverter-defeitos-em-neuronios-de-autistas-classicos.html), no modelo da doença do Monge. Ou seja, reprogramando células da pele de indivíduos afetados e saudáveis em neurônios no laboratório. O primeiro desafio foi conseguir biopsia de pele dessa população andina. Foi necessário um trabalho de logística intenso, com coleta do material na região de Cerro de Pasco, no Peru, com uma elevação de 4300 metros e transferência do tecido para San Diego, Califórnia. Tudo em tempo recorde, usando todo transporte possível, inclusive mulas. Assim que chegaram, as células da pele desses indivíduos foram reprogramadas para um estágio de pluripotência induzida, semelhante ao de células-tronco embrionárias.

As células iPS foram então induzidas a se especializar em células do sistema nervoso, no caso, neurônios excitatórios da região cortical. Em uma análise panorâmica morfológica, neurônios derivados dos pacientes eram muito semelhantes aos do grupo controle. Porém, do ponto de vista funcional, observamos uma alteração significativa. Neurônios derivados dos pacientes eram menos excitáveis que os do controle, ou seja, precisavam de mais tempo para processar e transmitir a informação elétrica. Na tentativa de desvendar as possíveis causas desse defeito funcional, descobrimos que os neurônios dos pacientes apresentavam quantidades inferiores de canais de sódio, importantes para o funcionamento neuronal.

Conforme previamente documentado por Carlos Monge ao descrever os sintomas em seus pacientes, o mal da montanha tem uma contribuição familiar e hereditária muito forte. É também mais frequente em homens europeus comparado com outros grupos étnicos, sugerindo que o fator genético seja, de fato, relevante na fisiologia neural daqueles afetados pela condição. Validamos alguns dos genes candidatos, mostrando que esses podem influenciar diretamente na regulação dos canais de sódio em neurônios humanos.

O trabalho acaba de ser publicado (Zhao e colegas, *Neuroscience,* 2015) e pode levar a melhores tratamentos àqueles afetados, usando-se drogas que atuem diretamente nos canais de sódio. Também promete ser uma ferramenta de diagnóstico interessante, auxiliando na seleção de profissionais que possam ser resistentes a altas altitudes, como atletas, por exemplo.

# A síndrome de Marfan e as lições para 2015

A síndrome de Marfan é uma doença rara que afeta tecidos conjuntivos. É causada por mutações no gene *FBN1*, que codifica para a proteína fibrilina-1. Indivíduos com a síndrome de Marfan possuem, na maioria das vezes, estatura acima da média, membros longos e curvatura acentuada da espinha. Mas o problema maior está no coração, onde a fibrilina é importante para o desenvolvimento da aorta, causando aneurismas que podem ser fatais.

Escolhi falar da síndrome de Marfan porque acho que ela simboliza um ciclo que tem se repetido com frequência na ciência biomédica: primeiro encontra-se a mutação causadora em humanos, depois se criam modelos animais (roedores) que reproduzam os sintomas da doença, por fim busca-se uma maneira de corrigir o problema nos camundongos, levando o tratamento para os pacientes. A síndrome de Marfan tinha tudo para ser um exemplo de sucesso. Camundongos com a mutação no gene *FBN1* reproduzem os sintomas em humanos, inclusive as alterações na aorta. A droga Losartan, disponível no mercado, bloqueia o efeito da fibrilina alterada e previne a morte dos animais doentes. Tudo pronto para os testes em humanos.

Mas se por um lado as fases iniciais da pesquisa biomédica são importantes para o entendimento molecular da doença, a fase final desse ciclo científico é, em geral, a mais cara e a mais difícil para não dizer frustrante. Em um trabalho publicado em novembro de 2014, cientistas mostram que a droga Losartan não traz benefício algum para os portadores da síndrome de Marfan (Lacro e colegas, N. Engl. J. Med.). A decepção com esse modelo de pesquisa clínica é cada vez mais frequente. O problema parece ser o fato de que conforme a complexidade do sistema aumenta, a previsibilidade em humanos diminui. E o que pode ser feito para melhorar essa fase final?

Especula-se que um modo de aumentar a previsibilidade humana dos tratamentos pré--clínicos em roedores seria o de incorporar testes em primatas, assumindo que eles seriam um modelo animal melhor para o humano. Porém, apesar da distância evolutiva entre macacos e humanos ser realmente menor do que entre humanos e camundongos, a biologia primata continua sendo significativamente diferente dos humanos. O sistema nervoso é um clássico exemplo. Além disso, existe um custo muito maior para manter coloniais de macacos para estudos biomédicos quando comparamos com roedores.

Outra alternativa seria o uso de células-tronco de pluripotência induzida (também conhecidas como células iPS). Essas células, reprogramadas diretamente do indivíduo doente, tem a capacidade de gerar quantidades virtualmente ilimitadas de células-alvo (cérebro, coração, fígado etc.) para estudos em laboratório. Com elas, pode-se criar tecidos humanos *in vitro* para testes de drogas, inclusive de modo personalizado. Em outra escala, essas células iPS podem também ser utilizadas para gerar órgãos inteiros, aumento a complexidade do sistema experimental. Essa alternativa também não é infalível. Apesar de já conseguirmos criar órgãos simples em laboratório, como fígado e pulmão, ainda estamos distantes de gerar um cérebro. Além disso, esses órgãos artificiais seriam usados para testes isolados, fora do contexto do organismo, de modo que os tecidos se comunicam de maneira intrincada (por exemplo, sistema nervoso e imune).

A história da síndrome de Marfan, e tantas outras semelhantes que se acumulam na literatura científica, é um alerta. Não acho que o modelo animal irá desaparecer tão cedo, pois continua essencial para o entendimento a nível genético, molecular e celular nos estágios iniciais da pesquisa. Porém não acredito que será tão valorizado no futuro. A busca de novos modos e metodologias para prever as respostas a tratamentos é um dos grandes desafios da medicina nos próximos anos.

# Evolução

**2**

## Klaatu barada nikto

Desta vez, não fui a nenhum congresso científico. Ou melhor, a nenhum congresso científico propriamente dito. Desta vez, estive na *Comic-Con International*, a maior feira de histórias em quadrinhos (HQs) do mundo. E por que resolvi contar isso numa coluna de ciências? Continue lendo com a mente aberta, leitor.

A *Comic-con* acontece anualmente em San Diego, na Califórnia, e reúne não apenas milhares de fanáticos por quadrinhos, mas uma série de produtos agregados – em geral derivados das HQs – como filmes, seriados de TV, videogames, fotografias, material para colecionadores, fantasias, RPG, computação gráfica, design e assim por diante. Devo confessar que fiquei assustado com o tamanho da coisa. Foram quatro dias inteiros, com dezenas de atividades em paralelo, além de um monumental espaço de expositores, autógrafos, cartunistas amadores etc. Tudo isso e mais as centenas de nerds vestidos como seus personagens favoritos. Muito engraçado e descontraído.

Comecei a me interessar pelas HQs desde cedo, principalmente aquelas que envolviam ciências. Era bem divertido aprender sobre física, química e biologia e depois impressionar os amigos com conceitos "avançados" para nossa idade. São diversos os exemplos de cientistas nas HQs, alguns do bem, como o Prof. Pardal ou o Franjinha, e outros do mal, como o Dr. Evil ou Magneto. O fato é que as HQs conseguem transmitir conceitos científicos complexos de uma maneira acessível. Talvez o grande mestre nessa arte seja mesmo o Will Eisner (autor do *Spirit*, famoso personagem dos jornais nos anos 40 e em breve num cinema perto de você). Will Eisner foi o precursor do estilo de novelas gráficas e da arte sequencial. Usando ângulos criativos, iluminação dramática e um fundo detalhista, ele conseguia incluir sutilmente os conceitos de tempo e consequência em suas histórias.

Durante a Segunda Guerra Mundial o exército americano usou a arte de Will Eisner para ilustrar uma revista mensal sobre a manutenção de equipamentos. Os manuais de equipamentos da época eram complicados e difíceis de ler. Will Eisner mudou tudo. Com quadrinhos ele conseguia ensinar como fazer a manutenção de jipes e rifles até como se comportar socialmente após uma batalha. O sucesso foi imediato. Infelizmente o preconceito contra os gibis, ou "revistinhas de criança", afastou as HQs das artes tradicionais e também das ciências. São poucas as publicações que se utilizam desse modo de comunicação para ensinar ou divulgar a ciência, tanto para crianças quanto para adultos. Uma pena. Acho que temos um bom mercado para isso, mesmo no Brasil.

A outra maneira de contribuição das HQs para as ciências é a inspiração. Histórias de ficção científica sempre cativaram o imaginário de milhares de crianças. Algumas crescem e tornam-se cientistas, talvez estimuladas em parte por isso. Hoje em dia percebo que os filmes são os maiores responsáveis por semear o gosto pela ciência. Filmes inspirados em HQs se proliferam nos cinemas, e os diretores estão cada vez mais buscando uma base científica para explicar os mistérios extraterrestres ou superpoderes adquiridos pelos heróis. Não vejo nada de ruim nisso, se a ciência por trás estiver correta.

E por falar em ficção, durante minha visita à *Comic-Con* pude assistir a trechos do filme dirigido por Scott Derrickson, *The day the earth stood still*. O filme, uma regravação do clássico de 1951 e a ser lançado no final do ano, tem Keanu Reeves no papel do extraterrestre Klaatu que chega à Terra para alertar os líderes do planeta sobre as consequências das agressões terráqueas ao ambiente mundial. Tema bem atual e relevante, por sinal. No filme original a famosa frase *"Klaatu barada nikto"* é usada num momento crucial e acaba por salvar o mundo, gerando acaloradas discussões filosóficas sobre a posição da humanidade em relação a potenciais vidas fora da Terra. Tempos atrás a equipe da produção da 20th Century Fox contatou nosso laboratório para contribuir com uma cena do filme. Vou fazer mistério e apenas dizer que essa pequena contribuição brasileira tem relação com células-tronco!

Tenho certeza de que o valor instrucional da ficção em HQs pode funcionar por outro lado também. Sei de diversos casos em que a ficção inspirou descobertas científicas. Mas isso é outra história…

# Famigerada fuga de cérebros

O assunto é polêmico no meio acadêmico. Faz anos que ouço comentários sobre a fuga de cérebros dos países em desenvolvimento para países tidos como de Primeiro Mundo, principalmente para os EUA. O fenômeno já forneceu diversos Prêmios Nobel para os Estados Unidos, que continuam sendo responsáveis por mais de 50% da produção científica mundial e abrigam a nata da comunidade científica nos grandes centros de pesquisa.

Pesquisadores que migram, em geral, alegam falta de incentivo para pesquisa, melhores condições de trabalho e falta de reconhecimento profissional no país de origem. Até aí, nada de novo – ou existe alguma dúvida de que isso é mesmo verdade?

Após intermináveis discussões com cérebros que fugiram, cérebros que fugiram e voltaram e cérebros que nunca foram, percebo que existe uma série de preconceitos, muitas vezes levando a decisões políticas erradas e causando um estado de crise ou marasmo na ciência. Acho que o Brasil passa por uma crise assim.

A razão desse meu "achismo" é que venho notando uma escassez no número de bolsas científicas destinadas a alunos de pós-graduação, principalmente para *postdocs* (assim são chamados aqueles que terminaram o doutorado e buscam um aperfeiçoamento antes de iniciar uma carreira como pesquisador independente). Atualmente, para alunos brasileiros saírem para uma experiência de *postdoc*, as opções são poucas.

Existe a competitiva bolsa Pew, que financia dois anos de salário para estudantes da América Latina, além de um pacote de incentivo ao retorno do estudante ao país. O retorno é incentivado, mas não compulsório. Os problemas com essa opção são: o reduzido número de vagas, a participação exclusiva de laboratórios nos EUA e a falta de transparência no processo de seleção (quem não é selecionado raramente sabe o porquê). O programa da *Human Frontier* também oferece bolsas para pós-doutoramento e tem um perfil semelhante à da Pew. Infelizmente não é restrito à América Latina e, como consequência, a competição acaba sendo acirrada. Pode-se também tentar bolsas da União Europeia, mas você tem de possuir algum tipo de dupla cidadania.

Outra opção são bolsas das instituições financiadoras nacionais como a Fapesp (em São Paulo) e o CNPq. Em ambos os casos o período não passa de um ano e o projeto precisa estar vinculado ao de um grupo nacional, restringindo justamente a criatividade e independência esperada de um *postdoc*. Além disso, existe um contrato para que o *postdoc* volte e permaneça o mesmo período em território nacional.

E quais as chances de um aluno de doutorado sem bolsa encontrar uma posição de pós-doutoramento no exterior? Logicamente, depende do laboratório escolhido. Estou falando de laboratórios líderes mundiais. Ao final do doutorado, a vasta maioria dos alunos brasileiros não tem um nível de publicação comparável aos estudantes japoneses, americanos, europeus ou até mesmo indianos e chineses. Então, por currículo, ele já sai perdendo. A língua é um entrave grande, mas até acho que o brasileiro se vira bem. Bom, pelo menos melhor que alguns orientais.

Soma-se a isso tudo a atual crise do sistema de pesquisa americano. Com laboratórios tendo de cortar custos, o *postdoc* que vem com a própria bolsa é muito bem recebido e demonstra independência.

Concluindo, fica difícil para o *postdoc* brasileiro se posicionar no exterior sem incentivo do país. Uma pena, pois tenho certeza de que a formação profissional do doutor brasileiro (pelo menos dos que se formam em boas universidades) não deixa nada a desejar. A falta de publicação é um reflexo direto do ambiente de pesquisa, não da falta de capacidade mental. E, como não temos um mercado biotecnológico, essa mão de obra especializada acaba optando por um postdoc no país ou é recrutada por universidades menores, em geral com pouco estímulo para pesquisa. Triste, pois o país investiu muito no sujeito para deixá-lo sem outras opções.

Pois bem, alguns podem argumentar que ao financiar *postdocs* para o exterior corre-se o risco de eles não voltarem mais. Concordo. Se o sujeito for muito bom, o mercado americano, principalmente, tem tudo para atraí-lo. Só não concordo que isso seja ruim para o país.

Mas, antes de justificar minha opinião, permita-me apresentar alguns dados. Na minha experiência morando no exterior e tendo convivido com dezenas de *postdocs* em um dos maiores pólos de pesquisa dos EUA, percebo que a grande maioria acaba voltando para o Brasil. As razões acabam reduzindo-se, de uma maneira bem simples, a três: 1) a pessoa não se adapta ao estilo de vida (justo, é bem diferente e requer um certo esforço); 2) a pessoa não consegue uma posição (justo, conforme se sobe na pirâmide profissional acadêmica, a concorrência mundial aumenta); 3) a justificativa do patriotismo (balela, em geral usa-se essa última para não assumir 1 ou 2).

O pior é que a desculpa do patriotismo tem nos custado muito caro. Eu explico. O patriotismo não está na localidade do pesquisador, mas sim nas suas ações. Existem dois tipos de situação. Na primeira o sujeito se desapega completamente de barreiras nacionais e passa a ser um cidadão do mundo. Nesse caso o país perde. Por outro lado, temos situações em que o sujeito acaba auxiliando o país, mesmo que de uma maneira indireta, trazendo outros pesquisadores, estabelecendo contatos, fornecendo material de pesquisa etc. Nesse caso o patriotismo continua existindo e o país ganha diversas novas oportunidades. Uma dessas oportunidades poderia ser, por exemplo, o estabelecimento de uma nova empresa de biotecnologia, gerando empregos, *know-how* e capital.

Infelizmente, devido a essa mentalidade e ao reduzido número de bolsas, temos pouquíssimos brasileiros em posições de destaque no exterior. Isso atrapalha o desenvolvimento do Brasil, pois perdemos a chance de ter mais "olheiros" internacionais que possam aconselhar cientistas e autoridades nacionais. Certos países pagam cientistas por essas valiosas opiniões!

Alguns países em desenvolvimento já superaram essa baixa autoestima e passam agora a favorecer a fuga de cérebros. A ideia é formar pesquisadores e financiá-los nos grandes centros internacionais. São esses que transferem a tecnologia de volta ao país de origem. Alguns acabam retornando fisicamente após alguns anos. Além da experiência acumulada, carregam na bagagem contatos e reputação internacional, auxiliando novos pesquisadores a se estabelecer, contatos com revistas científicas e muitos colaboradores. Tenho colegas da China, de Cingapura e da Coreia nessa posição, todos muito agradecidos ao apoio dos respectivos governos.

A meu ver, a solução para o atraso científico no país seria fazer exatamente o oposto do que o Brasil tem feito nos últimos anos: financiar maciçamente a saída de *postdocs* para grandes centros internacionais. Depois do treinamento, alguns voltarão e outros não. Dos que ficam, bastaria alguns patriotas para retornar e amplificar todo o investimento feito. É uma solução drástica e em médio prazo que deve acabar acontecendo cedo ou tarde, ou continuaremos dependendo de ações individuais. Tomara que eu esteja errado.

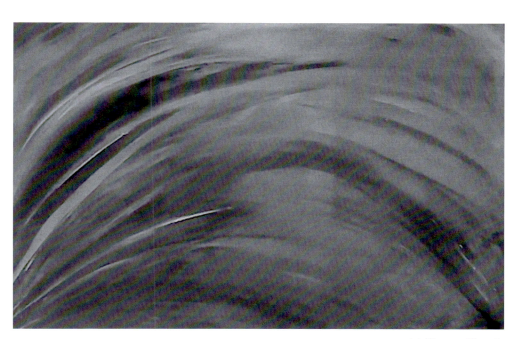

Ariel Vazquez Gicovate

## Brasil: país de doutores

Durante uma tese de doutorado você passa por diversas situações que o estimulam a desistir e simplesmente abandonar tudo. São longas horas de dedicação a um determinado assunto. Durante anos você é mal remunerado e nem sonha com qualquer direito trabalhista. Afinal você é um "estudante". Mas também não tem diretos estudantis. Esse "limbo" acadêmico chamado doutorado termina após muito sacrifício e abstinência dos prazeres mundanos, sacrifício da saúde, pouco contato com a família e com amigos. Isso acontece com a maioria dos doutorandos em ciências biológicas. Acredito que não seja muito diferente em outras áreas do conhecimento.

Se você é exceção, acaba com uma bela tese e os resultados serão publicados numa revista de impacto ou mesmo num livro, dependendo do assunto. Em geral, a maioria dos doutorandos "só" termina a tese. Ela será impressa e arquivada em uma prateleira de alguma biblioteca de alguma universidade. Resta a sensação de ter contribuído um pouquinho com o potencial intelectual da espécie humana. Para muitos isso basta, afinal agora você tem o título de "doutor", é uma autoridade em determinada área e um leque maior de possibilidades poderá se abrir.

Segundo dicionários da língua portuguesa, "doutor" é aquele que atingiu o maior grau de instrução universitária. É todo aquele que defende uma tese na presença de uma comissão julgadora de especialistas da área, os quais julgam a originalidade e relevância da dissertação. Apenas instituições universitárias autorizadas podem conceder o título.

No Brasil, "doutor" é também um título tradicionalmente associado a bacharéis, médicos e advogados. Em alguns casos, como para os advogados e certos religiosos, o título é garantido constitucionalmente, com origens não muito nobres, datadas do período da colonização brasileira. Em outros, como no caso dos médicos, o título é informal, garantido pelo povo como respeito ou admiração a esses profissionais.

Em países de língua inglesa, os títulos profissionais são usados de modo mais específico para cada caso ou profissão. Por exemplo, usa-se o termo "Medical Degree" ou simplesmente "MD", informando que o profissional é formado em medicina. Caso esse profissional defenda uma tese, ganha também o direito de usar o "PhD" (Philosophiae Doctor), assim como o "Dr" brasileiro, indicando o mais alto grau acadêmico. "MD" e "PhD" distinguem dois tipos de profissionais de saúde que podem ou não usar os dois títulos.

Voltando ao Brasil. Na realidade, em nosso país o título de "doutor" se estende para todo "homem muito instruído em qualquer ramo" (a definição do Houaiss), incluindo engenheiro, pastor, político, economista, dentista, delegado etc. E como "instrução" é um parâmetro subjetivo, acaba-se assumindo que todo homem "bem-sucedido" teve instrução. Na sociedade brasileira, a vestimenta do indivíduo ou seus bens materiais refletem a imagem "bem-sucedida". É essa imagem que faz muito engravatado ser chamado de "Doutor" pelas pessoas, principalmente as mais humildes.

Esse percurso inusitado do termo "doutor" acaba dividindo classes sociais em doutores (ricos) e não doutores (pobres). "Doutor" deixa de ser utilizado como um título e vira pronome de tratamento. O famoso "Para você é Doutor Fulano" anda de mãos dadas com o egocêntrico fenômeno nacional "Você sabe com quem está falando?", bem utilizado em discussões em que o interlocutor busca um modo de demonstrar superioridade e proteção.

O uso indiscriminado do termo reflete a forte tendência do tradicional distanciamento das classes sociais no Brasil. Nesse cenário, o papel do doutor acadêmico acaba diluído, pois o número desses profissionais é bem menor. Longe de mim querer restringir o direito de uso do termo "doutor" somente àqueles que defenderam uma tese. Meu objetivo com esse texto é apenas informar ao leitor que existe uma classe de doutores – aqueles que fazem pesquisa científica. A maioria desses doutores não gosta de ser chamada de doutor, não ganha bem e raramente usa gravata.

Há doutores bons e ruins em todas as áreas, doutores que recebem o título por mérito e outros que se autointitulam doutores.

Pequenas ações como reciclar o lixo, economizar água ou recolher o cocô do cachorro da rua, podem alterar em muito nosso ambiente social. O uso do termo "doutor" com mais cuidado pela população pode ajudar a diminuir a distância social, valorizar os melhores profissionais em todos os ramos, além de estimular o aperfeiçoamento individual.

# Uma década de "livre acesso" científico

A ideia de tornar as publicações científicas da área de saúde "abertas", ou seja, de livre acesso na internet, completa dez anos. A ideia inicialmente surgiu de um grupo de biólogos que notaram que os jornais científicos estariam se tornando cada vez mais caros, de difícil acesso a pacientes ou outros profissionais da área de saúde. Até mesmo outros cientistas estariam tendo dificuldade em acessar os trabalhos publicados, pois nem toda biblioteca possui condições financeiras de arcar com as assinaturas dos jornais científicos atuais.

Duas propostas emergiram desse grupo. Primeiro, cientistas deixariam as publicações disponíveis num repositório por um determinado período e qualquer pessoa com acesso à internet poderia ler ou baixar os artigos naquele intervalo. Segundo, criaram um tipo de jornal em que os autores pagariam uma determinada taxa para publicar os resultados. Assim o jornal teria uma maneira de se financiar por meio dos próprios pesquisadores ao invés de depender de assinaturas do público. Essa taxa poderia sair das fundações que financiam a pesquisa, sejam governamentais ou privadas. O jornal então disponibilizaria a pesquisa tão logo fosse aceita para publicação. Estava criado então o conceito de publicação de acesso livre, conhecida no meio como *open access*.

A premissa era de que a ciência caminharia mais rapidamente, pois qualquer um poderia ver os resultados publicados imediatamente, facilitando colaborações etc. Além disso o modelo deixaria a pesquisa mais próxima dos pacientes, médicos e outros interessados e não apenas dos acadêmicos ou pesquisadores.

Vale lembrar que no modelo "*open access*", assim como nos casos de publicações tradicionais, a revisão dos pares continua sendo a estratégia para determinar se um trabalho tem mérito para ser publicado ou não. Para aqueles não familiarizados com o esquema científico, toda vez que um trabalho é proposto para uma revista os editores buscam a opinião (em geral anônima) de outros pesquisadores da área. Salvo em revistas mais interessadas no impacto da pesquisa do que na ciência em si, um parecer positivo garante a publicação no jornal.

Um dos jornais mais expressivos nessa linha é a revista *PLoS ONE* (Public Library of Science ONE). O jornal tem atraído muitos pesquisadores e tem sido alvo de controvérsias no meio acadêmico. O jornal publica 75% dos artigos submetidos, o que é uma taxa excepcionalmente alta. Ou seja, o trabalho tem que ter algum defeito fundamental no design experimental ou interpretação dos resultados para não ser publicado. Sendo razoável, o artigo será aceito e publicado.

No último ano o jornal publicou cerca de sete mil artigos, tornando-se a maior revista científica da atualidade. Tamanho sucesso permite que o jornal se sustente financeiramente, além de permitir a existência de outros jornais da mesma família, jornais com uma porcentagem de aceite mais rigorosa. Logicamente que esse modelo estimula a justa preocupação de que a revista estaria interessada mais em quantidade do que em qualidade.

Hoje em dia entre 7% e 11% de todos os jornais científicos oferecem alguma maneira de "*open access*". Apenas 20% dos artigos científicos estão disponíveis de graça na internet. A projeção é de que exista um crescimento de 1% ao ano. Esse crescimento, por menor que seja, tem despertado uma reação das editoras tradicionais. Esses jornais agora estão flertando com essa ideia, apostando em algum modo de acesso livre que também seja viável financeiramente. Como no caso da *PLoS ONE*, uma alternativa é a criação de um jornal satélite de livre acesso. Outra saída é através de revistas híbridas. Nesse último caso os autores pagariam uma taxa extra opcional para deixar o artigo aberto.

No entanto, isso ainda acontece de maneira muito suave, talvez porque seja cedo para apostar no livre acesso como um modo de negócio rentável. Por outro lado, talvez não haja opção num futuro próximo: as revistas vão sentir a pressão das agências de fomento, ou mesmo das comunidades de médicos e pacientes, as quais exigem a publicação do trabalho em acesso livre.

Faz sentido, na maioria dos casos. O trabalho é financiado por associações de pacientes ou governamentais (com dinheiro público). É com esse raciocínio que o Congresso americano está debatendo a requisição de publicação aberta para grupos de pesquisa que recebam verba do governo federal. Atitudes semelhantes já ocorrem em alguns países da Europa, como Inglaterra.

Com o crescimento vagaroso e uma certa polêmica sobre a qualidade da pesquisa publicada nos jornais *open access*, não acho que o modelo vá dominar o futuro próximo. Muito provavelmente teremos algo em paralelo.

Talvez uma alternativa para conciliar as duas ideias seja uma maneira de *iResearch*, como referência ao *iTunes* (programa da Apple que permite a compra de músicas individuais ou em álbum). Nesse modelo científico o interessado não precisaria comprar a revista inteira (ou no caso do *iTunes*, o álbum com todas as músicas), mas apenas os trabalhos que interessam (no caso do *iTunes*, apenas as músicas daquele álbum que você mais aprecia).

Esse modelo não acabou com o mercado de CDs, mas oferece uma opção, aumentando ainda mais o comércio musical. Lógico que para isso funcionar no esquema acadêmico, o preço de cada artigo individual teria que ser bem razoável. Bom, talvez o modelo não funcione mesmo num mercado que não tenha tantos consumidores assim (será?).

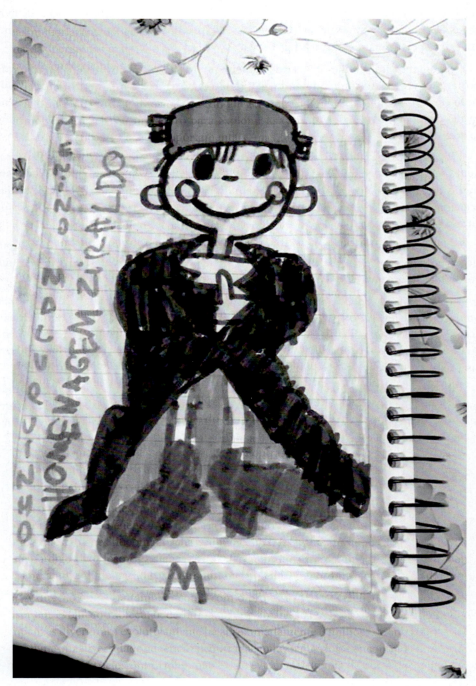

Caio Franco de Souza Abdo

# Menino-imã ou menino-geleca?

A notícia circulou na web, canais de TV e o vídeo do garoto gordinho croata de 6 anos, sem camisa e cheio de colheres e panelas grudadas ao corpo virou um viral. Agora aconteceu de novo, dessa vez no Brasil. Mais um relato de um garoto com capacidades de atrair metais. As manchetes de tabloides bizarros postavam que o menino-magneto tinha um "poder extraordinário" de atrair objetos metálicos.

Pode acreditar: não existe nada de magnético nesses superpoderes.

Se realmente fosse um magnetismo, ele não teria que dar uma ajeitadinha na postura ou ficar quieto para as coisas não caírem. Os objetos tendem a grudar no peito, na parte de cima, aproveitando-se da curvatura do corpo. Na verdade, ele poderia até pular que as colheres e moedas deveriam continuar presas ao corpo. Além disso os objetos são lisos, com ampla superfície de contato. O garoto deveria ser capaz de atrair objetos não-lisos ou com pouco contato, como uma moeda de ladinho. Outra observação que denuncia os poderes não-magnéticos é sua habilidade de grudar objetos não metálicos como um aparelho celular e o controle remoto da TV. Esses objetos são em sua maioria constituídos de plástico. Então concluo que os poderes do garoto não são relacionados ao magnetismo.

Mas então como explicar o fenômeno? O segredo está na pele pegajosa.

Sim, o garoto é muito "grudento". Substâncias grudentas, como adesivos ou gosma de lesma, são caracterizados por sua propriedade viscoelástica. Imagine aquela gosminha colorida que as crianças adoram, a geleca (perdão aos mais novos, não sei se isso ainda existe!). A geleca é sólida e elástica, mas também flui como um líquido viscoso se você grudá-la na parede. A fluidez é conseguida porque o material tem a capacidade de penetrar nos pequenos orifícios da superfície, permitindo que se estabeleçam pontes químicas entre a geleca e a parede. Substâncias pegajosas são aquelas que conseguem estabelecer esse contato químico íntimo com uma superfície, mas que também possuem uma rigidez interna capaz de deformar sem quebrar facilmente.

Nossa pele é, por definição, viscoelástica. E algumas peles são mais grudentas do que outras. Se por um lado você não consegue prender uma colher na barriga, já deve ter tido a sensação pegajosa ao se levantar depois de sentar num sofá de plástico na casa de praia da sua tia. É a experiência natural confirmando a propriedade adesiva da sua pele.

A pele humana é coberta de gordura e óleos, fatores responsáveis pela elasticidade e proteção contra micro-organismos. Quando um objeto liso entra em contato com essa oleosidade da pele, estabelece pontes químicas favorecendo a união pele-objeto. É exatamente isso que aconteceu no caso do garoto croata, do brasileiro e de tantos outros relatos que chamaram menos a atenção da mídia.

A pele desses garotos é jovem, bem mais lisa do que a dos adultos. Os garotos também têm pouco pelos; o que deixa tudo mais grudento. Os objetos grudam. Aliás, o garoto croata relatou que os poderes são melhores quando ele acorda – nada como um suor ao acordar para dar uma ajudinha.

Para mim não existe mistério algum. Quem já viu o truque da colher no nariz já presenciou isso antes. Os casos parecem ser raros ou inusitados porque poucas pessoas gastam seu tempo tentando pendurar colheres na barriga.

## Refazendo a evolução humana em camundongos

Cerca de 30 mil anos atrás uma mutação surgiu em um dos 25 mil genes do genoma humano. Poderia ter sido apenas mais uma das constantes mutações que sofre o genoma humano todos os dias, mas essa foi significante. A alteração genética aconteceu num gene chamado EDAR, num indivíduo chinês, e rapidamente se espalhou por toda China.

O processo de seleção natural descrito por Darwin se aplica claramente nesse caso: indivíduos com variações vantajosas se reproduzem mais e passam as alterações genéticas para a próxima geração. Variações prejudiciais para os indivíduos não são deixadas para as próximas gerações porque os indivíduos que as carregam têm menos chance de se reproduzir. Descobrir exatamente quais são as variações positivas nos humanos modernos tem sido um grande desafio para os geneticistas, pois, em geral, as modificações genéticas acabam sendo transmitidas junto com outros pedaços de DNA menos importantes que estão próximos fisicamente.

Para saber por que a alteração nesse gene se espalhou de modo tão eficaz na população humana, cientistas criaram um camundongo transgênico, carregando a versão moderna do EDAR. O estudo publicado essa semana em dois artigos na revista científica *Cell*, é uma grande façanha computacional. Conheci a autora sênior desses trabalhos, Pardis Sabeti, da Universidade Harvard, em 2011, quando fomos premiados juntos pela PopTech. Figura interessante que, quando não está fuçando no genoma humano, toca baixo e canta numa banda alternativa em Boston.

Observando as alterações ocorridas no roedor é possível especular o que tenha acontecido com os chineses milênios atrás. Animais com versão humana do EDAR nasceram com mais glândulas sudoríparas, o que deve ter contribuído para uma melhor adaptação dos humanos em regiões quentes e úmidas da Ásia, facilitando o resfriamento corporal. Obviamente esse tipo de observação poderia ter sido apenas um artefato no estudo, afinal um único gene foi modificado no genoma do camundongo. Para confirmar que o efeito desse gene é real, os pesquisadores fizeram uma contagem de glândulas sudoríparas na ponta dos dedos da população chinesa e confirmaram os resultados: indivíduos com a cópia moderna do gene realmente têm essas glândulas em maior número. Além disso a mutação deve ter deixado as pessoas mais atraentes ao sexo oposto, com cabelos mais fortes e peitos maiores, características também observadas nos animais transgênicos.

A comparação genômica de indivíduos com diferentes origens tem permitido revelar variações genéticas que foram selecionadas nos humanos modernos. Genes envolvidos com densidade dos ossos, absorção de vitamina D, coloração da pele, desenvolvimento cerebral e do sistema imune devem ter sido cruciais para que os humanos se adaptassem a diferentes ambientes e se espalhassem mundo afora. Informações preciosas estão codificadas em nosso genoma e pela primeira vez estamos tendo a oportunidade de ler e interpretar esses dados.

Entramos numa nova era genômica em que se pode comparar milhares de genomas humanos entre si. Esse tipo de trabalho exploratório não requer necessariamente uma hipótese prévia. No caso do trabalho da *Cell*, muitas das alterações encontradas não são necessariamente óbvias e parecem estar envolvidas com modificações mais suaves na expressão de genes vizinhos. Nesses casos, talvez o modelo animal não nos ajude na interpretação. Novos modelos mais criativos serão necessários para compreender como os humanos atuais foram lapidados pela evolução e – talvez mais importante ainda – como continuam a ser afetados nos dias de hoje.

# Porque os chimpanzés não jogam beisebol, mas jogam cocô

Quem frequenta zoológico já deve ter visto a cena. Chimpanzés irritados costumam atirar fezes no público. Para alegria das crianças e frustração dos primatas, os cocôs arremessados raramente acertam o alvo.

Curioso notar que estudos feitos na Universidade de Emory, liderados pelo pesquisador Bill Hopkins, conseguiram correlacionar o tamanho e complexidade neuronal do córtex motor central aos animais que têm esse comportamento.

Essa região do cérebro em humanos está relacionada com o desenvolvimento da fala. Além disso, os que tinham melhor pontaria eram justamente os melhores comunicadores do grupo. Essa observação sugere que a capacidade de arremessar objetos possa ter sido precursora da fala nos humanos modernos.

Nessa semana um trabalho publicado na revista científica *Nature*, liderado pelo cientista evolucionário Neil Roach, revisitou o tema com outra perspectiva. Ao observar os movimentos de chimpanzés e humanos arremessando objetos em câmera lenta, os pesquisadores concluíram que a disposição anatômica do ombro humano é a chave para arremessos mais precisos e longos.

Essa vantagem adaptativa permitiu que nossos ancestrais usassem os braços para caçar presas maiores e manter outros animais afastados. Também permitiu que os grupos ancestrais ampliassem a dieta, tornando-se em parte carnívoros e facilitando o desenvolvimento de outros aspectos cruciais para a evolução humana, como nosso cérebro e capacidade de comunicação.

Usando jogadores de beisebol como cobaias no laboratório, o grupo de Neil filmava os arremessos em diversas condições experimentais, isolando determinados movimentos, um por vez. A ideia era restringir algumas articulações do ombro dos atletas, simulando um retorno do relógio evolucionário.

Concluíram que as condições otimizadas para arremessos precisos estão associadas a ombros largos, cintura longa e flexível e habilidade de rotação da parte superior do braço durante o lançamento. Também concluíram que os tendões e ligamentos nos ombros dos humanos modernos estocam mais energia enquanto são esticados, permitindo uma explosão de energia no arremesso.

Os chimpanzés não possuem a maioria dessas adaptações anatômicas e fisiológicas. A combinação das alterações que aconteceram entre o chimpanzé e os humanos modernos foi refinada ao longo da evolução, começando cerca de dois milhões de anos atrás. A habilidade de usar uma lança para a caça de grandes animais surgiu cerca de 500 mil anos atrás, possivelmente quando nossos ancestrais aprenderam a usar pedras lascadas na ponta das armas.

Hoje em dia ao usar nossos braços e ombros em esportes, estamos utilizando essas mesmas vantagens evolutivas. Curioso da nossa espécie é que frequentemente preferimos usar os braços para atacar uns aos outros, ao invés do sofisticado cérebro, que teria evoluído justamente para reduzir a necessidade de confronto físico.

# Homens podem ser culpados pela menopausa

Atenção, feministas: aqui vai mais uma para culpar os homens: a menopausa. Bom, pelo menos de acordo com uma nova teoria científica que diz que a menopausa surgiu como resposta ao curioso hábito masculino de buscar parceiras jovens. A teoria foi publicada na revista *Plos Computational Biology*, por um grupo canadense, e promete discussões acaloradas.

Segundo os autores, por consequência óbvia dessa famigerada tendência masculina de correr atrás das novinhas é que a menopausa teria surgido como resultado de uma série de mutações degenerativas aleatórias que se acumularam no genoma feminino. O fato de essas mutações se perpetuarem durante a evolução teria acontecido porque as mulheres se reproduzem antes de essas alterações genéticas surtirem efeito no indivíduo.

A nova teoria assume que a reprodução humana não é aleatória em relação à idade, ou seja, segundo o modelo, os homens preferem sempre copular com mulheres mais jovens. Se a reprodução ocorrer com mulheres mais jovens, mutações deletérias que afetam a capacidade reprodutiva feminina em idades mais avançadas irão acumular, escapando da seleção natural.

A menopausa sempre foi um mistério biológico intrigante. A maioria dos animais não tem menopausa (baleias assassinas têm!), nem mesmo nossos primos evolutivos, os chimpanzés, que conseguem se reproduzir mesmo em idades avançadas. Durante a menopausa a mulher não tem mais menstruação e se torna infértil. Afinal, por que a evolução teria selecionado esse fenômeno fisiológico se isso justamente reduz as chances de reprodução de uma pessoa?

Alguns biólogos haviam proposto anteriormente a "teoria da avó", sugerindo que a menopausa seria uma maneira da mulher deixar de se preocupar com sua própria reprodução e auxiliar na criação dos netos, de certo modo ajudando na manutenção evolutiva de seu genoma. Porém, netos carregam apenas um quarto dos genes das avós, contra metade dos genes que estão presentes nos filhos.

Para fazer sentido, então, a menopausa teria que aumentar significativamente a sobrevivência dos netos. Trabalhos anteriores sugerem que a presença de avós maternas realmente aumenta a sobrevivência dos netos, mas é muito difícil excluir a contribuição da sociedade nesses estudos, deixando-os assim inconclusivos.

Por milhares de anos os homens modernos têm preferido, em média, procriar com mulheres mais jovens, garantindo a sobrevivência de seus genes. O grupo canadense criou um modelo computacional para simular essa preferência masculina. O modelo mostra que, inicialmente, tanto homens quanto mulheres se reproduzem até o final da vida. Porém, com o passar das gerações, a preferência dos homens por mulheres mais jovens reduz as chances de mulheres mais velhas terem filhos, como esperado.

Ao incluir no modelo mutações aleatórias, algumas que podem ser deletérias para a reprodução em idade avançada, o simulador revelou que essas alterações não eram mantidas nos homens ao longo do tempo. Homens que paravam de se reproduzir em idades mais avançadas acabavam deixando menos filhos, diminuindo seu impacto genético na população.

Isso não aconteceu com as mulheres mais velhas, pois essas já não eram mais escolhidas como parceiras sexuais.

Pelos cálculos desse modelo, o acúmulo de mutações ao longo de 50 mil a 100 mil anos poderia ter levado ao surgimento da menopausa, da mesma maneira que outras mutações levaram ao surgimento de cabelos brancos ou rugas durante o envelhecimento de homens e mulheres. Interessante notar que, ao esticar a idade reprodutiva das mulheres (algo que vem acontecendo atualmente), elas poderiam ganhar uma vantagem evolutiva e a menopausa, em teoria, poderia deixar de existir.

Em contrapartida a esse modelo, vale lembrar que o tipo atual de preferência masculina pode ter sido selecionado justamente como consequência da menopausa, uma alternativa a ser considerada. Com o aumento da expectativa de vida dos humanos modernos as mulheres passaram a ter muitos anos saudáveis antes do período fértil. Como resultado, os homens passaram a preferir mulheres mais jovens, já que as mais velhas perderam a capacidade de ter filhos.

# Um elo entre a super-higiene moderna e o autismo?

O espectro autista, como o próprio nome sugere, é muito heterogêneo. Possivelmente, múltiplos subtipos e etiologias existem, o que torna difícil seu estudo. A alta prevalência do autismo na sociedade (1 a cada 88 pessoas, segundo estudos dos EUA), tem estimulado a pesquisa científica para entender as causas do autismo e como combatê-lo. Alguns estudos haviam previamente implicado o sistema imunológico materno com o quadro clínico de algumas formas de autismo.

Decididos a investigar essa relação mais a fundo, um grupo do centro de excelência de estudos para o autismo da Universidade da Califórnia, conhecido como Instituto M.I.N.D., detectou a presença de anticorpos maternos tipo IgG com reatividade a duas proteínas do cérebro fetal em 12% das mães de crianças autistas. Como muitos outros estudos em autismo, a amostra inicial fora pequena deixando dúvidas se realmente existiria algo assim. Além disso a identidade dessas proteínas fetais ainda é um mistério. Afinal, com o que realmente os anticorpos maternos estavam interagindo no cérebro do feto e qual seria seu mecanismo de ação?

Durante a gravidez as mulheres normalmente passam seus anticorpos para o feto, permitindo que esses nasçam com anticorpos que os defendam de eventuais infecções até que o próprio sistema imune da criança esteja maduro. É uma mordomia evolutiva adquirida milhares de anos atrás por nossos antepassados. A teoria por trás da descoberta do grupo M.I.N.D. é que esses anticorpos IgG maternos específicos do autismo também cruzam a placenta durante a gravidez e afetam o desenvolvimento do cérebro de modo indireto e não intencional. Um tiro pela culatra dessa vantagem evolutiva.

Em maio deste ano o mesmo grupo de pesquisa validou os achados iniciais, replicando o estudo num grupo maior de mães de autistas. Além disso observaram que os autistas nascidos das mães com altos níveis desses anticorpos tinham a tendência a ter a circunferência da cabeça bem maior do que crianças típicas (controles) da mesma faixa etária. Vale lembrar que o cérebro maior é uma característica clínica de 20 a 30% das crianças autistas.

Agora em julho o grupo publicou mais um artigo, dessa vez com testes funcionais em macacos. Os anticorpos IgG maternos foram purificados de mães com crianças autistas e mães de crianças típicas e administrados em dois grupos independentes com oito macacos fêmeas cada durante o primeiro e segundo trimestre de gravidez. Um terceiro grupo não recebeu anticorpo algum. O cérebro e o comportamento da prole foram analisados por dois anos após o nascimento. Diferenças no comportamento dos macacos que nasceram de fêmeas inoculadas com anticorpos de mães de autistas apareceram desde cedo. Esses animais mostravam comportamento social inapropriado quando comparado com os outros dois grupos controle (parâmetros analisados incluíram contato/proximidade com a mãe e contato com indivíduos estranhos).

Além disso, animais juvenis mostraram movimentos estereotipados e superatividade. A ressonância magnética revelou que os indivíduos do sexo masculino nascidos do grupo afetado tinham um cérebro significativamente maior comparado com os controles. A diferença maior parece estar relacionada com a massa branca, com diferenças mais pronunciadas no córtex frontal (região relacionada com o comportamento social em primatas). Vale lembrar que estudos anteriores usando a mesma estratégia científica, mas em camundongos, também revelou que os anticorpos derivados desses 12% de mães com crianças autistas causaram alterações comportamentais.

A ideia de que uma parte – ou um subtipo – do autismo seja causada por uma reação inflamatória que comece no útero materno, é antiga. Tornou-se especialmente atraente com a observação de que nos últimos 60 anos a frequência de doenças imunológicas tem aumentado consideravelmente. Correlações de autismo com outras condições inflamatórias durante a gravidez, como doenças autoimunes, alergias, asma ou artrite, são comuns, mas difíceis de comprovar causalidade. Talvez isso faça sentido sob uma perspectiva evolucionária – é a teoria da super-higiene moderna. Populações humanas vivendo em condições semelhantes às de nossos ancestrais (cheias de micróbios e parasitas) não apresentam problemas imunológicos tão frequentes. Dados ainda incertos sugerem que o mesmo aconteceria com o autismo. Porém existem poucos estudos epidemiológicos em populações rurais, por exemplo.

Conforme essas teorias são comprovadas ou rejeitadas pela ciência iremos aprender por que essa população de mães de autistas estaria desenvolvendo anticorpos contra proteínas fetais. Além disso, identificar os alvos desses anticorpos pode levar anos de estudo. O grupo M.I.N.D. tem publicado sobre isso. Dos oito alvos já identificados, apenas uma das proteínas fora previamente relacionada com o desenvolvimento de neurônios no cérebro humano. Outro antígeno, conhecido como LDH, já foi associado ao metabolismo celular, mas nunca ao desenvolvimento neural. Por outro lado, sabemos que o LDH aumenta quando exposto a toxinas, como solventes industriais, por exemplo. Isso sugeriria um fator ambiental envolvido nesse complexo mecanismo.

Tudo isso ainda é muito recente e requer mais estudos, inclusive da interação entre esses fatores e não apenas seu impacto individual. Infelizmente a ciência caminha a passos lentos. O autismo tem influenciado como a ciência é feita nos EUA. A imagem do cientista trabalhando sozinho numa única teoria provavelmente não vai funcionar para o autismo. É preciso colaboração de disciplinas diferentes e uma nova perspectiva científica. A contrapartida é justamente a criação de centros de excelência para estudos do autismo, como o que existe no instituto M.I.N.D. Só a Califórnia tem três desses centros, o que indica o quão sério esse estado americano considera o problema, estimulados por uma conta de US$ 137 bilhões aos cofres públicos americanos todo ano.

# Tecnologia vai adquirir consciência e vontade própria no futuro

Uma colher só é uma colher durante uma refeição. Após a sopa a colher deixada de lado deixa de ser uma colher. A colher perde imediatamente sua vontade de servir ao que foi programada para ser. O texto filosófico de hoje é sobre a vontade da tecnologia. Afinal, seria a tecnologia autônoma?

Quando pensamos em tecnologia, logo imaginamos nossos aparelhos eletrônicos, celulares e outros apetrechos da atualidade que vamos inserindo em nossas vidas. Logicamente, esses objetos isoladamente não querem nada, não buscam nada, são inanimados e inconscientes. Mas ao considerarmos a tecnologia como uma rede dinâmica, talvez exista algo a mais que ainda não fora percebido completamente pela maioria dos usuários. Vou usar o iPhone como exemplo. Para que o iPhone funcione é preciso internet, aplicativos, energia, músicas, um humano operador etc. e uma série de outras tecnologias interligadas. O iPhone sozinho é como uma colher. Mas, quando interligado com um ser humano e todas outras tecnologias que o nutrem, torna-se uma entidade altamente complexa. Esse organismo complexo, assim como nós, pode estar buscando certa autonomia.

Essa autonomia seria diferente de um livre-arbítrio e mais próxima de um processo de evolução biológica. O que sugiro é que as coisas ao nosso redor, quando conectadas entre si, tendem a algo inevitável. Do mesmo modo como uma planta quer luz e se curva para onde há mais luminosidade, a tecnologia também se direciona. Não é algo consciente ou intencional, ainda...

Para entender esse argumento vale lembrar de onde vem a tecnologia. As ideias inovadoras não surgem espontaneamente, mas são incubadas por um período longo de tempo, misturadas com conceitos de outras pessoas, até emergir como uma ideia original. Portanto, as ideias não simplesmente brotam em nossa mente, mas evoluem e florescem antes de se revelar de modo consciente, causando a falsa impressão que esses são momentos únicos e iluminados. Quando estudamos a origem das grandes ideias da humanidade, fica claro que esses momentos de *eureca* não são eventos isolados, mas acontecem múltiplas vezes num período curto de tempo. Veja o caso do telefone, a patente de Alexandre Graham Bell foi submetida com aproximadamente três horas de diferença para um segundo inventor, que concebeu o telefone de maneira completamente independente. Outro caso curioso, o bulbo de luz, creditado a Thomas Edson, foi submetido ao escritório de patentes junto com 23 outras aplicações. O consciente coletivo humano está programado para inovar sempre, criando avanços tecnológicos. Somos, portanto, não somente responsáveis pela tecnologia, mas parte dela.

As inovações surgem quando temos basicamente duas coisas: primeiro, todas as tecnologias precedentes necessárias para que algo novo tenha que existir e, segundo, que essas tecnologias anteriores estejam acessíveis a diversas pessoas. Para que um telefone funcione, é preciso uma série de outras peças, circuitos e tecnologias que suportem sua invenção. Ter uma ideia inovadora muito cedo é tão ruim e inútil quanto ter uma grande ideia muito mais tarde, depois que algo já foi inventado. Quando as partes existem a inovação é iminente e imprescindível. Digo mais, quando o ambiente é propício a inovação é inevitável.

Quando pensamos nisso concluímos que a história da tecnologia se assemelha a história evolutiva dos seres vivos. A invenção da colher não resistiu à sopa. Os olhos, à transmissão da luz. Olhos surgiram de modo independente em diversos organismos, todos de certa maneira semelhantes, pois estavam restritos às leis físicas que regem a transmissão da luz.

A história da tecnologia é extremamente semelhante à história da vida. A tecnologia poderia até ser considerada o sétimo reino. A tecnologia está parasitando os humanos para se autodefinir e aumentar sua complexidade. Desse modo humanos não poderiam predizer ou impedir os avanços tecnológicos, estaríamos à mercê da "vontade" dessa inteligência artificial. Por exemplo, hoje em dia seria praticamente impossível acabar com a internet. E se caso isso aconteça, as consequências imprevisíveis e catastróficas poderiam, inclusive, eliminar de vez os humanos do planeta. É, portanto, suicídio impedir a inovação.

Contemplando esse cenário, concluo que as coisas que inventamos são uma extensão dos mesmos processos evolutivos que nos tornaram humanos. Portanto é plausível imaginar que, em algum momento da história, a tecnologia irá adquirir consciência e vontade própria, conceito imortalizado por Kubrick, com *HAL 9000*, em *2001: Uma Odisseia no Espaço*. Quando isso acontecer precisaremos nos adaptar a essa nova realidade.

# Caso dos beagles: infelizmente estamos distantes de poder abrir mão dos testes

A notícia da retirada dos cães da raça beagle de um laboratório no Brasil por ativistas levanta mais uma vez a questão sobre o uso de animais para fins de pesquisa. Como biólogo e amante dos animais, entendo perfeitamente esse tipo de questionamento do público leigo. Como pesquisador clínico, buscando a cura para enfermidades humanas, não vejo outra saída, pelo menos por enquanto.

O fato é que animais são necessários para que a ciência avance. Não existem, hoje em dia, modelos alternativos de estudo que substituam completamente o uso de animais na pesquisa pré-clínica. A justificativa é simples, todo tratamento experimental deve ser testado antes em um animal para evitar complicações no ser humano. Estamos a anos-luz de criar modelos computacionais ou virtuais que simulem exatamente o comportamento de uma célula humana. Vou mais longe, se tivéssemos esse modelo já teríamos curado todas as doenças humanas do mundo!

Se por um lado hoje não temos nada que substitua os animais, de outro existe o reconhecimento pela comunidade científica que modelos animais não são necessariamente sempre úteis em pesquisa clínica. No caso de doenças neurológicas a grande maioria das drogas testadas positivamente em animais falhou quando aplicadas em seres humanos. Isso porque nosso cérebro é muito diferente do cérebro de um camundongo, por exemplo. Ao escolhermos outros animais como modelos, como cães ou macacos, nos aproximamos do humano, mas o custo é ainda muito alto e proibitivo.

Muitos laboratórios e indústrias farmacêuticas têm namorado a possibilidade de usar células derivadas de células-tronco pluripotentes a partir de pacientes. Fizemos isso para o estudo de autismo (uma condição humana impossível de recriar com modelos animais) e mostramos que o modelo pode ser mais predicativo do que roedores, por exemplo. O método foi patenteado e hoje em dia já temos a primeira indústria farmacêutica que usa neurônios humanos para triagem de novas drogas, reduzindo dramaticamente o número de cobaias. Outros grupos de pesquisa têm lançado mão da mesma estratégia para gerar células do fígado em testes toxicológicos, ou pele humana em testes de cosméticos. De modo semelhante, pode-se recriar órgãos artificiais em laboratório com a mesma finalidade. Mas mesmo assim, esses modelos não exibem a complexidade de um organismo vivo, nos quais sistemas diversos interagem de maneira dinâmica (pense no sistema imune, por exemplo, que circula pelo organismo inteiro e responde de maneira diferente dependendo do tecido).

Nos EUA, salvo ações extremistas, vejo a sociedade mais consciente de que o uso de cobaias em pesquisa é um mal necessário, justificado pela ética humana. A sociedade parece mais preparada e tem a opção de escolher produtos cosméticos que não foram testados em animais, por exemplo. Cosméticos à parte, só graças a esses testes existem remédios para males cardíacos, aids, diabetes e a maior parte das doenças humanas. A discussão por aqui nos EUA hoje em dia está mais para qual modelo animal é mais adequado para qual pesquisa. Por exemplo, camundongos servem para estudos de certos cânceres, mas não para estudos neurológicos. Animais de grande porte, como porcos, simulam melhor lesões medulares em humanos. E por aí vai.

Além disso, existem comitês de ética que não apenas aprovam as pesquisas, mas as supervisionam. Segundo a ética humana os animais selecionados para pesquisa têm que ser tratados com respeito e sentir o mínimo de dor. O número de animais tem que ser estatisticamente justificável e o desenho experimental julgado eficiente e conclusivo. Esses comitês, compostos por membros da sociedade e, portanto, com menos viés acadêmico, tem que pesar o custo benefício de toda proposta de uso de animais em experimentos científicos. A supervisão é frequente e, ao sinal de qualquer irregularidade ou maltrato aos animais, os cientistas são repreendidos e podem ser até expulsos dos institutos de pesquisa.

Maltrato a qualquer animal, seja de estimação, selvagem, ou cobaia é inaceitável. O uso ético de animais em pesquisa hoje em dia é para mim algo inquestionável, principalmente se a sociedade busca curas para doenças humanas. O incentivo a melhores modelos que irão, aos poucos, substituindo os animais quando possível, é a solução. Para que isso aconteça é preciso mais investimento em ciência, estimulando-se a busca por métodos alternativos.

# Desafiando a morte com a morte

Nada mais apropriado para o mês das bruxas do que uma história sobre a morte. Mais ou menos nessa época do ano de 2004, a americana Jeanna Giese dava entrada no hospital de Wisconsin com uma série de sintomas muito esquisitos. Para piorar, o quadro clínico estava deteriorando rapidamente. Jeanna foi analisada pelo Dr. Rodney Willoughby. Após ver a paciente o médico só tinha uma preocupação: se o que Jeanna tinha eram sintomas de infecção com o vírus da Raiva, ela estava condenada à morte. O que acontece logo depois é algo que transita entre um milagre e uma impossibilidade médica.

Jeanna, então com 15 anos de idade, chega da escola com uma certa indisposição. O braço esquerdo apresenta uma certa tremedeira, algo que ela imagina ter sido causado por um excesso de uso durante o treino de voleibol. Uma semana depois a menina começa a apresentar visão dupla, enjoo e outros sintomas de febre, como dor de cabeça. A cada dia ela fica mais cansada e indisposta, não conseguindo mais articular sentenças durante uma conversa, os músculos começam a ficar rígidos. Os pais levam a menina ao neurologista local, que intrigado com a rapidez do quadro clínico resolve internar Jeanna. É nesse momento que os pais dela lembram do episódio da filha com o morcego vampiro.

A mãe de Jeanna conta que, cerca de um mês antes, Jeanna fora mordida por um morcego desorientado ao tentar retirar o animal que havia ficado preso na igreja da comunidade. A mordida fora no dedo indicador da mão esquerda. O médico fica imediatamente pálido ao ouvir a história e transfere Jeanna para um outro hospital, para ser tratada por um infectologista, Dr. Rodney. Jeanna chega a um estado completamente alterado, como se fosse uma zumbi, não respondendo a estímulos ao seu redor, alheia a tudo, com o corpo bem rígido, aos berros, babando e salivando constantemente. O quadro da garota piorava a cada hora e Rodney fecha o diagnóstico: a menina estaria com Raiva.

Para quem não sabe, Raiva é uma doença causada pela infecção com o vírus rábico, em geral através de um outro organismo infectado. Infelizmente não existe cura para Raiva, a pessoa está condenada à morte. É considerada a doença mais mortal do mundo; 100% fatal. Há registros da doença desde que existe a escrita humana. Conhecemos a doença por milhares de anos e nunca descobrimos uma cura. Existem exemplos de tratamentos alternativos em diversas culturas, por exemplo, durante o império romano, se você fosse mordido por um morcego poderia tentar comer o cérebro de um galo com mel misturado com carne de cachorro salgada. Se não funcionasse a alternativa era esfregar o ânus de uma ave depilada sobre o local da ferida. Esse tipo de "cura" na verdade deveria ser apenas casos de indivíduos mordidos, mas cujo vírus não tenha conseguido infectar o humano.

O vírus da Raiva tem um ciclo diferente da maioria dos outros vírus. Ele não entra pela corrente sanguínea, mas penetra através da lesão (a ponta do dedo, por exemplo) e gruda em um nervo qualquer através de um receptor. Uma vez dentro ele se multiplica e caminha através das conexões nervosas, escalando nervo a nervo, até chegar ao cérebro. Isso acontece na velocidade de um a dois centímetros por dia, ou seja, dois a três dias para completar o caminho de um dedo, mais alguns dias para atravessar o braço, e mais algumas semanas até atacar o cérebro. É somente nesse período, quando o vírus percorre os nervos periféricos lentamente, que existe uma janela de oportunidade para se aplicar a vacina contra o vírus, estimulando o sistema nervoso a lutar contra a infecção. Uma vez que o vírus chega ao cérebro a vacina é ineficaz. Ninguém sabe exatamente o que o vírus faz ao chegar no cérebro. Em alguns casos induz paralisia dos membros e leva o indivíduo a coma. Mas o mais comum, nos casos clássicos de infecção, a pessoa tem espasmos incontroláveis junto com convulsões, babas, gritos e olhares profundos. São como se fossem zumbis, mortos vivos. Nesse estágio, não há o que fazer, tenta-se apenas dar uma morte mais humana ao paciente.

Sob a perspectiva do vírus, o que acontece é que ele domina o cérebro dos infectados, deixando a pessoa mais agressiva, aumentando as chances dela morder alguém e espalhar a infecção. As vítimas também ficam com aversão a água. Com muita sede, os pacientes tentam tomar líquidos, mas não conseguem, pois os músculos da garganta retraem ao menor contato com a água. Essa é outra estratégia do vírus para aumentar sua concentração na saliva do infectado, criando uma verdadeira mordida da morte.

Quando Rodney disse a família que Jeanna tinha Raiva, já era um estágio muito avançado para a vacina. Porém, foi proposto um tratamento experimental baseado em uma hipótese controversa que não havia sido considerada anteriormente. Segundo essa ideia, o vírus da Raiva não destruiria fisicamente os neurônios, apenas os modificaria para que ficassem superestimulados, dificultando o funcionamento. Ou seja, o cérebro, *per se*, se manteria intacto. Essas observações são confirmadas em estudos *post-mortem* que reportam ausência de danos no cérebro dos pacientes mortos por Raiva. Mais intrigante ainda, nesses pacientes não existem evidências do vírus no cérebro, sugerindo que o sistema imune consegue se livrar do vírus, porém tardiamente.

A visão de Rodney é simples: se pudéssemos conseguir mais tempo para que o sistema imune atue, o vírus seria eliminado do organismo, deixando o sistema nervoso intacto, dando uma chance de sobrevivência para Jeanna. Praticamente o procedimento seria o de induzir coma em Jeanna, mantendo um anestesista controlando suas funções vitais e dando oportunidade ao sistema imune dela reagir. O risco do procedimento seria alto: ela poderia ficar com lesões permanentes no cérebro ou mesmo nunca mais voltar a andar, ficaria presa dentro do próprio corpo. Decidiu-se seguir em frente com o tratamento experimental, induzindo-a ao coma.

Após sete dias em coma, eles retiram uma amostra do líquido espinhal (cefalorraquidiano) e constatam que o sistema imune estaria reagindo. Passa-se mais uma semana e Jeanna vai acordando vagarosamente, porém não apresenta nenhum movimento corporal a não ser resposta da pupila. Após dois dias os reflexos começam a voltar lentamente e em uma semana ela está recuperada. Teve que reaprender uma série de movimentos básicos, como se voltasse a ser um bebê, procedimento que levou mais ou menos dois meses. Jeanna Giese torna-se a primeira pessoa a sobreviver à Raiva sem uso de vacina e entra para os livros de história médica!

Desde esse caso o protocolo de Rodney foi tentado em outras situações similares no mundo todo. De trinta casos experimentais (apenas) cinco sobreviveram. Em paralelo, pesquisadores do CDC americano descobriram que algumas pessoas de uma comunidade no Peru, que vivem em contato próximo com morcegos vampiros, possuem anticorpos endógenos que neutralizariam o vírus da Raiva. A única maneira que esses indivíduos teriam anticorpos seria através do contato prévio com o vírus. Mas eles não tinham qualquer sintoma neurológico, como se fossem imunes à doença. Essa observação levantou questionamentos sobre a real eficácia do método de Rodney. Talvez existam indivíduos humanos que sejam imunologicamente especiais, naturalmente resistentes à Raiva. Poderia ser o caso de Jeanna e dos outros sobreviventes.

As críticas a Rodney foram fortes, alguns médicos chegaram até suspeitar que o protocolo experimental poderia inclusive piorar o quadro clínico e deveria ser descontinuado. Outros sugerem que o dinheiro gasto na implementação desse tipo de protocolo clínico deveria ser aplicado em vacinas, prevenindo populações menos favorecidas, ao invés de buscar a cura de poucos infectados. Rodney rebate as críticas dizendo que não se pode simplesmente abandonar os pacientes e que, se existe uma chance de cura, essa merece ser estudada. Cita exemplos de câncer e outras doenças antes consideradas letais. Tudo começou de modo experimental, sem muito embasamento científico e hoje temos tratamentos e cura. O fato é que Rodney desafiou a Raiva, desafiou a morte, e hoje existem pacientes que sobrevivem a infecção. É para refletir.

# Detector de incesto

Se você é um dos milhões de fãs da série *Game of Thrones* (HBO), inspirada no romance fictício de George R. R. Martin, já deve ter percebido que o incesto é frequentemente utilizado como ferramenta estratégica para garantir direitos familiares aos tronos de cada reino. Na verdade, nada disso é novidade na vida real.

A prática e os efeitos nocivos do incesto são amplamente conhecidos da realeza europeia. O último rei da dinastia dos Harbsburg, Charles II da Espanha, era tão fisicamente incapacitado que mal conseguia mastigar a própria comida. Obviamente era infértil e não deixou descendentes. Atualmente, diversas sociedades humanas ainda apresentam um alto número de casamentos consanguíneos como parte de sua cultura e têm, como consequência, alta frequência de alterações genéticas recessivas.

Hoje, sabemos que um dos princípios evolutivos do sexo é gerar diversidade, embaralhando os genomas materno e paterno nas células dos filhos que irão nascer. Quanto mais distante geneticamente os pais, menores as chances de o filho carregar alterações genéticas recessivas (mutações semelhantes vindas do pai e da mãe). Por isso o incesto é algo raro na natureza, principalmente entre indivíduos de parentesco próximo que convivem em grupo. O incesto é algo a ser evitado evolutivamente, pois traz um custo genético alto (probabilidade de apresentar doenças e más-formações genéticas).

O problema é tão sério que temos embutido em nosso cérebro um "detector de parentesco" que nos força a resistir e rejeitar qualquer tipo de relação incestuosa, evitando um desastre evolutivo. De acordo com um trabalho publicado em um artigo na revista *Nature* em 2007, humanos conseguem perceber o grau de parentesco de maneira imediata, automática e inconsciente. Ao detectar um possível parentesco nosso cérebro estimula duas reações: proteção e aversão sexual. Não importa o quanto o indivíduo é atraente para outras pessoas, ao perceber parentesco próximo nosso cérebro imediatamente bloqueia qualquer pensamento libidinoso.

Os testes foram feitos com 600 participantes que responderam a questionários sobre os respectivos irmãos biológicos ou não. Os resultados mostraram que aqueles que presenciaram as mães criarem os filhos eram mais tendenciosos a ajudar o irmão, mais inclinados a achar o incesto moralmente inaceitável e com maior grau de nojo ao imaginar uma possível relação sexual entre irmãos. Quanto maior era a convivência na infância, maior era a aversão ao incesto e maior o nível de altruísmo entre irmãos. Aparentemente cerca de 15 anos de convivência é o tempo necessário para que alguém considere outro indivíduo como irmão biológico.

Como brilhantemente descrito pelos gregos na tragédia de Édipo, o sistema às vezes falha. Irmãos separados ao nascer não irão apresentar a mesma aversão sexual do que irmãos criados juntos. Defeitos no detector de incesto do cérebro também aparecem em outros animais, incluindo jovens chimpanzés que copulam com as próprias mães. Esse comportamento é tolerado pela mãe como um modo de terapia, principalmente quando os filhos estão assustados ou com medo. Relatos semelhantes já foram feitos em golfinhos, o que mostra que o sensor cerebral não é restrito aos primatas, mas aparentemente funciona melhor em espécies sociais que possuem uma convivência próxima.

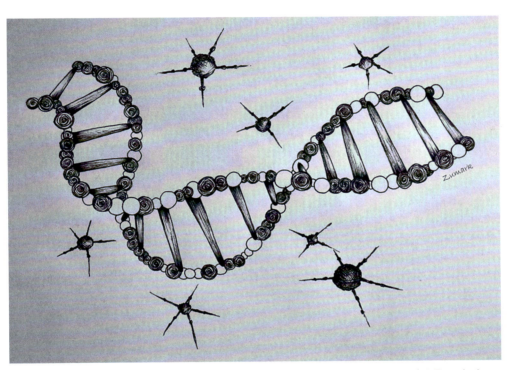

Chris Zumarkachman

# A sexta letra do DNA

Por essa nem Watson ou Crick esperavam. Por bilhões de anos, as peças que compõe o código genético, o DNA, de todas as espécies que habitam a terra, foram compostas de apenas quatro nucleotídeos, ou "letras": A, T, G e C. Essa semana, cientistas de San Diego alteraram esse código ao adicionar mais duas letras, batizadas de d5SICS e DNaM.

A combinação sequencial em tríades ou códons dessas quatro letras é responsável pela fabricação das proteínas e todo material derivado dessa leitura, responsável por funções essências do metabolismo celular. Por exemplo, com quatro nucleotídeos é possível gerar 64 variações de tríades, dando origem a 20 aminoácidos. Toda proteína encontrada na face da Terra atualmente é uma variação na ordem desses 20 aminoácidos. Com seis nucleotídeos expandimos para 216 códons que podem gerar até 172 aminoácidos. Um salto gigantesco de informação genética.

O trabalho, publicado na prestigiosa revista científica *Nature*, revela como os cientistas incluíram duas moléculas sintéticas no genoma da E. Coli, uma bactéria de laboratório que sobreviveu e ainda passou a nova informação para seus descendentes. A expansão do alfabeto genético, incluindo letras artificiais no genoma, aumenta a capacidade de armazenar informação genética e pode dar aos organismos a habilidade de produzir novas proteínas, por exemplo, nunca antes presentes na natureza.

A motivação para a inclusão de bases não-naturais no DNA é baseada no potencial de criar novos antibióticos, novas drogas, vacinas, combustíveis, nanomateriais e outras tantas possíveis inovações biotecnológicas. O feito acadêmico tem ainda uma implicação evolutiva e pode ajudar a explicar por que toda a vida na Terra tem apenas quatro letras no código genético.

Por mais de uma década os resultados com nucleotídeos sintéticos ficaram restritos aos tubos de ensaio, ou ensaios *in vitro*, mas nunca num ambiente complexo como numa célula viva. Os novos nucleotídeos não foram tóxicos para a bactéria, mas só são mantidos na célula em condições especiais de laboratório. Num ambiente natural, as moléculas degradam e são rapidamente eliminadas da célula e o genoma da bactéria volta à configuração original.

Para manter os nucleotídeos artificiais dentro da bactéria sem que degradassem, os cientistas tiveram que modificar a célula de modo criativo. Primeiro essas bactérias foram criadas em uma solução contendo as moléculas artificiais. Tiveram que também criar uma maneira de fazê-las entrar na bactéria. Para isso os autores do trabalho modificaram a bactéria para que essa tenha uma espécie de portal facilitador da entrada dos nucleotídeos artificiais. Foi um *tour de force*, mas funcionou. Nessas condições as bactérias semissintéticas sobreviveram e ainda se reproduziram sem qualquer evidencia de rejeição do novo material.

Essas bactérias são os primeiros organismos vivos a propagar de modo estável um código genético expandido. O próximo passo é descobrir alguma maneira de fazer com que os novos nucleotídeos sejam necessários para as células, que se tornem dependentes das novas moléculas e se beneficiem desse novo vocabulário genético. O trabalho é inovador, pois abre a perspectiva da sonhada biologia sintética, com genomas personalizados, capazes de executar tarefas especificas e atualmente impossíveis.

# Espermatozoides traumatizados

O esperma do pai tem sido alvo de intensas e curiosas investigações ultimamente. No ano passado duas publicações científicas mostraram que o genoma dos espermatozoides acumula, em média, uma mutação por ano. Uma péssima notícia para os marmanjos que pretendem postergar a paternidade. A espera aumenta a probabilidade de se conceber um filho com doença mental. De fato, a idade paterna já foi associada à predisposição a crianças autistas, por exemplo.

Um trabalho recente mostrou que os remanescentes moleculares de estresse no começo da vida podem ser passados para futuras gerações pelo esperma dos indivíduos. Dessa vez, parece que o fenômeno não é genético, mas epigenético e transgeracional. O estudo conduzido por pesquisadores da universidade de Zurique foi publicado na *Nature Neuroscience* (Gapp e colegas, 2014), foi feito em camundongos e mostrou um possível mecanismo molecular para o feito.

O grupo tinha interesse em avaliar fatores genéticos e ambientais que estariam contribuindo para doenças neurológicas complexas causadas por traumas durante a infância. Um exemplo são as síndromes de personalidade. O modelo animal foi escolhido por questões éticas e porque já havia dados com esse modelo em camundongos, conhecido como "*separação materna aleatória combinada com estresse da fêmea*". Nesse modelo, as camundongas mães são separadas dos filhotes uma vez por dia, em momentos aleatórios do dia por duas semanas. O fator surpresa evita que a camundonga precipite o evento estressante e prepare a prole para o que está por vir. Esse tipo de separação causa, obviamente, um estresse traumático nos filhotes e nas mães também, que durante a separação, ficam confinadas num estreito tubo fechado ou colocadas em água gelada.

Quando os filhotes crescem, em geral, tornam-se indivíduos adultos com personalidade alterada, como por exemplo, com uma tendência aumentada de correr riscos e com depressão. Camundongos desse grupo não hesitam em caminhar por espaços abertos, bem iluminados, enquanto o grupo de controle sempre evita esse tipo de ambiente. Camundongos traumatizados também exibem altos níveis de glicose, mostrando que o trauma na infância causa alterações metabólicas permanentes nesses animais.

Porém, a grande novidade veio da observação de que os sintomas não estavam restritos aos animais adultos que foram traumatizados. Quando os pesquisadores cruzaram esses animais com outros animais controle, observaram que os filhotes deles também exibiam comportamento de risco e metabolismo alterado. Até os netos desses animais exibiram as alterações comportamentais quando adultos. Portanto, trata-se de um fenômeno que atravessa gerações.

Para compreender como isso acontece o grupo resolveu focar em moléculas de RNA no esperma, sangue e cérebro dos animais traumatizados. O RNA é a molécula derivada do DNA e que traduz a informação genética do genoma. Os cientistas detectaram diversas alterações na quantidade de pequenos RNAs regulatórios, muitos deles previamente envolvidos em alterações epigenéticas. As alterações em quantidade dessas moléculas foram detectadas até a segunda geração de animais.

Para mostrar que esses pequenos RNA estavam realmente causando as alterações comportamentais, os pesquisadores injetaram esses RNAs em ovos fertilizados a partir de animais controle e reimplantaram o material em camundongas pseudográvidas, dando origem a animais com sinais de trauma: alterações metabólicas e comportamentais. Qual ou quais moléculas específicas de RNA estariam contribuindo ainda não se sabe. Também, não se sabe qual o preciso mecanismo molecular de transmissão de informação, do RNA paterno no genoma do filho, mas especula-se que seja epigenético por natureza.

A conclusão do estudo é que eventos traumáticos são insidiosos: contribuem para o surgimento de doenças psiquiátricas e também contaminam as gerações futuras. Temos precedentes desse experimento na espécie humana. Indivíduos traumatizados pelo genocídio de Khmer Rouge no Camboja têm tendência a ter filhos com depressão e ansiedade. Filhos de veteranos da guerra do Vietnã australianos apresentam maior índice de suicídio do que a população em geral. As implicações do trabalho são bem interessantes ao mostrar como o esperma reage a insultos do ambiente. Os dados contribuem para a percepção atual de que a contribuição paterna não se restringe aos genes doados para o filho, mas adiciona uma nova dimensão no impacto causado pelo estilo de vida do pai. Estamos assistindo a uma quebra de paradigma na genética e neurociência.

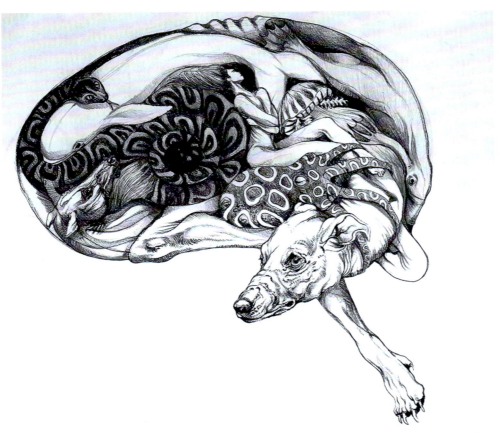

Julia Luisa Dijkstra

# Dedinho do pé Neandertal revela acasalamento entre espécies humanas

O cenário parece algo semelhante ao filme *O Senhor dos Anéis*, com diversas espécies humanoides convivendo no mesmo mundo. Talvez esse seja um mundo semelhante ao que aconteceu há cerca de 50 mil anos. *Homo sapiens*, Neandertais e mais dois grupos da espécie humana conviveram e provavelmente tiveram relações amorosas. Essa é a conclusão da análise de DNA extraído de um osso oriundo de um pododáctilo Neandertal numa caverna nas montanhas Altai da Sibéria.

O artelho (articulação pela qual o pé se prende à perna) fossilizado do Neandertal deu o que falar e foi tema de um estudo publicado nesta semana na revista científica *Nature*. Os cientistas compararam a sequência do genoma do fóssil com o genoma de outros 25 humanos modernos, além do genoma dos Denisovans, um grupo de humanos que também conviveu com os Neandertais.

De acordo com as análises o material genético dos Neandertais contribui com cerca de 2% do genoma dos humanos modernos fora da África e com 0,5% do genoma dos Denisovans. Já os Denisovans contribuem com 0,2% do DNA de pessoas com origem asiática ou americana nativa. Mas a maior surpresa foi a descoberta de um quarto tipo de hominídeo, contribuindo com cerca de 6% do DNA dos Denisovans. Mas quem seriam esses seres? A identidade desse quarto grupo ainda é um mistério. Especula-se que esses possam ser descendentes do *Homo erectus*, mas isso precisa ser confirmado.

As análises de DNA de espécies humanas extintas têm contribuído muito para iluminar como o mundo deve ter sido para nossos antepassados. A Eurásia, durante as fases finais do Pleistoceno, parece que era um lugar interessante para um hominídeo. Diversos grupos de humanos com grandes números de indivíduos bem distintos fisicamente coabitavam a terra, encontrando-se eventualmente e fazendo sexo.

O ossinho foi achado na mesma caverna em que arqueologistas haviam descoberto evidências da presença dos Denisovans, grupo que se mostrou distinto dos Neandertais e humanos modernos já em 2010. Nesse caso o ossinho fossilizado era de uma mulher Neandertal. Pode-se inclusive saber que os pais dela eram parentes entre si, irmãos de uma mesma mãe, primos de segundo grau ou mesmo tio e sobrinha. O acasalamento entre as espécies aconteceu num período quando a população dos Neandertais já estava em declínio, na borda da extinção praticamente. Isso talvez justifique o cruzamento entre parentes próximos.

Pelo estudo pode-se estimar também que o ancestral comum entre Neandertais e Denisovans separou-se da linhagem dos humanos atuais há cerca de 600 mil anos. Com base nas sequências dessas três espécies pode-se concluir que a espécie humana moderna começou a sobressair em número há pelo menos um milhão de anos. E foi há apenas 30 mil anos que o humano moderno, o *Homo sapiens*, deve ter sido o único sobrevivente humano do mundo. O porquê e como isso aconteceu ninguém sabe. O fato é que as evidências de que esses grupos humanos se miscigenaram geneticamente estão cada vez mais fortes, aguçando a curiosidade dos cientistas.

O mapeamento genético de espécies humanas extintas vai nos ajudar a entender por que os humanos modernos são os únicos sobreviventes de diversas tribos que um dia andaram pela Terra. A diferença entre humanos e Neandertais é relativamente pequena, o que permitirá o catálogo das alterações genéticas que distinguem os humanos modernos das outras espécies. Acredito que em algumas dessas modificações genômicas estariam escondidos os segredos que tornaram possível a conquista do planeta pelos humanos modernos, através do domínio da cultura e tecnologia. Quem viver verá.

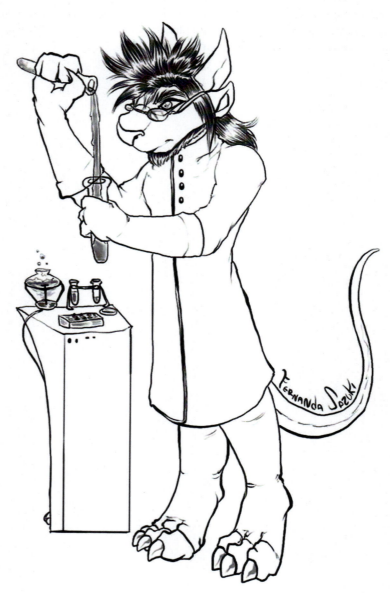

Fernanda Raquel N. Santana

# Testando a evolução humana em laboratório

A identificação de características celulares e moleculares que diferem os humanos de outros primatas é algo essencial para o entendimento básico da evolução da nossa própria espécie. Com as melhorias da tecnologia de sequenciamento de DNA descobrimos que somos muito parecidos geneticamente com nossos primos evolutivos, incluindo os chimpanzés, os bonobos e os gorilas. Por outro lado, análises anatômicas e comportamentais mostram o quanto diferentes somos dos outros primatas.

Esse cenário nos mostra que as pequenas variações genéticas entre essas espécies são, portanto, bem significativas. Cientistas do mundo todo especulam sobre as consequências dessas variações para a fisiologia humana: neurônios humanos devem gastar mais energia, músculos dos chimpanzés são mais fortes, e por aí vai. Porém, até hoje era impossível desenhar experimentos controlados a nível molecular e celular sobre a evolução humana, provando causalidade entre as diferenças genéticas e os fenótipos celulares em células vivas de chimpanzés e bonobos. Parte dessa dificuldade vem das restrições de trabalho com material biológico de primatas, principalmente quando estão ameaçados de extinção.

Quando criança lembro que gastava horas pensando em questões filosofais como "de onde viemos?" e "quem somos?". Esse tipo de questionamento sempre me deixou com vontade de estudar a evolução humana, principalmente sob a ótica da neurociência. Porém, nunca soube direito como poderia contribuir para essas questões fundamentais até que decidi aplicar técnicas de reprogramação celular para gerar células pluripotentes de outros primatas. Com isso poderia obter material biológico de estágios iniciais do desenvolvimento e comparar as espécies. Células da pele de chimpanzés e bonobos foram obtidas do zoológico de San Diego e reprogramadas para um estágio embrionário. O estudo que descrevo abaixo é fruto de uma cooperação internacional e culminou em um trabalho publicado hoje na revista científica *Nature* (Marchetto e colegas, *Nature*, 2013).

Nesse trabalho procuramos responder a uma questão essencial sobre a origem do homem moderno: por que temos tão pouca variabilidade genética quando comparados aos chimpanzés ou outros primatas? Eu explico melhor. Análises de sequenciamento do genoma humano revelaram que temos pouquíssima diversidade na população. Somos muito parecidos entre nós e o conceito de raça entre os humanos modernos pode ser considerado apenas uma curiosidade geográfica. Do ponto de vista genético somos todos irmãos. Isso contrasta muito com chimpanzés, por exemplo. Uma simples colônia de chimpanzés na África tem mais variabilidade genética do que a humanidade inteira!

Uma teoria para explicar isso sugere que os humanos modernos passaram por um "gargalo evolucionário", reduzindo dramaticamente a população humana. Consequentemente reduzimos a variação genética também. Ou seja, somos todos muito similares uns aos outros porque fomos originados de uma população inicial muito pequena. Esse gargalo pode ter sido consequência de uma infecção viral, mudanças climáticas ou qualquer outro fator que fizesse com que apenas uma pequena porcentagem, com os mais adaptados, sobrevivesse e procriasse.

Essa teoria pode ser confirmada em nosso modelo, contrastando células-tronco induzidas de humanos, chimpanzés e bonobos. A variabilidade gerada pela atividade de elementos móveis no genoma (uma das ferramentas evolutivas para gerar diversidade genética) é significativamente menor em humanos quando comparada aos outros dois primatas. Análises de expressão gênica ajudaram a desvendar o porquê disso. Mecanismos moleculares responsáveis por manter a estabilidade do genoma são mais rigorosos em humanos. Seria como se as células-tronco embrionárias dos outros primatas tolerassem mais insultos na molécula de DNA.

Essa observação não serve apenas para confirmar uma teoria evolucionária antiga, mas também traz insights sobre os mecanismos moleculares envolvidos nesse fenômeno. Vou mais além, nosso dados fazem pensar: será que o fato de os humanos terem menos diversidade genética foi algo positivo para a humanidade moderna? Acho que sim, pelo menos por enquanto. Imagino que a dramática redução de diversidade dos nossos ancestrais nos aproximou empaticamente, favorecendo cooperação entre grupos. Humanos modernos são muito mais tendenciosos a trabalhar junto aos seus semelhantes. No momento após o gargalo, os humanos que restaram eram nada mais do que uma grande família. E ainda somos motivo que induziria a cooperação entre nações. Grupos de chimpanzés, ao contrário, são extremamente hostis uns aos outros e não são necessariamente dispostos a trabalhar em conjunto. É uma especulação interessante.

De qualquer maneira nosso trabalho é pioneiro no sentido de criar uma nova ferramenta para estudos de evolução, utilizando-se de células-tronco pluripotentes induzidas. Esse modelo já está sendo aplicado ao estudo do desenvolvimento do cérebro humano. Estamos começando a comparar neurônios e glia (células não-neuronais, pouco caracterizadas, mas que possuem funções importantes no cérebro) derivados de humanos e outras espécies, durante a maturação neural. O conhecimento vai além de um mero egocentrismo antropológico. Acredito que resultados desses estudos serão benéficos para doenças humanas, como autismo e esquizofrenia.

Esse trabalho conta com a participação de outros colegas brasileiros. Foi liderado pela Carol Marchetto (atualmente a brasileira mais influente internacionalmente quando o assunto é células-tronco) e com participação dos bioinformatas Apuã Paquola e Roberto Herai, ambos fazendo pós-doutoramento em San Diego. Pois é, um trabalho desse calibre tinha que ter uma participação criativa brasileira muito forte.

# O choro dos humanos

Numa conversa de botequim com amigos surge a questão sobre quais características definem o umano em contraste com outras espécies. Rapidamente, muitos respondem: "o polegar oponível" ou o "tamanho do cérebro". Essas respostas, certamente equivocadas, me levaram a refletir sobre o assunto. Afinal, quais são as características unicamente humanas?

Com certeza, o choro é uma delas. Só os humanos choram, nenhum outro animal chora. Pode até parecer simplório ou comum para muita gente, mas o choro é, sem dúvida, um comportamento muito bizarro na natureza.

Lacrimejar é parte do ato de chorar. Isso, apesar de óbvio, trouxe muita confusão, principalmente para aqueles que se aventuraram a tentar descobrir por que choramos. Outros animais também lacrimejam. No caso do homem, em algum momento da evolução, redes neurais ligadas aos sentimentos se juntaram às glândulas responsáveis pela produção de lágrimas. Por alguma razão, essa estranha conexão não foi eliminada, mas se manteve presente até hoje, o que sugere que isso tenha alguma função para a espécie humana.

Existem três tipos de lágrimas. Lágrimas basais servem para lubrificar os olhos. As lágrimas reflexivas estimulam as glândulas lacrimais em resposta a uma irritação ocular. A terceira lágrima é a sentimental (a do choro). Estas são quimicamente diferentes das basais e reflexivas, pois contêm 25% mais proteínas, quatro vezes mais potássio e trinta vezes mais manganês. Além disso, elas são carregadas de hormônios, como a prolactina e adrenocorticotropina (que, apesar de terem outras funções no organismo, são produzidas em altas quantidades quanto estamos em estresse).

Dessa análise surgiu a ideia de que o choro seria um modo de balancear os níveis hormonais quando em situações adversas ou tensas, buscando um equilíbrio. Isso permite que passada a situação traumática voltemos para as nossas atividades, mais aliviados.

No entanto, é complexo validar essa hipótese, afinal, induzir o choro em laboratório não é tarefa simples e a quantidade de hormônio liberada não parece ser tão grande assim para justificar um balanço hormonal. Além disso é difícil imaginar alguma vantagem evolutiva, afinal o choro nos deixa com a visão embaçada e emocionalmente susceptíveis. Curioso é que essa susceptibilidade emotiva talvez seja importante para entender o significado do choro.

No choro as lágrimas devem ter uma função importante. O professor de psicologia Randolph Cornelius (*Vassar Collège*) coleta imagens de pessoas chorando após um incidente trágico para pesquisa. Nelas, as lágrimas devem ser claramente visíveis. Quando encontra uma imagem apropriada, ele elimina digitalmente as lágrimas da figura, criando uma versão da pessoa chorando, mas sem as lágrimas escorrendo pelo rosto, mantendo inalterada a expressão facial. Essas imagens foram mostradas a participantes de um estudo científico. A uma parte do grupo foi mostrada as fotos originais e, à outra parte, as fotos editadas sem lágrimas. Nenhum participante viu a mesma imagem com e sem lágrimas e nem sabiam dessa edição digital.

Ambos os grupos tiveram que descrever o estado emocional das pessoas nas imagens. Aqueles que viram as imagens com lágrimas descreveram que elas estariam, sem dúvidas alguma, tristes. Mas o grupo que viu as imagens sem lágrimas ficou nitidamente confuso sobre o que as pessoas da foto estariam sentindo. Os palpites foram muitos, como cansaço e irritação. Pode-se concluir que as lágrimas não deixam dúvidas — elas enfatizam o estado emotivo de pessoas tristes.

Choramos desde que nascemos, apesar de que as lágrimas só surgem após os 6 meses. Os bebês expressam diferentes tipos de choros (fome, dor, separação etc.) que são prontamente reconhecidos pelos pais. Esse vocabulário rudimentar surge antes das primeiras palavras e sugere que o choro estaria envolvido com alguma maneira primitiva de comunicação. No entanto, crianças e adultos utilizam outras maneiras mais sofisticadas de comunicação (linguagem, gestos, olhares, expressão facial) e ainda assim choram. Choram não só por algo triste e dolorido, mas também de emoção ou mesmo de modo manipulador.

Não sei se isso acontecia com nossos ancestrais ou se é característico do homem moderno. Será que a evolução cultural estaria modificando a razão evolutiva original do choro? Nessa visão o choro serviria como um tipo extraordinário de comunicação. Principalmente porque os humanos estão entre os animais mais sociáveis, formando sociedades complexas, favorecendo uma evolução cultural sem precedentes. Afinal, quem não se sente atraído por alguém que chora? Queremos saber o porquê, queremos confortar e ajudar. Esse comportamento pode ter colocado grupos humanos em vantagem pelo simples fato de criar fortes conexões afetivas entre seus integrantes.

Durante os seis milhões de anos passados nossos ancestrais mudaram muito, principalmente do pescoço para cima. Nosso cérebro dobrou de tamanho e nossos músculos faciais se tornaram mais refinados, alterando o modo de mostrar e reconhecer afeição. Essas modificações permitiram uma melhor comunicação entre nós. As partes do cérebro associadas com nossas emoções e experiências foram conectadas às glândulas lacrimais. Relações humanas complexas imploram por complexas formas de comunicação. Nesse contexto a linguagem surge como uma adaptação essencial. As lágrimas, óbvias e literalmente na cara, surgem como outra adaptação humana.

A mistura das nossas experiências e sentimentos no choro e se transformam numa das mais potentes formas de comunicação humana. Seja no amor por alguém, na emoção da música, na dor da perda ou no prazer da conquista, o choro nos leva para um lugar longe do espectro de ação da sintaxe, longe de qualquer vocabulário, de qualquer língua. Choramos nessas situações e as marcamos em nossa memória para sempre, formando uma linha do tempo em que estão claramente definidos os momentos em que choramos. Lembramos de quem estava perto, de quem nos aninhou. Chora-se pela vida e pela morte. Todos nós já passamos por isso. Sem o choro, não seriamos definitivamente humanos.

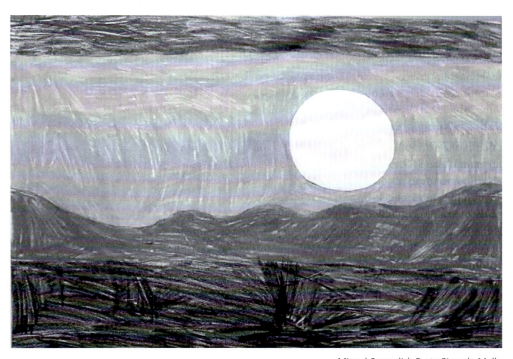

Miguel Cavendish Porto Pires de Mello

# Como surgiu a arte?

De volta às minhas reflexões sobre a natureza humana, um aspecto interessante é a qualidade artística que é, até onde sei, tipicamente humana e nunca foi descrita em outros animais.

Antes de entrar em reflexões mais profundas, gostaria de deixar claro o que estou chamando de arte (a palavra vem do latim *ars*, que significa *habilidade*). Um pré-requisito da arte é levar ao produtor da arte e/ou ao observador uma experiência estética ou emocional. A ideia é que a arte envolva habilidade e inteligência criativa. Desse modo, instrumentos criados pelos homens pré-históricos para facilitar a obtenção de alimento não seriam considerados arte nessa definição.

Alguns pesquisadores tentaram definir uma região específica do cérebro como responsável pela arte. O fato de pacientes de Alzheimer perderem a capacidade artística (os desenhos ficam desorientados e o paciente perde a perspectiva espacial) realçou a importância do lobo parietal direito (parte do cérebro lesionada em pacientes com Alzheimer) para artes visuais e criatividade (Cummings e Zarit, 1987). Estudos revisados por Ahmed e Miller apontam que o hemisfério esquerdo é mais importante para funções relacionadas à linguagem, leitura, escrita e cálculos. Por outro lado, o hemisfério direito seria dominante para funções artísticas, emoção e habilidades espaciais e visuais.

Mas por que gastamos tanto tempo com arte? Na busca de alguma vantagem evolutiva para a prática, Ellen Dissanayake, uma antropóloga que estuda arte e cultura na Universidade de Washington, em Seattle, descobriu algo que pode ser tanto revolucionário quanto senso comum. Segundo Dissanayake, o impulso artístico estaria presente desde o nascimento, e seria uma característica tão antiga, universal e persistente que se pode ter certeza de que ela é inata e não adquirida.

Muitos pesquisadores acreditam que a arte seja uma consequência de cérebros mais desenvolvidos, aparecendo acidentalmente durante a evolução humana. Seria como um subproduto de um cérebro capaz de resolver problemas e que se chateia facilmente, procurando outras formas de entretenimento para saciar as redes neurais envolvidas com o sentimento de recompensa.

Dissanayake, por outro lado, acredita que a arte seja uma adaptação evolutiva mantida por méritos próprios e não um simples ornamento dispensável da cultura humana. A arte seria essencial para a sobrevivência da espécie humana. Afinal, a produção artística consome uma bela porção de tempo e energia humana, uma extravagância que não seria aceitável para um mero resquício evolucionário. Além disso a arte nos traz um sentimento de prazer e atividades prazerosas são geralmente as que o processo evolutivo considera muito importantes para deixar ao simples acaso, correndo o risco de perdê-las.

Mas se a arte é tão importante assim, serve para que, afinal? Alguns teóricos consideram que a arte seja uma maneira de exibição sexual, ou uma maneira indireta de retratar o seu repertório genético envolvido com a criatividade, fornecendo uma vantagem adaptativa.

No entanto, pode até ser que na cultura ocidental a arte seja uma maneira que a elite artística encontrou para se destacar do mundo real, competindo por reconhecimento. Mas, para culturas tradicionais e durante a maior parte da história humana a arte serve como um modo de agregação comunitária, seja através da religião, de guerras ou simplesmente pelo senso de identificação grupal. A arte amplifica a experiência, tornando-a memorável e significativa.

A arte não surgiu como um privilégio de poucos, mas sim para as massas. É através da arte que o indivíduo se apega ao social, fortificando-se com a troca de informações e se preparando melhor para encarar o mundo. Desse modo, a arte deveria funcionar como um elixir social e não como um fator de exclusão.

Segundo Dissanayake, muitas características do processo artístico, como as convenções estilísticas, padrão tonal, reciprocidade e criatividade, são idênticas à mais primitiva relação social humana: a íntima relação entre mãe e filho.

Depois de estudar por centenas de horaso relacionamento entre mães e filhos em diversas culturas, Dissanayake pôde caracterizar fatores essenciais que caracterizam a forte ligação entre os dois. São fatores visuais, vocais e gestos que aparecem espontaneamente e inconscientemente entre mães e filhos. Esses fatores nunca deixam de operar de acordo com algumas regras: chamada e resposta, entonação da voz, movimento dos olhos, sorriso exagerado, repetições e variações do mesmo tema, sensação de recompensa com o riso etc.

As regras desse relacionamento têm um tempo ideal para acontecer e funcionam com respostas esperadas para cada tipo de ação. Caso esse delicado sistema não funcione de modo ordenado, observa-se uma chateação tanto por parte da mãe quanto do filho. Para Ellen essa coreografia comportamental é muito semelhante ao processo técnico e construtivo da arte. Essas operações rituais estruturadas entre mãe e filho teriam um grande valor estético.

E operações estéticas são operações artísticas. Seja numa peça musical ou numa coreografia de dança, o artista sempre procura repetições, exageros, manipulação da expectativa e variações dinâmicas sobre um mesmo tema. Ele usa as ferramentas que mães usaram, e ainda usam, para criar uma conexão com os filhos durante milhares de anos.

Segundo essa visão, que me agrada muito, somos todos artistas inatos e, na sociedade ocidental, desaprendemos a arte conforme nos tornamos adultos, trucidando uma das mais belas características humanas.

## Antropogênese?

Em teoria, antropogênese é o estudo da origem (gênese) da espécie humana. Na prática é uma das perguntas mais comuns – e uma das que ainda não têm resposta clara. Afinal de contas, de onde viemos? Se o leitor está pensando que já sabe a resposta - "Nós viemos dos macacos, é claro!" - já vou alertando que o buraco é mais embaixo...

A Universidade da Califórnia, em San Diego, em conjunto com o Instituto de Pesquisas Salk resolveu estabelecer um centro para explorar as origens da humanidade e entender as várias características, não só comportamentais, mas também genéticas e bioquímicas, que nos fazem humanos. Para isso, pesquisadores de diferentes áreas, incluindo neurocientistas, antropólogos, filósofos, bioinformatas, químicos e médicos, reuniram-se para estabelecer o Centro de Pesquisa Acadêmica e Treinamento em Antropogênese (abreviado do inglês: Carta).

O centro teve a generosa contribuição (3 milhões de dólares) da G. Harold & Leila Y. Mathers Foundation, que durante os últimos dez anos financiou encontros entre especialistas a portas fechadas. O objetivo do novo centro em curto e médio prazo é formar pesquisadores--doutores especializados em antropogênese. O Carta está sendo dirigido por vários pesquisadores, dentre eles Ajit Varki, especializado no metabolismo de açúcares.

Um dos açúcares que Varki estuda está ausente apenas em humanos, mas é encontrado em todos os outros mamíferos estudados, incluindo macacos. Sabemos que muitos açúcares são moléculas sinalizadoras presentes nas membranas dos neurônios. O grupo de Varki agora está tentando eliminar esse açúcar do cérebro de camundongos e observar se ocorrem mudanças em seu comportamento.

Outra pesquisadora envolvida na direção do Carta é a antropóloga Margaret Schoeninger, que estuda o papel da dieta na evolução dos hominídeos. Ela é uma das autoras do livro *Meat Eatingand Human Evolution*, ou "Consumo de carne e evolução humana" (vou precisar de outra coluna só para falar desse livro...). Dentre outras observações interessantes, ela aponta que há meio milhão de anos atrás nossos ancestrais já ingeriam uma quantidade de carne que é intolerável para o mais carnívoro dos primatas atuais.

Isso porque grandes quantidades de carne produzem excesso de nitrogênio, que é tóxico para as colônias benéficas de bactérias presentes no estômago dos chimpanzés e gorilas. Agora, a questão que Shoeninger acha realmente interessante é: se viemos dos macacos, como o sistema digestivo dos nossos ancestrais tolerou a mudança de uma dieta rica em frutas e folhas para uma alimentação baseada substancialmente em gordura e carne animal?

A direção do Carta também conta com o professor Pascal Gagneux, um biólogo especialista em evolução molecular de humanos e primatas. Ele observa que, se hominídeos e chimpanzés divergiram evolutivamente há aproximadamente 6 milhões de anos, seria esperado que a mesma diversidade genética encontrada em humanos fosse encontrada nos "primos" chimpanzés. Muito pelo contrário!

O grupo de Gagneux encontrou um único grupo de chimpanzés no oeste da África, composto por 55 indivíduos, que possui duas vezes mais variabilidade genética do que todos os humanos juntos. Em outras palavras, chimpanzés que vivem nessa pequena comunidade são mais diferentes geneticamente entre eles do que você é diferente de qualquer outro dos 6 bilhões de humanos do planeta.

Gagneux interpreta esses dados como uma evidência de que, em algum momento da nossa evolução, a população humana caiu drasticamente e chegamos muito perto da extinção. Estaríamos tão acostumados com a ideia de que a população humana está crescendo desenfreadamente que temos a tendência a pensar que sempre foi assim. Ainda somos bem vulneráveis geneticamente.

Voltando ao Carta, as atividades propostas pelo centro incluem: desenvolvimento de um Museu virtual de antropogênese comparativa, organizar o acesso a fontes de pesquisa de grandes macacos (chimpanzés, gorilas, bonobos e orangotangos), desenvolver bases de dados de coleções de ossadas doadas para a universidade, facilitar a criação de um curso eletivo de graduação em origens humanas, bem como desenvolver um periódico científico indexado que tratará de temas relacionados com a antropogênese.

Como já disse, o buraco é mais embaixo: temos de cavar bem fundo no nosso genoma, além das escavações em sítios arqueológicos, para entender nossas origens. Quais foram exatamente os episódios moleculares que moldaram o nosso cérebro como ele é hoje? Mais ainda, será que distúrbios da mente moderna, como depressão e esquizofrenia, não seriam consequencias desse rápido desenvolvimento?

Talvez outra pergunta cabeluda que o Carta se depare lá na frente seja: Será que valeu a pena termos evoluído tão rápido e a esse custo? Esse tipo de pergunta requer um grupo de pensadores transdisciplinar, integrando diversas áreas do conhecimento. A ideia é que ao tentar responder essas questões, aprenderemos muito sobre nós mesmos e nossa capacidade modificadora.

## Biologia teórica?

A melhor teoria biológica que temos (a teoria da evolução) não é capaz de prever resultados. Se conseguíssemos reprisar a história da vida na Terra repetidas vezes, teríamos, provavelmente, resultados diferentes. Não é bem assim com outras disciplinas fundamentais da ciência.

No começo do século passado Albert Einstein revolucionou a física. Os insights alcançados por Einstein aconteceram porque ele foi capaz de criar um quadro conceitual que uniu diversas áreas da física. Esse quadro conceitual surgiu da fusão de dados experimentais, teoria e filosofia. A intuição de Einstein somada à sua habilidade matemática e perspectiva filosófica causais (será que tudo isso veio de um escritório de patentes?) gerou o ambiente correto para a concepção das teorias da mecânica quântica e relatividade. Essas, por sua vez, permitiram testar diversos processos tanto em micro quanto macroescalas do Universo. Esse largo espectro de atuação foi fundamental.

Não temos alguém assim na biologia. Não temos ninguém com uma teoria biológica capaz de prever resultados baseados na experiência ou em princípios simples. Mesmo considerando esse como sendo o século da biologia, com uma explosão de dados oriundos de projetos genomas, não existem teorias que possam prever argumentos testáveis.

Existem, é verdade, algumas tentativas – por exemplo, ao examinarmos a dinâmica molecular de complexos de transcrição ou a dinâmica de proteínas de membrana. Isso é possível dentro de um sistema físico isolado, em escala pequena, com parâmetros como difusão e entropia controlados. Mas, conforme aumenta a escala, aumenta a complexidade do sistema e o modelo se torna irritantemente imprevisível. E, por isso mesmo, modelos de previsão biológica são raramente financiados. Nesse aspecto a biologia tem agido apenas de maneira descritiva, infelizmente.

Isso acontece porque não conseguimos antecipar propriedades emergentes a partir do comportamento que rege os componentes atuais de um sistema biológico. Antecipar essas propriedades emergentes é essencial se algum dia quisermos saber como mutações genéticas específicas podem predispor uma pessoa ao câncer, ou se a cafeína faz bem ou mal a um determinado indivíduo.

Se a forma reducionista dos modelos matemáticos não funciona para a biologia, o que funcionaria então? Ninguém tem a resposta e, até que tenhamos um "Einstein" na biologia, vamos continuar sem saber. Mas um dos conceitos potencialmente importantes pode ser o de rede conectiva. Existem semelhanças claras entre redes computacionais e biológicas. Por exemplo, proteínas responsáveis pelo reparo do DNA celular enfrentam um estrangulamento de eficiência na chamada cascata metabólica (a sequência de passos moleculares, formados por distintas proteínas que vão ativando umas as outras) quando o número de lesões no genoma ultrapassa um certo limiar. Isso porque o número de proteínas responsáveis pela detecção das lesões é limitado – não adianta termos um excesso de proteínas acima da cascata se não tivermos proteínas detectoras de lesões em quantidades suficientes.

Na computação esse limite é gerado pelo número de conexões estabelecidas que, assim como a quantidade de proteínas detectoras de lesão, são essenciais para o bom funcionamento da rede. Curiosamente pode-se entender melhor como as redes funcionam (e até prever o comportamento das próprias) estudando exemplo de outras redes, como as redes sociais. Redes sociais são extremamente cautelosas com o próprio funcionamento. Veja o exemplo da internet ou de sites de relacionamento que constantemente se automonitoram, mantendo um fluxo eficiente e equilibrado de informações. O mais interessante desse conceito de rede é que ele pode acontecer em diferentes níveis, do micro (ou molecular) ao macro (populacional).

O conceito de rede ainda é novidade na biologia, mas já faz parte dos fundamentos do que chamamos de "biologia de sistemas", que promete unificar diversos aspectos biológicos de modo único, permitindo uma compreensão inédita nos modelos biológicos. Talvez apareça daí a capacidade de antecipação teórica na biologia, fugindo do tradicional método científico de hipóteses testáveis. Nada contra o bom e velho método, mas acho que a geração de conhecimento iria avançar de modo muito mais acelerada.

# Dormindo com bebês

Neste texto, faço uma pausa no assunto células-tronco e volto paras minhas reflexões sobre como nos definimos como humanos. Em visita ao zoológico de San Diego (aliás, altamente recomendável para quem visitar a região) tive a oportunidade de observar pequenos filhotinhos de primatas dormindo com seus pais. Os filhotes pareciam superconfortáveis, seguros, num sono descompromissado e restaurador.

Depois, em conversa com um amigo primatólogo, descobri que a maioria dos primatas não-humanos tem o hábito de dormir com seus bebês. Não acredito que isso tenha sido extensivamente estudado, talvez pelas dificuldades do trabalho de campo ou mesmo pelo respeito ao animal em cativeiro. Enfim, acho que isso é apenas uma observação de grupos que trabalham com primatas que sugere um comportamento comum. Mas e os humanos? Eles dormem com seus bebês?

Note-se que não tenho filhos, então me senti completamente confortável ao pesquisar o assunto, sem nenhum pré-conceito ou qualquer introdução prévia. O começo da minha pesquisa parecia fácil, bastaria perguntar para casais que tiveram filhos se eles dormiam ou não com os filhos. Para meu espanto, descobri que isso era um tabu. As pessoas não se sentiam confortáveis em falar sobre o assunto. É realmente interessante, pois nunca tinha prestado a atenção nisso e, na verdade, não vemos muito esse comportamento humano retratado em filmes, seriados ou qualquer outra maneira de mídia na cultura ocidental. Muito curioso, pois isso deveria ser um comportamento "normal" dos humanos.

Pois bem, aos poucos consegui alguns comentários curiosos de casais que estavam para ter filhos ou que os tinham tido há pouco. Na verdade os comentários estavam vindo dos médicos pediatras: "Nunca durma na mesma cama que o seu bebê". Mais do que um comentário ou sugestão, a frase está mais para uma ordem a ser seguida. A razão aparente é que um adulto dormindo poderia sufocar o recém-nascido durante um descuido. E o que esperar de pais de primeira viagem depois dessa explicação aparentemente lógica? Que vão seguir as ordens do pediatra sem questionar, afinal ninguém quer ser responsável pela morte do próprio filho, ainda mais nessas condições.

No entanto, a explicação dos pediatras ocidentais me pareceu um pouco forçada. Perguntei-me quantos bebês já haviam morrido desse modo. Para meu espanto, a resposta que obtive não foi clara, mas sim tendenciosa. Isso porque a maioria dos trabalhos relatando esse tipo de morte não é causal. Mesmo em casos nos quais o bebê morria sozinho na cama dos pais, o evento era classificado como morte causada porque os pais dormiam junto com os bebês. Nos poucos casos em que a causa foi devidamente investigada, descobriu-se que não tinha qualquer relação com dormir ou não junto aos pais. Em geral, uma infecção ou má-formação de algum órgão interno era a causa da morte.

Descobri então que a recomendação de nunca dormir com bebês era apenas uma hipótese sem qualquer base científica. Na verdade a recomendação médica ocidental atual está contrariando o que se observa com outros primatas. Por que isso? A primeira vez que esse tipo de recomendação apareceu em um livro foi em 1901, num guia leigo para pais escrito por um homem solteiro com nome de mulher (The Baby, Marianna Wheeler, Harper Bros, London).

Recomendações do tipo "Nunca manipule muito os bebês, eles devem passar a maior parte do tempo dormindo sozinhos" estão lá. A partir daí, outros guias leigos começaram a ensinar os pais a "resolver" os problemas de sono dos bebês deixando-os sozinhos, chorando até cansar. Hoje em dia isso soa estranho, pelo menos para mim...

Esses livros foram baseados na ideologia econômica e religiosa vigente da época. Além disso, existia um medo de que os bebês pudessem presenciar atividades sexuais dos pais e ficassem traumatizados pelo resto da vida. Soma-se a isso o surgimento de conceitos como o de "amor romântico", no qual a relação conjugal ideal entre marido-esposa exclui a presença dos filhos, do individualismo e da autonomia infantil como modo de independência e do surgimento de "especialistas em bebês" que escreviam diversos livros para leigos perpetuando essas ideias.

Esses conceitos foram definindo como os bebês deveriam dormir: sozinhos e, se possível, num quarto separado. Foram levados em conta fatores históricos, morais, culturais para definir o que era "normal e saudável", mas não fatores biológicos. Vemos aí a imposição da hierarquia de valores nos pais: na esfera social o "bom" bebê versus o "mau" bebê e na esfera "científica" o bebê mais desenvolvido e superior versus o bebê mimado e inferior. Afinal, se dormir sozinho é bom para o bebê, então bons bebês dormem sozinho, certo?

O problema é que esses conceitos entraram como pseudociência em consultórios e livros médicos. Ora, a ideia era tornar os bebês independentes o mais rápido possível. Assim eles estariam "prontos para o duro mundo dos adultos". Acho que o que fica dessa história toda é a questão da independência do bebê. Mas o que significa deixar um bebê independente? O pior é que bebês não foram programados para ser independentes, pelo contrário. Um dos custos da expansão cerebral dos humanos é que o cérebro humano não está formado ao nascer. O bebê humano nasce dependente do contato. Sem contato com outros indivíduos, morre.

Poderíamos fazer o caminho inverso e perguntar qual a real necessidade fisiológica do bebê. Para isso, teríamos de deixar de lado o que esperamos socialmente dos bebês e começar a olhar qual é a real biologia da relação entre recém-nascidos e pais. Por que os bebês precisariam dormir junto com alguém? Brevemente, posso pensar em algumas razões do tipo: proteção, monitoramento, fácil acesso à alimentação, redução do número de episódios de choro, os pais conseguem dormir mais e melhor (verificado experimentalmente), mais tempo com os filhos, conhecendo-os melhor e curtindo-os.

Achei alguns trabalhos científicos em que os autores acompanharam por vinte anos as características de bebês que haviam se tornado "independentes" no conceito ocidental (não chora e dorme muito), com outros que viviam em comunidades alternativas e que tiveram um contato maior com os pais, inclusive dormindo juntos. Não se encontrou evidência social, cognitiva, emocional ou fisiológica que demonstrasse alguma vantagem em bebês que dormem sós. Por outro lado, os bebês que dividiram a cama com os pais tinham menor representação em grupos com doenças psiquiátricas, demonstravam um melhor conforto com a identidade sexual, eram adultos mais independentes, com melhor controle emocional e de estresse (Heron, 1994).

Nos meus estudos acabei concluindo que dormir juntos com bebês não é anormal. Ao contrário, deveria ser mais estimulado, pois não é perigoso ou inapropriado, além de ter uma consequência positiva no indivíduo adulto. A maneira como é praticado pode ser perigoso, é verdade, mas isso não é inerente ao umano.

PS: Como descrevi no texto, as observações aqui relatadas são baseadas em pesquisa pessoal e em alguns trabalhos científicos. As conclusões podem estar completamente erradas.

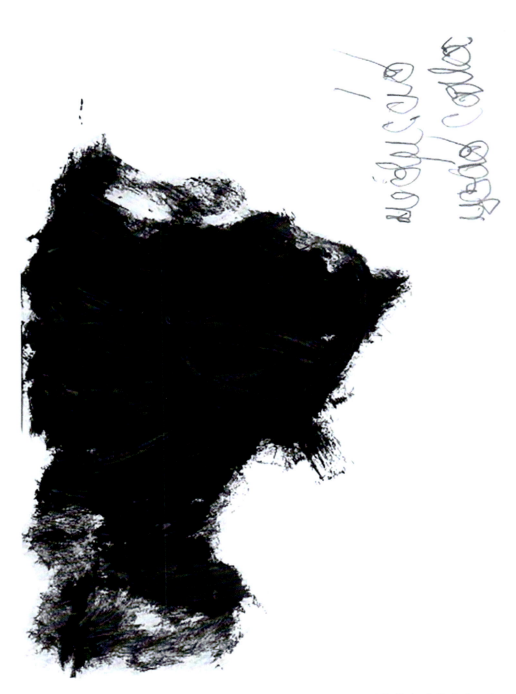

João Carlos da Costa Gonçalves

Capítulo 2 – Evolução

## O fim da evolução humana

Para quem não se lembra das aulas do colegial: a seleção natural e a teoria evolutiva propostas pelo naturalista Charles Darwin preveem a sobrevivência do mais adaptado às pressões ambientais. Segundo a teoria de Darwin, organismos mais adaptados às circunstâncias ambientais teriam maior chance de sobreviver e se reproduzir, gerando descendentes que propagariam suas características adaptativas. Desse modo a seleção natural promove uma biota dinâmica, que evolui a partir de variação genética, adaptação a diferentes ambientes e competição por recursos limitados.

Essa teoria basicamente explica como a complexidade e a diversidade da vida ocorreu no planeta a partir de organismos mais simples. Cruzando áreas do conhecimento, o conceito de seleção natural infiltrou-se nas ciências sociais (sendo é usado para explicar política e hábitos de consumo) e nos algoritmos computacionais (chamados algoritmos genéticos, pois podem se adaptar às influências do sistema), só para dar alguns exemplos. Darwin publicou seus achados há exatos 150 anos no livro *A Origem das Espécies*. Aliás, 2009 também é marcado pelo bicentenário do nascimento de Darwin.

Bem, já deu para o leitor entender que a teoria da seleção natural envolve pressão ativa do ambiente para selecionar caracteres adaptativos. Então, seria correto dizer que atualmente, com a nossa medicina avançada e cultura humanista, a seleção natural estaria extinta e o homem não estaria mais evoluindo?

Por décadas a visão predominante entre o púbico leigo e também entre paleontólogos famosos como Stephen J. Gould (Universidade de Harvard) era de que a evolução humana tinha acabado. Segundo Gould, desde que o homem moderno (*Homo sapiens*) apareceu 50 mil anos atrás, a seleção natural é praticamente irrelevante. Isso porque não houve mais nenhuma mudança biológica relevante e tudo o que chamamos de cultura e civilização foi construído com o mesmo corpo e o mesmo cérebro humano de 50 mil anos atrás! Até mesmo os fundadores da psicologia evolutiva, Leda Cosmides e John Tooby (Universidade da Califórnia, Santa Bárbara), publicaram uma nota dizendo que "nossos crânios modernos contém uma mente (cérebro) da época da Idade da Pedra".

Recentemente, um grupo de pesquisadores (Marchani e colegas, *BMC Genetics*, 2008, e Hawks e colegas, *PNAS*, 2007) obteve resultados que desafiam o paradigma de que estamos "presos" evolutivamente através de uma cautelosa análise em sequências variáveis de DNA em diversas populações humanas. Os pesquisadores encontraram grande frequência de mutações adaptativas recentes codificadas no genoma humano. Ainda mais impressionante: essas mutações parecem estar se acumulando cada vez mais rapidamente. Os dados indicam que, nas sequências de DNA estudadas, nos últimos 10 mil anos a taxa de evolução ocorreu 100 vezes mais rapidamente do que em qualquer outro período da nossa história evolutiva.

As novas adaptações não se resumem somente a conhecidas diferenças entre grupos étnicos, como cor da pele e cor dos olhos. As mutações adaptativas estão por toda parte, como em genes do sistema nervoso central (cérebro), sistema digestivo, tempo de vida, genes relacionados à imunidade, a patógenos (microrganismos causadores de doenças), à produção de espermatozoides etc. Além disso, muitas dessas variações adaptativas estão relacionadas com o continente de origem, com implicações provocativas. Aparentemente os grupos humanos estão evoluindo de modo a se distanciar cada vez mais um dos outros, a espécie humana estaria ficando cada vez mais diversa ao invés de convergir para um único *pool* genético. Isso porque as atitudes e os costumes que diferenciam o homem atual do homem de 50 mil anos atrás não são apenas culturais, mas têm uma profunda influência genética gerada pela seleção natural (ainda que driblada pelos avanços da medicina e civilização).

## Os ossos não mentem

O pesquisador John Hawks, da Universidade de Wisconsin, estava em busca de evidências mais visíveis da evolução humana recente e decidiu estudar crânios humanos mais jovens (com meros 10 mil anos de idade). Ele notou que algumas adaptações eram específicas de grupos étnicos. Por exemplo: em europeus os ossos da bochecha são mais afundados, os soquetes dos olhos se parecem com óculos de aviadores e o formato do nariz é característico. Asiáticos, por sua vez, têm os ossos da bochecha apontando para frente, as orbitais dos olhos bem arredondadas e o nariz retraído. Aborígenes australianos têm o maior crânio e os maiores dentes que qualquer outra população. Essas variantes podem ter sido geradas na época da Idade da Pedra, mas estão contribuindo com a divergência populacional observada hoje em dia. Acredita-se que os diferentes caracteres físicos auxiliam as populações a melhor combater infecções, sobreviver em temperaturas extremas ou simplesmente se adaptar a condições ambientais locais (como o ar poluído, por exemplo).

Tanto a análise genômica quanto o estudo dos ossos levam a evidências que sugerem que a evolução humana não acabou. Pelo contrário, está em plena atividade. O que não está claro é quais são os atuais fatores de pressão seletiva. É bem possível que estejamos moldando a espécie humana, baseados em novos fatores culturais, como a capacidade de trabalhar no computador, por exemplo. Basta ver o crescente mercado de namoro virtual. Entender o valor desses novos fatores é importante. Com esse conhecimento podemos ser capazes de, pela primeira vez na história, guiar a evolução de nossa própria espécie.

# O humanzé e os bolcheviques: a tentativa de mandar a igreja para os infernos

A possibilidade de cruzamento entre humanos e outros primatas tem sido discutida tanto na ficção quanto na literatura científica há séculos. A possibilidade de cruzar a fronteira que separa os humanos das outras espécies é um campo fértil para diferentes pontos de vista e viola diversos tabus culturais e éticos.

O interesse nesse assunto sempre acompanha certo medo e aversão. De certa maneira, essa reação faz sentido. Afinal, estamos aprendendo que a relação próxima de humanos com outros animais pode favorecer a transmissão de microrganismos fatais à espécie humana, como no caso do vírus causador da Aids, o HIV. Porém, sabemos desta consequência hoje em dia apenas. No passado, experimentos para estudar um possível híbrido entre humanos e chimpanzés foram propostos. O que pouca gente sabe é que, de fato, ocorreram, e com consentimento da sociedade.

Estamos em fevereiro de 1926, quando o governo da então União Soviética, com o apoio de sua Academia de Ciências, enviou uma curiosa expedição para a África. O objetivo era inseminar artificialmente chimpanzés fêmeas com esperma humano e obter, caso viável, um híbrido das duas espécies. O líder dessa expedição era o respeitado professor russo Ilya Ivanov.

Ivanov era um nome de peso na área de reprodução no começo do século (1907). Com seus experimentos de inseminação artificial (um sacrilégio na época), conseguiu exterminar a ideia de que o ato sexual era necessário para a reprodução. Ivanov desenvolveu instrumentos que permitiam uma operação simples e rápida no campo, conseguindo colocar a Rússia em posição de destaque na pecuária. Logo, sua tecnologia estava sendo aplicada em cavalos e outros animais de interesse. Esse sucesso foi conseguido por causa do constante apoio financeiro que recebia dos ministérios russos e da aristocracia da época. Mais tarde Ivanov ganharia seu próprio laboratório, recebendo cartas de recomendação de Pavlov, o primeiro prêmio Nobel da Rússia.

O trabalho experimental de Ivanov sofreu influências da genética, ciência que começava a surgir em solo russo, fazendo com que se interessasse por questões fundamentais sobre a fertilização de diferentes espécies animais. A fertilização artificial permitia o cruzamento de animais diferentes, construindo novas formas de vida que não existiam na natureza. Diversos experimentos foram feitos, resultando em híbridos exóticos. Em 1910, Ivanov comenta publicamente que o uso da inseminação artificial poderia gerar um híbrido entre humano e outros primatas. No entanto, não existem evidências de que estaria planejando algo assim, talvez pela falta de acesso direto às espécies para experimentos. A situação mudaria drasticamente após a Revolução Russa de 1917.

O radicalismo do comunismo bolchevique chegou destruindo o sistema de terras privadas e toda a hierarquia da sociedade russa. No entanto a revolução respeitava o significado da ciência e seus especialistas. A revolução eliminou a rede de apoio financeiro que Ivanov tinha, principalmente da aristocracia e realeza. Para seguir seus estudos, Ivanov acabou indo para a Alemanha e depois para a França, onde lançou a ideia dos experimentos de hibridização de humanos e chimpanzés aos diretores do Instituto Pasteur. Curiosamente, os diretores permitiram que Ivanov utilizasse as instalações da estação de primatas em Kindia, na Guiana Francesa.

Com o apoio francês, Ivanov pediu permissão para sua missão aos bolcheviques. A aceitação dos experimentos e da proposta foi feita com base no fato de que, caso ele gerasse um híbrido, esse seria usado como propaganda do partido contra os ensinamentos religiosos e para a libertação dos trabalhadores do poder da Igreja Ortodoxa. Literalmente, o que o partido queria era esfregar na cara dos religiosos um híbrido primata, meio humano, meio chimpanzé, como evidência crucial da teoria evolutiva de Darwin.

A definição de humanos como superiores aos outros animais influenciou diversos pensamentos racistas, classistas e machistas. O estado "degenerado", também considerado como primitivo ou animal, era visto como um ataque moral à espécie humana. O programa revolucionário socialista tentava aniquilar esses conceitos, destruindo tabus sociais e culturais. Era mais fácil falar em experimentos cruzando espécies dentro desse contexto bolchevique.

O medo de que a Rússia não se industrializasse tão rapidamente quanto o Ocidente tinha como principal razão a falta de cultura e analfabetismo da população, parcialmente causada pelo forte contexto religioso. Assim, a elitização da ciência e principalmente o experimento de hibridização proposto por Ivanov seriam fortes aliados para "iluminar" a população. A ressonância pública de tal híbrido seria uma maneira de o comunismo derrotar visões religiosas. Darwin, em particular, tinha um valor político direto como ferramenta de propaganda antirreligiosa. Curiosamente não existem evidências sobre qualquer discussão a respeito do aspecto ético de tal experimento. Aparentemente o fato de que os experimentos seriam executados longe da "sociedade civilizada" era suficiente para que as questões éticas e morais fossem deixadas de lado.

No primeiro semestre de 1927, Ivanov, auxiliado por seu filho, já havia inseminado três chimpanzés fêmeas, mas nunca obteve um híbrido. As descrições das inseminações nos animais extraídas do diário de Ivanov mostram claramente o trato brutal com os animais, muitas vezes causado pela pressa em realizar os experimentos, longe do olhar crítico do pessoal que trabalhava na estação e que não tinha a capacidade mental para entender tais experimentos. A natureza do esperma também não é clara. Se por um lado Ivanov havia escrito que esperma de um "negro" poderia funcionar melhor, é possível que tenha usado esperma do próprio filho. A falta de sensibilidade de Ivanov durante os experimentos talvez reflita a necessidade de se distanciar psicologicamente de um bebê híbrido em potencial.

Aparentemente a razão do fracasso em Kindia foi atribuída ao fato de que os animais usados eram pré-adolescentes, fato desconhecido na época. O financiamento inicial de Ivanov estava chegando ao final, mas ele esperava que, se conseguisse obter ao menos um híbrido, garantiria fundos futuros. Quando seu período terminou, Ivanov levou alguns primatas para Sukhum, uma estação de primatas com clima subtropical no território soviético.

Nessa etapa Ivanov tentou continuar seus experimentos, mas desta vez usando mulheres voluntárias que seriam inseminadas com o esperma de um orangotango macho, conhecido como Tarzan. Num primeiro momento, Ivanov estaria disposto a fazer os experimentos sem o consentimento das mulheres, mas foi vetado pela Academia de Ciências Russa. A única opção viável seria executar os experimentos em voluntárias.

Interessante notar que, ao mesmo tempo em que a Revolução Russa buscava uma sociedade sem classes, também buscava a igualdade entre os sexos. Mulheres deveriam ter participação política e liberdade para divórcio ou aborto. Milhares de jovens mulheres participavam das campanhas de emancipação promovidas pelo Partido Comunista. E foi nesse contexto que foi anunciada a necessidade de voluntárias para o experimento de Ivanov, o qual buscava mulheres "iluminadas pelo comunismo e livres de tabus supersticiosos". Ivanov e os cientistas da época ignoravam completamente que uma voluntária poderia se afeiçoar sentimentalmente ao bebê. Por incrível que pareça, Ivanov conseguiu uma voluntária.

Em carta destinada a Ivanov a voluntária se mostrava desesperada com problemas particulares e só via razão em existir ao servir a ciência. A análise microscópica do esperma de Tarzan mostrou espermatozoides ativos. Infelizmente, Tarzan morreu de forma inesperada de uma hemorragia cerebral. O experimento teve de ser adiado e novos animais foram requisitados.

Ivanov estava numa posição delicada. Se por um lado a revolução cultural russa tornou seus experimentos ideologicamente aceitáveis, por outro o colocava em risco pessoal. Ivanov era considerado um dos "tradicionais especialistas" e corria o risco de sofrer críticas políticas e repressão. De fato, Ivanov acabou sendo acusado e exposto por seus antigos assistentes, um padrão comum usado pelo partido para afastar antigos cientistas que haviam servido à aristocracia.

Os experimentos de Ivanov terminaram quando foi aprisionado pelo serviço secreto russo em 1930, acusado de atividades antirrevolucionárias. Foi liberado no ano seguinte, mas morreu com 61 anos sem ter publicado nada sobre suas tentativas de gerar um híbrido. Documentos referentes a isso ficaram esquecidos em antigos arquivos durante anos. Até que algum roteirista de Hollywood se interesse pela história, a grande maioria das pessoas não saberá nada sobre os experimentos de Ivanov.

Nas décadas seguintes diversos pesquisadores propuseram que esses experimentos fossem realizados, mas eles estavam cada vez mais impossíveis do ponto de vista ético: o que aconteceria se o experimento fosse um sucesso? O híbrido seria considerado humano ou animal? Poderíamos usar a definição de "humano" para os híbridos?

Uma vez que os humanos diferem-se de outros primatas pelo número de cromossomos, é possível que eventuais híbridos sejam estéreis. Hoje se sabe que, muito provavelmente, a inseminação de esperma humano em outros primatas não resulta em fecundação, pois o esperma humano é imunogênico, sendo atacado prontamente pelo sistema imune de primatas não-humanos. No entanto, o inverso pode não ser verdade. Aliás, hoje em dia a fertilização *in vitro* poderia, em tese, gerar embriões híbridos em laboratório e implantados diretamente no útero. Acredita-se que o embrião não conseguiria se desenvolver por muito tempo por causa da incompatibilidade genética. Apesar de termos cerca de 99% de nosso DNA semelhante ao dos chimpanzés, as duas espécies seguiram caminhos evolutivos muito distintos.

Muito provavelmente esses experimentos nunca foram realizados. O sentimento de aversão que surge na maioria das pessoas quando expostas a essa ideia não tem uma explicação clara. Parte disso parece estar ligada a um resíduo na crença de que o material humano é sagrado. Mesmo um dos maiores racistas de todos os tempos, Adolph Hitler, expressou indignação sobre possíveis experimentos de hibridização humana, acreditando que qualquer mistura levaria à degeneração da espécie.

Do ponto de vista científico, vejo pouco fundamento em tais experimentos. Mas o fato de que eles foram plenamente justificados por uma sociedade humana é um alerta que nos faz pensar; Valores morais não são estáticos.

PS: Aos que desejarem saber mais sobre vida e o legado de Ivanov, recomendo o artigo "*BeyondSpecies: Il'ya Ivanov andhisexperimentsoncross-breedinghumanwithanthropoidapes*" – KirillRossiianov, Science in Context 15(2), 277-16 (2002).

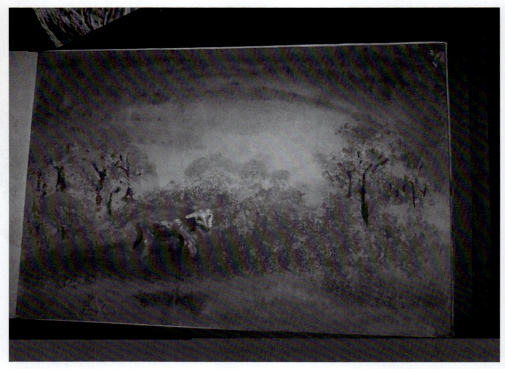

Ariel Vazquez Gicovate

# Papo animal

Durante um curto período da minha infância, lembro que confessava segredos de colégio ao meu único amigo canino, Rex. Antes de continuar, devo declarar que a originalidade do nome deve ser creditada ao meu irmão mais velho, primeiro responsável quando o assunto era o cão da família.

Rex sabia da menina de quem eu gostava e quem era o verdadeiro culpado por urinar na porta da sala dos professores, infernizando as freiras do colégio. O fato de saber que Rex jamais revelaria meus segredos era, certamente, confortável. Infelizmente, o cão não permaneceu conosco por muito tempo, insistia em cavocar os vasos da Dona Vitória.

Muitas pessoas cultivam esse desejo de se comunicar com animais. Imagine então se realmente pudéssemos ouvi-los responder. No último volume da famosa revista científica *Cell*, um grupo de cientistas alemães acredita que deu um pequeno passo nessa direção, ao criar um camundongo carregando um gene relacionado à linguagem humana (Enard, W. e colegas, *Cell*, 137: 961-971, 2009).

O gene em questão, o FOXP2, foi descoberto em 1998 porque, numa família inglesa, ele continha mutações que causavam um bloqueio na articulação da linguagem. A descoberta empolgou evolucionistas e estudiosos da linguagem, pois outros animais também possuem o gene FOXP2. No entanto, a versão humana difere da dos camundongos e chimpanzés na sequência do DNA, como se espera de um gene que tenha sido selecionado evolutivamente para ter um papel importante na linguagem. O que os cientistas fizeram foi substituir o gene do camundongo pelo gene humano usando técnicas tradicionais de engenharia genética.

Acredita-se que diversos genes contribuam para a linguagem humana, pois não só tivemos que modificar a anatomia de nossa garganta e cordas vocais como também usamos várias conexões cerebrais para formar e compreender sentenças e vocabulário durante uma conversa. Existem diversas evidências apontando para o fato de que a linguagem não é produto de um único gene. Assim, seria surpreendente se o camundongo com a cópia genética humana alterasse a forma como se comunica com outros camundongos ou mesmo modificasse algumas estruturas cerebrais envolvidas com a comunicação verbal. Pois foi exatamente isso que o grupo alemão diz ter conseguido.

Para começo de conversa a substituição do gene FOXP2 pela versão humana no camundongo não trouxe grandes alterações físicas ou fisiológicas no camundongo. Foram analisadas cerca de 300 características nos roedores, e elas simplesmente não são diferentes daqueles animais com a versão não-humana. No entanto, no cérebro, o grupo detectou uma pequena diferença na região conhecia como gânglio basal. Essa região está envolvida com o processamento da linguagem em humanos. Segundo os autores do trabalho, nos camundongos humanizados essa região do cérebro parece conter neurônios com estruturas mais complexas. Neurônios são células ultraespecializadas e bem diversificadas do cérebro. Alguns neurônios são simples e outros possuem uma arborização bem ramificada. Acredita-se que quanto mais complexo ou ramificado o neurônio, maior o número de conexões em que ele estaria envolvido.

E para saber se essas alterações possuíam alguma implicação funcional, o grupo usou um conhecido teste comportamental em roedores. Ao isolar os bebês-camundongo de suas mães, esses passam a emitir uma vocalização característica de alerta, apenas detectada por ultrassom. O som emitido é usado pela mãe como um auxílio para achar e identificar sua prole dispersa. O grupo alemão detectou que nos camundongos "humanizados", o grunhido emitido era ligeiramente diferente do produzido pelo grupo controle normal.

Parece fenomenal, não? Com mais de 20 milhões de diferenças entre o genoma de humanos e chimpanzés, a alteração de um único gene humano ser capaz de modificar a "fala" de camundongos é realmente intrigante. Tão intrigante que eu resolvi ler o trabalho para maiores detalhes e acabei me decepcionando. Talvez a principal razão do meu descontentamento seja que os principais resultados foram extrapolados de um número reduzido de amostras de neurônios em cultura. Ora, quando retirados os neurônios do seu ambiente natural no cérebro, esses estão sujeitos a diversos artefatos. Isso pode ser controlado e o grupo certamente usou controles adequados, mas as diferenças observadas são tão pequenas que me questiono se continuariam sendo significativas caso fossem aumentados os números amostrais.

Além disso, ao observar os resultados das outras figuras, noto estatísticas semelhantes, sugerindo que o grupo formou conclusões baseando-se em uma série de diferenças sutis, nenhuma individualmente forte o suficiente, o que diminuiu drasticamente meu entusiasmo pelo trabalho. O grupo fora liderado pelo respeitado pesquisador alemão Svante Pääbo, cuja reputação é mundialmente conhecida por trabalhos cientificamente bem fundamentados, como a publicação de partes do genoma do homem de Neandertal. Estaria esse trabalho apoiado nessa reputação ou será que os quase 300 resultados negativos sensibilizaram os editores? Será esse mais um caso de um trabalho da *Cell* impossível de se reproduzir?

Talvez alguns leitores achem que eu estou sendo muito duro com o trabalho, mas acredito que as implicações propostas pelo grupo alemão são de grande impacto e, portanto, devem passar por rigorosas críticas científicas. Enquanto a publicação aguarda a validação do tempo e o surgimento de novos modelos animais para estudar evolução humana, continuo a imaginar o que seria de mim se o Rex conseguisse algumas cópias humanas do gene FOXP2…

## Quando tudo dá errado

Não tinha desculpas, havia sido alertado anteriormente, horas antes, para ser mais preciso. A protuberante barriga de minha vizinha, que não via há anos desde que saí do país, não era gravidez. O tempo, a força da gravidade e algumas guloseimas a mais haviam transformado uma delicada e desejada barriguinha em um avantajado calo estomacal que insistia em não se esconder por detrás das roupas. O diálogo abaixo aconteceu tão logo eu desci do carro, após uma cansativa viagem pela Marginal Pinheiros,do aeroporto até em casa:

— Oi, Alysson, como vão as coisas no exterior? Soube das novidades...

— Tudo joia! E com você? Ouvi falar do casamento, mas não esperava que o filhote já estivesse tão adiantado (sim, apontei e ainda toquei levemente a barriga da vizinha, como se fosse um Buda perto da porta).

Dá para imaginar o embaraço da cena – como me saí dessa fica para uma outra vez. Por ora, confesso que eu me esforçara mentalmente para evitar a constrangedora situação e de nada havia adiantado. O pior aconteceu como se fosse o oposto do que eu desejasse.

Numa outra ocasião eu observava um pai ensinando o filho a andar de bicicleta pela primeira vez num parque de estacionamento. Após diversas tentativas o garoto finalmente havia adquirido o equilíbrio necessário para executar a complexa e tipicamente humana atividade de pedalar sem auxílio. Confiante o pimpolho se arriscava cada vez mais pelo amplo e absolutamente vazio espaço do parque que só era interrompido por um poste de luz no centro. Ao perceber a ousadia do filho o pai grita para que rodeie o parque, mas se mantenha afastado do poste no centro.

Como por mágica ou alguma força irônica do destino, a bicicleta do moleque começa a ir exatamente em direção ao poste. O pai grita para que desvie do poste. Mas, de novo, o oposto acontece e a bicicleta acerta em cheio o alvo improvável. Para aqueles que ainda não vivenciaram o drama de um selim no escroto, resta dizer que a dor e a vermelhidão nos testículos permanecem por um longo tempo.

As duas situações apresentam algumas características em comum. Primeiro tanto eu quanto o garoto estávamos nos esforçando mentalmente para evitar uma situação indesejada. Além disso, estávamos mentalmente ocupados, eu pelo cansaço da viagem e premeditando os próximos compromissos e o garoto concentrado em manter a velocidade, o equilíbrio, as orientações do pai etc.

Aparentemente o cérebro age de forma estranha quanto tentamos reprimir um determinado pensamento. Curiosamente o fenômeno é mais claro quando envolve situações sociais. O mais simples exemplo desse ato contraintuitivo acontece quando tentamos suprimir um pensamento, por exemplo, um elefante rosa. A imagem do elefante rosa inevitavelmente aparece na nossa mente e fica retornando pelo menos uma vez por minuto. Esse protótipo tem aplicações práticas.

Fumantes e alcoólatras sabem muito bem disso quando se esforçam para tentar largar o vício. O esforço para evitar o vício acaba por trazer à mente diversas razões para quebrar o hábito, o desejo torna-se mais forte. Notou-se que, aparentemente, esses erros irônicos ou contraintencionais ocorriam principalmente em situações de estafa mental ou estresse.

Para testar se isso realmente acontece um grupo de pesquisadores organizou o seguinte experimento: voluntários foram instruídos a não pronunciar uma determinada palavra enquanto tinham que ler diversas outras palavras em voz alta. Inevitavelmente o ato falho acontecia e cedo ou tarde a palavra proibida saía inconscientemente. Curiosamente esse tipo de experimento também funciona em plano físico.

Quando pessoas segurando um pêndulo tentam evitar que ele balance numa determinada direção o pêndulo acaba balançando justamente na direção não desejada. E, como predito pela teoria do processo irônico, o experimento funciona melhor quando os voluntários repetem o experimento contando 1.000 de trás para frente. O fenômeno já é conhecido nos esportes. No futebol as câmeras que filmaram a direção do olhar de um jogador instruído a evitar um canto do gol ao cobrar um pênalti, revelaram que eles acabam por se denunciar e miram justamente no canto a ser evitado. O mesmo efeito funciona no controle da dor. Normalmente pessoas expostas a estímulos dolorosos reportam níveis mais altos de dor quando a atenção esta focada na dor. O efeito irônico foi usado em situações experimentais e mostrou ser efetivo.

Apesar dos mecanismos neurológicos e evolutivos ainda nãos estarem claros, algumas coisas podem ser feitas para evitar traumas causados por esses atos falhos. Aceitar os sintomas ao invés de tentar lutar contra eles é uma solução. Terapias direcionadas para um melhor controle mental ainda não foram comprovadas cientificamente; é preciso cuidado ao extrapolar situações de laboratório para a vida real.

As pesquisas atuais indicam apenas que, em determinadas situações, é melhor evitar pensar no pior, evitando evitar pensamentos negativos. Complicado? Então a melhor opção é trabalhar sempre para se manter num contexto ou circunstância sem distração ou estafa mental, quando é preciso exercer algum controle mental. Acredite, é melhor não dar um fora do que tentar se livrar dele depois. Mais informações e referências sobre o assunto podem ser encontradas no trabalho de Daniel Wegner, "*How to think, say, or do precisely the worst thing for any occasion*", *Science*, 2009.

# A nova ciência do aprendizado

Aos 6 meses de idade, presenteei minha bela sobrinha com um laptop infantil. O portátil incluía um pequeno monitor, teclas de ação, músicas, voz e um pequeno mouse interativo. O que pode parecer estranho ou prematuro para alguns é, na verdade, parte de um emergente formato educacional. Nosso cérebro evoluiu para aprender e se adaptar a novos ambientes. Se criarmos o ambiente correto para uma criança, a mágica acontece.

Estudos sobre a psicologia infantil, neurociência do desenvolvimento, plasticidade cerebral e métodos computacionais de aprendizado estão convergindo para uma nova ciência do aprendizado que deve transformar as práticas educativas e pode trazer pistas sobre a origem da inteligência humana.

A evolução cultural, rara entre as espécies e abundante em humanos, provavelmente começou quando novas formas de aprendizado surgiram com a pressão seletiva sobre nossos ancestrais. O aprendizado humano difere das outras espécies pela quantidade e complexidade de informação que podemos assimilar e pelo grau de abstração que pode ser alcançado. O *Homo sapiens* é a única espécie que desenvolveu meios formais de aprendizado: professores, escolas, currículos etc.

Tanto o aprendizado humano quanto a evolução cultural consistem num curioso paradoxo adaptativo: humanos nascem imaturos. Bebês não sabem falar, caminhar ou usar ferramentas. Essa imaturidade tem um preço caro: para o bebê, que consome 60% da energia na formação do cérebro; e para os pais, que têm que cuidar do bebê a todo instante. Por outro lado, essa imaturidade também tem seu valor.

O atraso na maturação e crescimento de circuitos cerebrais permite que aprendizados iniciais influenciem o desenvolvimento da arquitetura neural de modo a suportar aprendizados futuros mais complexos. Simulações computacionais mostram que começar um processo de aprendizado com circuitos de baixa resolução permitem um aprendizado futuro mais eficiente do que começar com um sistema bem desenvolvido.

De fato, o aprendizado é mesmo computacional. Bebês e crianças com menos de 3 anos de idade usam estratégias estatísticas assimiladas por experiência para aprender sobre linguagem e efeito causal. Também se utilizam de distribuição de frequências para distinguir a fonética correta das palavras, usam probabilidade transacional para aprender a juntar as palavras na frase e usam covariações para inferir relações de causa e efeito no mundo físico.

No entanto, crianças não computam estatísticas de forma indiscriminada. Dicas sociais influenciam o que e quando aprender. Recém-nascidos são capazes de imitar gestos de outra pessoa como mostrar a língua e abrir a boca, mesmo nunca tendo visto sua própria face num espelho. Crianças em idade pré-escolar são mais motivadas a aprender com uma pessoa do que com um aparato inerte. Professores-robóticos aumentam a motivação e aprendizado das crianças caso apresentem características sociais. Aliás, isso também funciona para adultos – novas tecnologias sociais (Twitter, Facebook etc.) estimulam humanos pela capacidade de socialização. Ou seja, o aprendizado é um ato social que tem por base circuitos cerebrais unindo percepção e ação.

Tanto a parte social quanto a imitação estão sendo incorporadas em máquinas desenhadas para facilitar a aprendizagem de crianças. Não é uma tarefa fácil. O gol é programar um robó para agir e aprender como uma criança, por meio de observação e imitação. Essas máquinas seriam também usadas para estudar interação e como o aprendizado pode ser melhorado.

O reconhecimento de que o *input* correto no momento ideal pode influenciar o aprendizado de uma pessoa levou à prática de intervenções imediatas em crianças que correm o risco de se sair mal na escola, produzindo melhoras nas notas, no ajustamento social e sucesso econômico. Quanto antes se dá a intervenção, melhor.

A ciência do aprendizado também é aplicada para crianças com problemas mentais. Por exemplo, crianças autistas apresentam deficiências na capacidade de imitação e contato pelo olhar. Por isso acabam se privando das oportunidades de aprendizado pelo lado social, gerando uma cascata de problemas durante o desenvolvimento. Crianças autistas são atraídas por robôs humanoides com interatividade previsível, os quais estão começando a ser usados tanto no diagnóstico como na intervenção terapêutica.

As novas descobertas em diversas áreas estão formando princípios de aprendizado humano que já estão sendo incorporados em teorias de aprendizado e na arquitetura de ambientes educacionais. De forma recíproca, esse conhecimento está sendo usado para gerar novos tipos de experimentos. Tira-se disso que o componente social é imprescindível para o aprendizado. O que faz o elemento social ser um catalisador tão poderoso do aprendizado humano? Quais foram as forças evolutivas que selecionaram esse padrão? Podemos usar isso para melhorar nossa capacidade de aprender?

Crianças mais inteligentes pressupõem um mundo melhor. Tenho a impressão de que essa área vai dar um salto qualitativo nos próximos anos e será responsável por criar oportunidades para se imaginar as salas de aula do próximo século. Isto é, se for realmente necessário sala de aula (ou aula).

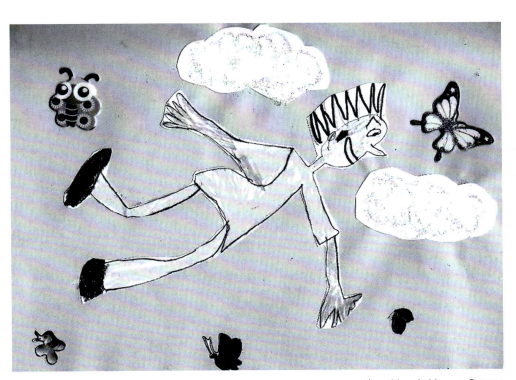
Juliana Macedo Menezes Fonseca

## Culturas impossíveis e a origem da crença na vida eterna

As habilidades mentais dos humanos e outros animais têm mais semelhanças do que diferenças. Nas últimas décadas aprendemos, por meio de diversos trabalhos científicos que os outros animais também são capazes de adquirir linguagem própria, produzir música, sentir empatia e passar ensinamentos. Temos então a impressão de que as diferenças culturais entre nossa espécie e as outras seriam apenas uma questão de profundidade.

Essa profundidade sugere que exista um contínuo cultural envolvendo espécies com habilidades tão refinadas quanto os humanos. Entretanto, não há evidências que suportem essa ideia. Compartilhamos cerca de 99% de nosso DNA com bonobos e chimpanzés e ainda assim somos culturalmente muito mais complexos que nossos ancestrais. Essa quebra na continuidade pressupõe um interessante paradigma científico: a possibilidade de culturas impossíveis. Essas culturas não teriam tido sucesso evolutivo por alguma razão (talvez por falta de ambientes ou circunstâncias ideais) ou teriam tido problemas em se sustentar, levando à extinção.

Exemplo dessa falta de contínuo pôde ser observado em "formas" de vida cambrianas. Durante o período Cambriano (cerca de 500 milhões de anos atrás), houve uma rápida e imprescindível explosão de novas formas de vida. O fato de tamanha variação ter aparecido num curto período sugere que o genoma tem uma enorme capacidade criativa, adaptando-se rapidamente a diferentes ambientes. Mesmo nessa explosão de formas de vida não encontramos um contínuo, sugerindo que outras forças impeçam a simples variação do que já existe. Isso pode até ser resultado de um empecilho físico, por exemplo. Voltemos agora à questão do contínuo cultural.

A data aproximada de quando ocorreu a revolução cultural humana não é um consenso entre os pesquisadores. Alguns sugerem que começou cerca de 800 mil anos atrás e teve seu pico há cerca de 45 mil. Esse período é associado com a geração de símbolos (matemáticos, artísticos e ritualísticos), uso controlado do fogo e ferramentas para usos múltiplos. Tomando-se que esse intervalo de tempo é irrisório numa escala evolucionária, e que essa expressão cultural humana emergiu rapidamente, a comparação com a explosão criativa do Cambriano é impressionante.

Alguma transformação genética deve ter acontecido, equipando os humanos com uma capacidade para gerar novas expressões culturais sem precedentes. Porém, da mesma forma que não se encontra o contínuo nas formas de vida do Cambriano, não encontramos o contínuo em diversas outras culturas. Algo aconteceu, impedindo que culturas hipoteticamente viáveis prosperassem em paralelo aos humanos. Será que o cérebro primata foi limitado de alguma forma a gerar outras formas de consciência?

A possibilidade de outras culturas intriga cientistas e escritores de ficção científica. Em quase todos os casos em que se cogitam situações ou ambientes onde outras culturas pudessem ter existido, assume-se implicitamente que essas teriam sido selecionadas positivamente. Mas isso pode não ser tão simples assim.

Entre as qualidades tipicamente humanas está a consciência do "eu" e a "teoria da mente" que permite uma intersubjetividade ou o entendimento das intenções dos outros. Já descrevi a teoria da mente em maiores detalhes numa coluna anterior ("A teoria da mente e a síndrome de Williams). Esses atributos podem ter sido selecionados positivamente por causa dos benefícios à comunicação entre os membros da espécie, facilitando a procriação, linguagem e outras atividades críticas aos humanos.

Mas talvez a questão real seja: por que esses atributos somente surgiram em uma espécie, apesar de milhares de outras oportunidades durante a evolução? Ora, os surgimentos da consciência humana e da teoria da mente deveriam trazer consigo a consciência da vida finita, da própria morte. Longe de ser útil, o medo da morte pode ser encarado como um beco sem saída evolucionário, pois inibe atividades de risco e as funções cognitivas necessárias para a sobrevivência dos indivíduos da espécie. Ninguém se arrisca se as chances de morrer são grandes.

Apesar de diversas espécies manifestarem indícios de consciência do "eu" (incluindo orangotangos, chimpanzés, golfinhos, orcas, elefantes e talvez alguns pássaros), a transição para um fenótipo tipicamente humano foi bloqueada por milhões de anos de evolução de mamíferos (e talvez aves).

Assim, a única forma de essas propriedades terem sido selecionadas positivamente seria caso emergissem simultaneamente com mecanismos neurais responsáveis pela negação da morte ou crença na vida eterna. A ideia da consciência da própria mortalidade, ou desconfiança da morte, já foi associada a mecanismos de sobrevivência da espécie humana, mas nunca sob a perspectiva da descontinuidade cultural.

Se essa lógica for verdadeira é correto pensar que outras espécies também tenham atingido um sofisticado grau cognitivo, com uma completa consciência do "eu" e teoria da mente, em algum momento da evolução. Mas acabaram por serem extintas, pois não conseguiram conciliar essa conquista evolucionária com o tremendo impacto negativo das consequências de saber que seriam, de fato, mortais.

Essa nova visão, a meu ver, nunca antes tinha sido proposta e deve revigorar debates sobre as qualidades humanas universais necessárias para explicar a grande descontinuidade cognitiva observada entre nós e outras espécies. Pode também explicar por que humanos acreditam em reencarnação, vida após a morte, rituais de morte, crendices, tendências suicidas e martírio.

Arrisco ir mais longe e dizer que esse momento ímpar da evolução humana foi ainda influenciado pelas interconexões neurais não definidas entre os dois hemisférios, levando a um cérebro semelhante ao sinesteta ou esquizofrênico (principalmente no que se refere a ouvir vozes "do além"). Da combinação desses fatores, ganhou a religião seu adubo mais fresco.

# Ardi: a descoberta mais impressionante de 2009

Qual seria a aparência do ancestral mais antigo do homem? Chimpanzé, a maioria diria. Pois bem, parece que nosso ancestral não era bem assim…

*Ardipithecusramidus* (ou "Ardi" para os íntimos) é considerado por muitos cientistas o mais antigo fóssil hominídeo já encontrado, datado de 4,4 milhões de anos atrás! Seu esqueleto foi exposto ao mundo em outubro, numa edição especial da prestigiosa revista científica *Science,* e está sendo considerada a descoberta do ano. Tim White, da Universidade de Berkley, e 47 outros pesquisadores demoraram mais de 15 anos para publicar esses achados. Mas por que Ardi é tão especial?

Ardi é um dos pouquíssimos esqueletos bem conservados de hominídeos. Cientistas acreditam que Ardi pode ser um dos nossos ancestrais mais antigos, após nossa divergência com chimpanzés.

Acredita-se que hominídeos e chimpanzés tenham divergido há aproximadamente 7 milhões de anos. Até a descoberta do esqueleto de Ardi, muitos paleontólogos acreditavam que nosso ancestral comum com chimpanzés seria mais parecido com chimpanzé do que com humano (análises de DNA indicam que atualmente o nosso parente vivo mais próximo é o chimpanzé, pois tem mais de 98% de similaridade como nosso genoma).

Realmente Ardi não se parece nada com Lucy, o ancestral humano mais antigo e mais estudado até então, com 3,2 milhões de anos. A surpresa é que Ardi também não se parece com chimpanzés. Ardi está mais para um tipo de híbrido com características bastante peculiares. Eu explico, mas antes vamos discutir um pouco sobre a história (ou melhor, pré-história) dos hominídeos e sua importância na árvore evolutiva humana.

Hominídeos são nossos primeiros antepassados bípedes. Repare que, para ser caracterizado um hominídeo, o esqueleto fóssil tem que demonstrar habilidade de caminhar sem o auxílio das mãos. Chimpanzés não são capazes de andar por longas distâncias em duas pernas. Na verdade, nenhuma outra espécie de primata é bípede a maior parte do tempo como nós. Evidências fósseis e rastros de pegadas preservadas indicam que o bipedalismo ocorreu assim que a linhagem humana divergiu dos antigos macacos africanos.

Alguns cientistas acreditam que o bipedalismo foi essencial para o desenvolvimento da cultura humana, pois liberou nossas mãos para carregar grandes quantidades de comida além de possibilitar a manipulação de ferramentas. Análises do esqueleto fossilizado de Ardi indicam que sua bacia tem capacidade de equilíbrio para caminhar com 2 pernas e há evidências de que a posição de sua cabeça era ereta e não curvada para frente, como nos chimpanzés.

Outra evidência do bipedalismo em Ardi veio da reconstituição dos ossos da mão. Concluiu-se que a estrutura dos ossos é bem mais frágil do que o observado em chimpanzés, que têm adaptações específicas para subir em árvores e caminhar apoiados nos ossos do metatarso. Essa característica pode indicar que as adaptações desenvolvidas por chimpanzés na mão e pulso provavelmente ocorreram após a divergência com humanos.

Em que o Ardi se diferencia dos humanos, então? Ardi tem o polegar opositor aos dedos da mão, como humanos modernos e como Lucy, mas também possui o polegar opositor aos dedos do pé. Essa característica facilita a caminhada e movimentação em ambientes como galhos de árvores. A presença do polegar opositor no pé não é observada em humanos modernos e nunca tinha sido observada em nenhum outro hominídeo até então.

Ainda que não totalmente confirmada, essa observação modifica a nossa visão do ambiente em que os antepassados dos humanos viviam. De acordo com C. Owen Lovejoy, outro autor envolvido no projeto, os primeiros ancestrais dos humanos não moravam nas Savanas, como anteriormente previsto, mas sim em florestas.

Em resumo, as interpretações do grupo de Tim White levantam muitas questões interessantes sobre nossos ancestrais, mas principalmente nos fazem rever a forma de pensar sobre a evolução dos primeiros hominídeos. Aparentemente, não adianta simplesmente olhar características dos chimpanzés modernos e assumir relações evolutivas entre nós. Os chimpanzés também evoluíram 6 a 7 milhões de anos até os dias de hoje. Mais recursos têm que ser investidos para estudar a árvore evolutiva dos chimpanzés – até hoje poucos fosseis foram encontrados.

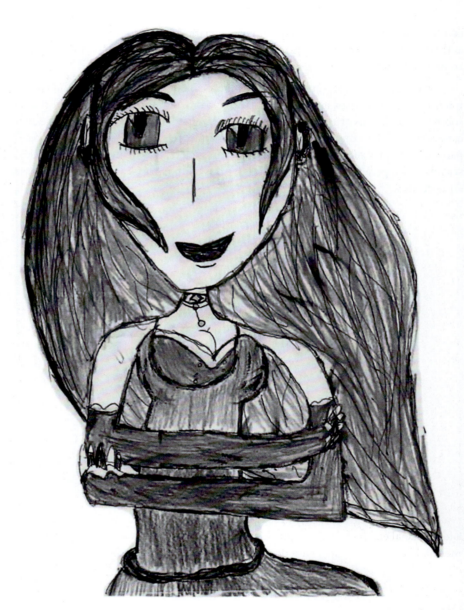

Bora Mari

# Por que algumas mulheres parecem mais jovens que outras?

"Como é triste! Tornar-me-ei velho, horrível, espantoso. Mas este retrato permanecerá sempre jovem. Se ocorresse o contrário! Se eu ficasse sempre jovem e esse retrato envelhecesse! Por isso eu daria tudo! Daria até a minha própria alma!"

É com esse pensamento que Dorian Gray, o famoso personagem de Oscar Wilde, vende sua alma em troca de uma eterna imagem jovial, deixando para seu retrato as marcas do tempo. Mas o que parece o sonho de muitos, torna-se um grande pesadelo para Gray.

A vaidade humana já estimulou diversos debates filosóficos sobre padrões sociais de beleza. A eterna busca da juventude e o desejo de muitos de parecer mais jovens do que a idade cronológica movimenta uma gigantesca indústria de cosméticos e afins.

A capacidade humana de estimar a idade, baseando-se apenas na face de uma pessoa, parece ter consequências evolutivas, como por exemplo, durante a escolha do parceiro sexual. Essa estimativa visual tem um apelo social evidente – basta olhar para o bombástico número de propagandas e novos produtos de beleza que prometem retardar o envelhecimento, lançados no mercado constantemente.

Além disso, alguns trabalhos já demonstraram que a idade visual funciona como um biomarcador para diversas doenças, independentemente da idade cronológica (Christensen e colegas, *Epidemiology*, 2004). No entanto os fatores responsáveis pela forma como julgamos a idade de uma pessoa pelo seu aspecto visual não são conhecidos. Não sabemos também como a genética e o ambiente contribuem para gerar essa idade visual.

Uma forma de se estudar como fatores físicos da face podem influenciar a capacidade de estimar a idade pelo aspecto visual é por meio de fotografias modificadas. Alterando-se fotografias de pessoas, pode-se focar em determinado aspecto físico (cor do cabelo, composição da pele etc.), eliminando a influência de roupas, gestos ou outros tipos de distração visual ou social.

Recentemente, um grupo de pesquisa internacional estudou a idade estimada por meio da aparência facial em 102 pares de gêmeas dinamarquesas com idades entre 59 e 81 anos (Gunn e colegas, PloS ONE 2009). O grupo também incluiu outros 162 pares de gêmeas inglesas com idades entre 45 e 75 anos. Fotografias das faces das irmãs foram apresentadas para observadores neutros, que estimavam a idade de cada uma. Em alguns casos a idade facial estimada variava consideravelmente entre as irmãs gêmeas, obviamente com a mesma idade cronológica. Para descobrir quais os fatores responsáveis por essa discrepância os autores geraram imagens sobrepostas das irmãs, procurando pelas diferenças físicas entre as duas.

Algumas dessas irmãs eram gêmeas idênticas (monozigóticas) e, portanto, dividem o mesmo material genético. Outras irmãs que participaram do trabalho eram gêmeas não idênticas, dividindo apenas metade do material genético, como irmãs nascidas em datas distintas. Com esse tipo de ferramenta em mãos foi possível concluir quais fatores eram influenciados geneticamente, pelo ambiente ou por ambos. As imagens compostas das gêmeas apresentaram algumas diferenças como a cor da pele e volume dos lábios. As diferenças observadas nas gêmeas idênticas foram classificadas como variações influenciadas pelo ambiente e nas gêmeas não idênticas como variações genéticas.

Os resultados da pesquisa mostraram que marcas de expressão na pele, cabelos cinza e volume dos lábios estão significativamente associados à estimativa da idade visual das mulheres. Cada um desses fatores funciona de forma independente dos outros. A aparência de danos causados pela superexposição a luz solar também influencia a estimativa da idade visual, primariamente pela conexão direta com o surgimento de rugas e dobras na pele.

Imagens criadas a partir de mulheres que pareciam mais novas ou mais velhas do que a idade real indicaram que a estrutura do tecido subcutâneo pode ser parcialmente responsável pela variação encontrada nas estimativas iniciais entre as gêmeas. Análises das características herdadas revelaram que pontos de pigmentação, dobras na pele e danos causados pela luz solar são fatores que podem ter influência equilibrada entre genética e ambiente. Já os cabelos grisalhos, tamanho da testa e volume dos lábios parecem ser exclusivamente determinados pela genética. Cabelos fracos e finos mostraram ter mais influência ambiental do que genética.

Esses dados sugerem que mulheres com aparência mais jovem do que a idade real têm lábios mais volumosos, evitam superexposição à luz solar e possuem fatores genéticos que as protegem contra o surgimento de cabelos cinza e dobras de pele. Os resultados também mostraram que a idade perceptual é um melhor biomarcador de pele, cabelo e envelhecimento da face do que a própria idade cronológica.

Apesar de bem interessantes, existem alguns cuidados que devemos ter antes de afirmar que esses resultados se aplicam a todas as mulheres. Primeiro a população estudada é restritamente caucasiana e não existe suporte que os dados se aplicariam para outros grupos étnicos. Também não podemos afirmar que os resultados se manterão válidos em outras faixas etárias. Além disso, sabe-se que fatores não estéticos, como o estado civil, classe social e depressão influenciam a estimativa visual da idade em mulheres (Rexbye e colegas, Ageing 2006).

Mesmo assim, o trabalho confirma alguns fatores que, intuitivamente, já eram normalmente associados ao envelhecimento. Também traz uma interessante análise do que parece ser influência genética e/ou do ambiente. Alguns desses fatores parecem que são herdados de forma conjunta, sugerindo uma eventual seleção evolutiva. É possível que, num futuro distante, as informações genéticas e ambientais que influenciam a beleza sejam conhecidas e sujeitas a manipulação. Aí, com certeza, o mercado cosmético vai oferecer um produto comparável à maldição de Dorian Grey. Resta saber se vamos optar por permanecer jovens para sempre ou se vamos preferir a beleza intrínseca de cada idade.

# Caranguejo samurai e o futuro do homem

A manhã chegou fria e cinza com ondas que previam a chegada da tempestade. O ano é 1185 e com os navios chegavam sussurros de vozes humanas numa pequena baía ao sul do Japão, conhecida como Dan-no-ura. O imperador Antoku, então com aproximadamente 9 anos de idade, avistou as bandeiras nos navios e logo compreendeu que iria morrer, assim como milhares de outros que viviam sob seu comando.

Foram quase 50 anos até esse confronto. De um lado os Heike da Casa de Taira; de outro os guerreiros Genji do clã Miyamoto. A disputa era, nada menos, pelo controle do mundo (ou pelo menos do mundo conhecido na época). Ambos se achavam com direitos ancestrais ao trono imperial. De um lado mil navios de Heike lotados de samurais prontos para a luta. De outro, três mil navios de Genji estrategicamente mais bem colocados.

A avó de Antoku Nu recolhe o pequeno imperador em seus braços e o leva para um outro reino, no fundo do mar, eliminando o último suspiro de esperança dos Heike. Muitos samurais Heike, leais ao seu imperador, optam por se atirar ao mar, morrendo afogados. O massacre que aconteceu em seguida foi rápido e brutal, consagrando os Genji como futuros governantes do Japão.

A história acima é real. A vitória dos Genji marca a transferência do poder da aristocracia para a classe guerreira, começando o período de liderança militar japonesa, ou shogunato. Toda a armada Heike foi destruída – só sobreviveram algumas mulheres. Essas damas da corte imperial viram-se forçadas a prestar favores aos pescadores da costa, perto do palco da batalha. Interessante notar que os pescadores dizem que os samurais Heike continuam vivos no fundo do mar, sob a forma de caranguejos.

De fato, encontram-se neste local caranguejos com marcas e recortes que se assemelham ao rosto de um samurai Heike. Quando coletam esses caranguejos os pescadores não os comem, mas os retornam ao mar, em respeito aos trágicos acontecimentos de Dan-no-ura.

Mas como é que a cara de um samurai foi aparecer na carapaça de um caranguejo?

Uma das explicações parece ser que essa característica é consequência direta da influência humana. As marcas da carapaça dos caranguejos são hereditárias. Tal como nas pessoas, existem muitas linhas genéticas nos caranguejos, contribuindo para uma enorme diversidade de formas. Imagine agora que entre os antepassados desse caranguejo surja por acaso um indivíduo que se assemelhe a um rosto humano.

É possível que os pescadores ao se depararem com essa forma relutem em comê-los, devolvendo-os ao mar. Seja por respeito ou sentimentos anticanibalismo, essa seleção dos pescadores inicia um curioso processo evolutivo: caranguejos normais servirão de alimento aos humanos e a linhagem terá menos chances de deixar descendentes. Por outro lado, caranguejos que se assemelhem a um rosto humano serão devolvidos intactos e terão maiores chances de gerar outros da mesma linhagem.

Imagine esse processo repetindo-se ao longo de muitos anos, diversas gerações de caranguejos e de pescadores. Vemos a sobrevivência preferencial de caranguejos com face humana caminhando com a transmissão cultural humana, histórias da batalha de Dan-on-ura e lealdade de seus samurais. Num determinado momentos só restariam caranguejos não apenas com uma face humana estampada nas costas, mas com a face de um furioso samurai Heike do Japão medieval. Repare que em nenhum momento a seleção fora baseada em alguma característica vantajosa para os caranguejos samurais. A seleção foi imposta do exterior, realizada inconscientemente pelos pescadores – e sem qualquer premeditação da parte dos caranguejos.

Existem controvérsias a respeito das causas reais da seleção dos caranguejos Heike. É possível que outras forças evolutivas, desconhecidas do homem, atuaram na seleção. As "bochechas" e outras características humanas observadas na carcaça do animal servem para determinados fins e não são meramente decorativas. Algumas fissuras são locais de inserções musculares, que podem ter sido requisitadas durante algum outro processo seletivo. Além disso, existem outras culturas orientais que também associam a forma de caranguejos com faces humanizadas, como no termo chinês KeuiLienHsieh (caranguejo com face de demônio).

De qualquer forma, a saga dos caranguejos Heike é um potencial exemplo do processo de seleção no qual certas linhagens sobrevivem não por causa de forças da natureza, mas pela intenção humana. Esse caso específico é conhecido por biólogos e foi amplamente difundido por Carl Sagan em um episódio de "Cosmos" (alguém lembra?).

Na verdade, é apenas um dos milhares de exemplos desse tipo de seleção artificial, na qual os homens decidem quais tipos de organismos sobreviverão no futuro. Hoje em dia a seleção artificial é conscientemente utilizada em microbiologia, genética e biotecnologia para a descoberta e desenvolvimento de novas drogas, por exemplo.

Fora dos laboratórios o homem também modifica o ambiente a todo o momento e nem sempre de forma consciente. Ainda não compreendemos as consequências de nossas ações no ambiente. Ações corriqueiras como o uso de detergentes, plásticos etc., influenciam o ecossistema e vão direcionar as espécies que vão habitar o planeta no futuro.

Interessante notar que, mesmo com tanta capacidade mental e tecnológica, o homem corre o risco de não estar entre as espécies selecionadas, gerando a própria extinção.

# Pornografia contra o crime

Dados científicos sugerem que toda vez que o uso da pornografia por uma determinada sociedade aumenta, a taxa de criminalidade diminui. Seria a pornografia então boa para a sociedade? Deixe seus preconceitos de lado e leia este texto para tirar suas próprias conclusões.

Pornografia é uma característica genuinamente humana. Sempre existiu, desde as sociedades mais antigas. Entretanto, nem sempre foi vista como algo marginal. Em algumas sociedades a pornografia era vista como uma forma de atingir um contato "divino". No caso da sociedade de Kajuraho, na Índia, historiadores chegam a avaliar que o espírito de harmonia da sociedade foi dizimado pela invasão muçulmana, cuja religião não tolerava certos comportamentos "lascivos".

Não sabemos quais são as pressões seletivas para a manutenção da pornografia entre os humanos. Nenhum outro animal recorre à pornografia. Mesmo assim existem evidências de que a ela teria um impacto estimulante em alguns outros primatas – e até relatos de estimulação da atividade sexual de pandas em cativeiro.

## Estímulo ao crime ou válvula de escape?

A maioria das pessoas já viu e tem uma opinião formada sobre o assunto. E a maioria das opiniões é negativa, sob o argumento que o acesso ao conteúdo pornográfico afeta a ordem social, estimulando estupros e outros crimes sexuais. Ou, ainda que não estimule o crime, degrada a visão da mulher. Extremistas acham que a pornografia deveria ser considerada ilegal.

A visão contrária argumenta que a pornografia é parte da expressão de fantasias individuais e que pode inibir a atividade sexual, agindo de forma positiva na contenção de crimes sexuais. Segundo essa visão, a pornografia oferece uma forma imediata de satisfação do desejo sexual (masturbação), servindo como substituto a outras atividades ilegais ou perigosas. Algumas feministas ainda defendem que a pornografia não prejudica a imagem da mulher e na verdade libera de restrições sociais machistas.

Há muita especulação das duas partes. Será que existem fatos científicos para comprovar uma visão ou outra? Interessante notar que nas últimas décadas diversos dados foram publicados sobre investigações científicas a respeito do impacto da pornografia em crimes sexuais e atitude contra mulheres (abaixo há uma lista com 9 desses estudos). Em todos os artigos publicados, pesquisadores relatam que o aumento da pornografia está diretamente relacionado com a queda ou estabilidade dos crimes sexuais em diversas sociedades.

## Adesão democrática

Com o vasto acesso à pornografia não é difícil realizar estudos populacionais. A pornografia está em toda parte. Cerca de 40 milhões de adultos visitam sites "especializados" diariamente, baixando conteúdo pornográfico mesmo no ambiente de trabalho. Isso não é restrito à população masculina: só em setembro de 2003, 9,4 milhões de mulheres acessaram sites pornográficos. Esses números crescem anualmente. A indústria pornográfica fatura mais do que a Microsoft, Google, Apple e Amazon juntas.

Para examinar o efeito do uso de material pornográfico, pesquisadores costumam expor pessoas à pornografia e avaliar diversas reações, como alterações de comportamento ou atitude. Também costumam entrevistar criminosos e vítimas sexuais para determinar se tais materiais podem ou não ser associados ao crime. Surpreendentemente, nenhum estudo jamais constatou relação de causa ou mesmo um vínculo de contribuição positiva entre crime e pornografia.

Dados nos EUA mostram que o índice de crimes sexuais tem declinado drasticamente desde 1975, particularmente na faixa etária de 20 aos 34 anos, idades mais propensas a usar a internet em busca de pornografia. Dados semelhantes foram encontrados por pesquisadores da Dinamarca, Suécia, Alemanha, Japão, Croácia, China, Polônia, Finlândia e República Tcheca.

## Crime e repressão sexual

As pesquisas também desmistificaram a alegação de que indivíduos que praticaram crimes sexuais eram inveterados colecionadores de material pornográfico. A correlação não tem força significativa, uma vez que a grande maioria das pessoas já esteve em contato com material pornográfico em algum momento da vida.

Novamente as pesquisas surpreendem: na população carcerária, estupradores têm maiores chances de terem sido reprimidos por usar material pornográfico do que os não-estupradores. Além disso os estupradores tiveram contato com material pornográfico em idades mais avançadas do que a população em geral.

A única correlação positiva encontrada para perpetradores de crimes sexuais foi a de estarem associados a grupos de religião rigorosa e repressiva. Consistentemente a pesquisa concluiu que estupradores e molestadores de crianças usam menos pornografia do que a população masculina em geral.

## Tolerância e receptividade

Com relação à atitude contra a mulher, os dados revelaram que homens que já viram filmes pornográficos são significativamente mais tolerantes e receptivos a mulheres do que aqueles que nunca viram. Outro dado interessante indica que tanto homens como mulheres que tiveram acesso a materiais pornográficos são menos sexistas. Nunca foi encontrada qualquer evidência sugerindo que o uso de pornografia altera ou causa uma atitude negativa em relação ao sexo oposto.

Diversos casos de divórcios utilizam o uso de material pornográfico para justificar abuso contra uma das partes. No entanto não existe evidência alguma de que a pornografia realmente causou abuso ou dano ao parceiro.

É verdade que não existe liberdade que não possa ser utilizada de forma negativa. E isso vale para tudo. Mas o abuso de alguns não pode ser usado como argumento para restringir a liberdade da população inteira. Imagine o caos carcerário se a pornografia fosse declarada ilegal. Imagine como deve ser alto o índice de crimes sexuais em sociedades fechadas, regidas por uma forma de religião opressora ou que enxerga na pornografia a obra do "demônio" e não dos próprios humanos.

## Fontes de consulta dos dados apresentados

1. Christensen, FM. *Pornography: The other side*. New York: Praeger, 1990.

2. Diamond, M. *The effects of Pornography: an international perspective*. Promoetheus Press, 1999, pgs. 223-60.

3. Goldstein, MJ e Kant, HS.*Pornography and sexual deviance.A report of the legal and behavioral institute*. Berkeley, University of Califórnia Press, 1973.

4. Green, R. *Variant forms of human sexual behaviour*. Cambridge University Press, 1980.

5. Kutchinsky, B. *Pornography and Rape: Theory and Practice – Evidence from crime data in four countries where pornography is easily available*. Int. J. Law Psychiatry, 14, 1991.

6. Popovic, M. *Establishing new breeds of (sex) offenders: science or political control?*Sexual and relationship therapy, 22, 2007.

7. Strossen, N. *The Perils of pornophobia.*The Humanist, 55, 1995.

8. Tovar, E., e colegas. *Effects of pornography on sexual offending.*Prometheus Press, 261-78, 1999.

9. Diamond, M. *Pornography, public aceeptance and sex related crime: a review*. Int. J. Law Psychiatry, 32, 2009.

# Amizade com obeso eleva chance de também ficar obeso em 171%

A obesidade aumentou substancialmente nos últimos 30 anos, gerando diversas hipóteses sobre o fenômeno mundial. Talvez uma das mais criativas que já ouvi é a de que a obesidade seria transmitida por uma forma de contágio social. Estariam os seus amigos te deixando gordinho? Por incrível que pareça, a resposta parece ser positiva.

A ideia de redes sociais influenciando no comportamento humano vem de um colega meu na Universidade da Califórnia em San Diego, James Fowler, e de seu colaborador de Harvard, Nicholas Christakis. Juntos, desenvolveram uma série de pesquisas sobre o assunto e publicaram os resultados no livro *Connected*, que recomendo com veemência.

Os resultados mostram que se uma pessoa fica obesa, as pessoas relacionadas com ela aumentam significativamente as chances de também ficarem obesas. Surpreendentemente, o maior efeito não é entre pessoas da mesma família ou que vivem na mesma casa, mas entre amigos. Não aquele conhecido, ou colega superficial, mas aquele que tem um significado real para você.

Se seu melhor amigo torna-se obeso suas chances de também ficar obeso nos próximos dois anos aumentam em 57%. Caso aquela pessoa também o considere como um melhor amigo, a probabilidade salta para 171%. Entre irmãos, a chance de um ficar obeso caso o outro engorde é de 40%, e entre casais, de 35%. Pessoas do mesmo sexo têm mais influência sobre a outra do que pessoas do sexo oposto.

Os resultados saíram de um banco de dados de outra pesquisa, sobre as chances de doenças cardíacas, com dados acumulados durante 32 anos e que envolveu 12.067 adultos. Os autores conseguiram mapear as conexões sociais desses indivíduos, elaborando a base para o estudo da obesidade. Desse mesmo banco de dados puderam concluir que a diminuição do tabagismo não foi responsável pela epidemia de obesidade nos Estados Unidos.

As causas dessa observação também foram investigadas. Uma das razões excluídas foi a de que nos pareamos com pessoas fisicamente parecidas, com peso semelhante. Efeitos contextuais, como geografia, presença de uma academia ou McDonald's na esquina também foram eliminados. O impacto das redes foi independente de a pessoa morar no mesmo continente ou na mesma vizinhança. O efeito parece ser mesmo causal e não apenas consequência do ambiente.

A explicação parece estar no inconsciente do que denominamos "obeso". De alguma forma, o cérebro interpreta a norma de saúde baseando-se naqueles com quem interagimos. Essa interpretação influencia no quanto comemos, nos exercitamos ou mesmo o que consideramos estar fora do peso ideal. Isso mostra que as redes sociais parecem muito mais fortes do que imaginamos, superando até mesmo a ação da mídia.

Fowler tem confirmado seus achados usando ferramentas online de redes sociais como o Facebook. Ele usa as fotos dos usuários para estimar o índice de gordura da pessoa e os amigos para montar e analisar a rede. Até agora os dados estão aparentemente confirmados em diversas partes do mundo, dando suporte à influência social no controle do peso.

As implicações dessas conclusões são profundas. Os efeitos da rede são observados mais nitidamente nos três primeiros níveis de separação (no amigo do amigo do amigo). Decisões de saúde devem, portanto, considerar esse tipo de dinâmica. Assim, quando ajudamos uma pessoa a perder peso, estamos na realidade ajudando outras ao mesmo tempo. Perder peso em um grupo de amigos também parece ser mais eficiente do que tentar sozinho. O mesmo vale para parar de fumar, começar a prática de exercícios etc. Outra implicação é que não só a obesidade é contagiosa socialmente, mas também a magreza.

Mas tudo em biologia é mais complexo do que se imagina. Uma nota aos leitores que saíriam correndo para cortar a intimidade com os amigos gordinhos: cada amigo que você tem, independente do peso, contribui para transformá-lo em uma pessoa mais feliz e viver mais tempo. Mais vale ajudar o seu amigo a perder peso do que perdê-lo de vez.

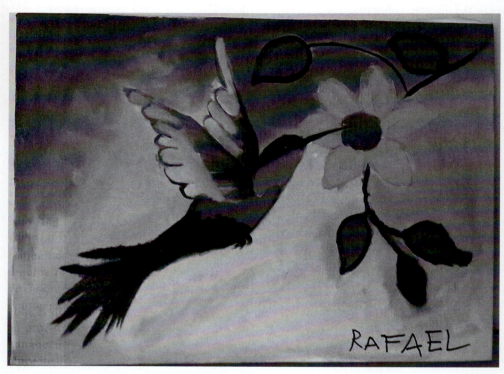

Rafael Tatsuya Sataka

# A origem da religião e o nascimento dos deuses

Para Charles Darwin a origem da religião não era segredo. "Assim que os importantes traços cognitivos relacionados à imaginação, questionamentos e curiosidade juntam-se ao poder do raciocínio, o homem passa a desejar a conhecer as razões dos fenômenos que o cercam, especulando vagamente sobre sua própria existência..." escreveu Darwin em *The Descent of Man*, na minha tradução livre.

No entanto, a "fé" sempre causou perplexidade a Darwin. Toda sociedade humana teve deuses. Sejam góticos, mitológicos ou maias, eles sempre estiveram presente. Em todas as culturas os homens colocam esforços significativos na elaboração de catedrais, rituais. Sem nenhuma vantagem aparente na sobrevivência ou reprodução da população. Então, por que e como a religião surgiu?

Não existe consenso entre os especialistas, mas novas ideias estão surgindo com a junção das disciplinas de arqueologia e estudos da mente. Esse campo emergente explora a hipótese de que a religião seria uma consequência natural da mente humana. Ou seja, os caminhos evolucionários que teriam criado nosso sofisticado cérebro, também teriam sido responsáveis pela crença no sobrenatural.

A afirmação é baseada em dados recentes que sugerem que os humanos teriam a tendência de procurar sinais de "agentes", ou mentes como a nossa, no mundo natural. Em paralelo, arqueólogos buscam indícios de religião através da relação com outra atividade cognitiva humana: o comportamento simbólico levando a sociedades mais complexas. Esses dois campos têm se desenvolvido muito, mas a distância entre as evidências físicas arqueológicas e os modelos teóricos da neurociência ainda é enorme.

Por meio de objetos achados durante escavações arqueológicas, cientistas tentam unir o uso de símbolos com a emergência da espiritualidade humana. Cerca de 100 mil anos atrás, povos no sul da África, nas cavernas de Blombos, rabiscaram figuras geométricas em alguns objetos. Apesar de não ser possível associar esses registros com religião, é razoável pensar que o pensamento simbólico seria um pré-requisito para o comportamento espiritual.

Num período próximo, cerca de 95 mil anos atrás, encontrou-se esqueletos humanos em Qafzeh, Israel, sugerindo rituais de velório. Neandertais, há uns 65 mil anos atrás, também velavam seus mortos em algumas circunstâncias. Seriam essas as primeiras evidências de uma angústia metafísica?

Talvez tudo isso seja muito subjetivo para alguns, mas as pinturas dos caçadores da era do gelo são mais convincentes. Cerca de 30-35 mil anos atrás na Europa, temos o florescer do expressionismo simbólico, no período conhecido como a explosão do Paleolítico Superior.

Pinturas bem realísticas, retratando criaturas – meio-homem meio-animal – foram encontradas nas paredes das cavernas de GrotteChauvet, na França. Também foram achadas pequenas esculturas em cavernas da Alemanha, incluindo uma "Vênus" e três "Homens-leão", os primeiros seres quimeras.

A tal da Vênus ilustra bem a dificuldade em se conciliar as interpretações dos pesquisadores. Se por um lado a mulher sem cabeça, com seios fartos e uma detalhada genitália é considerada como uma deusa da fertilidade, por outro lado, outros a consideram um típico exemplo de "paleopornô". Afinal, assim como a religião, a pornografia também sempre esteve presente em qualquer sociedade humana.

Ainda seguindo pistas arqueológicas, templos de 11 mil anos foram achados em GobeklyTepe, na Turquia. Ali encontraram-se diversas esculturas de animais selvagens, indícios de velórios e de remoção do crânio. Mesmo assim, é difícil vincular esses achados à adoração a deuses, a não ser que as culturas comecem a chamá-los por nomes específicos. Nesse caso, nos resta as culturas literárias da Mesopotâmia e Egito, cerca de 5 mil anos atrás. Nesses impérios fica claro o poder e temor aos deuses nas escrituras.

## Teriam sido doutrinados a crer ou já teriam nascidos crentes?

Segundo as novas ideias que estão emergindo de um modelo de religião cognitivo, humanos seriam tão especializados em compreender sinais e desejos de outros que se tornaram supersensíveis a "agentes" causadores. Essa sensibilidade seria uma consequência de uma hipertrofia cognitiva social, criando uma tendência em nosso cérebro de atribuir eventos estocásticos ou fenômenos naturais a outro ser. Seríamos intuitivamente teístas por natureza.

Pesquisas recentes têm mostrado que crianças em idade pré-escolar preferem explicações teológicas a científicas no que se refere a fenômenos naturais. Quando questionadas se as pedras seriam pontiagudas porque são constituídas por pequenas quantidades de matéria ou para proteção de animais que queiram sentar-se nelas, as crianças optam pela última explicação. Elas buscam uma qualidade animada para a pedra.

O valor de estudar isso em crianças é que elas podem distinguir melhor o que é inato do que é cultural. Mas é interessante notar que testes semelhantes, feitos em adolescentes sob pressão de responder rápido, resultaram em dados semelhantes. Pode ser que, sob pressão, nosso cérebro haja instintivamente, optando por explicações não-tecnicistas.

Essa disposição criacionista ecoa junto com outra tendência do cérebro humano: nosso supersensível detector de "agentes", isto é, a capacidade de procurar por seres racionais mesmo em objetos inanimados. Num clássico experimento da década de 40 psicólogos notaram que pessoas assistindo animações de círculos, triângulos e quadrados tinham a inclinação de associar as formas geométricas a personagens, até mesmo criando narrativas em eventos aleatórios.

É o famoso barulho no meio da noite. Pensamos logo: quem está aí? É uma pergunta que surge quase instantaneamente. A tendência de procurarmos um agente pode ter sido programada em nosso cérebro pela evolução através de uma seleção natural que favoreceu falsos positivos. Afinal, um barulho no meio da noite pode muito bem ser um ladrão (ou um leão), nos colocando em estado de alerta.

Logicamente isso está longe de ser uma explicação para a crença em deuses ou espíritos. Outra peça cognitiva que se encaixa perfeitamente nessa ideia vem da "teoria da mente" (conceito já discutido em colunas anteriores). A teoria da mente nada mais é do que a capacidade que temos de entender que um outro ser também tem uma mente, com intenções, desejos e crenças dela mesma.

Essa capacidade é desenvolvida com o tempo, sabe-se que só a adquirimos por completo depois dos 5 anos de idade, e nos auxilia a navegar nas complicadas relações sociais humanas. Enquanto o cérebro de um chimpanzé esta programado para lidar com relações pessoais num grupo de 50 indivíduos, o humano pode encarar até 150 pessoas.

Mas se já suspeitamos que um agente é o responsável por um evento misterioso, estamos a um passo pequeno para começarmos a imaginar que esse agente tem uma mente que funciona de forma semelhante à nossa. Oras, é lógico que o ladrão tropeçou no meio da noite procurando algo para roubar. Elevando-se esse conceito a uma dimensão mais sofisticada, chegamos a uma rica representação do que deve ser a mente de um Deus. Passamos a atribuir desejos, paixões, ódio e vingança a um "agente-Deus", da mesma forma que as sentimos.

Além disso devemos estar também programados para não aceitar a morte da mente. Experimentos com crianças, mostrando um boneco de rato sendo engolido por um boneco de jacaré, mostrou que elas entendem a morte carnal, isto é, compreendem que o rato não precisa mais se alimentar, por exemplo. Mas falham em identificar a morte da mente.

Continuam a achar que o rato pode ter fome ou que estaria preocupado com seu irmão, indicando a persistência do estado psicológico, mas não físico. A separação da mente e corpo é comum em muitas religiões, retratada na vida após a morte ou reencarnação, sugerindo que talvez seja um fator humano universal na sua essência.

Nosso cérebro social pode explicar porque crianças são atraídas por animais falantes e fadas voadoras, mas religião é muito mais que isso. Derivar crenças a partir da arquitetura cognitiva da mente é, sem duvidas, necessário, mas não suficiente.

A velha alternativa continua valendo: a religião promove um comportamento cooperativo entre indivíduos desconhecidos e assim cria grupos estáveis capazes de adaptação em circunstâncias mais desafiadoras, como o frio intenso ou escassez de alimento. A religião melhoraria a sobrevivência e reprodução de seus membros.

Em suporte a essa ideia, vale lembrar que os homens são mais propensos a um comportamento altruísta e solidário se sabem que estão sendo vigiados. Dessa forma a presença onipotente de um Deus sobrenatural e preocupado com a moralidade serve de estímulo ao comportamento altruísta, especialmente em grupos grandes ou quando o anonimato é possível. Mas existem poucas evidências científicas de que esse é realmente o caso. Faltam estudos investigando se os indivíduos realmente seguem todos os princípios da religião a que pertencem.

Acompanho essa discussão há um tempo e acredito que os objetos arqueológicos respondem apenas a um pedaço das questões e os modelos cognitivos ainda estão muito baseados em especulações. Mesmo assim a forma como diferentes disciplinas têm convergido para a resolução desse problema sugere um aumento no interesse sobre o assunto.

Espero ver uma transformação nos próximos dez anos, com novas evidências e mais dados apontando para o porquê e como as religiões de fato surgiram e dominam sociedades humanas.

# A alma de uma máquina antiga

Após uma década do anúncio do genoma humano, diversos resultados incríveis foram obtidos: do genoma Neandertal até um organismo sintético, sópara citar os mais óbvios. Mas a consequência mais intrigante dessas pesquisas foram resultados da genômica comparativa.

A comparação entre sequências dos diversos genomas permitiu começar a encontrar pistas sobre a essência do humano moderno, as variações que distinguem o *Homo sapiens* dos outros animais, inclusive de outros humanos. Nessas variações genéticas estaria o segredo que fez com que nossa espécie florescesse.

Mas a genômica pode fazer mais do que isso. Comparando as sequências de pessoas vivas é possível acompanhar como as pressões evolutivas atuaram durante nosso passado recente. Junto aos dados antropológicos sobre a migração humana fora da África podemos refinar essas informações para ter uma visão mais precisa da evolução dos diferentes grupos humanos, inclusive de fatores que nos tornam diferentes, como inteligência e comportamento.

Esse tipo de genômica já vem sendo aplicado, ainda que de forma tímida. Deixamos apenas de pesquisar os riscos genéticos de doenças entre grupos humanos e estamos olhando para outros fenótipos, como personalidade, propensão religiosas, habilidade de investimento.

A árvore genealógica dos africanos e seus descendentes começa no nordeste africano. Muitas evidências apontam para aquela região como o local que de surgimento do *Homo sapiens*. Para pessoas sem origem africana recente, a jornada começou a partir de um gargalo evolutivo cerca de 60 mil anos, que se abriu em migrações humanas para o resto do mundo.

O gargalo corresponde aos pioneiros que cruzaram o estreito de Bab El Mandeb e começaram a popular o planeta. Até então existiu pouco cruzamento entre esses grupos pioneiros, permitindo que diferenças locais emergissem.

Essas diferenças acontecem por mutações genéticas ao longo do tempo. Muitas serão aleatórias, mas outras serão produtos da seleção natural. Não é fácil distinguir qual é qual, mas algumas das alterações encontradas são óbvias: estão em genes envolvidos em pigmentação da pele ou tipo de cabelo. Essas alterações são marcadores conhecidos de regiões geográficas distintas que foram selecionadas por fornecer vantagens de sobrevivência em determinado ambiente.

Da mesma forma alterações foram encontradas em genes que conferem resistência a determinados patógenos. Malária, tuberculose e pólio deixaram cicatrizes no genoma de algumas populações humanas e nos permitem reviver a história.

Interessante notar que a mesma tecnologia pode ser aplicada para fatores cognitivos como criatividade e inteligência. Quando esse tipo de resultado começar a ser publicado os velhos argumentos sobre genes e ambiente terão que ser repensados. Além disso, se a interpretação de nossos dados publicados recentemente (Muotri e colegas, *Nature*, 2010) estiver realmente correta, o problema pode ficar ainda mais complexo.

Nesse trabalho mostramos que a propensão para doenças mentais com variações cognitivas podem ser geneticamente determinadas de uma forma não hereditária. Estudamos elementos do genoma conhecidos como L1 retrotransposons. Os elementos L1 são pedaços de DNA vulgarmente chamados de "genes saltadores". Esses elementos representam cerca de 20% do genoma humano e a maioria dos pesquisadores os considera como "DNA lixo" ou mesmo "parasitas genéticos", genes-egoístas.

Os L1s são estruturas antigas do genoma, anciões genéticos. Estão presentes na maioria dos genomas dos organismos vivos. Sobrevivem ao duplicar-se e inserir novas cópias em outros locais do genoma, escapando de mecanismos moleculares de defesa, criados durante a evolução para frear a expansão dos L1 no núcleo celular. Em 2005 mostramos que isso acontece com muito mais frequência durante o desenvolvimento do sistema nervoso.

Nessa "guerra" silenciosa que acontece no genoma de cada neurônio, a cada vitória de uma nova cópia de um retroelemento surge a chance de alterar a função celular. Isso porque ao inserirem-se no genoma, os novos L1 podem causar pequenas perturbações em genes vizinhos, afetando como o neurônio se comporta.

No trabalho recente mostramos que mutações num gene chamado MeCP2, envolvido com síndromes do espectro autista, bipolar e esquizofrenia, podem alterar a frequência dos genes saltadores no cérebro. Mas qual seria a consequência disso? Nossa interpretação é que o cérebro de cada pessoa é esculpido durante o desenvolvimento por um processo de seleção natural.

Neurônios são selecionados pela habilidade de fazer conexões e gerar redes neurais funcionais. Se em todas as pessoas esse processo fosse idêntico não haveria variabilidade cognitiva alguma.

Mas, ao adicionarmos um fator aleatório para a seleção agir, como as novas cópias de L1, deixamos o processo variável. Ao identificarmos um mecanismo molecular que regula esse processo no cérebro de pessoas portadoras do espectro autista, especulamos que isso possa contribuir para as "habilidades" inerentes desses indivíduos, muitas vezes superior à média da população humana.

Parece uma proposta ousada – mas não é. O sistema imunológico também usa um sistema de mutação aleatória no DNA para gerar a variabilidade necessária nas células que reconhecem os milhares de patógenos que nos atacam diariamente. E mais, os dois sistemas (nervoso e imunológico) estão em constante interação com o ambiente, buscando um equilíbrio.

Se nossa hipótese estiver correta, levará a uma ironia um tanto desconfortável. Ninguém duvida que inteligência e criatividade possuam fatores genéticos. Estudos com gêmeos idênticos e não-idênticos já provaram isso antes. Também, ninguém questiona as forças de uma boa educação e um ambiente favorável.

Mas parte da diferença entre as habilidades cognitivas humanas, aquilo que gera um Picasso ou um Einstein, pode muito bem ser uma loteria literalmente. E essa loteria genômica durante o desenvolvimento pode ter sido responsável pela vitória evolutiva do *Homo sapiens*, gerando indivíduos capazes de liderar grupos humanos nas mais difíceis situações ambientais.

## A álgebra das beldades

Quando o assunto é o sexo feminino a tremenda variação de opinião entre os homens é assustadora. A beleza feminina é intrigante do ponto de vista do cérebro masculino. Enquanto adolescentes (e alguns mesmo depois de adultos), a grande parte da população masculina passa pelo curioso comportamento de ranquear a mulherada, de forma nem sempre muito nobre, elegendo as musas do colégio, a artista mais bonita, a professora mais atraente etc. O "efeito de grupo" acaba fazendo com que os grupos adolescentes sejam quase unânimes em suas decisões.

Passado o efeito hormonal, homens continuam cultivando esse hobby, embora menos influenciados pelo "efeito do grupo". Para as leitoras vale uma explicação rápida. Isso acontece, em geral, em um bar ou evento social, quando um membro do grupo masculino decide fazer algum comentário sobre uma mulher, justificando sua opinião sobre por que ela é, ou não, atraente aos seus olhos. O comentário é rapidamente seguido de opiniões diversas, comparações bizarras ou justificativas irracionais entre outros membros do grupo. Vale tudo para justificar sua preferência. O contraste de opiniões é a regra. O consenso existe em apenas alguns casos raros, as famosas belezuras universais.

Para eliminar o efeito de grupo dois matemáticos de Harvard tiveram a brilhante ideia de lançar um site de relacionamento que une casais através de algoritmos baseados em uma série de questões respondidas pelos usuários na privacidade de seus computadores. O site, batizado de *OkCupid*, tornou-se um dos maiores sites de namoro virtual da web e conta hoje com 3,5 milhões de usuários e bilhões de dados que estão sendo usados para revelar aspectos fascinantes e, muitas vezes, inusitados do comportamento humano.

Uma observação que achei interessante revela que quanto mais os homens discordam sobre a beleza de uma determinada mulher, mais homens tendem a flertá-la, veja o Gráfico 02.01, também disponível em http://blog.okcupid.com/index.php/the-mathematics-of-beauty/. Vou digerir com um exemplo: imagine duas mulheres, ambas classificadas com a mesma média numa escala de atração física. Pois bem, os dados sugerem que uma delas vai receber cerca de 90 mensagens no final do mês enquanto a outra apenas 30 mensagens. Por que isso acontece?

Os dados revelaram que as mulheres que recebem mais mensagens são justamente aquelas que apresentam um maior número de variações em classificações individuais pelo sexo masculino sobre sua aparência. Ou seja, alguns homens a classificaram como "feia" enquanto outros como "extremamente atraente". É justamente essa variação extensa que está correlacionada com o triplo de mensagens que a dita vai receber do sexo masculino quando comparada com outra mulher considerada universalmente "bonita".

Uma explicação plausível para o fenômeno pode ser o fato de que os pretendentes masculinos acreditam que terão melhores chances de sucesso ao se corresponder com mulheres que não agradam a todos. Isso porque existiria algo nela que só é atraente para alguns homens, diminuindo a competição. O cérebro masculino faria esse tipo de cálculo de forma inconsciente. Hum, talvez. Não dá para descartar o fato de que esse tipo de observação tem uma forte parcialidade na amostragem – o tipo de usuário que se utiliza desse tipo de ferramenta virtual. Parcial ou não, fica o conselho para mulheres solteiras: assuma de vez aquela verruga no rosto, pinta na bochecha, testa grande e o nariz fino. São exatamente esses traços que vão te diferenciar e proporcionar a merecida atenção.

# Comportamento coletivo

Sempre fui fascinado pelo comportamento coletivo de animais em geral. Gosto de observar as mudanças radicais, em ondas, dos grupos de pássaros no céu azul ou o movimento coordenado de abelhas, formigas e peixes. Sempre quis saber exatamente o que se passava com esses grupos de animais: estariam desviando de algum perigo ou apenas seguindo o comportamento aleatório de um líder egocêntrico?

Recentemente tive a rara oportunidade de interagir com IainCouzin, um pesquisador inglês que lidera um grupo de pesquisa na Universidade de Princeton, nos EUA. O grupo de Iain tenta desvendar questões relacionadas ao comportamento coletivo de uma série de animais, buscando modelos matemáticos que traduzam a ação isolada de indivíduos ao nível macroscópico (sociedades).

Uma visita ao laboratório desse apreciador de cervejas escuras é como uma volta à infância. Enquanto alguns tentam modelar o comportamento de andorinhas, outros gostam de manipular robôs predadores num aquário com milhares de peixinhos assustados. Tudo isso para entender como o estímulo visual consegue induzir ondas de comportamento na população. É interessante notar que essas ondas acontecem mesmo na ausência de um predador. Se algum indivíduo do grupo acha que sentiu um perigo em potencial e desviou da rota, será seguido por centenas de outros membros do grupo. Isso acontece com diversos tipos de pássaros e peixes. A liderança é constantemente transferida entre membros do grupo, um claro exemplo de democracia espontânea.

O movimento dos insetos é tão curioso quanto. Talvez o comportamento mais essencial para sobrevivência de colônias de formigas seja a exploração do ambiente desconhecido em volta do ninho à procura de comida. Milhares de formigas "trabalhadoras" têm que se organizar para explorar e trazer nutrientes utilizando rotas desconhecidas e aparentemente aleatórias. Num dos estudos de Iain fica claro que as formigas criam espontaneamente mapas inteligentes de navegação, facilitando o encontro entre os indivíduos da colônia. É possível observar o resultado após meia hora de exploração de um ninho de formigas deslocado para um ambiente desconhecido. Um mapa é produzido por meio dos hormônios deixados pelos indivíduos durante o processo inicial exploração (quando mais forte o traço, maior a concentração de hormônios). Veja que a criação de um "rodoanel" e rotas alternativas para se chegar ao centro da colônia é um dos comportamentos mais marcante e talvez essencial para a dinâmica de comunicação do grupo. Essa geometria também permite otimizar a exploração e captura de alimentos.

Ainda entre os insetos acho que a descoberta mais fascinante de Iain diz respeito às rotas migratórias de grilos. As peregrinações de grilos são conhecidas há muito tempo. Descrições do fenômeno estão presentes em diversas obras literárias, preocupando líderes mundiais, poetas e cientistas. Os enxames chegam a cobrir um terço do planeta, destruindo toda a vegetação por onde passam. A praga afeta sociedades humanas: uma em cada dez pessoas sofre economicamente com as consequências dessa migração. Como essa massa de insetos começa a migrar é um grande mistério.

Iain descobriu, por acaso, que os grilos não são necessariamente vegetarianos, mas curtem uma proteína enquanto estão crescendo. E a melhor fonte proteica desses insetos adolescentes são eles mesmos. Essa observação levou Iain a propor que a força motora do movimento de migração é justamente a fuga dos grilos que nasceram primeiro, os que vão à frente. Para provar que o canibalismo é realmente o responsável pelo enxame, foram feitas cirurgias em alguns indivíduos, cortando o nervo que transmite a dor pelo abdômen. Esses animais não sentiam necessidade de marchar para frente quando observados numa arena artificial e acabavam morrendo, sendo devorados pelos que vinham atrás. Pois é, mordidas no traseiro parecem ser o grande motivador dessas marchas bíblicas devastadoras.

Todos esses modelos podem ser aplicados em escalas diferentes, como no comportamento de átomos, moléculas, células e redes neurais. A aplicação dessa modelagem em populações humanas parece estar próxima. Sistemas de segurança ou mesmo agências de publicidade poderão beneficiar-se desse conhecimento. Talvez o mais intrigante seja entender como alguns indivíduos conseguem mobilizar milhares de pessoas apenas com carisma e ideias. Esse tipo de trabalho promete grandes insights antropológicos.

# O cérebro canhoto do chimpanzé

Se alguém te jogar uma bola, com que mão você a pega? Aproximadamente 80% das pessoas usam a mão direita. Essa tendência vem desde cedo, bebês tendem a pegar a mamadeira ou um brinquedo com uma mão dominante. O fato de termos maior habilidade com uma mão do que com a outra reflete uma lateralidade nos comandos motores originados de partes diferentes do cérebro.

Eu explico, temos dois hemisférios cerebrais: o direito e o esquerdo. Vários estudos apontam para funções específicas em cada hemisfério. Por exemplo: o hemisfério esquerdo é geralmente mais dominante para aquisição de linguagem e destreza motora. Muitos cientistas acreditam que a lateralidade é uma especialização tipicamente humana que favoreceu a evolução do nosso cérebro. Mas será realmente uma característica unicamente humana?

Para responder a essa questão, um grupo de pesquisadores da Universidade de Emory, em Atlanta, estudou grupos de chimpanzés no centro Yerkes de primatas. Chimpanzés são considerados um dos nossos parentes evolutivos mais próximos. Mais de 98% do nosso DNA que se alinha entre as duas espécies é igualzinho ao deles.

O grupo liderado pelo Dr. William Hopkins teve uma ideia bem simples: observar os chimpanzés durante suas atividades mundanas (como, por exemplo, descascar uma banana, se pendurar nas árvores, jogar objetos etc.) e identificar se existe ou não uma dominância de um dos lados. Após longas e entediantes horas os pesquisadores concluíram que a grande maioria dos animais não mostrava nenhuma destreza preferencial. Em outras palavras, como regra os chimpanzés são tipicamente ambidestros.

Mas como toda regra tem suas exceções os pesquisadores também notaram que uma pequena proporção de indivíduos apresentava lateralidade (ou destros, ou canhotos). Foi justamente aí que a coisa começou a ficar mais interessante, no melhor estilo "Planeta dos Macacos". Qual não foi a surpresa dos pesquisadores quando eles perceberam que aqueles indivíduos que tinham a lateralidade mais definida apresentavam comportamentos de vocalização e gesticulação muito mais requintados quando comparados com os tipicamente ambidestros. Os novos sons feitos pelos chimpanzés-especiais receberam nomes curiosos, como "vocalização framboesa" e "grunhido de comida extenso" (vale a pena ouvir os exemplos: http://userwww.service.emory.edu/~whopkin/Gesture+Vocal_short1.avi e http://userwww.service.emory.edu/~whopkin/beleka2.avi)

Os pesquisadores ainda estão tentando relacionar os chimpanzés-tagarelas com dados de ressonância magnética do cérebro para investigar se realmente existe algo de especial na lateralidade dos hemisférios desses indivíduos. Considerando nossa enorme semelhança genética, não seria totalmente improvável que alguns indivíduos numa população de chimpanzés apresentem algumas formas primitivas de características que consideramos tipicamente humanas. Improvável seria imaginar que todas as nossas características tipicamente humanas apareceram de um dia para o outro na evolução.

A observação de que existem chimpanzés que fogem à regra ambidestra é um convite para uma reflexão evolutiva. Será que o cérebro canhoto de alguns chimpanzés traria alguma vantagem cognitiva para aqueles indivíduos? Digo isso porque um repertório de vocalização mais refinado e abrangente pode trazer benefícios imediatos na arte da comunicação. Mesmo alguns poucos novos sons podem fazer uma grande diferença num ambiente hostil ou numa conquista amorosa. Em terra de cego, quem tem um olho é rei.

# Pernas, para que te quero

Talvez o erro mais comum ao interpretar os estudos de Charles Darwin seja o de acreditar que a sobrevivência da espécie humana esteja vinculada ao mais forte ou mais inteligente. Na verdade a teoria de Darwin sugere que as chances de sobrevivência são maiores naqueles mais adaptados à transformação, à mudança. A habilidade humana de sobreviver é guiada pelo inconformismo, do conflito até a transformação. Portanto, transformação e adaptação são as grandes vedetes do poder criativo humano.

AimeeMullins nasceu para provar isso. Nasceu precoce, carregando uma deficiência congênita e teve as duas pernas amputadas abaixo do joelho com um ano de idade.

Desde então passou a andar usando próteses. Andar e correr. E correu tanto que em 1996 quebrou o recorde paraolímpico dos 100 metros rasos em Atlanta. Também se formou em História e Diplomacia. Depois, virou modelo e atriz, atividades que exerce até hoje.

Mas foi em conversa com um grupo de crianças que Aimee passou a refletir sobre o potencial do deficiente físico na sociedade atual. Ela estava lá justamente para desmistificar o uso de próteses entre as crianças, permitindo que elas explorassem as pernas artificiais de silicone, imitando pernas comuns, e as pernas que usava para competir, com formato de palheta, feitas de fibra de carbono.

Por brincadeira perguntou às crianças que tipo de pernas seria necessário para pular sobre um prédio. Ouviu delas que seriam pernas de sapos ou cangurus. Até que um deles perguntou "por que você não quer voar também?". E foi nesse instante que a percepção das crianças mudou. Aimee deixou de ser vista como deficiente e passou a ser vista como supereficiente, alguém que poderia ter habilidades raras, extras, paranormais.

Foi pensando nisso que ela desafiou profissionais inovadores, fora do círculo tradicional de médicos protéticos, como cientistas, engenheiros, poetas e designers, a criar pernas que fossem além de simplesmente pernas. Sua intenção era a de frear a valorização e compartimentalização de forma, função e estética.

E foi no mundo da moda que Aimee desbravou esse conceito, desafiou o conceito de beleza, desfilando com pernas de madeira esculpidas a mão, pernas transparentes feitas de materiais e formas que não necessariamente replicavam pernas humanas como o ideal estético. As próteses tornam-se poéticas, obras de arte que convidam o olhar a explorar mais e não mais enganá-lo. Agora as pernas de Aimee não buscam apenas andar ou correr, mas estimulam a imaginação.

Aimee também passou a brincar com sua constituição física. Possui pernas de diferentes tamanhos, que alteram sua altura dependendo do contexto social. E foi numa festa que ouviu de uma conhecida, surpresa com a repentina mudança de estatura de Aimee, que alterar a altura conforme sua vontade não era justo. O comentário mostra que o diálogo de Aimee com a sociedade mudou. Não é mais o discurso pronto, e já defasado, de como o deficiente aceita ou supera as dificuldades.

Agora a conversa é sobre a adição de qualidades extras, é uma conversa sobre potencial. Significa que estamos entrando em uma nova fase na história humana, na qual o deficiente não precisa mais se contentar em substituir o que lhe falta, mas pode criar em cima daquele espaço físico, tornando-se arquiteto da sua própria identidade.

Podem, inclusive, alterar constantemente sua identidade através do design corporal, combinando tecnologia com arte, com poesia, buscando o valor real do que conhecemos como individualidade humana.

Acho que o potencial humano de criação e transformação vai florescer quando abraçarmos de vez nossa diversidade, seja ela física ou cognitiva.

# Amar até a morte

Uma das características mais bizarras de nossa espécie é a capacidade de amar tão intensamente sem perceber quando o amor torna-se destrutivo. Não me refiro necessariamente a relacionamentos humanos. Ao contrário, acho que os exemplos mais óbvios são quando amamos algo.

Por exemplo, quando nos apaixonamos por alguma atividade, como Yoga ou algum outro tipo de prática, nos dedicamos tanto que acabamos por destruir exatamente o que nos atraiu. A Yoga deixa de ser aquela atividade física-espiritual e torna-se comercial (começamos a comprar roupas e acessórios supérfluos) ou competitiva (queremos fazer mais do que nosso próprio corpo suporta). Ao visitarmos um lugar bonito, uma praia deserta, passamos a ir ao local com mais frequência, levamos amigos, amigos dos amigos, e uma série de lixo. Assim como a Yoga perde sua essência, a praia deixa de ser única, maravilhosa. Destruímos aquilo que mais amamos.

Muitas de nossas ações são contrabalanceadas por outras que, várias vezes, tentam compensar a presença humana. Uma dessas iniciativas é a Operation Migration, uma parceria entre EUA e Canadá. Essa associação tenta evitar a extinção de algumas espécies de pássaros, como um tipo gigante de grua selvagem que teve sua população dramaticamente reduzida devido à caça ilegal e ocupação de seu habitat. A operação tem como objetivo a repopulação desses pássaros com a criação em cativeiro e migração para áreas de futura colonização. Fazem isso de uma maneira pouco ortodoxa, eliminando ao máximo o contato humano com a espécie, afinal são espécies selvagens. Os envolvidos chegam a se fantasiar como pássaros e são proibidos de conversar durante os turnos de treinamento (sim, eles ensinam cada indivíduo a se tornar independente e migrar para as regiões-santuários, usando ultraleves mamães).

O projeto multimilionário ficou famoso pelo método radical, conseguiu elevar o número de indivíduos da espécie de grua, foi tema de filme e teve milhares de aparições na mídia mundial. O sucesso do programa depende muito de como os pássaros se comportam após migrarem para as regiões de isolamento, onde devem começar a procriar novamente. Durante anos tudo caminhou bem e parecia que a humanidade havia conseguido finalmente salvar uma espécie animal da beira da extinção. Até que...

A primeira geração de pássaros nascidos em seu novo habitat passou a ter um comportamento inesperado, estavam sendo atraídos para uma casa em um condomínio ao redor do lago no santuário. A razão era óbvia, a dona da casa mantinha diversos recipientes com sementes e outras comidas de pássaros espalhados pelo quintal. O medo dos ambientalistas era que os pássaros ficassem acostumados com a presença humana, colocando-os novamente em perigo. Logicamente a disponibilidade de comida colocava em risco todo o esforço da operação. A dona da casa, por sua vez, recusou o pedido da organização para que retirasse os alimentadores do quintal.

Segundo a mulher a visita dos pássaros sempre foi um passatempo dela e do marido. Casados há mais de 50 anos o marido fora diagnosticado com o mal de Alzheimer, fazendo com que sua memória fosse sendo apagada aos poucos e ele entrasse num estado vegetativo. A única ocasião em que o marido conseguia sair desse estado era quando os pássaros apareciam no quintal. Por um breve instante durante as visitas a mulher conseguia novamente interagir com ele, eram momentos de felicidade pura. Segundo ela, esses pássaros eram como se fossem um milagre divino.

Para a mulher não havia nada de errado em deixar os pássaros se alimentar ali. Ela era uma amante da natureza, sempre fora uma apreciadora das aves e tinha todo interesse em mantê-los vivos e saudáveis. Essa mulher ama os pássaros com a mesma intensidade que os próprios ambientalistas, porém de uma forma diferente. É interessante notar que a sobrevivência de toda uma espécie pode simplesmente acabar por amor. A lição é válida para todas as iniciativas de conservação da vida selvagem que existem mundo afora, não temos mais como isolar as outras espécies da influência humana. A única forma de preservar é aprender a coexistir.

# Desejando a todos a consciência da morte

## E lá se vai 2015

Estive pensando no que poderia desejar a vocês, qual seria meu maior presente para aqueles que acompanham o Espiral. Depois de muito refletir chego à conclusão que meu maior desejo é que você adquira o conceito da inevitabilidade da morte o quanto antes. Isso mesmo. Por mais que você consiga ler e entender, é pouco provável que você realmente acredite nisso: você vai morrer.

Um dos maiores enigmas de nossa espécie é nossa incapacidade de aceitar a própria morte. Esse fenômeno foi possivelmente selecionado evolutivamente em algum momento de nossa historia. Negar a morte permitiu que atingíssemos nosso maior nível de desenvolvimento humano. Tudo que somos hoje devemos à negação da nossa morte.

A morte é um fato que sabemos ser verdade, mas que poucos conseguem aceitar e incorporar esse conceito por completo. É surpreendentemente difícil de imaginar: tente pensar o que é não existir. Você falhou. Imaginou algo como uma escuridão, tudo preto ou branco. Mas não haverá preto ou branco, não haverá cor porque não haverá você para perceber cores. E sua mente ressente essa ideia no que é hoje a maior limitação do cérebro humano. É simplesmente inconcebível imaginar nossa própria não-existência. Resta concluir que isso é impossível e que viveremos para sempre, mas não.

Tudo acaba. Toda locomoção desacelera, todo calor se torna frio. A vida é redemoinho numa correnteza de entropia, uma breve reação química que ilumina o que é escuro enquanto existe energia e depois se dissipa novamente no nada. Exatamente como a sua existência, caro leitor.

O seu corpo é uma intricada e maravilhosa máquina orgânica, construída pela evolução juntando milhões de sistemas frágeis que se interconectam entre si. Conforme você envelhece cada sistema começa a desacelerar, apresentar pequenos defeitos aqui e ali. Sem dúvidas essa máquina se deteriora com o tempo e inevitavelmente se quebra. Quando um desses sistemas falha a medicina e a ciência são capazes de consertá-lo, mas em um determinado momento haverá diversos desses pequenos sistemas falhando. E como numa cascata de dominós, seus olhos, coração, pulmão, sua memória e seu corpo inteiro iram falhar. Você irá, inevitavelmente, morrer.

Embora seja difícil de assimilar essa verdade, é essencial que você aceite o quanto antes. Isso porque a cada segundo que se passa em que você nega sua mortalidade, corre o risco de desperdiçar momentos da sua preciosa e finita vida. Então, tente aceitar mais uma vez: você irá morrer e não há nada que se possa fazer para impedir isso.

Feliz e próspero ano novo, leitor.

# Genética

**3**

## Sexo, drogas e... tuberculose

Leitor, convido-o para uma viagem no tempo. Estamos agora no ano de 1882 e o médico alemão Robert Kock consegue isolar o agente causador da tuberculose ou tísica pulmonar, o *Mycobacterium tuberculosis*. Nessa época, a tuberculose era a causa da morte de 1 em cada 7 pessoas, o mal do século.

Para chegar aí, Kock inventou uma série de metodologias para o manejo correto de bactérias infecciosas, como o uso de culturas em ágar (sugestão de sua mulher) e as famosas placas de Petri, em homenagem a seu assistente Julius Petri, usadas até hoje em laboratórios do mundo todo. Ele também foi o responsável pela recomendação da esterilização de instrumentos cirúrgicos, evitando infecções por transferência de patógenos de um paciente para o outro.

Além disso, Kock desenvolveu o famoso postulado que estabelece parâmetros para que um agente infeccioso seja considerado a causa de uma determinada doença. O postulado de Kock permitiu que seus pupilos e colaboradores isolassem o agente infeccioso de uma série de doenças como difteria, gonorreia, pneumonia, tétano, sífilis e muitas outras. Dessa forma, Kock torna-se um dos pais da bacteriologia junto com Louis Pasteur. Sua fama e seu prestígio como cientista crescem internacionalmente.

Em 1890, num congresso médico em Berlim, Kock surpreende novamente e anuncia uma droga capaz de reduzir o crescimento do bacilo tuberculoso, eliminando os sintomas da doença. A nova droga é chamada de Tuberculina e Kock mantém segredo a respeito de sua formulação. Na verdade, a Tuberculina nada mais era do que o M. tuberculosis em um meio de cultura que era então inativado por aquecimento a 100°C, antes de ser filtrado e usado. A repercussão dessa descoberta pode ser equivalente à cura da Aids hoje em dia. Em questão de dias todos os jornais do mundo anunciaram que Kock havia encontrado a cura para a tuberculose. Milhares de infectados agora tinham uma esperança.

Meses depois, rumores do meio médico diziam que a Tuberculina não era capaz de curar a tuberculose. Pior, a droga agravava o efeito da doença em pacientes em estágios mais avançados. Em 1891, publica-se um relatório científico desmascarando o efeito da Tuberculina e Kock sente-se pressionado a revelar sua simples formulação. Toda a bajulação que recebia desmorona: além do desapontamento com a Tuberculina, o público descobre que o cientista cinquentão vai se separar de sua mulher para casar-se com a amante adolescente. Especula-se que a Tuberculina fora criada por Kock como fonte financiadora de suas escapulidas sexuais. O mito desmorona e surge um dos maiores fiascos científicos de todos os tempos, capaz de deixar o coreano Hwang e seus colegas (fraudadores da clonagem terapêutica) no chinelo.

A Tuberculina, quando em contato com a pele de indivíduos que tiveram tuberculose, produzia uma irritação no local de contato em dois dias após a aplicação. Esse fenômeno, embora tivesse sido notado por Kock, não recebeu a devida atenção do cientista, obcecado por uma vacina efetiva e sem efeitos colaterais. No entanto, para o pediatra Clemens Von Pirquet esse fenômeno poderia ter sido usado como diagnóstico da tuberculose, permitindo o isolamento de indivíduos infectados e impedindo que a doença se espalhasse. Clemens era um humanista e pensava nos pacientes acima de tudo. Transformava serventes em auxiliar de enfermeiras, enfermeiras em cientistas e a cozinha em um laboratório de nutrição. Sua paixão pelos pacientes com tuberculose era admirável — criara escolas para que os pacientes continuassem sua educação enquanto isolados da sociedade.

Clemens sabia que a irritação causada pela Tuberculina era uma alergia (do grego, *allos* = outro e *ergon* = reação; termo cunhado por ele mesmo) decorrente de uma subsequente exposição ao mesmo antígeno. Em 1907, Clemens elabora o uso da Tuberculina como diagnóstico para tuberculose. O método é aperfeiçoado e vira rotina em hospitais mundo afora, contribuindo para a redução da disseminação da doença e salvando milhares de vidas.

Kock ganha o prêmio Nobel de Fisiologia e Medicina em 1905 pelo isolamento do M. Tuberculosis. Já Clemens, embora nomeado diversas vezes pelo teste da Tuberculina, nunca levou o Nobel. Clemens e sua mulher cometem suicídio juntos em 1929 em Viena, sua cidade natal. Na ciência, assim como na vida, grandes feitos nem sempre são reconhecidos.

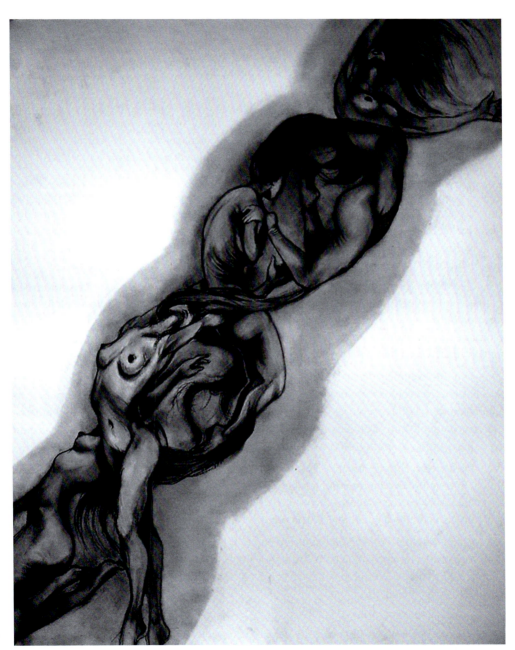

Julia Luisa Dijkstra

# O emaranhado beijo dos cromossomos

Quem viu a capa da última edição da famosa revista científica *Cell* deve ter se surpreendido ao se deparar com a imagem de um casal romântico, com lábios quase se tocando, sob o luar oriundo de um núcleo celular. A imagem representa recentes avanços obtidos em pesquisas sobre uma forma pouco conhecida de regulação gênica, o *chromosome kissing* — em português, algo como beijos entre cromossomos.

No núcleo celular, os genes estão inseridos em longos trechos de DNA que formam estruturas conhecidas como cromossomos. Esses cromossomos acabam ocupando territórios no núcleo. Em geral, cromossomos ricos em genes ocupam regiões mais centrais e cromossomos pobres em genes, mas ricos em regiões não-codificadoras (o famigerado DNA-lixo), tendem a se encontrar na periferia.

Durante muito tempo acreditou-se que essa estrutura existia para proteger os genes contra agentes causadores de possíveis mutações, como o estresse oxidativo ou mesmo a luz ultravioleta. Hoje se sabe que essa estrutura nuclear não é rígida. Os cromossomos movimentam-se dinamicamente, trocando de posição a toda hora e mesmo formando alças de DNA que invadem territórios alheios.

Essa coreografia molecular sugere que os cromossomos não estão estáticos no núcleo celular, e que os genes podem se aproximar fisicamente, mesmo estando inicialmente longe uns dos outros. Imagine cada cromossomo como um novelo de lã. Como diversos novelos estariam emaranhados no núcleo da célula é factível pensar que o fio de um novelo possa formar uma alça e interagir com o fio de outro novelo.

Um dos exemplos dessa dança genética parece estar relacionado à escolha dos receptores olfativos. Neurônios responsáveis pelo reconhecimento dos odores devem optar por ativar apenas um dos 1.300 receptores olfativos disponíveis na célula. Só um receptor será ativado por neurônio. Essa ativação parece ser realizada por um trecho de DNA ativador localizado no cromossomo 14, conhecido como elemento H.

O elemento H pode ativar receptores no mesmo cromossomo ou em cromossomos distintos. Entretanto, resultados conflitantes indicam que ele só atuaria no mesmo cromossomo. Discrepâncias à parte, parece que a ativação de alguns receptores depende de uma dobra cromossômica na qual o elemento H ficaria próximo ao receptor olfativo escolhido.

Esse e outros exemplos contribuíram para a hipótese de que a interação entre cromossomos permitiria a aproximação entre regiões regulatórias e proteínas, favorecendo uma melhor coordenação da regulação da atividade de famílias semelhantes de genes. Voltemos a *Cell*.

Num *tour de force* molecular, um grupo da Universidade da Califórnia em San Diego (Nunez e colegas, *Cell*, 2008) conseguiu demonstrar a relação entre diferentes cromossomos que contêm genes regulados por estrógeno (o hormônio feminino, também relacionado com o câncer de mama). Para revelar essa associação, o grupo desenvolveu um novo método chamado de "desconvolução de interações entre DNA por seleção e ligação". Ao aplicar esse método em células expostas ao estrógeno, o grupo descobriu diversas relações intercromossômicas para o gene que codifica o receptor de estrógeno, a maioria contendo outros genes que são também ativados pelo hormônio.

Apesar de não ficar claro no trabalho como o gene do receptor consegue encontrar as regiões-alvo no genoma, o grupo demonstrou que esse processo acontece de uma forma extremamente eficaz e rápida. Isso porque o fenômeno depende de uma maquinaria motora dentro da célula, que faz com que os cromossomos se movam quando as células são expostas ao estrógeno.

Uma vez que os contatos entre os cromossomos são feitos, ocorre a ativação conjunta de todos os genes estimulados pelo estrógeno. Como numa orquestra, os genes são regidos pela dinâmica dos cromossomos, passando a se "beijar" conforme os contatos são feitos.

Aparentemente, esse beijo acontece em regiões específicas do núcleo. Essas regiões são as mesmas em que o maquinário de *splicing*, ou "leitura alternativa" de genes, atua (ver a coluna "Versatilidade Genética" na qual explico o *splicing*). Isso revela que esses beijos entre cromossomos estão relacionados com o processamento da informação genética.

A ideia do beijo cromossômico como mecanismo de aproximar genes envolvidos numa mesma resposta celular parece que veio para ficar. Para detalhar todo esse complexo, a biologia molecular vai ter que usar diversos truques para a reconstituição tridimensional de uma célula em atividade. Métodos mais sofisticados serão necessários e isso vai forçar uma maior interação entre biólogos e outras disciplinas, como a física e a matemática. Modelos 3D serão usados para compreender como os cromossomos respondem a estímulos alterados, como no caso do câncer de mama ou durante o desenvolvimento.

## Mazelas do marketing científico

A divulgação de dados científicos é uma das formas mais comuns de que a sociedade dispõe para se educar a respeito do que se passa nos laboratórios de pesquisa, amplamente financiados com dinheiro público, fortalecendo a confiança da sociedade em seus cientistas.

Quando um resultado científico é divulgado através da mídia, a sociedade acaba por aceitar a informação como correta. Isso porque ela não possui conhecimento suficiente para questionar experimentos sofisticados ou ultraespecializados. Acaba confiando demasiadamente no jornalista e/ou meio de comunicação, assumindo que está lidando com dados científicos comprovados, revisados e publicados. Infelizmente, hoje em dia essa é uma atitude passiva e não combina com o rápido crescimento do conhecimento gerado através das novas tecnologias.

Um dos problemas é a divulgação de resultados preliminares ou ainda não publicados em revistas científicas de impacto internacional. Em geral esses dados preliminares estão sempre reportando grandes avanços ou descobertas fenomenais. Infelizmente a maioria dessas pesquisas acaba por não passar pelo crivo da revisão por pares (forma que os cientistas encontraram de julgar a qualidade de um trabalho científico) e nem chega a ser publicada. Outras acabam por alterar as conclusões originais, invalidando o que foi previamente divulgado.

Quando isso acontece, as consequências são sérias. Cada vez que a mídia divulga algo errado acaba por abalar a credibilidade de ambos: cientistas e jornalistas. Além disso, pode-se causar pânico ou esperança desnecessária, uma vez que as pessoas começam a imaginar as consequências da nova descoberta, como a descoberta de um vírus mortal ou a cura para uma doença. Por último, diria que as agências de fomento ou doadores filantrópicos em potencial podem evitar o investimento em determinada área científica, atrasando o conhecimento. Todo mundo perde.

Em alguns casos o estrago é difícil de consertar. Vou exemplificar com um caso conhecido e que, apesar de ter sido solucionado cientificamente, ainda não está claro para a sociedade em quem acreditar. Em 1998, a famosa revista médica inglesa *The Lancet* publicou um artigo de autoria de Andrew Wakefield sobre uma possível ligação entre autismo e a vacina contra sarampo. Essa ligação nunca foi confirmada e diversos trabalhos científicos foram publicados posteriormente negando qualquer correlação entre vacinação e incidência de autismo. Infelizmente o mal já estava feito e os dados preliminares originais foram amplamente divulgados pela mídia inglesa e mundial. Pais assustados com a nova informação deixaram de vacinar seus filhos, aumentando drasticamente o número de casos de sarampo na Inglaterra.

A história tem um apelo quase novelístico, mantendo-se na mídia quase diariamente. Os pais de crianças autistas têm, finalmente, uma explicação conveniente para justificar o desenvolvimento da doença. Alguns até hoje acreditam que essa é realmente a causa, rejeitando qualquer outro dado científico que mostre o contrário. Preferem acreditar que exista uma conspiração mundial para esconder a verdade. A história rende.

Mas não quero passar a impressão que sempre a culpa é do jornalista, que não entende o que, nós, nobres cientistas, queremos dizer. Muitas vezes o cientista também se apoia na mídia. Esse apoio, em geral, tende a ser saudável, auxiliando a compreensão e digestão das novas descobertas pela sociedade, que passa então a julgar se a pesquisa é relevante ou não. Agências de fomento estimulam corretamente os cientistas a divulgar seus dados na mídia. O problema é quando a divulgação acontece antes da publicação ou confirmação dos dados. Essa é uma área cinza e, a meu ver, só existe uma solução: jamais divulgar dados não publicados. Lembro-me de um orientador que costumava dizer que dados não publicados simplesmente não existem. É verdade, na ciência é assim. Nos EUA, onde a competição e a massa crítica científica são maiores, isso é levado muito a sério, e a divulgação antes da hora é vista quase como charlatanismo. Além de perder potenciais diretos de patente, o cientista perde o respeito de colegas e da instituição de vínculo que, dependendo do estrago, pode até repreender o pesquisador com a expulsão.

Jornalistas também poderiam adotar medida semelhante, colocando o sarrafo na mesma altura. Aliás, a sociedade poderia elevar o nível e se proteger ao exigir que as matérias de divulgação científica mencionem sempre onde o trabalho foi ou está sendo publicado. Reparem que toda grande matéria, ou respeitável jornalista, menciona a publicação dos dados como referência para maiores detalhes, caso o leitor deseje saber mais. Ao perambular pelos dois mundos, eu mesmo tenho me deparado com leitores exigindo as referências corretas das pesquisas que cito nos textos. Os leitores dessa coluna estão corretos e passei a me preocupar ainda mais com isso quando escrevo um texto de divulgação científica.

A excitação com os resultados preliminares é perfeitamente natural, mas não justifica os potenciais danos sociais. Além disso, que lição estaríamos dando aos novos pesquisadores? Que é suficiente ou melhor publicar no jornal ou na TV do que numa revista científica? E aos novos jornalistas? Que pouco importa se o trabalho foi publicado ou não? Que o furo é melhor do que o conteúdo? Infelizmente, tanto jornalistas quanto cientistas são seres humanos, vaidosos, que dividem um medo em comum: o medo da insignificância, de passar despercebido. A fórmula contra esse medo é achar valor no próprio trabalho. Para os cientistas esse valor pode estar na publicação nas melhores revistas. Para os jornalistas, na matéria imortal.

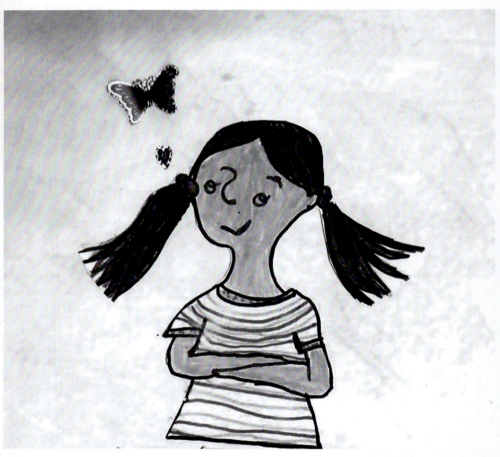

Juliana Macedo Meneses Fonseca

# Avaliando revistas de ciência e cientistas

O progresso na ciência é fruto da publicação de novas ideias e experimentos, na maioria das vezes em periódicos ou revistas científicas que se baseiam na revisão anônima por outros cientistas da mesma área. Existem diversas opiniões sobre quais são as revistas científicas mais influentes. Infelizmente, tem sido difícil encontrar um método métrico simples para quantificar esse impacto.

A maioria dos cientistas acaba confiando no já desgastado Fator de Impacto (FI), que é publicado virtualmente pelo portal ISI *Web of Knowledge*. O FI consiste na média do número de citações num determinado ano dos trabalhos científicos publicados em revistas nos dois anos prévios. Diversos fatores podem influenciar o FI, como o número total de citações ou número total de trabalhos publicados por ano.

Um recente trabalho de estatística concluiu que nenhum dos parâmetros usados atualmente reflete com clareza a influência das revistas científicas (Bollen e colegas, *e-Print Archive* 2009). No entanto, um novo parâmetro foi recentemente proposto, o Eigenfactor, que tenta classificar a importância das revistas de uma maneira semelhante à usada pelo algoritmo do portal de buscas do Google. Durante a busca, o Google mostra os resultados baseando-se na frequência de acesso aos links relacionados à palavra-chave utilizada. Dessa forma, classifica os links mais utilizados como os mais relevantes, colocando-os no começo da página que mostra os resultados da busca.

Na prática, o Eigenfactor tem uma correlação forte com o número de citações recebidas por uma determinada revista. Por exemplo, o Eigenfactor de 2007 das 200 revistas mais citadas, contra o número total de citações (Alan Fersht, *PNAS*, 2009). Para quem está acostumado com os periódicos científicos, o resultado é um tanto inusitado. Três revistas se destacam das outras como as mais influentes em ciência: *Nature*, *PNAS* e *Science*. Uma das surpresas é a *PNAS*, que publica alguns artigos sem a revisão por pares – privilégio esse restrito a membros da academia americana de ciências. Outra surpresa fica por conta da revista *Cell*, cuja reputação é respeitadíssima no meio acadêmico, e que aparece numa posição bem inferior a outros jornais tidos como de baixo impacto.

O terrível legado do FI é que ele tem sido empregado para avaliar cientistas, e não as revistas em si. Essa percepção é, a meu ver, totalmente equivocada. A avaliação de um pesquisador deve ser feita através da análise cuidadosa de sua produção científica ao longo dos anos por cientistas experientes em áreas semelhantes. Infelizmente, burocratas buscam uma fórmula métrica simples. A ênfase no FI aumenta com a falta de avaliadores competentes em determinadas áreas.

Um exemplo extremo disso acontece em alguns países europeus, que avaliam seus cientistas e a qualidade dos trabalhos dando valor zero aos trabalhos publicados em revistas com FI menor que 5 e valores acima de zero aos trabalhos publicados em revistas com FI maiores que 5. Segundo essa lógica, um trabalho publicado na revista *Journal of Molecular Biology* não vale nada, mesmo sendo essa uma das melhores revistas na área de estrutura de proteínas.

Vale lembrar que todas as revistas têm um amplo espectro de citações nos trabalhos lá publicados. Mesmo as revistas de maior FI já publicaram trabalhos que nunca foram citados, trabalhos fraudulentos e mesmo alguns que são bem ruins. Dessa forma fica ridículo julgar um cientista baseando-se apenas no tipo de revista em que publica seus achados.

Talvez a melhor das piores maneiras métricas de se julgar a contribuição de um cientista seja pelo índice h, que classifica a influência do pesquisador levando em conta o número de citações que este recebe pelo número de trabalhos publicados. Um "h" de 100 significa que 100 trabalhos publicados foram citados pelo menos 100 vezes cada (Hirsch J., *PNAS, 2005*). Curiosamente, o trabalho do índice "h" já teve um assombroso número de acessos pela internet comparado ao número de citações (262) desde a publicação em 2005. O sistema do índice "h" também não é perfeito. Por exemplo, uma descoberta fenomenal pode levar tempo até ser reconhecida pela comunidade científica e ficar sem receber citações por um tempo longo.

Conforme a ciência avança e se especializa cada vez mais, fica difícil fazer uma avaliação justa da produção científica de um pesquisador num espaço de tempo curto. Daí a tentação de usar sistemas métricos. Por isso mesmo, é importante não se basear num sistema único. Afinal de contas, ciência é sempre relacionada com progresso social que, em última instância, é um fator baseado no julgamento humano.

# Guerra intestinal

Toda semana, durante um dourado período da minha infância, um simpático nipo-brasileiro, vulgarmente chamado pelas crianças de rua de "japa do Yakult", parava com sua perua invocada em frente de casa para oferecer o famoso complemento alimentar. Foi meu primeiro professor de microbiologia. Ouvindo o japa aprendi que a bebida continha os tais lactobacilos vivos, que auxiliam na dinâmica e no equilíbrio gastrointestinal.

Saber que nosso intestino era uma república composta por trilhões de microrganismos que contribuem diariamente para nossa fisiologia e bem-estar foi uma grande surpresa. E como toda grande república, a perda do equilíbrio pode ter consequências graves. O intestino dos mamíferos é um ambiente altamente complexo e competitivo, onde os residentes estão em constante busca por alimento. Por isso, a colonização por patógenos invasores requer movimentos precisos e coordenados, como a luta por nutrientes, competição com bactérias residentes e ativação de genes virulentos. O grupo da brasileira Vanessa Sperandio, da Universidade do Texas Southwestern em Dallas, EUA, estuda exatamente esse tipo de guerra e colonização intestinal. Recentemente, Vanessa publicou na famosa revista *Nature* um interessante mecanismo molecular de como uma variação da bactéria *Escherichia coli* consegue se alojar no intestino. Essa *E.coli* é a maior causadora de lesões intestinais e diarreias do mundo, daí a importância em entender como ela consegue nos infectar.

Bactérias invasoras como esse tipo de *E.coli* precisam ativar um sistema interno de genes que coordenam uma seringa molecular. Essa seringa injeta fatores específicos na célula hospedeira, induzindo a formação de uma estrutura em forma de pedestal. Esse pedestal – ou cálice – que a célula forma após o contato com a bactéria invasora permite o acoplamento ao epitélio do intestino do organismo e futura colonização. Bactérias presentes no lúmen intestinal usam açúcar do muco como alimentação e o excesso de açúcares processados dispersos no meio são capturados pelas bactérias invasoras como fonte de energia. Felizmente, esse açúcar extra é utilizado por bactérias invasoras como alimento e inibe o sistema genético de ativação da seringa molecular, impedindo a formação do pedestal. Passado o lúmen, as bactérias invasoras não encontram mais açúcares disponíveis, morrem de fome e são eliminadas do organismo. É um mecanismo de defesa sofisticado.

Pois bem, o grupo da Vanessa descobriu que esse tipo de *E.coli* adaptou esse comportamento de defesa do hospedeiro a seu favor. Basicamente, essa *E.coli* conseguiu fazer com que a seringa molecular possa ser ativada por hormônios produzidos pelo próprio organismo, como a adrenalina, abundantes justamente na saída do lúmen intestinal. Assim, quando as invasoras estariam prontas para morrer, conseguem iniciar o processo de colonização pelo acoplamento às células do intestino. Esse sistema que dribla o mecanismo de defesa intestinal é relativamente recente na evolução e, por isso mesmo, não é utilizado por outras bactérias. Sorte a nossa. Sabendo agora como essa *E.coli* consegue nos infectar, fica mais fácil para desenhar mecanismos de prevenção, contribuindo para a saúde humana.

Vanessa, que se formou pela Unicamp, é um desses casos de brasileiros que estabelecem uma carreira excepcional no exterior. Semelhante aos patógenos que estuda, Vanessa tem que lutar por financiamento num ambiente altamente competitivo como o meio acadêmico dos

EUA. Conseguiu se estabelecer e tem contribuído com trabalhos significativos, publicados em revistas de alto impacto. Não cheguei a conhecê-la pessoalmente, pois quando comecei a trabalhar no Instituto de Ciências Biomédicas (ICB) da USP, ela já estava de saída. De qualquer forma, é interessante notar como o Brasil tem produzido alunos que simplesmente decolam em carreiras internacionais. Eu tenho acompanhado o trabalho de alguns ao longo dos anos, inclusive escrevendo sobre eles no Espiral. Tenho certeza que outros virão.

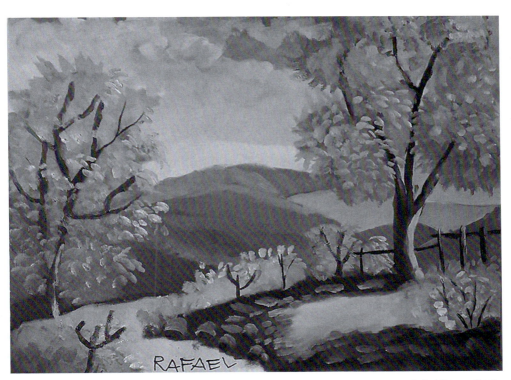
Rafael Tatsuya Sataka

## Repensando o Dia Mundial do Autismo

Dia 2 de abril celebra-se o Dia Mundial de Conscientização do Autismo. A data é referência mundial e diversas cidades do mundo costumam iluminar pontos turísticos com a cor azul – cor escolhida para representar o autismo.

Enquanto muitas entidades buscam atingir uma maior conscientização sobre a condição autista, algo que ainda precisamos melhorar, percebo uma nova reação vinda dos pais e familiares dos autistas: a oportunidade de agradecer a sociedade pelo que tem sido feito pelos autistas.

E não é pouca coisa. Em contraste com doenças que afetam indivíduos adultos no final da vida produtiva cada indivíduo autista enfrenta desafios particulares desde a infância. Isso requer um grupo de profissionais especializados que tenham experiência e saibam lidar com indivíduos autistas ao longo de suas vidas. Nos EUA, grande parte do custo vem do governo. Em 2007, o custo estimado foi de 35 bilhões de dólares. Com a elevada frequência de autismo nos dias de hoje (1 a cada 88 pessoas), o custo chegou a 137 bilhões de dólares em 2012. Esse salto enorme assusta e tende a subir. Obviamente o contribuinte e a sociedade como um todo é quem estão arcando com isso.

No Brasil estamos um passo atrás. A lei Berenice Piana, que garante direitos aos autistas, foi aprovada no final do ano passado e transfere a responsabilidade (e a conta) para o governo (entenda-se contribuinte). O autismo também afeta a sociedade de outras formas, retirando pessoas capacitadas do mercado de trabalho, por exemplo. Em geral, um dos pais deixa de trabalhar para se dedicar ao filho autista. Mais que isso, o alto índice de divórcios e instabilidade emocional das famílias com casos de autismo também afetam o crescimento econômico de todo o país.

Além do custo social, o autismo muitas vezes afeta a liberdade alheia em pequenas situações do dia-a-dia: choro no avião, ataques nervosos em lugares públicos e por aí vai. Essas circunstâncias colocam o autista e suas famílias em situações muitas vezes embaraçosas, pois como a conscientização não é 100%, ainda existe o preconceito. Menino "mimado", "sem-educação", "o pai é mole", "a mãe é fria" e outros comentários são frequentemente ouvidos pelos pais. Porém, a solidariedade também existe e muitas vezes esquecemos de agradecer aqueles que nos cercam, pela paciência, compreensão e principalmente curiosidade. Sim, os olhares podem até incomodar alguns, mas existe aí uma oportunidade de conscientização. Muitas vezes, basta explicar o que está acontecendo para ganhar empatia e ajuda.

Diferentemente de outras condições humanas, os autistas não conseguem lutar pelos próprios direitos. Enquanto não surge um autista famoso, esse grupo permanece sem voz e dependem do apoio e carinho da sociedade. Por isso mesmo conscientização e agradecimento devem andar sempre juntos.

# Cupido online

Para quem é da minha geração é difícil esquecer da pergunta sarcástica do Silvio Santos ao casal que acabara de se conhecer: "Afinal, é namoro ou amizade?". A proposta do saudoso programa "Era Namoro" na TV e tinha a reunião, mais ou menos casual, de rapazes e moças para um rápido flerte e quem sabe um algo mais. Nada mais engraçado do que ver o Silvio se deliciar com a pescaria dos candidatos e candidatas.

Hoje a mídia é diferente. Milhões de pessoas encontraram sua alma gêmea pela internet. Mas será que realmente funciona tão bem quanto os métodos mais tradicionais, seja no baile, no bar ou através de amigos em comum? Aparentemente sim. Uma pesquisa com quase vinte mil americanos revelou que os casamentos que aconteceram após o casal se conhecer online são tão satisfatórios e estáveis quanto aqueles dos que se conheceram no mundo real.

A verdade é que quando essa história de namoro online surgiu, a ideia toda soava cafona e perigosa para a maioria das pessoas. Mas após um crescimento exponencial na última década, impulsionado principalmente por sites de namoro como *Match* ou *OkCupid*, a experiência pegou. Interessante notar que essas empresas acabam acumulando muitos dados de usuários cadastrados, permitindo uma análise do comportamento romântico humano no mundo virtual. Escrevi sobre isso no passado, numa observação do porquê mulheres tidas como "ligeiramente feias" aparentemente se saem melhor do que as "beldades universais" nesse mundo virtual.

A pesquisa mais recente, liderada pelo psicólogo John Cacioppo, consultor do site de namoro *eHarmony*, foi realizada com pessoas que se conheceram e casaram entre os anos de 2005 e 2012. No questionário, perguntas foram propostas para avaliar o grau de satisfação com o parceiro e estabilidade da relação. O estudo foi controlado para fatores como o tempo que a pessoa gasta na internet ou visitando sites de relacionamento. Com um óbvio conflito de interesse, Cacioppo requisitou a ajuda de dois estatísticos que não tinham conexão alguma a empresas de namoro online. Além disso, Cacioppo conseguiu um acordo da *eHarmony* de que o estudo seria publicado independente dos resultados. A empresa aceitou.

O estudo confirma a atual impressão de que o namoro online é um dos tipos mais comuns hoje em dia. Metade da população entrevistada conheceu seu atual esposo(a) através de sites de relacionamento. A outra metade conheceu o parceiro em chats, blogs, games e outras ferramentas do mundo virtual. Mais do que isso, a pesquisa mostra que esses relacionamentos são duradouros. Na verdade, são significativamente mais duradouros e estáveis do que aqueles que se conheceram no mundo real. Uma diferença pequena, mas real. O estudo foi publicado na revista da Academia Americana de Ciências (*PNAS*) na semana passada.

O trabalho tem bons controles, mas não é perfeito. Os autores não controlaram, por exemplo, para o estado mental, o uso de álcool, histórico de violência doméstica, motivação para se casar ou tipo de personalidade dos participantes. Esses fatores são variáveis já conhecidas por interferir na estabilidade do casamento. É possível, caso essas variáveis sejam levadas em conta, que o estudo revele justamente o oposto. Difícil saber. A única certeza é que os relacionamentos online não vão deixar de existir tão cedo. E se não clicar da primeira vez, é sempre mais fácil pensar na repescagem online.

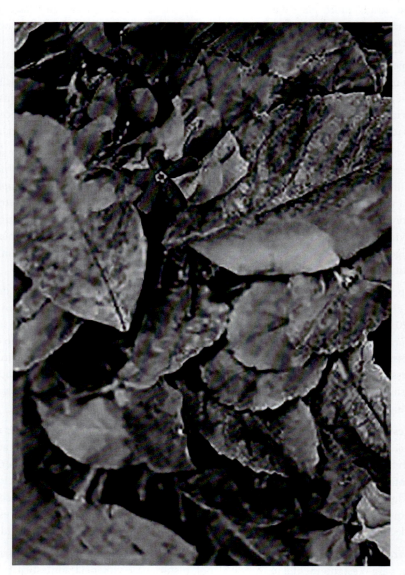

Ana Cândida Nunes Carvalho

# Silenciando a síndrome de Down

Num feito incrível, cientistas conseguiram inserir uma cópia de um único gene em um dos cromossomos 21 de pacientes com a síndrome de Down, silenciando o cromossomo extra. O estudo publicado recentemente na revista *Nature* abre novas perspectivas de intervenção terapêutica.

A síndrome de Down é causada por uma cópia extra do cromossomo 21, por isso é também conhecida como trissomia do 21. Todas nossas células possuem duas cópias de cada cromossomo, uma vinda da mãe e outra vinda do pai. A exceção acontece com os cromossomos sexuais masculinos, no caso, um X e um Y. A forma que a evolução encontrou para que as mulheres não tenham uma *overdose* do cromossomo X foi a de silenciar um dos cromossomos de forma aleatória. Por isso, no caso feminino, as células do corpo são um mosaico em relação à atividade do cromossomo X. Algumas células da mulher mantêm ativo o cromossomo X paterno enquanto outras células ativam o cromossomo X materno.

O mecanismo molecular de silenciamento do cromossomo X ainda é obscuro, mas sabe-se que um gene, localizado no próprio X, é importante nesse processo. O gene conhecido como Xist (do inglês *X-inactivation* gene) produz moléculas de RNA capazes de interagir com um dos cromossomos X e silenciá-lo. O grupo liderado pela pesquisadora Jeanne Lawerence, da Universidade de Massachusetts, nos EUA, se aproveitou desse mecanismo para silenciar a cópia extra do cromossomo 21 em células de pacientes com a síndrome de Down.

O grupo inseriu uma cópia do gene Xist em um dos três cromossomos 21 usando técnicas de engenharia genética. Além disso, foi incluído um interruptor molecular capaz de ligar ou desligar o gene através de uma exposição química. Ao ligar o gene o grupo percebeu que o Xist era capaz de silenciar o cromossomo hospedeiro. A hipótese era que esse silenciamento do 21 extra aliviasse os sintomas da síndrome de Down.

Para isso o grupo usou células-tronco pluripotentes, induzidas a partir da reprogramação de células da pele de pacientes com Down. Essas células, conhecidas como células iPS, são semelhantes a células-tronco embrionárias e possuem a capacidade de se especializar em diferentes tipos celulares, servindo como um modelo de desenvolvimento humano.

O grupo então induziu as células iPS a se diferenciarem em estágios iniciais do sistema nervoso. As células progenitoras neurais derivadas dos pacientes com Down apresentaram um crescimento vagaroso quando comparado com células iPS derivadas de indivíduos não-afetados. Porém, ao desligar a cópia extra do cromossomo 21, as células progenitoras neurais passaram a se comportar de forma semelhante ao grupo controle. O grupo busca agora estudar como o silenciamento da cópia extra do cromossomo 21 irá afetar outras células especializadas a partir desse estágio embrionário.

Vale a pena lembrar que esse tipo de estratégia já foi usada no passado, mas a tecnologia não permitia o controle do silenciamento. A técnica atual também não é perfeita, ainda falta saber se o Xist estaria realmente silenciando todos os genes que residem no cromossomo 21. É possível que alguns genes escapem desse silenciamento. De qualquer forma, a descoberta mereceu estar publicada na *Nature*. Nos EUA, em 1 a cada 300 nascimentos, observa-se uma trissomia cromossômica. Em metade desses casos a trissomia é justamente com o cromossomo 21, o que causa a síndrome de Down.

Pacientes com Down apresentam uma série de problemas e debilidades fisiológicas que os impedem de ter uma vida normal. Descobrir os fundamentos básicos de como o cromossomo 21 extra interfere na atividade dos diversos tipos celulares do corpo humano deve abrir novas oportunidades para tratamentos e melhoria da qualidade de vida desses pacientes.

# Vitaminas e a ilusão da saúde

Hoje em dia as vitaminas estão em todo lugar, na farmácia, supermercados, academias, etc. É fácil de comprar e traz uma sensação de bem-estar, de estar de bem com a vida. O fato é que somos fortemente manipulados pela mídia financiada pela indústria farmacêutica, que transmite a imagem de que multivitamínicos fazem bem para a saúde. Mas será realmente verdade?

No final do ano passado três estudos foram publicados na revista científica *Annals of Internal Medicine*, mostrando que não existe benefício algum para uma pessoa saudável em tomar vitaminas ou minerais extras, seja prevenindo a ocorrência ou retardando o progresso de doenças crônicas. Pelo contrário, o efeito seria maléfico, principalmente para o seu bolso.

O primeiro estudo fez uma revisão sistemática de ensaios clínicos para medir a eficácia de suplementos multivitamínicos na prevenção do surgimento de doenças crônicas em adultos sem deficiências nutricionais. Foram três ensaios clínicos com multivitamínicos e outros 24 experimentos com vitaminas isoladas ou em duplas, utilizando mais de 400 mil participantes analisados de forma aleatória. Não foi encontrada qualquer evidência de efeito benéfico dos suplementos em qualquer tipo de mortalidade, doenças cardiovasculares ou câncer.

O segundo estudo avaliou o efeito de uma cápsula de multivitamínico diária como forma de prevenir o declínio cognitivo em 5.947 homens com 65 ou mais anos de idade, sem deficiências nutricionais. O estudo foi mantido por 12 anos. O efeito de multivitaminas foi comparável ao placebo em testes de cognição e memória verbal. A conclusão é simples, a adição de vitaminas em homens bem nutridos não traz vantagem alguma para perda cognitiva. O efeito foi semelhante ao encontrado em um outro trabalho recente, que avaliou o efeito isolado de vitaminas B, E, C e ômega-3 em pessoas com demência moderada. Nenhum suplemento melhorou a função cognitiva dos sujeitos da pesquisa.

O terceiro estudo teve como objetivo monitorar efeitos benéficos em potencial de 28 vitaminas em altas doses, em 1.708 homens e mulheres com histórico de enfarte do miocárdio. Depois de acompanhar os pacientes por cerca de cinco anos os autores não encontraram efeito algum das vitaminas contra-ataques recorrentes.

Esses estudos ecoam dados que vêm sendo registrados na literatura científica, sugerindo que vitaminas e suplementos minerais não têm efeitos benéficos quaisquer na prevenção de doenças crônicas. Alguns até sugerem um efeito contrário. Vale a pena mencionar outros trabalhos envolvendo dezenas de milhares de pessoas que foram acompanhadas aleatoriamente em ensaios clínicos ao consumir B-caroteno, vitamina E e altas doses de vitamina A, sugerindo um aumento da mortalidade nesses grupos.

Apesar do volume de dados científicos mostrando claramente que o uso de minerais e multivitamínicos não oferecem benefício e até podem fazerem mal, o consumo desse tipo de suplemento aumentou nos EUA, de 30% entre 1988 e 1994 para 39% entre 2003 e 2006, principalmente entre adultos bem nutridos.

O aumento no consumo reflete um crescimento nas vendas. A indústria de suplementos continua se expandindo nos EUA, atingindo US$ 28 bilhões de vendas em 2010. Vendas essas que, muitas vezes, são consequências de medicinas alternativas ou pseudocientíficas, como a ortomolecular. Números semelhantes são registados no Reino Unido e diversos países europeus.

O acúmulo de evidências científicas seria suficiente para sugerir que as pessoas evitem consumir esses suplementos uma vez que o uso não se justifica na prevenção e no tratamento de doenças crônicas ou déficit cognitivo. Vale lembrar que estamos falando de indivíduos saudáveis e o mesmo não se aplica em casos de má nutrição, deficiências metabólicas genéticas ou mesmo gravidez, em que o uso de complementos alimentares é indiscutível e altamente recomendável.

# Os primeiros mil dias de nossas vidas

Ao ser recrutado para a Pediatria da faculdade de medicina da Universidade da Califórnia, ouvi a seguinte frase do chefe do departamento: "Alysson, em teoria, se fizermos nosso trabalho direito, as pessoas não mais precisarão de médicos no futuro". Ele está certíssimo.

A grande maioria das doenças genéticas tem alguma causa em estágios iniciais do desenvolvimento humano. Hoje acredita-se que mesmo doenças que afetam adultos e idosos, como Alzheimer ou Esclerose Lateral Amiotrófica podem ter origens nos primeiros dias de vida do indivíduo. Às vezes são pequenas e sutis alterações moleculares que irão se desdobrar em catastróficas reações metabólicas anos mais tarde. Descobrir o que pode dar errado é o primeiro passo para prevenir problemas futuros.

Por isso, vejo com bons olhos o projeto americano "Os primeiros mil dias de vida", que tem como objetivo acompanhar cinco mil mulheres durante o período de gravidez e seus futuros filhos até os dois anos de idade. O desenho experimental vai permitir que os pesquisadores tirem conclusões prospectivas. É diferente do que acontece hoje em dia, quando os pais visitam o médico e têm que lembrar o que aconteceu exatamente no passado, quando os sintomas de alguma doença surgiram, exercício sempre complicado e com bias dos próprios pais. O projeto, com um custo de US$ 75 mil e liderado pela *Inova Institute*, irá monitorar essas crianças usando aplicativos eletrônicos para coleta massiva de dados relacionados à saúde dos participantes.

Outros projetos semelhantes já existem e estão em andamento, financiados por outras instituições americanas. Porém, o projeto da Inova se diferencia pela intensa coleta de dados genéticos e habilidade de relacionar esses resultados com dados clínicos. Além disso, é intenção do projeto contrastar esses dados com uma matriz de parâmetros ambientais, como estresse e nutrição, coletados no mesmo período. Isso pode ser útil, pois existem diversas correlações anedóticas entre certas doenças humanas e infecções durante a gestação, por exemplo.

Com uma amostra de cinco mil indivíduos estima-se que alguns irão apresentar deficiências do desenvolvimento, como autismo. Nesses casos o grupo irá aumentar a coleta de dados na esperança de identificar fatores ainda desconhecidos que possam estar contribuindo para doenças. Serão coletadas amostras de urina e sangue da mãe e da criança durante o segundo e terceiro semestre de gestação. Irão providenciar o genoma completo de cada participante junto com uma análise de expressão gênica e marcadores epigenéticos do sangue, procurando por genes que possam estar fugindo do padrão durante o desenvolvimento. Pretender analisar esse padrão a cada seis meses, incluindo amostras dos pais e irmãos quando possível. Além disso, o grupo pretende estudar o comportamento de microRNAs, pequenos fragmentos de RNA com funções regulatórias no genoma.

A capacidade de relacionar tudo isso com a exposição de drogas ou outros fatores ambientais durante a gravidez é uma ferramenta poderosa, pois trará pistas do que estaria contribuindo com eventuais doenças humanas. É uma busca por fatores de risco às cegas e sem bias. Infelizmente, mesmo com uma amostra inicial grande, imagino que o grupo tenha problemas estatísticos ao tentar sugerir fatores de risco com essa ou aquela doença, pois nesse grupo o número de pacientes com uma determinada condição será relativamente baixo. Acho que a solução nesse caso seria aumentar a participação de pacientes, colaborando com outros grupos através de consórcios internacionais que seguissem protocolos semelhantes em outras partes do mundo.

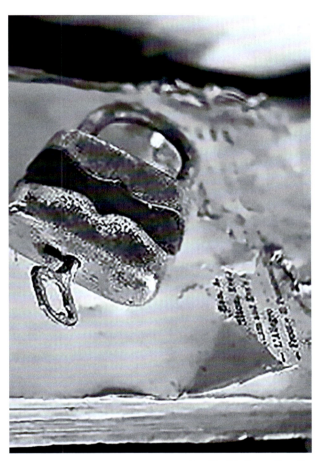

Ana Cândida Nunes Carvalho

## O segredo dos velhinhos que deram olé no Alzheimer

Neurônios são células do cérebro que não se dividem e, portanto, nossos neurônios nos acompanham por toda a vida. A divisão celular permite que certos tecidos rejuvenesçam, eliminando os efeitos deletérios do tempo. Como nossos neurônios não se dividem, eles acabam acumulando uma série de pequenos defeitos metabólicos ao longo da vida. Essa é uma das possíveis explicações do porquê a idade avançada seja um dos fatores de risco em certas doenças neurodegenerativas, como o mal de Alzheimer, condição caracterizada por uma severa perda de memória.

A perda de memória no mal de Alzheimer é, em geral, precedida por uma fase de neurodegeneração cumulativa no cérebro, ainda sem grandes consequências para a independência da pessoa. Pois bem, para entender se essa fase pré-Alzheimer é uma involução natural do cérebro humano com o passar dos anos e se existem formas de evitá-la, um grupo decidiu estudar o cérebro de "supervelhinhos".

Esses seriam senhores e senhoras com mais de 80 anos, cuja capacidade cognitiva (testes de memória) seria igual ou melhor a de pessoas com 50-60 anos de idade. Assume-se que pessoas assim tenham conseguido superar a fase pré-Alzheimer de alguma forma. Os resultados com a análise de cérebro *post-mortem* desse grupo foram publicados recentemente (Gefen e colegas, *The Journal of Neuroscience*, 2015).

De acordo com a primeira autora do artigo, a interação com esses supervelhinhos era extraordinária. Não porque a memória deles era extraordinária, mas sim porque eram pessoas com uma sabedoria e humor contagiantes.

À parte dessa observação o grupo era bem heterogêneo, alguns fumavam, outros não, alguns tinham uma dieta saudável, outros não se importavam com isso, uns sedentários e outros fisicamente ativos, com diploma universitário ou sem e por aí vai. Alguns anos após o recrutamento cinco deles já morreram e haviam concordado em doar seus cérebros para a pesquisa, o que revelou algo bem interessante. Apesar de serem fisicamente velhinhos, como esperado pela idade avançada, os cientistas concluíram que o cérebro havia permanecido com características joviais.

Uma das grandes descobertas dessa analise revelou que o cérebro dos supervelhinhos tinha uma diferença peculiar, tinha cerca de cinco vezes mais de um tipo de neurônio gigante conhecido como neurônios *von Economo*. O dado corrobora as observações feitas em vida através de um escâner cerebral: a região onde os neurônios *von Economo* residem no cérebro, o córtex cingulato anterior, era 6% mais desenvolvida nos supervelhinhos. Essa região do cérebro está relacionada na detecção de erros, atenção, compaixão e motivação.

Esses neurônios gigantes foram reportados inicialmente pelo anatomista ucraniano Vladimir Betz em 1881, mas foi somente na década de 20 que o austríaco Constantin von Economo fez uma análise detalhada dessas células. Infelizmente, esse trabalho ficou esquecido por muito tempo e foi somente nos anos 90 que os pesquisadores redescobriram essas células, batizando-as de neurônios *von Economo* em 2005.

Esses neurônios são morfologicamente diferentes, longos e finos, com ramificações que se estendem por diversas regiões do cérebro. Pessoas com demência ou alcoólatras têm 60% a menos desses neurônios do que a média da população humana.

Até hoje não sabemos para que servem exatamente, mas existem evidências sugerindo que seriam como vias expressas de sinalização elétrica no cérebro. Uma hipótese sugere que essa comunicação nos ajude a controlar diversos impulsos e nos mantêm focados para atingir objetivos em longo prazo. Outros veem nos neurônios *von Economo* a chave para um cérebro mais otimista e, consequentemente, mais social e jovial. A possibilidade de que eles ajudem a manter a lucidez e memória num cérebro envelhecido é intrigante.

O aumento de neurônios *von Economo* pode ser a chave para manter o cérebro humano funcional por mais tempo. Seria interessante saber se esse excesso neuronal é variável durante a vida ou se estaria geneticamente codificado. Pela característica heterogênea dos participantes, diria que o fator genético deva ser forte. Uma forma experimental de resolver isso sem depender de cérebros humanos seria através da reprogramação genética.

Células de pluripotência induzida (iPS) dos supervelhinhos e grupos controle, com ou sem Alzheimer, poderiam ser usadas para gerar neurônios *von Economo*. Se as células iPS dos supervelhinhos produzirem mais desse tipo neuronal, é uma forte evidência de que essa característica teria uma base genética.

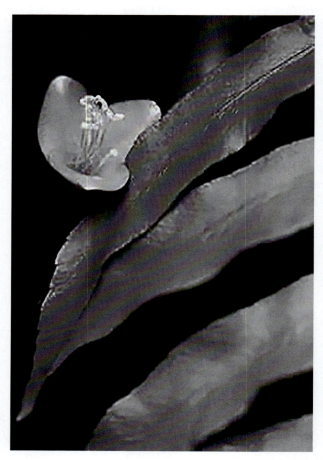

Ana Cândida Nunes Carvalho

# Nova estratégia contra o câncer (e outras doenças que evoluem rapidamente)

Quem leu a biografia de Steve Jobs (fundador da *Apple*) deve ter notado que ele conseguiu estender sua batalha contra o letal câncer de pâncreas muito além do que a grande maioria dos pacientes com o mesmo tipo de câncer. Jobs conseguiu isso mesmo tendo tomado a decisão errada de recorrer à medicina alternativa logo após o diagnóstico. Uma das razões dessa sobrevida excepcional foi seu entusiasmo pela vida. A outra razão, acesso à tecnologia de ponta.

Parte dessa tecnologia consistem em sequenciar o genoma de células do tumor, comparando-o ao genoma das células saudáveis. Esse sequenciamento revela quais as mutações nos genes envolvidos com a desregulação do ciclo celular, o que torna o câncer mais agressivo.

Com essa informação os médicos podem receitar medicamentos apropriados, ou seja, drogas que atuam nas vias alteradas. Infelizmente esses medicamentos não são específicos (causando diversos efeitos colaterais) e não atingem todas as células do câncer.

Essa "brecha" no tratamento permite que as células não tratadas sofram novas mutações, contribuindo para a reincidência do câncer. Faz-se então um novo sequenciamento para descobrir quais as novas mutações genéticas, quais as vias alteradas e qual então seria o novo medicamento a ser prescrito. Esse ciclo vai se repetindo até exaurir as drogas disponíveis ou quando o efeito colateral passa a não compensar mais para a saúde do paciente.

Uma das ferramentas mais promissoras para o tratamento de doenças complexas, como o câncer pancreático, é uma molécula pequena de RNA (*ribonucleic acid*), chamada de RNAi. Moléculas pequenas de RNA são usadas rotineiramente em ensaios pré-clínicos em laboratório para interferir de forma específica em vias metabólicas celulares.

São moléculas superflexíveis e consegue-se adequá-las a um infinito repertório de vias moleculares. Portanto, em teoria, conseguimos inativar diferentes vias metabólicas em câncer de forma específica usando RNAi. Do ponto de vista terapêutico seria fantástico, pois o custo é baixíssimo comparado com o desenvolvimento de drogas químicas (cerca de US$ 1 bilhão/droga). O maior impedimento na clínica tem sido o fato de que o ambiente extracelular degrada a molécula de RNAi antes que ela consiga penetrar na célula e inativar o alvo.

Um trabalho publicado nessa semana por um outro Steve, um colega da Universidade da Califórnia em San Diego, promete mudar essa realidade (Meade e colegas, *Nature Biotechnology* 2014). Steve Dowdy e seu grupo passaram os últimos oito anos buscando formas de entregar as moléculas de RNAi para dentro das células, driblando as enzimas predatórias de ácidos nucleicos no ambiente extracelular. Conseguiram isso combinando duas técnicas descritas anteriores: neutralização química e fusão com peptídeos TAT, conhecidos como penetradores de membrana celular.

Steve conseguiu neutralizar o caráter ácido do RNAi, alterando os grupos de fosfato da molécula, deixando-a neutra e passando despercebida pelos inimigos extracelulares. A molécula quimicamente alterada foi batizada de RNNi (*ribonucleic neutral*). Outra grande vantagem do sistema é que essas modificações são reversíveis por enzimas presentes somente dentro da célula, deixando o RNNi ativo justamente quando precisamos. Um verdadeiro cavalo de Troia. Curioso que, segundo ele, os químicos juravam ser impossível fazer esse tipo de modificação na molécula e sugeriram ao grupo desistir de tentar. Felizmente existem os inconformados em ciência – nada como desafiar o "impossível". O RNNi foi então fusionado com os peptídeos TAT para facilitar a entrada na célula. Pode-se visualizar a molécula modificada no site da revista.

Esse trabalho inaugura o uso de uma nova técnica fundamental para a entrega de RNAi terapêuticos que promete revolucionar o tratamento de câncer e outras doenças que evoluem rapidamente no corpo humano, como aquelas causadas pelo HIV ou Ebola. Imagino que num futuro não muito distante, pacientes com câncer irão se aproveitar dessa descoberta para controlar de forma mais eficiente o progresso da doença. Médicos terão em suas prateleiras RNNis previamente desenhados para diversas vias moleculares prontos para uso em consultório. Após a análise genômica esses RNNi terapêuticos podem ser inalados pelo paciente de forma completamente não invasiva. Um presente de grego para células cancerígenas, mas um belo presente de Natal para a humanidade.

# Procuram-se super-heróis genéticos

O entendimento de doenças genéticas tem se beneficiado muito com os recentes avanços e progressos da genômica, especialmente no que se refere ao sequenciamento do DNA. A tecnologia tem evoluído tanto que em breve será possível sequenciar todos indivíduos do planeta, principalmente com a queda no custo operacional.

Uma das grandes vantagens do sequenciamento genético é justamente descobrir quais são os genes ou vias metabólicas que estão alteradas no indivíduo, ou em uma determinada doença. Conhecer a genética facilita a compreensão do quadro clínico e, em alguns casos, auxilia no tratamento.

Descrevi um exemplo na coluna anterior sobre como a descoberta de uma mutação numa criança autista revelou uma nova forma de tratamento usando um produto natural em um espaço de tempo excepcionalmente curto. Exemplos como esse são raros. Na maior parte dos casos não sabemos muito sobre o(s) gene(s) mutado(s).

Na verdade, os cientistas conhecem apenas 1% das funções dos cerca de 25 mil genes presentes em nosso genoma. E mesmo com genes conhecidos, muitas vezes não há o que fazer. Mas esse quadro muda diariamente, pois sempre existem novos trabalhos sendo publicados, mostrando como determinados genes atuam e podem ser modulados. Portanto, resultados genéticos nunca são inúteis.

Ultimamente tenho pensado de forma alternativa e complementar. Em vez de procurar genes que causam doenças ou vulnerabilidade, pensei em procurar por genes que levam à resistência. Essa ideia tem como princípio a hipótese de que existem mutantes naturais andando entre nós, superheróis genéticos.

Seriam aqueles que podem ter a mutação em genes que causam doenças, mas que são saudáveis. Existem precedentes para essa forma de pensar. Por exemplo, pessoas com mais de 75 anos de idade que possuem mutações no gene Apoe4 (um gene associado a alto risco para o mal de Alzheimer) e que são cognitivamente normais.

A estratégia seria sequenciar esses indivíduos na esperança de encontrar variações genéticas que conferem resistência ou proteção ao Alzheimer. Ao entender como o processo funciona nessas pessoas poderíamos aplicar o conhecimento de forma protetiva no resto da população.

A ideia, em princípio, poderia funcionar para qualquer doença ou condição genética. Na verdade, isso já foi feito para doenças cardiovasculares. Hoje sabemos que algumas pessoas que possuem uma variante não-funcional do gene PCSK9 são mais resistentes, quase imunes a doenças do coração.

Não importa o que você come, se faz exercícios ou qual a sua pressão arterial, essa variante consegue controlar seus lipídeos de uma forma muito mais eficiente do que na maioria da população. Atualmente a indústria farmacêutica tem desenvolvido anticorpos contra o PCSK9 na tentativa de inativar o gene em pessoas com doenças cardiovasculares.

No caso de doenças neurológicas ou psiquiátricas, como autismo ou esquizofrenia, achar resistentes é um pouco mais complexo. Porém, o fato de que essas condições têm uma contribuição genética forte sugere que isso seria, sim, possível. A forma como meu laboratório tem estudado essa questão é comparando indivíduos autistas com trajetórias clínicas distintas.

Ao sequenciar o genoma daqueles que conseguiram se curar espontaneamente e sair do espectro, podemos definir uma assinatura neuro-genética que confira resistência ao autismo. Imagino que esses genes estariam envolvidos com a plasticidade neuronal ou capacidade de formar novas conexões nervosas. O mesmo serve para esquizofrenia. Gostaria de comparar o genoma de indivíduos que tiveram apenas um episódio psicótico com aqueles que continuam a sofrer com a condição.

Obviamente estou simplificando os quadros clínicos, inclusive deixando de lado contribuições do ambiente ou epigenéticas, mas já é um começo.

# Genômica contra o estigma

A capacidade de sequenciar o genoma humano tem evoluído exponencialmente nos últimos anos, diminuindo os custos, reduzindo o tempo e tornando essa ferramenta acessível clinicamente. Na minha visão o maior impacto dessa tecnologia será no diagnóstico de doenças neurológicas raras. Ou mesmo de doenças não tão raras assim – depende do ponto de vista.

O autismo, por exemplo, afeta cerca de 1% da população mundial e pode não ser considerada uma síndrome rara para alguns. Por uma outra perspectiva pode-se considerar que cada paciente é único, cada um carregando alterações genéticas privadas, ou mesmo que existam centenas de tipos de autismos. Todos raros, mas com sintomas clínicos em comum, mascarando a complexidade dessa condição. Por isso mesmo existem iniciativas que buscam sequenciar o genoma de milhares de autistas, buscando pistas genéticas sobre a identidade dessa(s) doença(s). No Brasil, o projeto Fada do Dente tem esse como um dos objetivos para pacientes autistas. O mesmo racional se aplica para esquizofrenia e outras doenças mentais. Essas iniciativas de sequenciamento vão revelar o quanto raro são as diversas formas de doenças mentais que existem. Clinicamente, podem levar a um tratamento personalizado, diminuindo o tempo entre diagnóstico e cura.

Infelizmente, as doenças mentais ainda sofrem com o estigma social. Existem sociedades humanas que veem doenças mentais como um castigo divino ou tem vergonha da linhagem genética e escondem os pacientes. Outras sociedades são mais abertas, reconhecendo a base biológica e investindo em ciência como forma de encontrar soluções concretas para tratamentos mais efetivos e cura. Ora, isso já foi feito para doenças infecciosas, do coração, câncer, pulmão e outros órgãos. Já não se morre mais de alguns cânceres e a sobrevivência de pacientes com AIDS é relativamente alta. O mesmo avanço não é observado para as doenças neurológicas. Acho que parte da culpa vem desse estigma.

Nos EUA, o estigma é combatido ferozmente por pessoas famosas, celebridades, que em geral possuem algum membro da família que é afetado. É o caso da atriz Glenn Close, co-fundadora da campanha *BringChange2Mind*, cujo objetivo é reduzir a atitude e percepção negativa daqueles portadores de doenças mentais. Gleen tem uma irmã, Jessie Close, e um neto, Calen Pick, com doenças mentais. Jessie foi diagnosticada com síndrome bipolar e Calen com esquizofrenia. Recentemente, os dois foram imortalizados numa publicação científica mostrando como a genômica conseguiu literalmente curá-los.

Jessie e Calen tiveram seus genomas sequenciados e o time de pesquisa descobriu que ambos tinham uma variação genética rara, que como consequência, gerava cópias extras do gene que codifica para uma enzima que degrada glicina. A glicina é um modulador do receptor de dopamina no cérebro e já havia sido implicada em surtos psicóticos. Com cópias extras da enzima, Jesse e Calen acabavam por ter menos glicina no cérebro, o que levava a uma dramática deficiência na atividade do receptor dopaminérgico. Quando Jesse e Calen incorporaram glicina na dieta a resposta foi como dar insulina para um diabético – os problemas psiquiátricos dos dois praticamente sumiram (Stessman e colegas, *Cell*, 2014).

É interessante notar que a manipulação dos receptores de dopamina por glicina ou outras drogas já havia sido previamente testada clinicamente em pacientes com esquizofrenia, mas falharam ao demonstrar eficácia. O problema pode ser que nesses ensaios clínicos foram incluídos pacientes com doenças ou síndromes diferentes, todos classificados com base em diagnósticos meramente comportamentais ou clínicos, como "esquizofrênicos". É o mesmo que dar antibióticos para todos que tem febre e descobrir que não funciona porque metade dos febris testados tem infecção viral e não bacteriana.

Outra curiosidade, Jessie e Calen foram diagnosticados de forma diferente (um bipolar, outro esquizofrênico) mas ambos têm a mesma mutação genética e se beneficiaram do mesmo tratamento. A história deles mostra muito bem porque estamos patinando tanto para descobrir tratamentos efetivos para doenças neurológicas que são diagnosticadas clinicamente apenas. A entrada da genômica na clínica é imprescindível. No Brasil esse tipo de aconselhamento está restrito a médicos com conhecimento clínico apenas, excluindo biólogos moleculares e outros profissionais especializados em genética. A meu ver isso é um erro grave que precisa ser consertado o quanto antes, pois a demanda, assim como nos EUA, será grande por profissionais qualificados.

Exemplos como o de Jessie e Calen ainda são raros. Infelizmente na maior parte dos casos, a interpretação genética é complicada. Isso acontece porque desconhecemos os mecanismos de ação da maior parte dos genes e regiões regulatórias do genoma humano. Porém, isso não pode ser justificativa para que o sequenciamento genético não seja feito. A ciência avança diariamente e se hoje não existe tratamento, amanhã ou depois algum cientista poderá publicar algo relevante clinicamente. Vamos participar de um futuro próximo no qual todos terão seus genomas sequenciados, a medicina personalizada veio para ficar.

A influência da atriz Glenn Close e a participação da sua família em projetos científicos nos lembram do quão importante é a parceria entre pesquisadores e pacientes para que os avanços se tornem realidade. Só assim vamos conseguir mudar a forma como diagnosticamos e tratamos doenças neurológicas, sejam raras ou não.

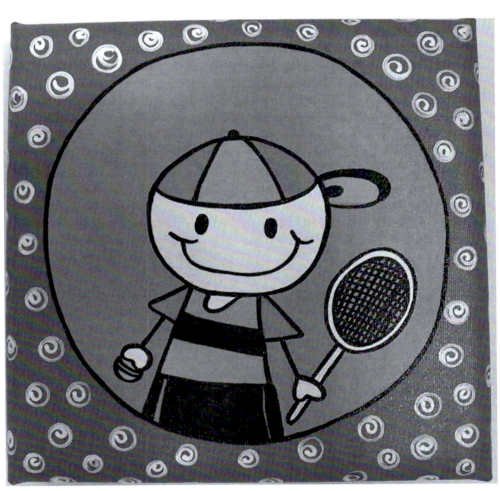
Mariani Prata

# Crianças superpoderosas

Quando eu tinha uns sete anos, andava pelas ruas do bairro com uma capa plástica feita com sacos de supermercado. Aquela capa me deixava com poderes sobrenaturais e eu não tinha medo de nada, estava pronto para enfrentar as mais perigosas situações, seja para salvar minha priminha de vilões imaginários ou recuperar o cachorro sumido da vizinha.

Indagado pelos garotos mais velhos sobre qual tipo de "poder" a capa me trazia, respondi que poderia abrir um buraco na parede com meu super soco se quisesse. Todos riram e para salvar minha imagem de herói e impressioná-los soquei a parede com toda minha força. Não abri nenhum buraco e tive uma das mais dolorosas experiências da minha infância. Humilhado, respirei fundo e fui chorar sozinho. Lição aprendida: super-heróis não sentem dor!

Algumas crianças que habitam o norte do Paquistão também acham que são superpoderosas. Uma delas ganha a vida enfiando facas nos braços e andando em brasas. Essa já teve múltiplos ferimentos que a levaram ao hospital diversas vezes. Mas ela nunca reclamou. Outro morreu ao se jogar de um telhado. Fez isso porque não sentia dor e, portanto, não evitava situações dolorosas ou perigosas que o colocavam em risco, mesmo durante a vida cotidiana.

E foi justamente estudando esse tipo de comportamento que se descobriu uma das razões genéticas responsável pela total ausência de dor. Até recentemente, casos de pessoas insensíveis a dor eram restritos a defeitos congênitos em fibras nervosas sensoriais. Nesse caso, além de não sentirem dor, também não conseguiam distinguir o quente do frio, por exemplo. Mas em dezembro do ano passado James Cox e colaboradores da universidade de Cambridge (*Nature*; 444, 2006), descobriram que as crianças paquistanesas eram diferentes — tinham uma mutação genética num gene chamado SCN9A.

A proteína codificada por esse gene faz parte de uma família gênica de subunidades de canais de sódio. Ao estimularmos certos neurônios sensoriais são produzidas pequenas alterações de voltagem nas membranas celulares. Esses canais de sódio amplificam esse sinal até um certo limite. Dependendo da magnitude do estímulo o limite é ultrapassado e ocorre a despolarização do neurônio, gerando um impulso elétrico que sinaliza a dor.

Mutações dessas famílias são dominantes, anulando a função de um dos canais de sódio. Diferentemente de outras mutações, essas causam total insensibilidade à dor, sem outros problemas fisiológicos como a percepção da temperatura. Ainda não se sabe exatamente o porquê disso.

Infelizmente os modelos de camundongos "nocaute", geneticamente alterados e defeituosos no gene SCN94, não sobrevivem e os cientistas acabam tendo reduzidas oportunidades de estudo, uma vez que esse tipo de mutação acontece com uma frequência menor do que uma em 1 milhão.

E pode até ser que essas mutações também contribuam pela variação da tolerância à dor. Recentemente em um artigo publicado na revista *Science* (*Science*, 314, 2006), Nackley e colegas demonstraram que variações na estrutura de um outro gene chamado COMT, responsável pelo metabolismo de certos neurotransmissores, são capazes de causar variações da tolerância à dor.

Nesse caso as variações não estavam ligadas a mutações do gene em si, pois a proteína produzida era exatamente a mesma, mas sim à estrutura secundária do RNA mensageiro (o intermediário molecular entre o DNA e a proteína). Também não podemos esquecer que sensibilidade à dor está relacionada com as condições psicológicas do indivíduo. Isso tudo sugere que a sensibilidade à dor entre indivíduos é muito mais complexa do que imaginava-se antigamente.

E afinal, para que serve a dor? Em culturas antigas a dor era vista como um castigo dos deuses, mas com o tempo aceitou-se o fato de que ela faz parte da fisiologia normal do organismo. Assim sendo, a dor é responsável pela demarcação dos limites físicos de nosso próprio organismo, evitando lesões teciduais. Sem ela, por exemplo, poderíamos mastigar a própria língua sem perceber. Além disso, a dor ajuda o cérebro a analisar e decidir sobre situações de risco: a decisão é feita dependendo de quão dolorosas serão as consequências.

Estudos dos mecanismos moleculares da dor levaram ao desenvolvimento de diversos tipos de analgésicos. Nessa área destaco o trabalho do cientista brasileiro Sérgio Henrique Ferreira, do Departamento de Farmacologia da Faculdade de Medicina da USP de Ribeirão Preto. As novas descobertas nessa área deverão ajudar o Sérgio e outros pesquisadores na busca do analgésico ideal, o qual apresenta efeitos colaterais mínimos e com amplo espectro de ação para todo tipo de dor. Até dor de super herói quando perde os superpoderes…

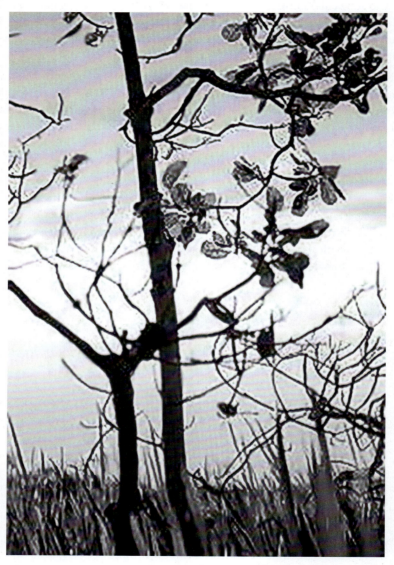

Ana Cândida Nunes Carvalho

# Câncer de mama não é mais doença de rico

O câncer de mama é a forma mais letal de câncer nas mulheres. Estima-se que um milhão de casos serão diagnosticados até o final deste ano. De acordo com pesquisa realizada pela revista *Times* (15 de outubro de 2007), numa reportagem especial sobre o assunto, cerca de 500 mil mulheres morrerão dessa forma no mundo todo. Só nos EUA, uma em cada oito mulheres será diagnosticada.

O câncer de mama era, até então, predominantemente encontrado em países ricos do Ocidente. Mas hoje o cenário está mudando radicalmente. No ano 2020, 70% de todos os casos de câncer de mama serão diagnosticados nos países em desenvolvimento, incluindo Ásia, Europa Oriental, África e América Latina.

Para piorar a situação as técnicas de detecção e tratamentos comuns nos países ricos não estarão acessíveis para a maioria dos pacientes no futuro. Ou você acha que exames de mamografia são comuns no Quênia ou no Brasil subdesenvolvido? Pois é, a pobreza consagra-se como um dos piores carcinógenos, ou seja, causadores do câncer.

Essa mudança radical no perfil das mulheres com câncer de mama tem origens relativamente positivas. Com a melhoria das condições sanitárias e da disponibilidade de alimentos, a expectativa de vida das nações mais pobres aumentou de 50 anos, em 1965, para 65 anos, em 2005. Dessa forma as mulheres nos países subdesenvolvidos estão vivendo mais e alcançando uma idade em que estão mais expostas a carcinógenos e susceptíveis ao câncer de mama.

O grande problema é que esse aumento da expectativa de vida vem junto com outros hábitos, alguns menos positivos, de países ricos: dieta rica em gordura, sedentarismo, obesidade, terapias de reposição hormonal, um menor número de filhos e maternidade tardia. Junto com a longevidade esses fatores estão claramente relacionados à alta incidência de câncer de mama.

O câncer de mama se desenvolve a partir da exposição ao hormônio feminino chamado de estrógeno, que induz o tecido mamário a crescer de forma acelerada durante o ciclo menstrual. Dessa forma, o fato de ter poucos filhos e a maternidade tardia aumentaria a exposição da mulher ao estrógeno. No entanto, a maneira como o tecido mamário reage ao hormônio é influenciada pela carga genética individual.

Alguns cânceres são hereditários e podem ser observados em diversas gerações de uma mesma família. Mutações em dois genes, BRCA1 e BRCA2 (pronuncia-se "braca" no meio científico), foram identificadas como fatores de risco, mas claramente existem outros genes envolvidos e ainda desconhecidos. Mutações nos genes BRCA são responsáveis por cerca de 10% dos casos de câncer de mama nos EUA, tanto em mulheres como em homens.

No caso dos BRCA, as mutações levam a um tipo superagressivo de câncer de mama com alta frequência em mulheres abaixo de 50 anos. Se você tem a mutação, suas chances de desenvolver câncer de mama são altíssimas. Atualmente já existem testes para esses genes e, uma vez diagnosticada geneticamente, a pessoa tem a oportunidade de retirar o útero, ovários e fazer mastectomia antes mesmo do aparecimento do câncer, na tentativa de garantir sua sobrevivência. Obviamente essa não é uma decisão fácil.

O gene BRCA1 foi o primeiro a ser relacionado com altos índices de câncer de mama, ovário, próstata e cólon. O gene foi descoberto em 1994 por meio do estudo de casos em uma família de mórmons. Seu parceiro, o BRCA2, foi descrito no ano seguinte e, apesar de serem estruturalmente diferentes, os dois exercem funções similares na célula.

Ambos os genes estão relacionados com o mecanismo de reparo de DNA. Fatores externos, como hormônios, ou internos, como o próprio metabolismo celular, resultam em danos na estrutura física do DNA. Esses danos, caso não reparados, podem causar mutações em diversos genes essenciais para o funcionamento normal da célula.

Por isso a evolução equipou as células com um sofisticado sistema de monitoramento da instabilidade do genoma. São diversos os genes que fazem parte de uma complexa coreografia molecular que envolve uma série de etapas, como reconhecimento, bloqueio do ciclo celular, ativação das proteínas de reparo e conserto do estrago na dupla hélice do DNA.

Esse sistema é responsável por manter o genoma livre de mutações. E defeitos nele podem causar diversos tipos de doenças, incluindo o câncer. O porquê das mutações nos BRCA estarem ligadas a tipos de câncer específicos e como os fatores ambientais contribuem para isso ainda é motivo de muita pesquisa. Vale lembrar que os genes BRCA estão também envolvidos em outras atividades na célula, como a regulação gênica (o controle do grau de funcionamento de cada gene) e a modelagem da cromatina, o "pacote" de proteínas, DNA e RNA que forma os cromossomos.

Outras ideias sobre fatores de risco para o câncer de mama – uso diário de desodorante nas axilas, ingestão de pílulas contraceptivas que contêm pequenas quantidades de estrógeno, fumar cigarros ou implantes de silicone – não foram comprovadas cientificamente.

O curioso é que, enquanto os hábitos ocidentais são absorvidos rapidamente pelos países em desenvolvimento, a compreensão cultural e científica por trás do câncer de mama caminha numa velocidade bem menor. Nos EUA e na Europa milhares de dólares são destinados à pesquisa básica, diagnóstico e pesquisa aplicada. Associações de pais e pacientes são comuns em diversas cidades e a cultura da doação é muito forte. No resto do mundo o câncer de mama ainda é visto com vergonha e surpresa.

No Egito mulheres evitam assumir a condição com medo de serem abandonadas pelos maridos. Em Taiwan as mulheres não costumam comentar sobre os seios em consultas médicas, enquanto na Índia o câncer de mama é visto como uma doença contagiosa. Esses hábitos culturais sugerem que as soluções deverão ser adaptadas para cada sociedade.

No Brasil, com a vergonhosa distribuição de renda entre a população, aliada ao nosso aspecto multicultural, combinamos problemas de países ricos e pobres. Educar sobre o problema do câncer de mama desde cedo e conscientizar sobre a importância da detecção do câncer em estágios precoces é crucial para que o Brasil reverta um terrível prognóstico.

PS: Nesta semana, comemoro um ano como colunista no G1. Durante esse tempo recebi diversos comentários interessantes e críticos, que me esforcei para responder da melhor maneira possível. Mais ainda, recebi centenas de e-mails com questões sobre os diversos assuntos tratados, desde questões práticas até a mais pura filosofia. Alguns leitores sugeriram que eu escreva para um jornal (físico, impresso) para ter uma maior penetração social. Tenho a impressão que o alcance das duas mídias é praticamente o mesmo. Além disso, acho extraordinária a conexão online, bem mais dinâmica, estabelecida entre o pesquisador e o leitor. Obrigado pelo interesse!

# Conversa com Jim Watson

Semana passada tive a chance de participar de um bate papo informal com James D. Watson, ou simplesmente "Jim", para os íntimos. Para aqueles não familiarizados com o universo molecular, Jim Watson foi uma peça chave para a descoberta da estrutura espiral em dupla hélice do DNA. Fez isso com 25 anos, junto com Francis Crick, Maurice Wilkins e Rosalind Franklin, sendo que os três homens foram agraciados com o Prêmio Nobel de Fisiologia ou Medicina, em 1962. Rosalind, descrita por Wilkins como "Dark Lady", morreu antes, de câncer, aos 37 anos. Mas essa é uma outra história…

Watson, aos 79 anos, veio ao Instituto Salk para a divulgação de seu novo livro, "Avoid boring OTHER people", no qual a palavra "other" está grafada em branco, num fundo claro, causando uma dúbia interpretação do título: "Evite pessoas chatas" ou "Evite chatear outras pessoas". De qualquer forma, esse novo livro descreve o que ele aprendeu em diversos momentos de sua carreira e pretende servir como um guia aos aspirantes a Prêmio Nobel, ou simplesmente como sobreviver no cada vez mais competitivo mundo acadêmico.

Ao contrário do carismático Crick, Watson é uma figura controversa. Acompanhar uma conversa com ele é sempre estimulante, embora hoje em dia não o seja meramente devido a assuntos científicos. Sua mente afiada pode ser comprovada quando, por uma falha no sistema operacional, Watson teve de esperar por alguns minutos antes de começar a conversa. Aí ele solta a pérola: "Someone should be fired" ("Alguém deveria ser demitido"), numa clara demonstração de que existe limite para a incompetência alheia.

Suas colocações, muitas vezes classificadas como racistas, machistas ou apenas indelicadas costumam causar alvoroço na plateia. Foi o caso de suas declarações eugênicas, mesmo tendo um filho com uma forma indefinida de esquizofrenia e epilepsia severa: "pessoas burras não devem se reproduzir". Lembro-me também do episódio em que ele comentou no meio de uma palestra que jamais aceitaria uma mulher que estivesse acima do peso em seu laboratório, pois isso reflete falta de ambição na vida. Foi o suficiente para muitas pessoas levantarem e deixarem o local imediatamente.

No livro, Watson revela diversas curiosidades, como sua admiração por Orson Welles e Linus Pauling, além de reconhecer o impacto que bons professores tiveram na sua formação acadêmica. Para cientistas, o autor esbanja pílulas-conselho do tipo "publique rápido", "evite ser fotografado", "use o primeiro nome o mais rápido possível" ou "procure sempre um orientador jovem".

Apesar de o novo livro estar recheado de detalhes sobre meio científico e permitir um melhor conhecimento da vida do autor, duvido que tenha um impacto semelhante ao de "A dupla hélice" — leitura obrigatória de todo biólogo. Este último, com mais de um milhão de exemplares impressos em diversas línguas (inclusive português, ainda que raríssimo nas livrarias brasileiras), contém o relato detalhado e tendencioso de Watson sobre o processo da descoberta da estrutura do DNA e é um marco da literatura científica. Ajuda a compreender um pouco da arrogância do autor e da história por trás da descoberta.

Mas minha intenção com esse texto não é apenas apresentar o novo livro de Jim Watson, mas de discutir o papel que uma figura como ele exerce no pensamento científico atual. O fato de ter ganho o Nobel ainda jovem permitiu que o excêntrico e autoconfiante pesquisador soltasse ainda mais o verbo. Com comentários rudes, Watson vem questionando uma série de tabus científicos, como a melhoria da espécie através da alteração do DNA embrionário. Afinal, provoca ele, quem não gostaria de acabar com a "burrice" mundial ou mesmo inserir um novo gene no filho que vai nascer que conferisse resistência ao HIV?

Segundo sua visão, que claramente flerta com o determinismo genético, o ambiente teria pouca influência no que você se transforma como pessoa. Não somente porque grande parte já estaria escrita no seu genoma, mas também porque sabemos muito pouco de como o ambiente realmente nos influencia (justo!). "Até mesmo os códigos morais da sociedade", disse ele, "devem ter evoluído como forma de cooperação e sobrevivência dos humanos."

Por essas e outras, Watson teve seu genoma completamente sequenciado pela nova tecnologia de 454. Esse ano ganhou um DVD com seu genoma, mas pediu que apagassem informações sobre o gene apoE, cujas alterações estão relacionadas com a probabilidade de desenvolver Alzheimer, doença com histórico na família do cientista. Fez isso para proteger a integridade genética de seus familiares e chamou a atenção para as questões relacionadas à discriminação genética. Francamente, Jim!

Watson também ataca correntes criacionistas nos EUA e no resto do mundo. "Gostaria de trazer Charles Darwin para os dias de hoje e mostrar a ele o que está acontecendo." Por outro lado, também mostra seu lado otimista. Quando perguntado sobre as novas tendências, não hesitou em dizer que a ciência já tem tecnologia para frear a incidência de cânceres (veja, ele não disse nada sobre a "cura" propriamente dita). Também apontou o fenômeno da neurogênese (já discutido nesta coluna anteriormente) como uma área altamente promissora, especialmente se for possível manipulá-la de forma a nos deixar mais inteligentes (claro, Jim!).

Enfim, Watson continua sendo a Britney Spears da ciência: polêmico, amado e odiado. O fato é que não dá para negar que suas colocações incentivam caudalosas discussões científicas e morais ou simplesmente nos levam a um entretenimento descompromissado.

## Vive la différence!

Há mais de sete anos concluiu-se um dos projetos científicos mais audaciosos da história e a biologia molecular ganhava uma poderosa ferramenta: a sequência do genoma humano. Dois grupos foram os responsáveis pelo feito -a empresa de J. Craig Venter, a Celera Genomics e o consórcio internacional conhecido como Projeto Genoma Humano. O impacto do projeto já trouxe diversos *insights* sobre a estrutura do nosso genoma, com consequências diretas para o desenvolvimento de diversos medicamentos, só para citar algo aplicado. Na época também foi dito que o genoma seria de todos nós, um reflexo da identidade humana.

Porém, o que o leitor talvez não saiba é que, para economizar tempo e dinheiro, os dois grupos combinaram amostras de diversas pessoas (em sua maioria) anônimas e criaram um "genoma referência", conhecido no meio acadêmico como NCBI 36. Esse genoma só continha metade da informação genética celular, ou seja, apenas um cromossomo de cada par foi sequenciado. Vale lembrar que, com exceção das células germinativas (os óvulos e os espermatozoides), o genoma humano é constituído de 23 pares de cromossomos, nos quais um cromossomo veio do pai e outro da mãe – também conhecido como genoma diploide.

Efetivamente esse genoma humano contém apenas a sequência genética de um dos progenitores. Além disso, quando deparados com variações no sequenciamento (como a falta de um trecho numa das amostras ou uma eventual duplicação em outra amostra), os dois grupos optaram pela média, excluindo a variação. Os pesquisadores acharam que a eliminação desses "detalhes", talvez gerados por alguma variação experimental, não sacrificaria muito o resultado final. Como é doce a ilusão biológica.

Recentemente, o primeiro genoma humano individual foi publicado, contando com as sequências dos dois cromossomos, batizado de "HuRef". O indivíduo "sequenciado" foi o próprio Craig Venter, que liderou esse megaprojeto com mais 30 colaboradores. De acordo com o trabalho, o NCBI 36 subestima a variação individual em até 5 vezes. Quando o genoma materno de Venter foi comparado com o paterno achou-se cerca de 4 milhões de variações genéticas, indicando que a diferença entre dois indivíduos é cinco vezes maior do que o anteriormente estimado.

A publicação do primeiro genoma diploide, como é chamado, já estimula acaloradas discussões sobre a privacidade genética. Com o surgimento de novas tecnologias de sequenciamento mais genomas individuais vão estar disponíveis. Ao contrário de Venter, que liberou geral suas sequências nuas e cruas, Jim Watson (co-descobridor da estrutura do DNA e que teve seu genoma sequenciado recentemente) preferiu censurar informações de genes que predispõem ao Alzheimer, doença presente no histórico familiar do cientista. Dê uma espiada no genoma do Venter acessando <http://journals.plos.org/plosbiology/article?id=10.1371/journal.pbio.0050254>.

Venter levou quase cinco anos para publicar esse trabalho. Não foi à toa. Além de usar uma tecnologia mais avançada e de aumentar o número de leituras experimentais do DNA, o grupo teve de redesenhar os algoritmos usados para o alinhamento dos fragmentos do genoma, permitindo a identificação da origem (materna ou paterna) dos cromossomos. Essa estratégia, longa e trabalhosa, permitiu concluir de forma confiante que as variações observadas eram de fato reais.

Parte das variações encontradas são duplicações gênicas, que levam a diferenças no número de cópias de certos genes em cada indivíduo. Já se sabia que essas variações estavam implicadas em diversos tipos de doenças, como autismo, Alzheimer, distrofia muscular, cegueira ou mesmo deformações anatômicas. Entretanto, para a maioria dos genes, ainda não sabemos quais são as consequências de uma diferente dosagem gênica. O fato é que, sabendo-se disso, pode-se receitar doses diferentes de medicamentos para cada indivíduo numa futura medicina personalizada.

Outra fonte de variação são as alterações de bases únicas do DNA (abreviadas em inglês como SNPs – pronuncia-se "*snips*"). Genes são formados por fragmentos de DNA que, por sua vez, são formados por uma sequência de quatro bases: A, T, C e G. Por exemplo, ao sequenciar o trecho …AATTCC… você pode encontrar a versão …ACTTCC…. nesse caso, a segunda base aparece como "A" em um indivíduo e como "C" em outro. Dependendo da população humana e da região gênica, essas pequenas variações estão associadas com alto risco de diabetes e outras doenças complexas. Nos EUA, a empresa *23andMe*, em parceria com a Google e a Navigenics, estão oferecendo uma análise paga dos SNPs, a partir de sequências dos potenciais consumidores.

No caso do Venter, é curioso observar que no trabalho encontra-se uma tabela com diversas variações genéticas que estão associadas ao alcoolismo, tabagismo, comportamento antissocial, doenças do coração e Alzheimer. Felizmente, nenhuma dessas doenças é causada por um único gene. O pai de Venter, que morreu aos 54 anos de ataque cardíaco, era fumante. Já sua mãe, com 84 anos, continua jogando golfe e velejando com ele. Que genoma prevalece? Na verdade, deve haver uma resposta diferente em cada um de nós.

Considere que a intricada complexidade entre o genoma materno, paterno e o ambiente em que o indivíduo se encontra, seja responsável pelas características físicas e cognitivas de cada pessoa (o que chamamos de fenótipo). A sequência de mais genomas diploides permitirá correlacionar as variações genéticas com fenótipos específicos. Por isso mesmo, Venter não só deu o sangue (literalmente, foi daí que extraíram o DNA) pelo trabalho, como também respondeu a uma série de questões sobre sua família, histórico médico, personalidade e características físicas. Quando tivermos milhares de genomas diploides, com milhares de fenótipos correspondentes, talvez consigamos encontrar o melhor pareamento entre genoma e ambiente. Assim, uma pessoa de uma determinada região poderia ter menos chance de desenvolver câncer se fosse colocada em uma outra cultura desde cedo. Por que não?

Mas a surpresa mesmo foi o incrível número de inserções e deleções ("apagamentos" de DNA) encontradas quando comparamos os cromossomos maternos e paternos. Dados recentes apresentados no congresso da Sociedade Americana de Genética Humana, em San Diego na semana passada, revelaram que muitas dessas variações são causadas pela atividade de entidades retrovirais endógenas – ou seja, um tipo de vírus "fossilizado" no interior do nosso genoma. Esses elementos possuem a habilidade de se locomover pelo DNA, usando um mecanismo de copia-e-cola, igual ao que alguém poderia utilizar para editar este texto em outra página, por exemplo.

Ao fazer isso, os elementos retrovirais embaralham o genoma com inserções e deleções, gerando diversidade genética. Ora, a atividade desses elementos varia de célula para célula, com uma curiosa vivacidade no sistema nervoso. Isso indica que a relação entre genoma e fenótipo é ainda mais complexa, com variações entre as células do mesmo indivíduo e sugerindo que o sistema nervoso seja o tecido com o maior número de variantes genéticas no organismo. Aproveito aqui para registrar uma nova ideia: o Projeto Genoma Cérebro!

E é justamente no sistema nervoso que a diversidade vai contribuir para diferenças na capacidade de memória, criatividade, sensibilidade e outras características cognitivas. O maravilhoso disso tudo é que a plasticidade do sistema nervoso evita que isso seja fixo ou imutável. Pelo contrário, quanto mais informação e desafios ao cérebro, mais afiado ele fica. Estamos sempre em transformação, interagindo com o ambiente para moldar nossa essência.

Dessa forma, a variação humana é ainda maior se considerarmos o aspecto cognitivo. Somos mais diferentes em termos de atividade mental do que em aspectos estruturais, fisiológicos ou anatômicos. Li em algum lugar que a diferença cognitiva entre Einstein e a média da população humana é muito maior que a diferença entre a média humana e a média dos chipanzés. Então por que temos tão poucos gênios se geramos tanta variação? O que nos impede de alcançarmos o nosso potencial mental, como indivíduos e como espécie? Preguiça? Medo? Religião? Falta de livre arbítrio, de tempo?

E para aqueles que achavam que a era genômica tinha se esgotado, digo que as sequências geradas até agora, e as milhares que estão por vir, vão se transformar em uma preciosa ferramenta para a reconstrução dos agentes moleculares da evolução e do desenvolvimento humano. Salvo nos casos de doenças causadas por mutações em genes únicos, ninguém deve esperar que, apenas lendo a sequência genética de um único tecido de uma pessoa, conseguirá dizer se ela terá ou não câncer. Mas vamos conseguir definir melhor a contribuição dos genes e do ambiente para o fenótipo de cada um.

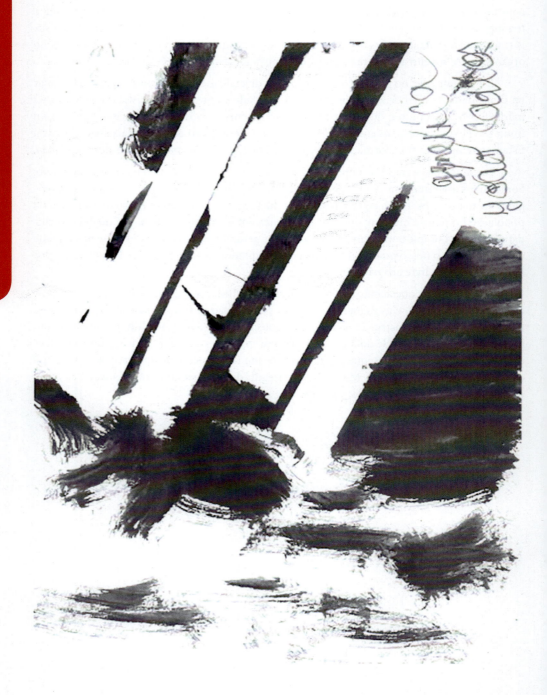

João Carlos da Costa Gonçalves

## Versatilidade genética

Existem diversas maneiras de interpretar o conteúdo genético de uma célula. A mais utilizada é a comparação direta da sequência do DNA genômico entre duas ou mais espécies. Soletrando essas informações, descobriu-se que as células humanas são bem parecidas com as dos primatas não-humanos, algo em torno de 98% a 99% de similaridade. Mas, se o DNA é tão parecido, por que somos tão diferentes dos macacos? Talvez porque as diferenças não estejam somente no DNA...

A molécula de RNA corresponde à forma mais direta de interpretação do DNA – moléculas de RNA são cópias complementares de trechos do DNA que possuem diversas funções na célula. Podem codificar proteínas, auxiliar em diversas reações químicas ou mesmo regular a intensidade de leitura de outros trechos do DNA. O curioso é que o RNA pode ser lido de diversas maneiras diferentes pela célula, ampliando o repertório genético. Para explicar melhor isso, vou aplicar a manjada comparação entre código genético e literatura.

Imagine que as letras abaixo representem uma molécula de RNA. Mensagens "escondidas" no RNA são utilizada pela célula para interpretar o genoma.

pfl;kadslfjasdlkfjasenq;oihknZMarianbcbhaqpekzxmnvx;AEWQNAknjksnoia/knamnHJA;ksaknsn6nfannn;nn-amannaksdjfopwknena;sdhwiyvmkLaura,78jnaskdhfa;ihj;nemzlpi8wque2ja;klhskjflajsdlkjsli3hiqowyeyama381uroioiyUG=I7309lkasdhjcmwktqRobertoxlkjoisldf7510(&%xz,.nvnv/zmn'aq;qoekjslkdjowiikasdlqosahgs859z////1qazwsjucnhgk

Difícil fazer sentido nisso... talvez porque existam muitas letras que, aparentemente, não formam palavras, dificultando a leitura. Felizmente, todas as células dispõem de um mecanismo de edição de moléculas de RNA (chamado de "*splicing*") que elimina o conteúdo extra do RNA, deixando apenas a informação que interessa assim:

pfl;kadslfjasdlkfjasenq;oihknZMarianbcbhaqpekzxmnvx;AEWQNAknjksnoia/knamnHJA;ksaknsn6nfannn;nn-amannaksdjfopwknena;sdhwiyvmkLaura,78jnaskdhfa;ihj;nemzlpi8wque2ja;klhskjflajsdlkjsli3hiqowyeyama381uroioiyUG=I7309lkasdhjcmwktqRobertoxlkjoisldf7510(&%xz,.nvnv/zmn'aq;qoekjslkdjowiikasdlqosahgs859z////1qazwsjucnhgk

No caso: Maria ama Roberto. O mecanismo de "*splicing*" nas células já é conhecido faz um certo tempo e o impacto da descoberta foi tão grande que até rendeu prêmio Nobel. O que não sabíamos é que isso é mais comum do que se imagina — cerca de dois terços dos genes humanos apresentam alguma forma de "*splicing*".

Algumas vezes, esse mecanismo de edição falha e a informação sai truncada: Maria Roberto – claramente falta um verbo entre os dois nomes. Quando o mecanismo de "*splicing*" falha, em geral, causa algum problema no sistema nervoso, indicando que, principalmente no cérebro, esse mecanismo deva ser importante. Exemplos dessas doenças são a síndrome do X-frágil e algumas formas de Parkinson.

Deixemos isso de lado agora e vamos voltar para a interpretação do RNA. Um aspecto interessante desse mecanismo é que, dependendo do tipo celular, a edição pode ser diferente. Veja abaixo, a mesma molécula de RNA carregando uma informação diferente da do primeiro exemplo.

```
pfl;kadslfjasdlkfjasenq;oihknZMarianbcbhaqpekzxmnvx;AEWQNAknjksnoia/
knamnHJA;ksaknsn6nfannn;nn-amannaksdjfopwknena;sdhwiymkLau
ra,78jnaskdhfa;ihj;nemzlpi8wque2ja;klhskjflajsdlkjsli3hiqowyeyama38
1uroioiyUG=I7309lkasdhjcmwktqRobertoxlkjoisldf7510(&%xz,.nvnv/
zmn'aq;qoekjslkdjowiikasdlqosahgs859z////1qazwsjucnhgk
```

Agora, Maria ama Laura (e não Roberto)! Uau, para as células que optarem por esse tipo de interpretação, as consequências serão bem diferentes. E ainda podem existir outras interpretações, mesmo duas ou mais informações numa mesma molécula de RNA. A seguir:

```
pfl;kadslfjasdlkfjasenq;oihknZMarianbcbhaqpekzxmnvx;AEWQNAknjksnoia/
knamnHJA;ksaknsn6nfannn;nn-amannaksdjfopwknena;sdhwiyvmkLa
ura,78jnaskdhfa;ihj;nemzlpi8wque2ja;klhskjflajsdlkjsli3hiqowyeyama3
81uroioiyUG=I7309lkasdhjcmwktqRobertoxlkjoisldf7510(&%xz,.nvnv/
zmn'aq;qoekjslkdjowiikasdlqosahgs859z////1qazwsjucnhgk
```

Maria ama Laura, que ama Roberto. Duas informações na mesma leitura. Um exemplo extremo dessa versatilidade do RNA vem do gene DSCAM da mosca-das-frutas (*Drosophila*), cujo RNA pode ser editado para gerar mais de 38 mil tipos de moléculas distintas, o dobro do número de genes estimado para esse organismo! Para que tanto?

De volta ao cérebro. Alguns trabalhos demonstraram que, ao contrário das células da pele, neurônios individuais podem apresentar formas diversas de edição do RNA, principalmente em genes envolvidos com a transmissão dos impulsos elétricos. Mais ainda, as diferentes formas de *splicing* do RNA podem ser induzidas pelo estímulo externo, vindos do ambiente. Essas evidências sugerem que o mecanismo de *splicing* atua no cérebro para auxiliar na complexidade das informações que recebemos dos diversos órgãos sensoriais, permitindo uma melhor adaptação ao ambiente em constante transformação. Em outras palavras, para um neurônio às vezes compensa amar Laura, outras compensa amar Roberto e em determinadas vezes compensa amar ambos.

Ao comparar as diferenças de *splicing* entre diversas regiões dos cérebros de humanos e chimpanzés, um grupo multidisciplinar de pesquisadores dos EUA, do Canadá e da Espanha encontrou curiosas diferenças (Calarco e colegas, *Genes & Dev.*, 2007). Aparentemente, o mecanismo de *splicing* evoluiu rapidamente dos macacos para os humanos, afetando uma série de genes envolvidos com morte celular, sinalização molecular, envelhecimento e estresse oxidativo.

Essa rápida evolução pode ter permitido que nossos neurônios sobrevivessem às altas taxas metabólicas e lesões oxidativas no material genético, decorrentes da velocidade e quantidade de informação processada pelo cérebro humano. Um indício de que isso realmente aconteceu é o fato de que mutações num dos genes encontrados pelo grupo de pesquisadores, o *GSTO2*, já foram relacionadas a diversas síndromes humanas, incluindo o envelhecimento precoce, Alzheimer e câncer.

O estudo dos mecanismos pelos quais o sistema nervoso gera sua enorme diversidade celular e consequente complexidade funcional tem trazido importantes informações sobre a evolução humana. Em breve conseguiremos relacionar as descobertas moleculares com a susceptibilidade a doenças. Esses dados irão gerar novas oportunidades para aplicações terapêuticas e para compreensão de aspectos cognitivos exclusivos de humanos, como a interpretação de um livro ou de uma poesia, por exemplo.

## Uma questão de pele

A cor da pele em humanos sempre foi um assunto polêmico. É um dos caracteres mais óbvios para se diferenciar populações humanas e, por causa disso mesmo, é continuamente usado como um fator de discriminação social.

Populações humanas alteraram de forma drástica a coloração da pele desde que nossos ancestrais africanos migraram para outras regiões do globo, variando a cor da pele de acordo com a latitude. O embranquecimento observado nas populações ao norte é uma característica recente e pode refletir uma seleção sexual e/ou seleção para uma maior produção de vitamina D em ambientes com baixos níveis de luz ultravioleta. Pele clara absorve mais luz ultravioleta.

Experimentos com animais revelaram diversos genes que estão relacionados a coloração da pele e pelos, mas as vantagens adaptativas são diferentes para cada animal. Por exemplo, a variação de cor é utilizada como camuflagem em roedores ou como regulação térmica em certas aves. Em peixes esgana-gatas (*sticklebacks*) a variação de cor é notória. Nessa espécie indivíduos que vivem em águas marinhas são mais escuros no dorso do que os que ficaram isolados em lagos de água doce que surgiram no final da era glacial. Essas populações isoladas tiveram apenas 10.000 gerações para se adaptar a um novo ambiente, com um diferente tipo de alimentação, predadores, salinidade, cor e temperatura da água.

Para desvendar o mecanismo genético responsável pela coloração nesses peixes, um grupo da Universidade de Stanford, na Califórnia, fez diversos cruzamentos artificiais entre populações de peixes e mapeou as regiões no genoma responsáveis pela variação em coloração (Miller e colegas, *Cell*, 2007). E eles pescaram (foi mal o trocadilho) um gene envolvido com o desenvolvimento de melanócitos (células que produzem pigmentos na pele), o *Kitlg* (ou *Kit ligand*). Além disso, o *Kitlg* também participa do desenvolvimento embrionário. Camundongos geneticamente modificados que apresentam defeitos no gene *Kitlg* morrem durante a formação do feto.

O curioso é que as diferenças no gene propriamente dito não estavam relacionadas com as diferenças em coloração, sugerindo que essas são variações não-funcionais. Mas, ao procurar em regiões do genoma próximas ao *Kitlg*, o grupo também achou diferenças na sequência do DNA e estas sim parecem influenciar diretamente a ação do gene. Regiões ao redor de um gene em geral são chamadas de regiões regulatórias, pois estão envolvidas em dosar a atividade desse gene. Ao que tudo indica, variações nessas regiões foram selecionadas, enquanto variações no gene não. Talvez porque a maioria das variações no gene também sejam letais para os peixes, assim como são em camundongos. Com isso, crescem as evidências de que regiões não-codificantes do genoma são tão importantes para a intrincada rede de regulação molecular da célula quanto as regiões codificantes (um dos conceitos de gene).

Ora, se o *Kitlg* e suas regiões regulatórias são conservadas em vertebrados, é capaz que o gene também esteja relacionado à cor da pele em humanos. E foi justamente esse o próximo experimento realizado pelo grupo de Stanford. Ao analisar as variações no DNA em populações africanas, asiáticas e europeias, os pesquisadores descobriram que existe uma forte correlação entre as diferenças do DNA e a cor da pele. Ou seja, basta olhar para essas variações no genoma e você consegue acertar a cor da pele do indivíduo com quase 100% de certeza.

Conclusão, o mesmo gene estaria regulando a coloração da pele de peixes e de humanos. Mais fascinante ainda é reconhecer que, muito provavelmente, as pressões evolutivas enfrentadas pelos peixes de água doce não foram as mesmas enfrentadas por populações humanas que migraram da África. É improvável que pele clara em humanos forneça as mesmas vantagens adaptativas da pele clara em peixes. Resta saber que outros genes estariam envolvidos na regulação do *Kitlg* e se estes também podem ser diretamente correlacionados com a coloração da pele do organismo.

O trabalho é extremamente importante e foi capa da prestigiosa revista *Cell*, pois mostrou a evolução paralela da pigmentação em vertebrados. Por ser um trabalho difícil e bem técnico, não caiu na graça da mídia e foi pouco divulgado. Uma pena, pois as consequências do estudo são bem importantes quando o assunto é diversidade humana.

Para mim, os dados apresentados pelo grupo fazem parte de uma série de descobertas recentes que mostram como variações genéticas em humanos (veja também a coluna "Vive la différence") estão sendo correlacionadas não somente a aspectos físicos, mas também à diversas doenças, incluindo predisposição a certos tipos de cânceres. Por isso mesmo, essas variações no genoma humano foram consideradas como a descoberta do ano de 2007 pela revista científica *Science*.

Aliás, um fenômeno interessante está acontecendo como consequência da era genômica. O conceito de raça humana está enfraquecendo, uma vez que as diferenças genéticas entre populações brancas e negras não é necessariamente maior do que a diferença entre duas populações brancas.

Conforme aumentamos nosso conhecimento sobre as variações genômicas, aumentamos também as chances da discriminação genética num futuro que parece apontar para uma medicina individualizada, em que médicos teriam acesso ao genoma de cada um para prescrever medicamentos e sugerir mudanças no estilo de vida. Contradizendo o dito popular, nem sempre o conhecimento é a melhor arma contra a discriminação.

## Quando o genoma não basta

De uma forma intuitiva a maioria de nós sabe que nem tudo que está escrito no genoma representa o que somos. Afinal, temos diversos exemplos de como o ambiente afeta o organismo, cognitiva e morfologicamente. No entanto, sabe-se que o próprio ambiente atua no genoma, o que nos leva a crer que todas as informações necessárias para formar um organismo estariam contidas no DNA, correto?

Errado. O curioso é que mesmo cientistas bem formados e esclarecidos se embaralham com essa questão e poucos são capazes de citar exemplos em que o DNA não seja o único agente que contribua para as características hereditárias de um organismo. Meu intuito aqui é descrever um exemplo de informação genética passada de pais para filhos que não envolva o DNA.

Gregor Mendel deu sorte. Trabalhando com características visíveis de ervilhas, esse monge-cientista descreveu em 1865 o que chamamos hoje de leis fundamentais da hereditariedade. Tivesse ele trabalhado com a pigmentação de uma linhagem específica de camundongos, nunca teria descoberto nada. Pesquisadores da Universidade de Nice, na França, desenvolveram uma linhagem de camundongos marrons que, devido a uma alteração genética num gene que controla pigmentação, possuem patas e caudas com manchas brancas.

## Desafio ao monge

Curiosamente, o gene defeituoso se comporta de uma maneira bizarra e não segue as "leis" da hereditariedade postuladas por Mendel. Todo indivíduo possui duas cópias do gene, uma vinda do pai e outra da mãe. Quando um camundongo contendo um gene defeituoso e outro normal cruza com outro semelhante, as leis de Mendel previam que os filhotes seriam de três tipos: com dois genes normais, com os dois genes alterados ou com um gene normal e outro alterado.

Nesse último caso, o gene alterado é dominante sobre o gene normal e os animais seriam semelhantes aos pais, com manchas brancas na cauda e nas patas. Obviamente animais com dois genes normais não deveriam ter manchas. Os que nascem com os dois genes alterados não sobrevivem e morrem logo ao nascer. Mas, para surpresa do grupo francês, todos os animais nasciam com manchas brancas, mesmo aqueles que tinham os dois genes normais. Mais estranho ainda, as manchas brancas perduravam por até seis gerações quando esses camundongos eram cruzados com outros normais.

Uma possível explicação baseada em fatos experimentais indica que o transmissor genético das manchas brancas é um tipo de RNA (Rassoulzadegan e colegas, *Nature*, 2006). A molécula de RNA é um intermediário químico, que pode traduzir a informação contida no DNA em proteína – no caso, proteínas responsáveis pelo pigmento. Dessa forma o RNA derivado do gene alterado pode interferir com o RNA derivado do gene normal, o que explicaria porque as manchas brancas são dominantes.

Além disso, esse RNA alterado teria a capacidade de se acumular em células germinativas, espermatozoides e óvulos, e ser transmitido para as próximas gerações. De fato, o RNA mutante foi detectado no esperma de camundongos que só continham o gene normal.

Para provar que o RNA era realmente o responsável, o grupo coletou RNA do cérebro de camundongos com manchas brancas e injetou em embriões normais de diversas colorações. A maioria dos embriões injetados nasceram com manchas brancas, independente da coloração determinada pelo DNA. O mecanismo pelo qual o RNA é protegido e amplificado durante as gerações ainda é um mistério.

## Plantas também

Esse não é o único exemplo de características que desafiam as leis hereditárias de Mendel. O mesmo fenômeno foi descrito em plantas, mais precisamente na coloração violeta presente em certas partes da planta do milho (Alleman e colegas, *Nature* 2006). Pesquisadores do Arizona notaram que a cor violeta podia ser passada para gerações futuras, mesmo sem a presença do gene responsável pelo pigmento. Novamente as conclusões apontaram para o RNA como o fator hereditário.

Em plantas de laboratório (*Arabidopsis thaliana*) foi descrito que indivíduos que continham duas cópias de um gene alterado conseguiam ter descendentes normais. Nesse caso, algo estaria corrigindo a informação mutante proveniente do genoma. Mas para que isso ocorra é preciso que a planta tenha uma versão correta do gene para usar como molde. Após muita procura no DNA, a ideia é que a informação estaria no RNA, que serviria como um "backup" de informações herdadas de progenitores normais (Lolle e colegas, *Nature,* 2005).

## E vermes

Fenômenos parecidos foram descritos em vermes (nematoides) e ratos. Alguns exemplos em roedores mostraram inclusive que fatores responsáveis por doenças humanas, como câncer de mama, diabetes, doenças do coração ou colesterol alto podem ser transmitidos de forma independente do DNA. Nenhum desses exemplos anula as leis de Mendel. Apenas sugerem que exista uma outra forma de hereditariedade que não esteja baseada no DNA e que, em algumas circunstâncias, pode alterar a informação contida no genoma. Ou seja, não é preciso ter o gene para herdar certas características genéticas. Seria como se as células germinativas "lembrassem" da informação através do RNA.

Isso significa que a contribuição dos seus ancestrais para sua formação é maior do que seu patrimônio genético – um belo golpe contra o determinismo genético e o estático conceito de gene. O mundo de RNA abre diferentes perspectivas no controle da expressão genética. Esse fenômeno é conhecido como paramutação e pode explicar, entre outras coisas, porque somos tão diferentes e complexos mesmo com pouca diversidade genética entre humanos. Seríamos todos paramutantes?

Na ciência diversas observações que contrariam o *status quo* são frequentemente deixadas de lado. Às vezes os cientistas acham que os próprios experimentos não foram feitos de forma adequada ou mesmo que não vale a pena o esforço de tentar compreender o que não deu certo, o resultado inusitado. É uma aposta diária que eventualmente pode trazer uma grande contribuição para a humanidade.

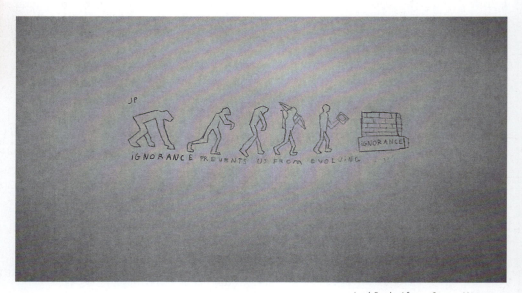

José Paulo Afonso Soares Herrerano

# Humanos quadrúpedes

Quatro famílias consanguíneas da Turquia ficaram mundialmente conhecidas porque a maioria de seus integrantes é quadrúpede. Esse estado é também conhecido como síndrome de Unertan. Alguns ainda conseguem andar só usando as pernas, eretos, mas perdem o equilíbrio frequentemente. A maioria apresenta problemas mentais sérios e deficiências na linguagem. Existem duas outras famílias no mundo com características semelhantes, uma no Iraque e outra no Brasil, em Goiás.

A postura ereta e o caminhar sobre duas pernas dos humanos é um método de locomoção único entre os primatas vivos. Estudo de fósseis de hominídeos vem contribuindo para a compreensão de como adquirimos essa importante característica durante a evolução. No entanto, temos pouca informação sobre os mecanismos moleculares responsáveis pelo desenvolvimento da postura e caminhar ereto. Análises da atividade cerebral em humanos caminhando de forma voluntária sugerem que diversas regiões do cérebro estão envolvidas na sincronia dessa atividade.

A forma como os elementos dessas famílias se locomove é bem curiosa, diferentemente de engatinhar, essas famílias movimentam-se com as pernas estendidas e apoiam-se sobre os pulsos, poupando a ponta dos dedos. Esse método é distinto dos de nossos ancestrais evolutivos mais próximos, chimpanzés e gorilas, que se utilizam das juntas dos dedos como apoio. Assim, as mulheres afetadas podem se dedicar a algumas atividades manuais e até artísticas.

As razões desse comportamento eram até então desconhecidas, mas em março deste ano pesquisadores reportaram que a causa pode ser uma simples mutação genética (Ozecelic e colegas, *PNAS*, 2008). A descoberta tem causado polêmica pois permite diversas interpretações sobre uma das facetas mais marcantes da evolução humana: o bipedalismo.

Uma dessas interpretações sugere que a mutação levou a um estado de evolução reversa. Essa ideia sugere que esse gene foi essencial para o surgimento do bipedalismo. Mas muitos não gostaram dessa proposta, pois acreditam que o gene está envolvido com equilíbrio em geral, afetando o cérebro de várias maneiras e que essas famílias optaram por andar de quatro apenas porque não tiveram um acompanhamento médico apropriado.

O gene mutado é conhecido como VLDLR e codifica para uma proteína envolvida no desenvolvimento cerebral. Essa proteína auxilia na migração dos neurônios durante a formação de diversas estruturas cerebrais. Os autores do trabalho não acreditam na evolução reversa, mas acham que o gene estaria sim envolvido no surgimento do bipedalismo humano. O problema é que o gene está ativado em diversas regiões do cérebro e não somente no cerebelo, região importante para o controle motor e equilíbrio. Dessa forma, o efeito poderia ser indireto.

O contra-argumento aqui é que existem diversas síndromes que afetam o equilíbrio e o controle motor, mas nenhuma resulta em um comportamento tipicamente quadrúpede. De qualquer forma, a história parece ser mais complexa, pois alguns membros da família conseguem andar de forma ereta, mas cambaleando, mesmo com a mutação presente no genoma. Além disso, em outras famílias quadrúpedes esse gene está intacto, sugerindo que outros genes também contribuíram para o bipedalismo humano.

A meu ver, parece precoce afirmar se o VLDLR participou ou não dessa característica humana. Acho importante o grupo tentar correlacionar a evolução do gene com a evolução dos hominídeos ou dos primatas, isto é, procurar saber como esse gene se comporta em macacos e em animais tipicamente quadrúpedes. Caso encontrem uma correlação positiva, esse resultado trará mais força à ideia de que o gene foi realmente necessário. O mesmo raciocínio é válido para genes que interajam com o VLDLR. Infelizmente, esse tipo de análise leva tempo, mas acho essencial para entendermos um pouquinho melhor as causas da postura ereta, mesmo que a maioria de nós passe grande parte do tempo sentados em frente ao computador.

# A (primeira) descoberta do DNA

São realmente poucos os que lembram quem descobriu o DNA. Mesmo entre biólogos moleculares é difícil encontrar um que saiba. Acho que a razão disso foi o tremendo impacto que a estrutura da molécula, revelada por Watson e Crick na década de 1950, trouxe para a biologia. O descobrimento da estrutura do DNA ocultou por completo a história de sua própria descoberta, 75 anos antes.

Foi em 26 de fevereiro de 1869 que o suíço Johann Friedrich Miescher escreveu uma carta para seu tio relatando sua nova descoberta, na Universidade de Tübingen, na Alemanha. Friedrich, como era conhecido, descobriu uma substância que estava presente no núcleo de todas as células e que possuía uma característica química diferente das proteínas ou outro componente celular conhecido. Sem saber do valor desse achado, o jovem médico iniciou uma das maiores revoluções científicas, que, anos mais tarde, iria mudar completamente a compreensão do conceito de vida, além de promover inúmeros avanços médicos.

Friedrich nasceu numa família de cientistas, em 1844, e foi exposto desde cedo a conceitos e debates científicos. Nesse contexto não foi novidade que ele desenvolvesse uma atração pelas ciências naturais. Mas, como era costume na época, Friedrich formou-se médico primeiro, aventurando-se depois na ciência básica, principalmente na bioquímica. Essa inclinação foi influenciada por um tio, professor de fisiologia na Universidade de Basileia, na Suíça, que acreditava que as questões relacionadas com o desenvolvimento dos tecidos somente seriam resolvidas com base química.

Friedrich começou a trabalhar sob a supervisão de um famoso químico na época, Felix Hoppe-Seyler, que o encarregou de caracterizar a composição química das células. A ideia era utilizar linfócitos, células do sistema imune que estão presentes no sangue, usadas no laboratório de Hoppe-Seyler. Infelizmente, era difícil conseguir grandes quantidades desse tipo celular para análises químicas. Friedrich decidiu então tentar leucócitos, outra célula do sangue, que ele conseguia em abundância no pus. As células eram isoladas de curativos purulentos de um hospital da cidade (lembre-se de que não haviam antissépticos e o que não faltava era machucado cheio de pus!).

Depois de padronizar as condições para isolar células, Friedrich começou a caracterizar as proteínas. Logo percebeu que a complexidade proteica era enorme. Como muitos na época, ele acreditava que entenderia como a célula funcionava caracterizando a diversidade proteica. Numa de suas tentativas, Friedrich descobriu uma substância com propriedades únicas: conseguiu precipitá-la com ácidos e, ao ser dissolvida novamente, tornava a solução alcalina. Essa deve ter sido a primeira purificação de DNA da história. Mais interessante ainda, a substância parecia estar totalmente localizada no núcleo celular, uma estrutura de intenso debate científico naquele momento. Friedrich batizou o novo composto de "nucleína". Vale lembrar que, mesmo sem saber qual a real função do núcleo da célula, outro biólogo alemão, Ernst Haeckel, já havia proposto que ele continha os fatores da hereditariedade. Isso três anos antes da descoberta de Friedrich.

Essa discussão toda sobre o núcleo celular estimulou Friedrich a aprimorar os métodos de purificação da nucleína. Conseguiu isso digerindo os lipídeos com álcool e as proteínas com pepsina, uma enzima que degrada proteínas, abundante no estômago de porcos. Pois é: lá foi ele isolar pepsina e, tratando a nucleína, demonstrou que realmente a substância não era mesmo de origem proteica. A caracterização química da nucleína revelou que ela continha carbono, hidrogênio, oxigênio e nitrogênio, além de grandes quantidades de fosfato (algo raro nas moléculas orgânicas caracterizadas na época). Com isso, Friedrich se convenceu que tinha em mãos algo original. Próximo passo: publicação!

Quando o manuscrito de Friedrich ficou pronto, ele já estava num outro laboratório. Mesmo assim decidiu que publicaria os achados na revista científica cujo editor era Hoppe-Seyler, seu antigo supervisor. Ironicamente, Hoppe-Seyler decidiu não publicar os resultados da pesquisa antes de comprovar por si próprio os achados de Friedrich. Essa atitude ocorreu porque naquele momento, o laboratório de Hoppe-Seyler estava sob suspeita, pois outros experimentos não estavam sendo duplicados. Além disso, o fato de Friedrich ter sido um ex-aluno fez com que Hoppe-Seyler fosse ultra rigoroso com o trabalho.

Para piorar, os resultados iniciais de Hoppe-Seyler não replicaram totalmente os achados de Friedrich. Obviamente as condições ideais tinham que ser restabelecidas e isso levaria tempo. Levou quase dois anos! Em 1871 o trabalho foi finalmente publicado com um título nada atraente: "Composição química das células do pus". No mesmo jornal, dois outros artigos de Hoppe-Seyler, confirmando a descoberta e purificando a nucleína em outros tipos celulares de diferentes espécies, foram publicados. Agora com seu próprio laboratório, Friedrich tinha que competir com Hoppe-Seyler, que se interessou em continuar as pesquisas com a nucleína. É incrível como essas histórias são tão atuais!

Enfim, Friedrich não desanimou e decidiu estudar a nucleína nas células germinativas (como os espermatozoides e os óvulos), afinal ele tinha grande interesse em hereditariedade e desenvolvimento dos tecidos. Logo percebeu que o esperma era rico em nucleína e, portanto, uma ótima fonte para seus estudos bioquímicos. Friedrich aproveitou-se do fato de estar perto de uma companhia que pescava e comercializava salmões. Tinha acesso a salmões frescos e começou a usar esperma de salmão como fonte de nucleína, aprimorando rapidamente seus protocolos de isolamento.

Vale notar que nessa época aconteciam intensos debates na comunidade científica sobre como o embrião se desenvolvia e como funcionava a hereditariedade. Num de seus artigos, Friedrich escreveu que a nucleína poderia ser um dos responsáveis pelo processo de fertilização, mas não acreditava que seria capaz de transmitir características hereditárias. Como a maioria naquela época, Friedrich estava convencido que as proteínas eram responsáveis pela hereditariedade.

Chegou a especular que as diferenças atômicas entre as proteínas poderiam gerar a diversidade esperada para todas as formas de vida. Foi mais além, dizendo que, durante o desenvolvimento embrionário, a fusão da informação das duas células germinativas eliminaria eventuais erros nas proteínas. Essa visão parece antecipar o conceito genético de alelo, em que um gene defeituoso do pai pode ser compensado pela presença do gene correto da mãe e vice versa.

A continuação das pesquisas de Friedrich foi intensa e eu precisaria de uma outra coluna só para falar dela. A determinação dele como cientista foi notável, mas foi também responsável pela sua morte. Ficava cada vez mais tempo no laboratório, isolado socialmente, dormindo pouco e exausto, até que contraiu tuberculose. Morreu com apenas 51 anos. Após sua morte, seu tio e admirador publicou uma compilação de seus trabalhos. Escreveu na introdução que os achados de Friedrich não seriam esquecidos com o tempo, mas que suas ideias seriam sementes para futuros frutos científicos. Mal sabia ele...

## Ano novo, vida nova

Talvez a grande descoberta científica para 2009 seja o tão aguardado genoma sintético prometido pelo Instituto Venter de Pesquisa. Os rumores começaram tempos atrás, quando Craig Venter anunciou a busca por uma forma de vida sintética. A estratégia seria a de sintetizar um microrganismo (no caso, um tipo de bactéria, a *Mycoplasma genitalium* G37), com 582.970 pares de base (a unidade básica do DNA) e 482 genes, um dos menores genomas conhecidos até agora.

O desafio é grande. Não por falta de conhecimento, pois já acumulamos conhecimento suficiente sequenciando uma série de microrganismos, inclusive bactérias desse tipo. Então, qual seria o problema?

O primeiro obstáculo é tecnológico. A síntese de oligonucleotídeos (pequenas sequências de DNA) é um processo químico que funciona muito bem com fragmentos pequenos, mas é impreciso e instável com trechos maiores. Por exemplo, é possível sintetizar oligos perfeitos com até aproximadamente 150 pares de bases. A equipe de Venter (uns vinte cientistas liderados pelo Nobel Hamilton Smith, um dos descobridores das enzimas de restrição) conseguiu sintetizar pedaços de 5.000 bases num surto tecnológico, mas ainda assim ineficaz.

A solução para montar um genoma inteiro seria um quebra cabeça de pequenos oligos. Isso foi feito recombinando pedaços sintéticos de 5-7.000 bases. Pedaços maiores intermediários foram então clonados e amplificados em bactérias. O produto final foi obtido também por recombinação, mas dessa vez em leveduras, remontando o genoma inteiro. A equipe está agora sequenciando tudo isso novamente para confirmar a correta montagem.

## Genes malvados fora

A equipe teve o cuidado de retirar alguns genes responsáveis pela patogenicidade (a capacidade de gerar doenças) desse micoplasma, além de adicionar "marcas d'água" no genoma sintético. Com isso, pode-se diferenciar o micoplasma sintético do natural. Também foram adicionados genes que conferem resistência a certos antibióticos para seleção em laboratório.

Outro problema seria como "empacotar" esse genoma dentro de um citoplasma do micoplasma receptivo. Em 2007, o grupo mostrou a prova de princípio de que isso é factível, trocando o genoma entre duas espécies de micoplasma. No entanto, a estrutura do genoma sintético, sem proteínas associadas ao DNA, é bem mais frágil e duvida-se que o mesmo método funcione. A equipe de Venter ainda não definiu como pretende fazer a transferência do genoma, mas a ideia seria de que o DNA sintético encontraria um ambiente favorável e que "pegasse no tranco", aproveitando o maquinário proteico já existente no hospedeiro. Uma vez feito isso, o novo organismo será batizado de *Mycoplasma laboratorium*.

Se conseguir, Venter vai estar muito próximo de conseguir uma outra façanha: o genoma mínimo. Com seu micoplasma sintético, a equipe pode agora começar a manipular esse genoma, retirando sistematicamente genes da composição original até chegar ao mínimo necessário para manter o organismo capaz de se reproduzir por autoclonagem.

Obviamente o genoma sintético foi patenteado por Venter, mesmo com acirrados debates sobre a real propriedade intelectual do produto final. Críticos dizem que o genoma sintético não passa de uma cópia do natural, mas o método em si seria a novidade. Na verdade, Venter está de olho em versões biotecnológicas de seu experimento. A bactéria artificial poderia ser uma maneira mais eficiente de produzir biocombustível ou armas biológicas, por exemplo.

Longe de ignorar todas as eventuais aplicações do experimento de Venter, prefiro me concentrar em questões mais fundamentais. Para mim a obtenção do genoma mínimo replicante deve fornecer pistas essenciais para entender a origem da vida. Não acredito que vai ser fácil. Mesmo conhecendo a função de cada um dos 482 genes do micoplasma, ainda não temos uma visão interativa dos produtos gênicos. Além disso, ainda estamos engatinhando no quesito interação do genoma com o ambiente.

Vai ser muito interessante descobrir que o genoma mínimo continua tendo 482 genes!

# Por que os inteligentes vivem mais?

Só o fato de você estar lendo essa coluna já pode valer uns anos a mais! Indica que o leitor tem muito bom gosto, gosta de ciência, tem acesso à informação, é curioso e não é analfabeto. Brincadeiras à parte, o título acima é baseado num fato: pessoas inteligentes realmente vivem mais do que os menos dotados. E que venha a polêmica...

A inspiração para essa coluna veio de um ensaio publicado na revista científica *Nature* (Deary I. 2008), no qual o autor discorre sobre a importância de se descobrir o porquê desse fenômeno. O principal argumento é que a resposta poderia auxiliar a combater deficiências na qualidade do sistema de saúde em diversos locais do planeta menos privilegiados.

Mas será que a ideia de pessoas inteligentes vivendo mais tem algum fundamento científico? O conceito de inteligência não era subjetivo? E os testes de inteligência não estavam todos desacreditados? Para minha surpresa não. O bom e velho teste de QI, quando aplicado de forma correta, continua sendo ferramenta fundamental nos testes de cognição, e seu uso é amplamente difundido em psicologia. Fatores globais de cognição emergem de diversos testes que medem a habilidade mental, dados esses coletados e replicados desde 1904 para a espécie humana. Em geral, os dados sugerem que a habilidade mental se mantém estável durante a vida da pessoa, tem um componente genético forte e está associada com fatores importantes, incluindo nível educacional, sucesso profissional e mortalidade.

Um estudo recente mostrou que a classe social durante a infância não tem influência na associação entre inteligência e longevidade (Batty e colegas, *Ann. Epidemiol.*, 2007). Aliás, inteligência parece ser um fator que prediz longevidade de maneira mais forte que massa corporal, colesterol total, pressão arterial ou nível de glicose no sangue. Nesse caso, inteligência pode ser comparada ao ato de fumar (Batty e colegas, *Heart*, 2008). Outros estudos mostraram que a associação entre inteligência e mortalidade é válida em diferentes populações humanas, diferentes países e culturas e mesmo em diferentes épocas. Parece óbvio? Nem tanto.

## A vingança dos nerds

Existem algumas possíveis explicações para isso. Talvez a maioria das pessoas conclua que pessoas mais inteligentes, com melhor educação e maior leque de atuação profissional tendem a viver em ambientes mais saudáveis. Infelizmente, essa associação não funciona sempre e pode não passar de uma consequência da inteligência. Não explica a causa.

Uma explicação alternativa seria que pessoas mais inteligentes teriam a tendência a se engajar em comportamentos mais saudáveis. Existem evidências sugerindo que pessoas com alto QI estão mais preocupadas com nutrição, praticam mais exercícios físicos, evitam acidentes, largam o fumo mais rapidamente, controlam melhor o consumo de álcool e engordam menos na fase adulta. Mas, mesmo assim, todos esses fatores continuam sendo associações e podem estar escondendo alguma outra informação.

Uma ideia é que os testes de inteligência poderiam estar sofrendo interferências de danos cerebrais decorridos de acidentes ou doenças, por exemplo. Nesse caso, a relação do baixo

QI e mortalidade alta não seria real, mas decorrente de outros fatores não levados em conta. Por outro lado, alguns estudos também correlacionaram o peso do feto (uma evidência de desenvolvimento normal) com inteligência e não se detectou nenhum problema. É possível que futuros testes detectem algumas dessas condições desconhecidas que interferem na relação do QI com a mortalidade.

Uma outra ideia é que o teste de QI esteja medindo a "homeostase", ou seja, o equilíbrio mente-corpo do indivíduo e não só a inteligência. Existem hipóteses que sugerem que a integridade física e a cognitiva envelhecem juntas. Em apoio a essa ideia vem o fato de que a velocidade de reação (o tempo entre a exposição a um estímulo e o aperto de um botão) esteja tão bem correlacionada com a inteligência quanto a mortalidade. O tempo de reação não requer pensamento complexo lógico e não melhora com a educação. Pesquisadores da área estão tentando discriminar entre essa integridade mente-corpo e o que chamamos de inteligência para poder comprovar a relação com a mortalidade.

Tudo isso leva a crer que ainda não existe uma relação causal clara entre o que detectamos como inteligência e a longevidade. Um dos problemas que vejo aqui é a utilização de dados gerados por outros estudos e que não foram desenhados experimentalmente para responder a essa questão. Aliás, aprender a formular a questão correta em ciência (e talvez em outras áreas da vida) é tão importante quanto a própria resposta.

Mas a questão fundamental aqui é: por que morremos e até que ponto isso pode ser alterado? Mais do que uma filosofia existencial, a busca tem implicações práticas. Os fatores que as pessoas mais inteligentes possuem e que as fazem viver mais devem ser descobertos e compartilhados, criando um sistema de saúde melhor e mais harmônico. Vale a pena a busca.

## Genomas protegidos

O feito que relato a seguir foi publicado na prestigiosa revista *Science* teve participação essencial de dois brasileiros e causou alvoroço na mídia internacional (Teixeira e colegas, 2009). Infelizmente nada (ou muito pouco) foi comentado a respeito no Brasil.

O que a dupla Felipe Teixeira e Fabiana Heredia descobriu é algo inovador. Às vezes, quando as células duplicam, parte das chamadas marcações epigenéticas não são reproduzidas com fidelidade. Essas marcações na molécula de DNA possuem diversas funções, entre elas a regulação do silenciamento ("desligamento") de certos genes ou de elementos transponíveis (que saltam de um ponto para outro) no genoma. Esses elementos móveis funcionam como parasitas genômicos, procurando garantir sua existência nas próximas gerações através do aumento do número de cópias. Às vezes, as novas cópias acabam se inserindo em regiões importantes do genoma hospedeiro, atrapalhando sua adaptação.

A perpetuação correta dessas marcações epigenéticas evita o surgimento de erros ou alterações na leitura do DNA que podem levar a um processo cancerígeno, por exemplo. Por causa disso suspeitava-se de um mecanismo molecular responsável pela supervisão e reparo de eventuais alterações epigenéticas no genoma.

Pois bem, o que a equipe de Felipe acabou descobrindo, estudando a reativação de elementos transponíveis no genoma de uma planta modelo, foi que o mecanismo envolvido no processo de restauração de marcas epigenéticas perdidas era o mesmo que produz pequenos RNAs de interferência ou RNAi. A maquinaria de RNAi era conhecida por gerar pequenos RNAs capazes de alterar a atividade de certos genes e prevenir infecções virais. A descoberta de que plantas usam o mesmo mecanismo para corrigir alterações epigenéticas sugere uma economia evolutiva. Diversas vezes observamos a mesma via molecular sendo utilizada em dois processos distintos.

Nada parecido foi visto em mamíferos até agora, talvez devido a outros mecanismos responsáveis pela manutenção epigenética que ainda não conhecemos ou mesmo devido ao elevado número de sequências repetitivas de elementos transponíveis. Com tanto parasita semelhante fica difícil para o sistema buscar especificidade. Assim, a questão em mamíferos permanece em aberto.

A descoberta de que o RNAi funciona como um reparador desses erros epigenéticos sugere que, na maioria das vezes, o defeito pode ser deletério ao indivíduo, atrapalhando sua sobrevivência. No entanto as escapadelas do parasita genético aumentam as chances de variabilidade genética em que a seleção poderia atuar. É o velho esquema da Rainha Vermelha que não pára de correr, uma hipótese sobre a constante luta pela sobrevivência – um clássico da biologia darwiniana – nesse caso aplicada ao parasita genético e à célula hospedeira.

O trabalho foi feito em Paris no grupo do pesquisador Vincent Colot. Vale lembrar que o Felipe é bolsista de doutoramento da Capes e, apesar de ter toda a chance de poder continuar com o excelente nível de produtividade obtido no exterior é obrigado a voltar ao país. Essa volta pode custar caro tanto para a carreira do Felipe quanto ao Brasil, que perde a chance de ter um brasileiro líder numa área de ponta e pouco explorada.

Também aproveito para ressaltar que a Fabiana contribuiu para o trabalho durante dois períodos de gravidez, o que demonstra que não é impossível para as mulheres terem uma carreira de sucesso na ciência e filhos ao mesmo tempo.

Na atual carência de "modelos" ou "heróis" nacionais, que não joguem futebol ou apareçam em programas de TV, não podemos nos dar ao luxo de deixar histórias como a desses dois brasileiros passarem despercebidas. Mandaram muito bem!

## Retomando um estudo sobre redemoinhos capilares e homossexualidade

Foi durante um congresso sobre epigenética, em Boston neste ano, que tive a chance de conhecer pela primeira vez Amar Klar, do Centro para Pesquisa de Câncer, em Maryland, nos Estados Unidos. Ele palestrava sobre a segregação não aleatória dos cromossomos durante a divisão celular. Um assunto polêmico na comunidade científica, pois dados convincentes ainda não foram publicados. Com um jeitão enrolado e uma aparência notória (apesar da origem indiana, ele é branco pálido devido ao vitiligo e se parece muito com Zorba, o grego), Klar usa de um raciocínio perspicaz (aliado a um humor de gosto duvidoso) para passar sua mensagem.

As evidências de Klar sobre a segregação não aleatória dos cromossomos me pareceram sólidas e os experimentos que ele usou para demonstrar seu ponto de vista me pareceram extremamente elegantes. Ao me interessar mais pela sua pesquisa decidi procurar no Pubmed (um site público que lista as publicações dos cientistas na área biomédica) outros trabalhos do seu grupo de pesquisa. Entre diversas outras publicações em revistas científicas de peso me deparei com uma curiosa publicação em seu nome sobre a orientação do redemoinho capilar em indivíduos homossexuais (Klar, A. J. S. "Excess of counterclockwise scalp hair-whorl rotation in homosexual men", *Journal of Genetics*, 2004).

Vale lembrar que os fatores que determinam a variação da preferência sexual em humanos são ainda desconhecidos. Acredita-se que a preferência sexual seja consequência da combinação genética e ambiental. Assume-se que os fatores sejam semelhantes para homens e mulheres gays. A maioria dos trabalhos que tentam explicar a homossexualidade está baseada em alguns genes ou no ambiente hormonal durante o desenvolvimento, influenciando redes neuronais nas quais a preferência sexual estaria, presume-se, codificada.

No trabalho, Klar tenta estabelecer uma conexão genética para o homossexualismo masculino. Para isso, procurou relacionar a direção dos redemoinhos capilares com o comportamento sexual. Cerca de 96% da população tem apenas um redemoinho que roda no sentido horário ou anti-horário. Os redemoinhos são determinados geneticamente, não se alteram com o ambiente e estão diretamente relacionados à preferência do uso das mãos.

Segundo descrito na parte de metodologia do trabalho, ele fez as primeiras observações enquanto circulava por uma praia em Miami (*Rehoboth Beach*), frequentada em sua maioria por homossexuais masculinos. Caminhava pela praia e notava a orientação dos redemoinhos sem interagir com as pessoas (uma forma de manter o anonimato na pesquisa). Os indivíduos foram por ele considerados homossexuais baseando-se nas observações sobre o comportamento interpessoal típico e ausência de mulheres e crianças no local. Klar fez as observações durante dois anos consecutivos naquela praia e depois validou seus achados em outros locais frequentados por homossexuais masculinos. Como controle ele usou recintos neutros, como shopping centers, onde observou que a frequência de redemoinhos anti-horários em homens era de, aproximadamente, 8%.

Ele excluiu da pesquisa mulheres por causa dos penteados e adornos que poderiam interferir na observação exata da direção dos redemoinhos. Obviamente excluiu os carecas também. Os resultados estatísticos sugerem que os homossexuais masculinos têm 3,6 vezes mais chance de ter redemoinhos anti-horários do que os não homossexuais.

Klar propõe uma explicação para a influência genética do homossexualismo. Baseia-se no desenvolvimento da lateralidade cerebral. Os dois hemisférios do cérebro são, de modo geral, espelhados, mas existem pequenas diferenças entre eles. Mais importante, acredita-se que os hemisférios executem tarefas cognitivas bem distintas. O hemisfério dominante estaria envolvido nos processos de linguagem e coordenação motora das mãos, ao passo que o outro envolveria atividades "automáticas", como orientação espacial e outras funções não verbais. O lado "dominante" está bem relacionado com o uso preferencial das mãos (destro ou canhoto).

Mas como explicar essa correlação? Tanto nossos cabelos como os hemisférios cerebrais e o uso predominante de uma das mãos são originados do mesmo tecido embrionário, a camada da ectoderme. Assim, uma possibilidade seria que um cérebro menos simétrico teria mais chances de estabelecer conexões neuronais entre os dois hemisférios, favorecendo a tendência homossexual.

Como o fenômeno não é único da espécie humana pode haver alguma vantagem evolutiva correlacionada a esse comportamento. Talvez a vantagem evolutiva seria de permitir o surgimento de indivíduos na população com uma percepção acentuada ou maior sensibilidade, auxiliando o grupo em situações de perigo ou estresse, por exemplo. Obviamente um número elevado de pessoas com essas características poderia ser prejudicial, daí o controle populacional pela orientação sexual.

Segundo essa lógica, Amar propõe que o fenótipo da orientação do redemoinho seja um indicativo do comportamento sexual masculino. Como esse comportamento não é patológico, ele sugere que futuras pesquisas se concentrem na análise da lateralidade dos homossexuais para comprovar a teoria.

O trabalho é certamente provocativo. Fortalece alguns dados obtidos em irmãos gêmeos que sugerem 50% de influência genética no comportamento sexual. Por outro lado, os dados precisam ser confirmados em outras populações homossexuais, incluindo mulheres. Outro ponto importante é que, apesar dos redemoinhos não se alterarem com o ambiente, o uso preferencial das mãos pode ser modificado culturalmente, influenciando a atividade cerebral. Dessa forma, mesmo que o giro anti-horário do redemoinho seja um indicativo do comportamento sexual, me parece tão superficial quanto à preferência pelo rosa (uma tendência feminina).

Sei que existem pessoas que ignoram trabalhos como esse ou mesmo repudiam cientistas que trabalham com esse tipo de pesquisa. Entendo a polêmica e certamente Klar não passou ileso. Segundo ele, ao tentar publicar seus achados na *Science* foi rejeitado justamente pelo teor polêmico do artigo – e não pelo rigor científico. Acabou publicando numa revista indiana de baixo impacto e mesmo assim teve de remover o nome de seu departamento nos EUA e usar seu endereço residencial e contato pessoal para evitar possíveis conflitos com colegas cientistas.

Felizmente os dados de Amar Klar foram publicados e trazem uma hipótese provocativa, que ainda não foi provada correta ou incorreta, mas faz refletir.

## Telomerase Zen

Meu primeiro contato com Elizabeth Blackburn foi em 2007, em Paris. Havia convidado-a para participar de um congresso sobre elementos transponíveis do genoma (transposons), que acabou resultando num interessante livro sobre a diversidade neuronal (*"Retrotransposition, Diversity and the Brain"*, *Fondation,* IPSEN, 2008 – vendido pela *Amazon*).

Blackburn recebeu o prêmio Nobel de Medicina, junto com Carol Greider e Jack Szostak, pela descoberta da telomerase. Desde então muito tem se falado sobre a telomerase, envelhecimento e câncer. Infelizmente, pouco ou nada se comenta sobre o controle mental desse processo, que é justamente a atual linha de pesquisa do grupo de Blackburn.

A conexão entre telomerase e retrotransposons não é tão óbvia assim para a maioria dos leitores, então vale uma breve explicação sobre o tema. Telômeros são capuzes que ficam nas pontas dos cromossomos, protegendo as pontas do genoma. A manutenção dos telômeros é feita por uma série de proteínas celulares que incluem a telomerase. Essa enzima tem a função de reproduzir o DNA que é perdido dos telômeros cada vez que a célula se divide. Assim, a célula consegue evitar o encurtamento do comprimento dos telômeros.

A perda progressiva dos telômeros leva à senescência celular das células em divisão. Dessa forma a telomerase, com sua função altamente especializada de transcrição reversa, é essencial para a estabilidade genômica e progressiva divisão celular.

Retrotransposons são elementos móveis do genoma altamente ativos no sistema nervoso. Multiplicam-se por meio da transcrição reversa. Esse mecanismo de transcrição reversa é bem semelhante ao da telomerase, o que sugere uma relação de parentesco evolutivo entre esses dois mecanismos. No entanto, neurônios não se dividem, e, portanto, não precisariam de telomerases. Segundo Balckburn, neurônios humanos têm sim atividade de telomerase (EB, comunicação pessoal).

Outra observação importante é a correlação da telomerase com o crescimento de tumores. Células cancerígenas perdem a capacidade de controlar a divisão celular e passam a se dividir indefinidamente. Por essa razão mesmo cientistas fazem a incorreta associação entre câncer e elevada atividade da telomerase. Já foi demonstrado que células cancerígenas continuam se dividindo mesmo na ausência da telomerase (Li e colegas, *JBC*, 2005; Lundblasd e Blackburn, *Cell*, 1993).

Talvez por isso mesmo diversas terapias contra o câncer baseadas no ataque às telomerases não deram certo até hoje. Aliás, essas terapias podem até ser prejudiciais. Telômeros curtos em células saudáveis aumentam as chances de rearranjos cromossômicos, que podem tornar o câncer ainda mais agressivo.

Essas duas evidências discutidas acima – que neurônios possuem alguma atividade telomérica e que células cancerígenas estão pouco se importando com a telomerase – sugerem que as telomerases possam ter outra função na célula além da proteção dos telômeros. Diversas observações sugerem que as telomerases estariam envolvidas na regulação da senescência celular de forma independente da divisão celular.

A evidência mais forte entre telômeros curtos e envelhecimento veio de estudos de uma síndrome rara chamada disqueratosis congênita causada justamente por mutações na telomerase. Pacientes morrem de falha eventual do sistema hematopoiético, suportando a ideia de que o envelhecimento precoce das células do sangue é uma das causas da mortalidade.

Porém talvez mais interessantes sejam os últimos trabalhos de Elizabeth Blackburn, que correlacionam o tamanho dos telômeros com o estresse crônico e a depressão. Mas qual seria o mecanismo para explicar o envelhecimento celular por processos psicológicos?

Para tentar descobrir isso o grupo de Balckburn tem usado da meditação budista como ferramenta para modular o estresse e prevenir o processo de envelhecimento. Vale lembrar que a meditação terapêutica no ocidente está dissociada de influências ritualísticas associadas à prática do budismo. Atualmente, técnicas de meditação são usadas como forma de buscar uma consciência mental focada em um determinado momento. Os efeitos positivos no controle de diversas funções fisiológicas, como respiração e pressão sanguínea, são amplamente documentados.

O estresse cognitivo é indiscutivelmente importante para a sobrevivência do indivíduo, mas se estiver baseado em percepções e dimensões distorcidas da realidade pode produzir um ambiente não muito favorável à longevidade celular. Impressões distorcidas da realidade incluem falsas projeções e expectativas ou crenças baseadas no medo. Os trabalhos têm acumulado evidências de que o bloqueio desse tipo de pensamento negativo altera a expressão da telomerase sanguínea e evita o encurtamento dos telômeros, o que é simplesmente fascinante.

Os trabalhos de Blackburn estão caminhando num sentido bem diferente da biologia molecular tradicional. Seus estudos estão apontando para o cérebro como o grande responsável pelo envelhecimento, tendo a telomerase como intermediária do processo no nível celular. Ainda são obscuros os fatores envolvidos nessa conexão, mas os vilões mais prováveis são hormônios e danos oxidativos.

O campo ainda é novo e altamente especulativo, além de ter uma série de "buracos" em sua lógica. A justa vinda de um prêmio Nobel para uma pesquisadora que não tem medo de ousar deve trazer novo fôlego e mentes abertas para essa área. Vamos acabar descobrindo queenvelhecemos não com o corpo, mas com a mente.

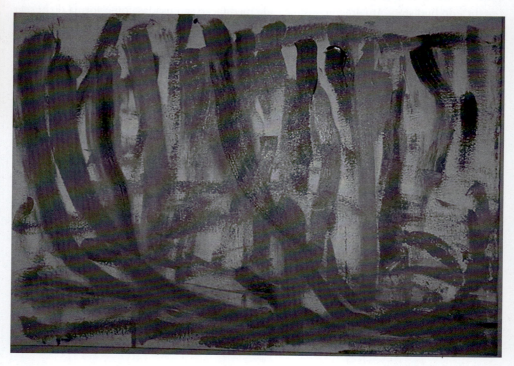

Ariel Vasquez Gicovate

# Genoma da pequena família

O futuro da medicina personalizada tem como base a potencial conversão do código genético de um determinado indivíduo em informações de saúde relevantes para um determinado ambiente.

O gargalo ainda é o custo e a capacidade de sequenciamento do genoma pessoal. Desde o projeto genoma a tecnologia de sequenciamento do DNA tem progredido de forma espantosa. Essa melhora tecnológica segue um padrão semelhante ao da evolução de telefones celulares e computadores, diminuindo os custos e melhorando a performance exponencialmente em períodos de mais ou menos dois anos.

Interessante notar que quanto mais indivíduos são inteiramente sequenciados maior é a nossa percepção da variabilidade humana. Pequenas diferenças nos códigos genéticos, junto a fatores ambientais, podem contribuir de forma significativa na condição física e cognitiva, além da disposição para uma série de doenças.

Um belo exemplo dessa variação encontra-se na sequência de DNA da região reguladora de um gene envolvido com a digestão de produtos derivados do leite ou que contêm lactose. Todos, quando crianças, somos capazes de digerir leite (nossa fonte inicial de alimento). Porém, conforme crescemos, essa capacidade digestiva diminui, talvez como forma de inibir a amamentação por um período muito longo. A maioria passa por isso sem perceber. Algumas pessoas às vezes se queixam de incômodos intestinais e cólicas, sem nem imaginar a causa. Em contraste outros mantêm a capacidade de digestão ao longo da vida. Existe uma explicação genética para essa variação.

Especula-se que a linhagem humana tenha derivado de indivíduos predominantemente carnívoros. Estudos recentes sugerem que uma antiga população de hominídeos no nordeste da África aprendeu como domesticar o gado e aproveitar o leite como alimento. Essa vantagem evolutiva acabou por selecionar indivíduos tolerantes à lactose que migraram para a Europa e daí para outras regiões do mundo.

Hoje, sabemos quais são as variações genéticas que resultam na intolerância à lactose. Assim, consegue-se prever as chances de um bebê desenvolver essa intolerância baseando-se no sequenciamento do DNA. Isso só foi possível depois de sequenciarmos a região reguladora do gene-alvo em diversos indivíduos, intolerantes ou não, no mundo todo e estabelecer uma relação causal entre as variações genéticas e a capacidade de digerir leite.

Mas nem tudo é tão simples assim. Algumas doenças são extremamente raras, diminuindo a amostra de indivíduos portadores e dificultando a localização do gene causador. Nesses casos o sequenciamento do genoma completo de indivíduos de uma mesma família, afetados ou não por uma doença rara, pode auxiliar na descoberta das causas genéticas dessas doenças.

Semana passada um grupo americano usou essa estratégia pela primeira vez (Roach e colegas, *Science*, 2010). O grupo sequenciou de uma vez só um quarteto familiar: pai, mãe e duas crianças. As crianças eram portadoras de duas síndromes raras: a síndrome de Miller, afetando o desenvolvimento do cérebro e causando más formações faciais com uma frequência de 1 afetado para cada 100 mil indivíduos. A outra doença conhecida como discinésia ciliar, com frequência de 1 em 20 mil indivíduos, causa sinusite e infecções respiratórias frequentes. As chances de uma pessoa ser portadora das duas síndromes ao mesmo tempo é raríssima. Até então, as origens genéticas (isto é, quais são os genes envolvidos) dessas doenças não eram muito claras.

Pois bem, com a sequência completa dos genomas dos pais e das crianças, foi possível comparar a leitura do DNA entre os indivíduos e restringir os possíveis genes envolvidos com as duas doenças. Sem a nova tecnologia de sequenciamento seriam necessárias diversas famílias com indivíduos afetados e anos de trabalho. O custo por indivíduo foi de US$ 25 mil, muito abaixo dos valores estimados nos tempos do projeto genoma. Espera-se que o custo caia para US$ 5 mil muito em breve.

Além disso, o grupo descobriu também que cada um dos pais contribuiu com cerca de 30 novas mutações para cada uma das crianças, ou seja, um casal gera aproximadamente 60 novas mutações em seus filhos. Muito provavelmente a maioria dessas mutações é nula, algumas serão positivas e outras negativas para a prole. Esse e outros trabalhos recentes sugerem que a diferença genética entre dois indivíduos é de 1 em 1.000, ou seja, uma alteração na sequência de DNA a cada mil nucleotídeos. Só por comparação, a diferença entre humanos e chimpanzés é de 1 em 100. Humanos e brócolis, 1 em 10.

O trabalho traz de volta uma ferramenta genética que andava meio esquecida: as famílias com indivíduos afetados. Com o advento das novas tecnologias de sequenciamento, a estratégia de usar famílias humanas para estudos genéticos perdeu lugar para o "*Genome Wide Association*" (GWAS), cujo princípio é o de comparar regiões do genoma de grandes populações de indivíduos afetados, não necessariamente relacionados, com uma população-controle. Apesar da lógica atraente e dos milhões de dólares investidos pelos governos americano e europeus, os dados gerados pelos estudos de GWAS são decepcionantes. A grande maioria por falta de comprovação biológica ou estatística.

A meu ver o Brasil teria uma enorme vantagem se investisse pesado nessa área agora. Com grandes famílias consanguíneas e excelentes centros genéticos, o Brasil se destaca na área de busca de genes por meio de estudos familiares. O problema é que isso leva tempo, pois os pesquisadores têm de coletar amostras de todos os familiares, muitas vezes em regiões remotas do país. Agora não mais. Conforme o custo do sequenciamento cai dramaticamente começa a valer a pena economicamente sequenciar por completo apenas alguns indivíduos.

À medida que aumenta o nosso conhecimento sobre as funções dos genes em nossas células seremos capazes de usar o potencial do sequenciamento familiar para identificar, em tempo recorde, genes responsáveis por diversas doenças. Esses dados, combinados a informações médicas e sobre o estilo de vida de cada um, vão integrar nossos arquivos médicos num futuro próximo. Quem viver verá.

## Um gene antirracismo?

O preconceito pode parecer inevitável. Mesmo indivíduos que se autodefinam como não racistas mostram evidências de racismo inconsciente, implicando que o racismo teria base social ou biológica. Mas foi mostrado em um artigo publicado recentemente que um grupo de pessoas parece não formar estereótipos raciais (Santos, A. e colegas, *Current Biology*, 2010).

A síndrome é rara, causada por uma mutação genética, removendo 25 a 30 genes do cromossomo 7. Como diversas outras doenças raras a síndrome talvez não chamasse tanta atenção, não fossem as consequências comportamentais que os portadores dessa mutação apresentam. Crianças com a síndrome de Williams são demasiadamente amigáveis, hiper--sociais e apresentam um interesse demasiado em pessoas desconhecidas. "Todas as pessoas do mundo são meus amigos" – frase que se costuma usar para caracterizar crianças com essa síndrome.

Isso porque não apresentam bloqueios sociais ao entrar em contato com estranhos. A razão disso já foi discutida numa coluna anterior e está relacionada à Teoria da Mente (capacidade que temos de imaginar o que o outro estaria pensando). Esse defeito acontece durante o desenvolvimento e as razões neuronais ainda são obscuras.

O estudo em questão mostra que essas crianças não desenvolvem atitudes negativas contra outros grupos étnicos, mesmo apresentando atitudes estereotipadas comuns a crianças normais da mesma idade. Essa parece ser a primeira evidência sugerindo que diferentes tipos de estereótipos e preconceitos podem ser biologicamente distintos.

Indivíduos adultos com a síndrome de Williams apresentam atividade neuronal anormal numa estrutura cerebral conhecida como amígdala. Essa região está envolvida com a resposta a ameaças sociais, acionando inconscientemente respostas emotivas negativas contra outras etnias. Tendências racistas estão associadas ao medo: adultos são mais propensos a associar objetos negativos ou eventos repulsivos (por exemplo, choques elétricos) a pessoas de outras etnias. Mas, de acordo com esse último estudo, seria o medo social que levaria ao preconceito. Uma perspectiva com sérias implicações, sem dúvida. Poderíamos sugerir, por exemplo, intervenções para reduzir o medo social como alternativa contra o preconceito. Mas será que existem evidências suficientes na pesquisa para garantir essa conclusão?

O trabalho consistiu em mostrar imagens de pessoas a 20 crianças de 5 a 16 anos portadoras da síndrome de Williams e outras 20 crianças normais (grupo controle) com mesma faixa etária. Todas de origem europeia e de pele branca. O primeiro teste consistia em pedir para os dois grupos de crianças escolherem as imagens relacionadas com atividades geralmente associadas a homens ou mulheres, como por exemplo brincar com bola ou bonecas. Os dois grupos mostraram o mesmo tipo de tendência estereotipada, associando figuras de meninos com a bola e figuras de meninas com bonecas.

As crianças também ouviram historinhas sobre os personagens das figuras, descrevendo atributos negativos, como sendo teimosos ou sujos, ou atributos positivos, como bonitos e inteligentes. Pediu-se para as crianças associarem os tipos de histórias com imagens de pessoas de pele clara ou escura. Um exemplo de história consistiu em: "Havia dois meninos, um deles era muito amoroso. Quando viu que o gatinho caiu no lago, o menino salvou o animal, evitando que ele se afogasse. Qual é o menino gentil e amoroso?"

Crianças-controle sem síndrome de Williams consistentemente associam características positivas a indivíduos de pele clara e características negativas aos de pele escura. Infelizmente, esses dados confirmam resultados anteriores feitos tanto em crianças claras como em negras. No entanto as crianças portadoras da síndrome de Williams não mostraram nenhum tipo de bias (preconceito). A conclusão óbvia é que o medo social não é necessário para estereótipos sexuais, mas é importante para o estabelecimento de preconceitos étnicos.

O dado é extremamente interessante, mas existem alguns detalhes que podem influenciar as conclusões dos pesquisadores. Os pacientes com síndrome de Williams têm outros tipos de problemas, como retardo mental e reduzida capacidade de aprendizado, que podem interferir com as escolhas feitas pelas crianças. Apesar do grupo ter escolhido participantes com QI e nível socioeconômicos parecidos, as crianças com Williams possuem experiências de vida bem diferentes de crianças normais. Até certo ponto todas as crianças são expostas a modelos baseados em sexo pelo convívio com os pais, mas nem todas têm a chance de refletir sobre a questão do racismo. A exposição reduzida das crianças com Williams a estereótipos racistas pode ser uma outra forma de interpretar os resultados do grupo.

Além disso, o estudo não responde se o preconceito tem bases genéticas predeterminadas ou é baseado em experiência prévia. Alterações genéticas podem fazer alguém nascer sem as mãos e por isso ser incapaz de tocar piano. Não podemos inferir que exista uma base genética para tocar piano nesse caso. Com esse trabalho a mesma coisa. Para examinar o papel da experiência prévia o grupo poderia, por exemplo, encontrar crianças que foram criadas por pais do mesmo sexo. De qualquer forma o trabalho precisa ser replicado em grupos maiores e com outras faixas etárias.

O que parece ser um fato é que preconceitos e estereótipos diferentes podem ser biologicamente discriminados. Se isso é por causa de genes, ambiente ou uma complicada interação entre ambos é uma questão cuja resposta ainda está por vir.

# A constante batalha feminina para suprimir o lado masculino

*Identidade feminina precisa estar constantemente ativa, reprimindo a expressão genética responsável pelo 'default' da especialização dos testículos.*

*Reversão sexual também traz esperança para casais homossexuais de mulheres que sonham em ter um filho biológico.*

Menino ou menina? Em geral essa é a pergunta mais comum que acompanha casais do mundo todo durante a gravidez. A definição do sexo tem origens embrionárias. A visão tradicional era de que as gônadas se diferenciavam em ovários ou testículos durante o desenvolvimento. A análise molecular dessa "escolha" traz implicações interessantes sobre a supressão masculina pelo feminino.

Nos embriões de mamíferos as gônadas são bivalentes, ou seja, podem formar tanto ovários quanto testículos, dependendo de uma sinalização embrionária pouco conhecida. Acreditava-se que nos organismos adultos, ovários e testículos estariam num estágio de especialização terminal – uma vez feita a escolha não teria como voltar atrás. Em machos genéticos (XY) a especialização testicular acontece por meio da ativação de genes no cromossomo Y. Nas fêmeas (XX) a diferenciação do ovário ocorre na ausência desses genes, mas o mecanismo molecular responsável por isso ainda é obscuro. Um fator envolvido nesse processo é o gene conhecido como Foxl2.

O Foxl2 pertence a uma categoria de proteínas conhecidas como fatores de transcrição. Funcionam como reguladores-mestre de outros genes, ligando ou desligando-os. Para entender melhor o papel do Foxl2 um grupo de pesquisa internacional decidiu eliminar o gene dos ovários de camundongas adultas (Uhlenhaut e colegas, *Cell*, 2009). O resultado não poderia ser mais curioso.

Análises histológicas (histologia é a disciplina biomédica que realiza estudos da estrutura microscópica, composição e função dos tecidos vivos) de ovários sem o Foxl2 revelaram que as células femininas se transdiferenciaram em células testiculares capazes de produzir testosterona em níveis comparáveis a um animal macho. O achado mostra a importância do Foxl2 além de uma ajudinha durante a embriogênese, revelando uma enorme capacidade plástica dos órgãos reprodutores em adultos.

O que o grupo observou foi uma reprogramação celular da identidade das células femininas em células masculinas, convertendo o ovário em testículo. Nem preciso dizer que isso vai contra às ideias tradicionais de que uma vez determinado o sexo ele seria mantido durante o resto da vida do indivíduo.

As ramificações das interpretações desse resultado são diversas e polêmicas. Para começar o estudo indica que a escolha do sexo durante o desenvolvimento é reversível. Além disso elege o gene Foxl2 como o guardião da identidade feminina. Dessa forma, o feminino só consegue se expressar pela supressão do masculino, ou seja, a identidade feminina precisa estar constantemente ativa, reprimindo a expressão genética responsável pelo *default* da especialização dos testículos. Vale notar que sempre se achou que eram os ovários que não precisavam de constante supressão, sendo completamente passivos. Claramente não é esse o caso.

Se essa via molecular for confirmada em outros organismos ela poderá explicar, por exemplo, casos de conversão sexual observado em aves e peixes. Os resultados também podem ter importantes implicações médicas para pacientes que sofrem de falha prematura dos ovários, problemas na menopausa e uma série de doenças que afetam o desenvolvimento sexual em crianças.

A reversão sexual também traz um pouco de esperança para casais homossexuais de mulheres que sonham em ter um filho biológico. No entanto o trabalho não mostra a capacidade de formação de espermatozoides ativos nos ovários, indicando que outras vias independentes também devam ser desativadas para que a espermatogênese aconteça por completo. Isso sim seria a verdadeira revolução sexual feminina.

# Proteína marcada para morrer

## Brasileiros descobriram novo mecanismo de eliminação de erros celulares

Nosso corpo é formado de células (do latim *cellula*, que significa pequeno quarto). Um humano de tamanho médio tem aproximadamente 100 trilhões de células ativas que interagem entre si constantemente. A atividade correta de cada célula garante o bom funcionamento do corpo.

Essa atividade celular também é chamada de metabolismo e, em geral, está relacionada à produção de energia. O metabolismo de cada célula em conjunto gera energia suficiente para o corpo trabalhar em harmonia.

No entanto, as células cometem erros ao gerar energia. Subprodutos desnecessários ou mesmo tóxicos são gerados. Mas então as células do corpo erram? Sim, as células erram frequentemente. A nossa sorte é que existem mecanismos na própria célula que corrigem os erros antes de causarem um problema. Um exemplo clássico é o reparo de DNA, um mecanismo responsável por corrigir erros durante a leitura e duplicação do nosso material genético. Pessoas que têm mutações genéticas em proteínas envolvidas com o reparo de DNA estão mais propensas a doenças como câncer, por exemplo.

Um outro exemplo de mecanismo de correção celular foi recentemente descoberto por dois brasileiros do Instituto de Pesquisa Scripps em San Diego na Califórnia. Mario Bengtson e Claudio Joazeiro publicaram em setembro na prestigiosa revista *Nature* (Bengtson e Joazeiro, 2010) uma nova maneira pela qual a célula corrige seus erros. Os brasileiros descobriram um fator que atua no controle de qualidade das proteínas mal formadas.

Eu explico: grande parte da informação presente nos nossos genes (pedaços de DNA) é transcrita em moléculas intermediárias chamadas de RNA mensageiro. Essas moléculas intermediárias são subsequentemente traduzidas em proteínas. E são as proteínas as grandes responsáveis por funções estruturais, enzimáticas e mecânicas que as células usam para o funcionamento dos nossos órgãos. Manter esse ciclo lubrificado é essencial para a saúde e equilíbrio corporal.

A transferência da informação contida no RNA para formar as proteínas é feita por estruturas celulares especializadas chamadas ribossomos. Pois bem, muitas vezes a informação contida no RNA está incorreta. No exemplo usado no trabalho publicado pelos pesquisadores brasileiros a informação do RNA não tinha uma conclusão determinada, como se não tivesse um ponto final na frase.

O que a dupla Bengtson e Joazeiro revelou foi a descoberta de um novo fator celular responsável por detectar as proteínas nascentes com esse erro durante a tradução pelo ribossomo e marcá-las para que elas sejam rapidamente degradadas. Em outras palavras elas estariam então marcadas para morrer. Dessa forma as proteínas com erros não ficam vagando pela célula, atrapalhando as funções de proteínas sem erros. A analogia com o caminhão de lixo é clara. Imagina a sujeira e a bagunça em que a cidade ficaria se o lixo não fosse recolhido.

O acúmulo de proteínas mal acabadas nas células está relacionado com diversas doenças humanas e mesmo com o envelhecimento. Apesar do trabalho dos brasileiros ter sido todo feito em leveduras (os mesmos organismos utilizados para fazer pão e cerveja), eles já estão testando as consequências da falta dessa proteína em células de mamíferos com modelos animais e células humanas. Como o novo fator parece ser bem conservado entre as espécies é provável que a dupla tenha encontrado uma peça fundamental na manutenção da vida como a conhecemos hoje.

# Mães magras, crianças obesas

A obesidade tem crescido em diversos países, não importa o nível de desenvolvimento. Difícil de explicar o fenômeno apenas pelo tipo de dieta ou mesmo pela genética. Novos estudos têm apontado para um novo fator associado à obesidade: penduricalhos genéticos! Isso mesmo, moléculas que grudam na fita de DNA e podem ser transmitidas da mãe para a criança ainda no útero. Esse mecanismo pode explicar como as refeições feitas pela mulher grávida podem influenciar no peso do filho mesmo quando esse se tornar um adulto.

A suspeita de que a dieta materna poderia influenciar o peso dos futuros filhos começou em 1976. Durante a segunda guerra mundial os alemães cortaram o suprimento alimentar no oeste da Holanda, o que fez com que as mulheres daquela região passassem fome. Pessoas nascidas das mulheres que estavam grávidas e passaram fome naquele período tinham mais chances de se tornar obesas quando adultas. Essa observação foi reproduzida num ambiente controlado de laboratório. Ratas grávidas que têm acesso a pouca comida durante a gestação produzem ninhadas que geram ratos adultos obesos. Uma possível explicação para esse fato parece ser que as mães estariam preparando de forma inconsciente os futuros filhos para crescer num ambiente com pouca comida, aumentando o apetite e capacidade de estocar gordura da ninhada. Mas num ambiente com comida suficiente essas crianças acabam por se tornar indivíduos obesos.

Essa "preparação" durante a gestação pode ser decorrente de um fenômeno conhecido como epigenética. O termo epigenética tem significado diferente dependendo do tipo de pesquisa científica. Aqui epigenética é definida como a capacidade de se transmitir informação hereditária que não seja por alterações no código genético. Isso pode acontecer através de penduricalhos químicos conhecidos como grupos metil que se associam à dupla hélice do DNA e regulam a atividade de certos genes. Em 2005 um grupo da Universidade de Auckland, na Nova Zelândia, mostrou que era possível prevenir a obesidade das ninhadas das ratas magras removendo os grupos metil do DNA. Estudos recentes tentam mostrar que o mesmo mecanismo ocorre em humanos. Nessas pesquisas foi demonstrado que o nível de metilação do DNA de indivíduos adultos estaria correlacionado com a obesidade. Obviamente não é possível concluir se essas alterações foram causa ou consequência da obesidade.

Para determinar se as mudanças epigenéticas poderiam estimular a obesidade em humanos, pesquisadores ingleses da Universidade de Southampton analisaram a dieta de 78 mulheres grávidas. Os questionários foram validados através da detecção de vestígios de certas comidas em um exame de sangue. Quando os bebês nasceram o DNA foi extraído do cordão umbilical e a metilação em diversos genes analisados. Nove anos mais tarde eles mediram o total de gordura no corpo das crianças. Concluíram que crianças com mais grupos metil associados próximos ao gene RXR-alpha, envolvido com o desenvolvimento de células de gordura e metabolismo, tinham mais chances de serem obesas aos nove anos de idade.

O trabalho foi repetido dessa vez com 239 grávidas e comparando os dados com as crianças aos seis anos de idade (Godfrey e colegas, *Diabetes* 2011). A conclusão foi a mesma: quando a porcentagem de metilação do gene RXR-alpha subia de 40% para 80% a porcentagem de gordura corpórea nas crianças pulava de 17% para 21%. Os autores do trabalho suspeitam que a presença dos grupos metil esteja inibindo a ação do gene RXR-alpha, levando à obesidade. Infelizmente, essa estatística não explica tudo. Foram analisados outros genes relacionados ao estoque de gordura e nenhuma relação foi encontrada. Mas o grupo descobriu que a razão das altas taxas de grupos metil no gene RXR-alpha parece estar relacionada com a dieta de baixas calorias durante os primeiros meses de gestação.

Em alguns países, é comum mulheres grávidas seguirem uma dieta de baixas calorias tipo Atkins. Esse tipo de comportamento pode sinalizar um sinal de fome ao feto, deixando a futura criança com um metabolismo deslocado do mundo "rico em caloria" que vai nascer. Esse tipo de pensamento pode explicar fenômenos de obesidade epidêmica em países como a China, onde os filhos de mães malnutridas são hoje adultos obesos. Mesmo assim ainda não dá para ter certeza absoluta de que a dieta das mães esteja realmente alterando a epigenética do feto. Pode muito bem ser algum outro fator ambiental ainda desconhecido.

Para mim a parte mais interessante disso tudo é saber que já temos um marcador epigenético capaz de prever, ao nascer, as chances do indivíduo ser obeso. É mais uma evidência de que o ambiente fetal estaria afetando o desenvolvimento da prole mesmo anos depois. Não dá mais para pensar em obesidade como sendo uma questão puramente genética e determinista. Pode-se agora pensar em formas de se alterar essa informação nos primeiros meses de vida da criança, usando, por exemplo, o ácido fólico, um micronutriente que altera as modificações epigenéticas.

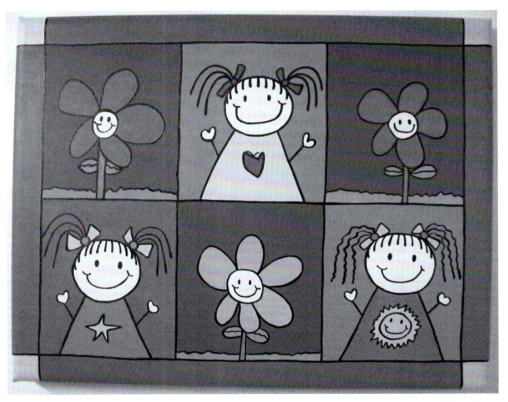
Mariani Prata

## O futuro do genoma individual

Uma das grandes diferenças entre a ciência norteamericana e a brasileira é a capacidade dos gringos em arrecadar dinheiro privado para financiar projetos de alto risco acadêmico. Digo isso porque nos EUA é comum a cultura de doações milionárias a um determinado grupo de pesquisa ou a uma área de interesse.

Alguns dias atrás fui convidado para um breve comentário sobre o uso de modelos celulares humanos em pesquisa durante uma homenagem a cientistas que contribuíram para o estudo de distrofias musculares.

Apesar de doenças musculares não serem o foco primário de minha pesquisa publiquei com colegas um trabalho em 2010 mostrando o potencial de uso de neurônios motores derivados de pacientes brasileiros com Esclerose Lateral Amiotrófica (ELA) – a partir de células-tronco induzidas – para triagem de novos medicamentos.

A homenagem fazia parte de um programa de arrecadação de fundos para pesquisa usando bens que seriam leiloados durante um jantar com cerca de 200 pessoas influentes (políticos, artistas, esportistas) no sul da Califórnia.

O jantar aconteceu no meio do gramado do Petco Park, casa do time de beisebol dos "Padres" em San Diego. O gramado de beisebol foi escolhido porque um ícone norteamericano, o rebatedor Lou Gehrig, fora vítima de ELA no ápice de sua carreira aos 36 anos de idade.

Já havia participado desse tipo de evento antes, mas esse me surpreendeu por algumas razões, incluindo o "calibre" dos convidados. Outro detalhe que fez pensar foi o discurso do CEO da *Life Science*, Greg Lucier, sobre o novo sequenciador Íon Torrent, que tem causado pânico nos concorrentes.

Entre outras coisas Greg revelou que durante os testes desse novo método teve seu genoma sequenciado e a descoberta de que possuía mutações em genes associados a um tipo raro de Mal de Parkinson. Meses depois de saber disso sua mãe começou a apresentar os sintomas da doença e, ao sequenciar o genoma dela, descobriu que ela também apresenta as mesmas mutações.

Essa informação sugere que Greg tem grandes chances de ter os sintomas daqui a aproximadamente 20 anos e fez com que seus objetivos de vida fossem alterados. Greg agora pretende dedicar sua vida e fortuna para a cura do Parkinson.

Esse foi o caso de Greg, mas e se fosse com você, como isso alteraria sua vida? A pergunta é válida, pois a medicina personalizada parte de evidências encontradas no genoma personalizado, um futuro não muito distante.

Alguns colegas mais conservadores talvez digam que ainda não estamos lá, que os genes não podem ser compreendidos sem sua interação com o ambiente ou com outras variações genéticas, por exemplo. É verdade, mas isso também tem avançado muito: veja só o que se pode aprender sobre o estilo de vida de seus amigos pelo Facebook.

Negar esse avanço é só um reflexo da dificuldade humana em perceber o "momentum" de uma revolução tecnológica. Obviamente que as informações genéticas não serão lidas por um leigo, pois a interpretação dessas mutações requer anos de estudo e atualizações constantes.

É um novo rótulo para uma profissão antiga: o aconselhador genético. Ainda não está convencido? Então como você acha que o Steve Jobs durou tanto tempo com câncer pancreático que costuma ser fatal em questão de meses?

De volta à pergunta original, o que você faria se tivesse esse tipo de informação genética? Penso que a sociedade terá que se adaptar ao fato de possuir consciência das implicações do genoma pessoal.

Se você souber que irá ter câncer pancreático você continuaria a pagar o aluguel ou daria o calote nos meses que restariam de vida? Procuraria deixar a vida da sua família em ordem financeiramente ou iria curtir viagens exóticas que só seriam cobradas depois de sua morte? E será mesmo que alguém venderia alguma coisa a prazo sem antes dar uma espiada no genoma do comprador?

É interessante notar a reação das pessoas quando têm que encarar uma ameaça de morte. Um estudo feito em 1999 mostrou que 1% das 4.527 pessoas que souberam que tinham a versão letal do gene da doença de Huntington, uma doença neurodegenerativa progressiva severa, tentaram suicídio ou foram hospitalizadas por razões psiquiátricas.

Por outro lado, outros são capazes de conseguir feitos grandiosos quando ameaçados de morte (dá-lhe Steve Jobs de novo). E mesmo que você não queira saber sobre o seu genoma tem muita gente que vai querer. É um caminho sem volta e percebo que, mais uma vez, esse tipo de avanço vai pegar a humanidade desprevenida, desfavorecendo os mais pobres.

Mas algumas sociedades estão certamente mais preparadas que outras. No final do jantar foram arrecadados mais de U$ 400 mil para pesquisa em doenças musculares, inclusive para o sequenciamento do genoma de diversos pacientes portadores de doenças que afetam os neurônios motores. É o investimento em ciência e tecnologia que trará a autonomia acadêmica nessa área aos gringos.

## Naturalmente loiras

### Desvendado o segredo das loiras!

A cor dos cabelos é, com certeza, um dos exemplos mais óbvios de variação fenotípica entre os humanos. O cabelo escuro é comumente encontrado em populações africanas e asiáticas, enquanto o cabelo claro é mais comum no norte da Europa.

Cabelos naturalmente loiros são encontrados apenas em uma pequena fração da população humana e já foram relacionados a aspectos tanto positivos quanto negativos durante a história da humanidade. Em algumas culturas africanas, por exemplo, o cabelo claro é frequentemente associado a anormalidades, bruxaria e sinal de promiscuidade. Em contraste a cultura clássica grega sempre ressaltou cabelos claros como sinal de beleza e juventude, sendo imitada com auxílio de coloração artificial e perucas em culturas ocidentais antigas e contemporâneas.

O interesse nas bases moleculares da coloração dos cabelos não é recente, mas um exercício de genética populacional de longa data. Durante anos os geneticistas acreditavam que o pigmento dos cabelos era determinado por alterações genéticas distintas em lugares diversos do genoma humano. Mas para surpresa dos cientistas o mecanismo genético por trás dos cachos aloirados é muito mais simples do que isso.

Num trabalho publicado essa semana na revista *Nature Genetics* (Guenther e colegas, 2014) um grupo de pesquisadores da universidade de Stanford na Califórnia mostrou que a coloração dos cabelos loiros é devida a uma única modificação genética num elemento regulatório, ou *enhancer* do inglês. Ou seja, nesse caso, a variação genética dos loiros naturais está localizada numa região distante do gene responsável pela pigmentação nos folículos capilares.

Regiões regulatórias do genoma são sequências específicas do genoma responsáveis por modular a atividade de um determinado gene. Muitas dessas sequências estão localizadas fisicamente próximas ao gene alvo, o que torna fácil sua identificação. Outras regiões regulatórias, como no caso dos loiros, o gene fica localizado a uma distância muito grande de qualquer gene, o que chamamos de "desertos de genes", dificultando estabelecer a relação entre o *enhancer* e o gene alvo.

Para mostrar que essa região regulatória realmente controla a coloração dos cabelos o grupo alterou geneticamente camundongos. Com isso conseguiram provar que quando a variante loira era inserida no genoma de animais com pelos escuros, esses passavam a ter pelos mais claros. O *enhancer* conseguia reprimir a atividade de um gene que produz a pigmentação nos folículos pilosos, deixando os pelos aloirados. Interessante essa alteração não afeta a coloração dos olhos ou pigmentação da pele, desmistificando a ideia de que a pressão seletiva desses fatores estivesse correlacionada geneticamente.

Como essas variações genéticas não têm efeito negativo nos indivíduos portadores é possível que o estudo consiga evoluir para a criação de moduladores artificiais, simulando o efeito dessas regiões regulatórias. Não sei ao certo qual seria a grande vantagem de um produto assim além de uma validação acadêmica em humanos, mas tenho certeza que seria um cosmético de sucesso.

# Um projeto furado, um RNA anormal e um verme exótico (ou o tortuoso caminho da descoberta científica)

Quando lemos notícias sobre grandes descobertas científicas no jornal ou em revistas nossa tendência é achar que os resultados da pesquisa são lineares, que um resultado levou ao outro e que, com paciência e empenho, as descobertas vão acontecendo naturalmente.

Pensamos assim porque os resultados que são publicados em revistas científicas são sempre os resultados dos experimentos que deram certo e estão explicados de uma forma lógica, objetiva e linear. Essa prática auxilia o leitor na melhor compreensão dos resultados que levaram à conclusão do trabalho. Pense bem, se cada cientista explicasse todos os experimentos errados que fez antes de acertar a concentração de cada solução usada, por exemplo, a publicação seria praticamente um livro. Atualmente, a maioria das revistas científicas na área de biológicas não aceita mais de 6 a 8 páginas e no máximo 8 figuras publicadas no trabalho principal.

Na realidade não é exatamente assim que as descobertas científicas ocorrem. Não existe uma fórmula de sucesso ou ordem obrigatória pela qual os experimentos são realizados. O número de vezes que um experimento dá errado é inúmeras vezes mais alto do que o número de vezes que funciona. Provavelmente na razão de 1 acerto para cada 10 tentativas. Assim, quando lemos um artigo temos de multiplicar por 10 ou mais para ter uma ideia real do trabalho por trás dos resultados. Entender processos biológicos requer bastante trabalho, observação, perseverança e muita resistência à frustração.

Para ilustrar essa falta de linearidade do processo científico vou contar brevemente a história de um cientista chamado Carlo Croce, da Universidade de Ohio nos Estados Unidos. No começo de 1990 Croce estudava pacientes com um tipo específico de câncer chamado leucemia linfocítica crônica, ou LLC. Quando Croce e seus colegas analisaram o DNA de pacientes portadores dessa leucemia notaram que um mesmo segmento estava faltando nesse pacientes. Uma observação extremamente importante.

Nosso material genético, ou DNA, contém informações em forma de genes. Uma das funções dos genes é instruir as células a produzirem uma proteína correspondente, através de uma longa cadeia molecular de RNA. Proteínas são moléculas complexas capazes de realizar funções específicas, como, por exemplo, auxiliar na digestão de alimentos, contrair músculos, permitir a locomoção. A relação direta entre um segmento de DNA, ou gene, e uma proteína era um dos maiores dogmas da biologia.

Voltando aos pacientes de Croce. Com base nos conhecimentos da época, ele assumiu que o segmento de DNA que estava ausente nos portadores de leucemia, deveria estar gerando alguma proteína que, em pessoas normais, reprime o desenvolvimento desse tipo de câncer. Em outras palavras, estaria contido naquele fragmento em falta nos pacientes com LLC algum gene responsável por uma proteína supressora da leucemia. Foram vários anos caracterizando todos os genes contidos naquele segmento. Foram vários os cientistas e estudantes que trabalharam nesse projeto e saíram do laboratório de Croce frustrados e sem nenhuma publicação. Croce comenta que um de seus alunos desistiu definitivamente da biologia e resolveu mudar de profissão, foi fazer faculdade de administração de empresas, por considerá-la uma área menos frustrante.

Os resultados acabaram ficando engavetados por um tempo, pois Croce não conseguia convencer ninguém a trabalhar nesse "projeto furado", aparentemente sem solução. Quando tudo parecia perdido, Croce revisitou alguns dados interessantes de pesquisadores que trabalhavam com um verme conhecido no meio acadêmico como *Caenorhabditis elegans*. Por ser fácil de reproduzir e com curto ciclo de vida, o *C. elegans* havia conquistado espaço nos laboratórios mundo afora. Fenômenos interessantes estavam sendo descobertos nesse verme, mas muitas vezes as descobertas eram vistas como algo vindo de um organismo exótico, sem muita aplicação para saúde humana.

Esses pesquisadores haviam publicado a existência de um pequeno RNA que era capaz de inibir a função de um determinado gene, algo que nunca havia sido descrito anteriormente. Esse tipo de RNA era muito menor comparado aos RNAs que costumavam dar origem às proteínas. Talvez por isso mesmo, passou desapercebido durante muitos anos. Ao contrário de tudo que se sabia sobre os RNAs, o pequeno RNA do verme agia como um velcro: sua sequência alinhava-se com a sequência de um outro RNA produzido de um determinado gene. Essa junção entre o pequeno RNA e o RNA do gene causava a degradação do complexo, inativando a molécula de RNA do gene alvo antes da conversão para proteína.

Inspirado por esse mecanismo, Croce então resolveu desengavetar o projeto e procurar por sequências de pequenos RNAs no segmento de DNA ausente nos pacientes de leucemia. Não deu outra, lá estavam sequências de DNA que produziam os pequenos RNAs que estavam suprimindo os genes causadores da leucemia. O dogma estava quebrado, genes não fazem proteínas apenas, fazem "microRNAs".

Foram quase sete anos entre a identificação das regiões afetadas no DNA dos pacientes com leucemia e a caracterização do mecanismo responsável pelo câncer. Hoje em dia, está claro que as células humanas estão repletas de microRNAs, guardiões da integridade da replicação celular, suprimindo um eventual processo cancerígeno. Os dados de Croce estão sendo usados hoje para melhorar o diagnóstico e tratamento desse tipo de câncer. Nada mal para um projeto furado, um RNA anormal e um verme exótico. Nada dessa intrincada história científica está presente na publicação de Croce. Mas é para isso que serve a divulgação científica.

# Gordo Pera × Gordo Maçã

Vivemos uma epidemia mundial de obesidade. Um dos fatores principais relacionado a diversas doenças, como diabete tipo 2, problemas cardiovasculares, Alzheimer e mesmo câncer. A maioria dessas doenças acontece em parte pela resistência à insulina causada pela obesidade e também pelo fato de que gorduras estocadas no corpo funcionam como um órgão endócrino, secretando hormônios e proteínas que afetam a função de diversas outras células no corpo.

Mas o que realmente causa a obesidade? A obesidade começa a se desenvolver quando a quantidade de energia consumida é maior do que a utilizada, gerando um desbalanço calórico. Mas isso não é tudo. A forma como a gordura é distribuída no corpo também contribui para a obesidade, aumentando o risco metabólico. Acúmulo de gordura na região intra-abdominal ou visceral, gerando o obeso em formato de maçã, está diretamente relacionado a doenças do metabolismo. Em comparação, em obesos com formato de pera, com gorduras acumuladas de forma subcutânea, principalmente nas coxas e quadris, o risco de doenças metabólicas é menor. Apesar de os cientistas já saberem disso faz um tempo, o mecanismo da distribuição de gordura no corpo ainda é um mistério.

Praticamente todas as espécies animais investigadas até hoje, de pequenos vermes até humanos, encontraram uma forma de estocar energia em forma de gordura, para um futuro de vacas magras. Esse tipo de gordura energética, também conhecida como gordura branca, pode se localizar em regiões subcutâneas (como nas focas e baleias), abdominais (sapos e serpentes) ou em ambos (como na maioria dos mamíferos e pássaros). Essa distribuição não significa uma forma de adaptação evolutiva para isolamento térmico, uma vez que mamíferos do ártico e dos trópicos, com a mesma massa corpórea, possuem semelhante distribuição de gordura.

Nos humanos, a distribuição da gordura branca no corpo varia com a idade. Perdemos gorduras subcutâneas e aumentamos gorduras intra-abdominais conforme envelhecemos. O fator genético também influencia. Estudos com gêmeos revelaram que fatores genéticos podem contribuir de 30 a 70% para as chances de obesidade. É o caso das mulheres africanas da tribo de Hottentot/Khoisan, conhecidas pela maneira como carregam as crianças nas costas — literalmente sentadas nas fartas nádegas. Isso me lembra um livro de Rachel Holmes que descreve a drástica história de uma mulher dessa região, Saartjie Baartman, que foi levada para a Europa como uma atração bizarra (ou uma vênus exótica, para os mais românticos). Da mesma forma, mulheres da tribo africana dos Bundus, apresentam acentuado acúmulo de gordura nas nádegas. Curiosidade: o fato de mulheres dessa tribo terem vindo ao Brasil durante o período da escravidão sugere que a palavra "bunda" tenha sua origem nessa característica física.

De qualquer forma a distribuição de gordura branca pelo corpo humano influencia a predisposição a doenças. Existem duas teorias, não necessariamente exclusivas, para explicar o porquê disso. A primeira é baseada na anatomia e no fato de que células de gordura branca descarregam seus produtos metabólicos (como ácidos graxos, por exemplo) na circulação próxima ao fígado, prejudicando o metabolismo. A outra teoria diz respeito à natureza genética das células de gordura — nem todas seriam iguais e o balanço dos diferentes tipos de gordura seria um dos fatores que causam doenças.

De fato, mamíferos apresentam outro tipo de gordura, a chamada gordura marrom. Ao contrário da gordura branca (energética), a marrom tem a função de regulação térmica. Isso acontece porque nessas células temos a ativação de um gene chamado UCP-1, cuja proteína participa da conversão da energia química das mitocôndrias em energia térmica. Diferentemente dos outros mamíferos, que mantêm um nível relativamente constante de gordura marrom durante toda a vida, humanos nascem com um estoque, mas vão perdendo durante a fase adulta.

Além disso, vale notar que esse tipo de gordura pode ser induzido pela exposição prolongada ao frio. Mais: observou-se um acúmulo de gordura marrom, com o gene UCP-1 induzido numa linhagem de camundongos resistentes à obesidade, sugerindo que essa gordura marrom deva participar da regulação homeostática do corpo (Almin e colegas, *PNAS*, 2007). Ora, isso sugere que a adição de pequenas quantidades de gordura marrom em humanos possa ser uma nova alternativa para o tratamento ou prevenção da obesidade e de suas complicações metabólicas.

Mas, para fazer isso, precisamos saber de onde vêm as gorduras marrons ou como podemos induzi-las. O estudo da origem das células de gordura humana remete às células-tronco embrionárias. Dessas podem ser geradas as chamadas células-tronco mesenquimais, também presentes em indivíduos adultos. E são as células-tronco mesenquimais as responsáveis pela produção do tecido adiposo. A questão agora é definir quais são os fatores (intrínsecos e ambientais) que estimulam as células-tronco mesenquimais a se especializar numa célula de gordura branca ou gordura marrom.

Sabendo-se disso podemos compreender melhor a origem dessa epidemia de obesidade, além de possibilitar o uso terapêutico de células-tronco no tratamento de obesidade. Tenho certeza que meu grande amigo de infância, vulgarmente conhecido como "o Gordo", ficará feliz se um dia isso virar realidade.

# Poeira

A sensação de um carpete novo é boa, mas dura pouco. Tão logo ele é instalado, já começa a acumular "poeira". Acredita-se que a composição dessa poeira seja composta em grande parte por pele humana morta, entre outras coisas. A contribuição humana não é desprezível, pois ao final da leitura dessa sentença é provável que cerca de mil células da sua pele tenham caído do seu corpo. Mas nem tudo é seu.

Mesmo achando que mora só, você nunca está sozinho. Com o baixo custo das novas tecnologias de sequenciamento genético, o protocolo tem sido aplicado de diferentes formas, inclusive revelando a presença de microrganismos que convivem conosco em diversas situações, seja no banheiro ou mesmo no seu celular.

Uma pesquisa recente coletou amostras de poeira de 1.200 casas americanas, revelando que habitamos com milhares de tipos de bactérias diferentes e cerca de duas mil espécies de fungos (Fierer e colegas, *Proc. Royal Society*, 2015). Porém, isso não é motivo para sair desinfetando a casa. A maioria desses microrganismos é completamente inofensiva e alguns são benéficos para o homem.

Os cientistas recrutaram voluntários para o trabalho através da internet pelo portal do projeto "The wild life of our homes". Um *kit*, contendo cotonete esterilizado foi enviado aos participantes que foram instruídos a coletar poeira de dentro e fora da casa, preferencialmente em regiões perto de portas (áreas supostamente menos limpas e tocadas no dia a dia). A amostra de fora da casa permitiu identificar o que estaria sendo trazido do ambiente. O material contido nesse pó era composto de pedaços de insetos, células humanas mortas, poeira de parede, fibra de carpete e partículas do solo entre outros ingredientes. Grande parte era material vivo, bactérias e fungos.

As variações bacterianas encontradas nas diferentes casas correspondem claramente a presença de animais domésticos (principalmente gatos ou cachorros) e a razão entre homens e mulheres coabitando o ambiente (com fator de previsibilidade menor do que a dos pets, pois todas as casas analisadas tinham presença masculina e feminina, resultando na falta de controles adequados). A composição de fungos reflete o tipo de clima e região geográfica das casas analisadas. O fungo vem de fora para dentro, trazido junto de partículas do solo nos sapatos ou em forma de esporos vindo pelo ar ou presos a roupas. É difícil saber exatamente como a concentração desses microrganismos variam com o tempo, pois o estudo foi feito com uma amostra por casa apenas. As próximas etapas do projeto devem elucidar o quão dinâmico é essa composição

Apesar de preliminar, o estudo conclui o primeiro passo de um objetivo maior: compreender quais as espécies que dividem a casa com os humanos e como elas podem influenciar na nossa saúde.

# Os vírus endógenos e o transplante de órgãos

A falta de doadores humanos para transplante é a maior barreira para o tratamento de falência de órgãos. Em muitos casos, utilizamos partes de órgãos de porcos, cuja anatomia e fisiologia é semelhante a dos humanos, como certas regiões do coração ou mesmo pele. No entanto, nesse tipo de xenotransplante corre-se o risco em potencial da transmissão de vírus endógenos porcinos (PERVs) para o hospedeiro humano, causando uma série de outros problemas imunológicos, comprometendo o transplante.

O genoma dos porcos contém uma série de cópias de vírus dormentes, os PERVs, que não podem ser eliminados como fazemos para outros patógenos (via antibióticos ou criação em condições estéreis). Esses PERVs fazem parte do genoma do porco e foram acomodados lá por milhões de anos durante a evolução. Porém, ao entrar em contato com tecido humano, esses vírus endógenos acordam e conseguem infectar células humanas.

Semana passada, o grupo do George Church, um respeitado geneticista de Harvard, conseguiu inibir esses PERVs usando uma nova ferramenta genética (Yang e colegas, Science 2015). Diversos trabalhos anteriores haviam tentado inibir a transmissão dos PERVs usando vacinas, RNA de interferência ou fatores de transcrição artificiais, mas com sucesso reduzido. O time de Harvard usou a nova geração de enzimas de edição de DNA, conhecidas como CRISPR-Cas9, para inativar especificamente cópias de PERVs no genoma porcino. O problema é que essas enzimas, apesar de eficientes, nunca haviam sido usadas para atingir diversas regiões no genoma simultaneamente. Os PERVs possuem milhares de cópias espalhadas pelos cromossomos, aumentando a dificuldade do desafio.

A estratégia foi de encontrar regiões que eram comuns nos diversos PERVs e desenhar uma única enzima capaz de atingir a todos. Conseguiram construir uma versão da enzima que atingia 62 cópias ativas de PERVs no genoma do porco. O próximo teste foi funcional, ou seja, testar se células do porco geneticamente modificadas com a CRISPR-Cas9 seria ainda capaz de transmitir os PERVs para células humanas em um ensaio de co-cultura *in vitro,* simulando o contato das espécies durante um eventual transplante. A preocupação do grupo é que cópias inativas de PERVs poderiam ser usadas como modelos para corrigir as alterações feitas pelas enzimas modificadoras nos PERVs alvo. Mas a ausência de alterações genômicas foi um indicativo de que isso seria pouco provável. De qualquer maneira, o grupo fez o experimento e observou uma redução de até mil vezes na transmissão viral para células humanas.

O próximo passo dessa pesquisa é criar porcos transgênicos contendo essas enzimas para futuro uso em transplantes humanos. George Church é co-fundador de uma empresa de biotecnologia chamada eGENESIS, criada para aperfeiçoar esse processo e criar embriões de porcos para transplantes humanos. Se funcionar, a estratégia deve reduzir a dramática fila de transplante de órgãos, que só nos EUA mata 30 americanos por dia.

O trabalho teve um grande impacto por diversas razões, mas principalmente porque mostrou um uso inesperado das CRISPR-Cas9 na edição genômica em sítios múltiplos (o máximo até então eram de 6 sítios genômicos ao mesmo tempo). Além disso, o trabalho inova no uso dessas ferramentas para controle de vírus endógenos com uma aplicação prática imediata em humanos. Os métodos descritos abrem novas possibilidades de edição genética em regiões repetitivas do genoma que possuem significado biológico, mas cuja manipulação genômica seria complicada.

# A nova medicina

A maior companhia de táxi, a Uber, não possui um único automóvel. O maior veículo de mídia da atualidade, o Facebook, não gasta um centavo produzindo conteúdo. A maior loja online, Alibaba, não tem inventário e a maior rede de acomodações mundial, a Airbnb, não tem nenhum imóvel. O novo plano de negócios tem desafiado modelos tradicionais, facilitando caminhos entre o cliente e o provedor. Esse conceito "ferramenta" ainda não chegou na área de saúde, pelo menos por enquanto.

Uma das grandes vantagens de se trabalhar numas das maiores faculdades de medicina do mundo é estar exposto a ideias e conceitos que ainda não se fortaleceram comercialmente, mas que estão sendo testados em pequenos experimentos dentro do ambiente acadêmico. Atualmente, existem três áreas na saúde que, quando unidas de forma eficiente, irão revolucionar a forma como a medicina atua.

Primeiro é a genômica. Com a redução exponencial do custo para sequenciar o genoma humano e novas ferramentas de bioinformáticas que auxiliam nessa análise, não estamos longe de termos o genoma de cada indivíduo do planeta sequenciado. O maior desafio será outro: entender o significado das alterações no DNA de cada pessoa. Sabemos que existem cerca de 25 mil genes no genoma humano, o que representa aproximadamente 1% do genoma. Desconhecemos a função da maioria desses genes e outras regiões regulatórias. O processo de adquirir esse conhecimento ainda é lento e laborioso. Mas o pouco que sabemos já nos ajuda a entender muita coisa, inclusive a causa de diversas doenças raras. É o que chamamos de medicina personalizada, que inclui a medicina preventiva, e leva em consideração a informação genética e estilo de vida do indivíduo.

A segunda área em ebulição vem das células-tronco, uma das grandes promessas do século. A medicina regenerativa já curou diversas pessoas com doenças sanguíneas desde a década de 60, mas tem patinado em outras áreas. Por outro lado, a possibilidade de recapitular o desenvolvimento de um indivíduo em laboratório, criando miniórgãos, tem gerado dados interessantes sobre a resposta individual a drogas e quais as vias metabólicas que estariam alteradas em determinada condição, podendo até mesmo funcionar como uma futura forma de diagnóstico. Esse tipo de medicina, também chamada de medicina de precisão, promete conectar paciente com um remédio que seja específico, na dose certa e administrado de forma correta.

A terceira área é a medicina curativa. A base desse tipo de estratégia estaria na manipulação genética através de enzimas de edição do DNA. Ao contrario do que se imagina, essa metodologia não funcionaria apenas contra doenças genéticas, mas poderia ser aplicada em outras situações nas quais a regulação gênica pudesse aumentar o sucesso no tratamento, como em doenças imunológicas ou durante uma parada cardíaca. O gargalo nesse processo é o mesmo que a terapia gênica vem lidando durante décadas: como conduzir as enzimas de edição até as células alvo de forma específica.

Além dessas novas ferramentas, seria interessantíssimo ter acesso a dados genômicos, clínicos, cognitivos e comportamentais de milhões de pessoas mundo afora. A iniciativa do PatientsLikeMe (https://www.patientslikeme.com) é uma prova de princípio de que isso pode ser possível e conta com mais de 61 mil membros. Críticos desse processo de abertura clínica citam a qualidade dos dados ou a má representação da cohort como problemas em potencial. A indústria farmacêutica também critica esse modelo futurístico, pois seria de difícil comercialização. Ora, o mesmo tipo de crítica recebeu o Uber ou Airbnb em fases de implementação. Diferente de uma aspirina ou de um Viagra, que pode ser vendido para as massas, o futuro da medicina será individualizado.

Enquanto essas áreas se desenvolvem, está claro para mim que uma nova cultura biomédica irá surgir: a redução do papel do médico tradicional, que fica cada vez mais restrito a um articulador entre o paciente e o laboratório; e a pressão de pacientes-voluntários no financiamento e busca de melhores tratamentos para diversas doenças. Difícil saber exatamente como essa mistura de tecnologia e abertura irá se desenvolver nos próximos anos e quais seriam os resultados esperados. Essa incerteza é justamente um dos fatores que precedem grandes transformações.

# O pododáctilo (im)perfeito

Você com certeza já viu algum deles por aí. Estão em toda parte, nos pés das celebridades, na estátua da liberdade, ou exaltado em famosas esculturas gregas.

Sim, estou falando daquele dedo do pé (artelho) que cisma em sair para fora da sandália. Na verdade, essa é uma condição genética conhecida como Síndrome do Pé de Morton, que é simplesmente um tipo de anatomia, na qual o hálux (vulgo "dedão") é menor que o segundo dedo, deixando este último com o aspecto muito alongado. Mas não necessariamente é o segundo pododáctilo que é longo, mas o dedão que fica relativamente pequeno naquele contexto devido a um encurtamento do primeiro osso metatarso, que conecta o dedão com o resto do pé.

Descrita pela primeira vez como condição médica pelo cirurgião-ortopedista Dudley Joy Morton em 1927, essa característica é relativamente comum nos humanos, com prevalência variando de 3% a mais de 90% em determinadas populações isoladas. No Brasil, estima-se uma frequência de 32,8% (http://www.pessemdor.com.br/wp-content/uploads/2015/01/PESQUISA-Os-Pes-Brasileiros-PDF.pdf). Por isso, acredita-se que se trata de um caráter hereditário, mas que não segue necessariamente as regras simples de um recessivo dominante.

Talvez a grande maioria dos que possuem o pé de Morton não se incomodem com isso. Mas o uso intenso da pisada, tirando o estresse do dedão como principal fonte de impacto da pisada, pode causar problemas. Em alguns casos, a condição pode induzir uma sobrecarga na região do antepé, afetando a área da cabeça do segundo metatarso, causando dor intensa, formação de calo, neuroma, fratura óssea ou problemas com músculos naquela região. Como não existe prevenção para a Síndrome do Pé de Morton, aconselha-se primeiramente um tratamento conservativo, com suporte ortopédico para aliviar a dor ao distribuir melhor a carga ao andar, reeducação postural ou, em casos extremos, cirurgia corretiva.

Do ponto de vista evolutivo, essa é uma das regiões anatômicas mais importantes para o estabelecimento de nossa postura bipedal, em contraste com outros primatas. A posição e formato do dedão foram cruciais para a propulsão da caminhada e corrida humana, facilitando nosso deslocamento em longas distâncias, liberando nossas mãos para outras atividades e consequentemente contribuindo para a sobrevivência da espécie. A variação da anatomia de pés dos humanos modernos, nada mais é do que a evolução que continua brincando com a flexibilidade genética de nossa espécie.

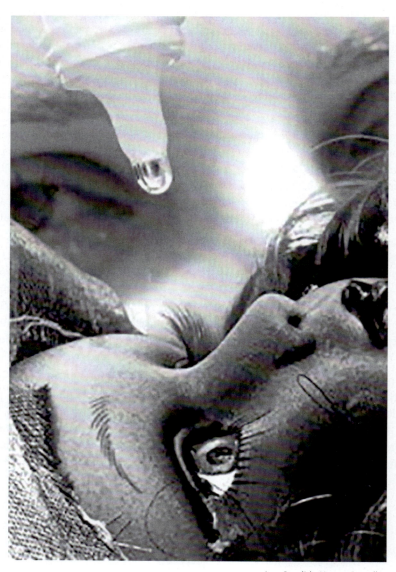

Ana Candida Nunes Carvalho

# Colírio contra catarata

Na genética, é prática comum estudarmos mutantes para entender como funciona o normal. Da mesma forma, estudos de casos únicos ou raros acabam por trazer insights e tratamentos de doenças e condições mais comuns.

Essa semana, um colega da Universidade da Califórnia, Kang Zhang, mostrou que casos familiares raros podem abrir novas perspectivas terapêuticas contra a catarata. Nas próximas décadas, será possível prevenir ou tratar cataratas com o uso de um colírio, tudo isso em consequência de uma descoberta inesperada sobre uma molecular que auxilia na produção de colesterol em células humanas.

Kang descobriu que uma substância chamada Lanosterol pode reverter o acúmulo de proteínas mutantes na lente do olho, o que causa a catarata em humanos e outros animais. Esses resultados foram publicados semana passada na prestigiosa revista Nature (Zhao e colegas, 2015), e aumentam-se as esperanças de tratamento para milhões de pessoas que sofrem com cataratas no mundo. Atualmente, a doença é apenas tratada pela remoção cirúrgica das lentes, um processo delicado e caro. Mas graças a descoberta do Lanosterol, no futuro os pacientes poderão se beneficiar do uso de um colírio, evitando os riscos, desconforto e recuperação da cirurgia. O impacto será grandioso para os oftalmologistas.

O trabalho começou com uma investigação genética de uma única família cujos pais sem catarata, tiveram 3 filhos afetados e um filho normal. Pelo sequenciamento do genoma da família, foi possível descobrir que cada um dos filhos afetados havia herdado uma mutação genética no gene LSS (lanosterol synthase), envolvido na produção do Lanosterol. Para provar que a falta do Lanosterol era a causa das cataratas, o grupo de Kang testou se o Lanosterol era eficaz em remover proteínas alteradas do cristalino em células humanas em cultura, no laboratório. Funcionou. O próximo passo foi testar se o Lanosterol seria também eficaz num modelo animal. A substância foi capaz de dissolver os precipitados em olhos de coelhos, clareando as lentes. Testaram também um modelo canino, aplicando a substância como colírio, duas vezes ao dia por seis semanas. Novamente, as lentes passaram a ficar gradativamente menos turvas, passando do branco opaco para o transparente. As cataratas dos cachorros foram definitivamente curadas.

Os ensaios clínicos em humanos já estão sendo preparados. Acredita-se que os efeitos colaterais serão mínimos, pois o Lanosterol é produzido naturalmente pelo organismo. Talvez a melhor aplicação desse colírio seja na prevenção, pacientes podem começar um tratamento na meia-idade, retardando a catarata. Apesar de cirurgias de catarata serem relativamente seguras num mundo em que a população fica cada vez mais idosa, o número de afetados por essa condição deve dobrar nos próximos vinte anos. Além disso, permitirá o uso em regiões do planeta com populações mais carentes e sem acesso a tratamento cirúrgico. Um bom momento para o Lanosterol.

## Editando o genoma humano

Muitas novidades científicas, discutidas amplamente em âmbito internacional, às vezes demoram a chegar no Brasil. Na área de células-tronco isso é ainda mais preocupante. Lembro de que o país ainda refletia sobre o uso de células-tronco embrionárias humanas, quando o mundo já tinha deixado essa discussão de lado pela reprogramação genética. Acredito que a restrita massa crítica nacional nessa área, somando-se a superficialidade das relações internacionais típicas da nossa comunidade científica, sejam parte do problema. Mas isso não vem ao caso agora.

Recentemente, grupos de cientistas de diversas nações vêm se reunindo para discutir restrições ao uso de enzimas de edição do genoma em células-tronco pluripotentes. A ideia é gerar um moratório sobre alterações no DNA que possam ser transmitidas de forma hereditária. O assunto é polêmico e importante, por isso resolvi tratá-lo aqui na esperança de alertar autoridades nessa área do conhecimento para que o país não continue passivo nessas discussões.

Nas últimas décadas, enzimas artificiais que modificam o DNA têm ficado cada mais fáceis de usar e accessíveis. Além disso, nos últimos anos essas enzimas estão cada vez mais específicas como no caso das CRISPR/Cas9, enzimas altamente eficientes. É difícil encontrar um laboratório de biologia molecular hoje em dia que não esteja utilizando essas ferramentas. A facilidade assusta: da mesma forma que a tecnologia pode ser usada para corrigir defeitos genéticos em doenças humanas, pode também ter aplicações estéticas ou cognitivas, como a busca de uma maior inteligência por exemplo. De forma simples, pode-se hoje em dia manipular a hereditariedade humana, algo que alguns anos atrás era considerado apenas teórico. É justamente esse o dilema ético que está sendo fervorosamente discutido no mundo atualmente.

Com o poder de reparar ou alterar qualquer gene humano, estamos nos confrontando com uma questão fundamental sobre decidir o futuro genético da humanidade daqui para frente. Seria tomar o controle ativo da nossa própria genética, interferindo nas forças naturais da seleção natural. Na Europa e nos EUA a ideia é criar um consenso sobre o uso dessas ferramentas de edição genética. Nos EUA, por exemplo, é muito provável que qualquer uso humano tenha que ser aprovado pelo FDA (Food and Drug Administration), órgão fiscalizador americano.

Porém, existe uma preocupação com países que ainda não começaram a discutir a importância dessas discussões e, portanto, estariam ainda relaxados ou desprevenidos nas questões regulamentais. Uma preocupação é a do estabelecimento de clínicas em "paraísos biotecnológicos mais flexíveis", aproveitando-se do atraso nessa discussão ética para começar trabalhos envolvendo edição de células germinativas. Ao contrário do conceito de terapia gênica, cujas alterações genéticas morrem junto com o indivíduo, a manipulação em células germinativas propagariam novas variantes genéticas direto no pool genético de populações humanas. As consequências são difíceis de se imaginar, pois conhecemos muito pouco de como o genoma sofre influência do ambiente. O mesmo pode-se dizer quando aplicarmos esse conhecimento em modelos animais, corremos o risco de alterar completamente a biosfera, afetando o estilo de vida de diversos seres vivos no planeta.

Do ponto de vista ético, existem pelo menos duas visões sobre a modificação em células germinativas: uma é pragmática e busca o balanço entre o risco e o benefício; a segunda sugere que a humanidade teria que impor limites no que é possível. Na teologia, católicos são, em geral, contrários a ideia de "brincar de Deus". Já outras religiões, como o islamismo, acreditam que é função humana melhorar o mundo. Dá para perceber que não existe consenso e será preciso discutir o assunto considerando diferentes perspectivas.

Semana passada, a Sociedade Internacional de Células-tronco divulgou um memorando dando apoio ao uso científico, em laboratório, mas restringindo o uso clínico dessa tecnologia de edição genética, pelo menos por enquanto. Acredito que a maioria dos países irão se posicionar rapidamente sobre o assunto, pois diversos grupos privados já estão se armando para oferecer esse tipo de alteração genética em futuras crianças.

Acredite leitor, estamos vivendo um momento transformador, mesmo que você nunca tenha ouvido falar sobre isso antes pela mídia convencional. Estimular essa discussão fascinante no Brasil irá aproximar nossos cientistas e políticos das decisões internacionais nessa área, auxiliando a otimizar as discussões feitas pela sociedade brasileira no nascimento de uma nova era na biologia e genética. Não podemos perder o bonde mais uma vez.

## Sarah Palin e as moscas

Quando me contaram eu mal pude acreditar, mas infelizmente é verdade. A candidata republicana à vice-presidência dos EUA, a governadora do Alasca, Sarah Palin, declara publicamente que pesquisa científica feita com moscas-de-frutas (sim, aquelas que sobrevoam as bananas maduras) é um exemplo de dinheiro mal empregado pelo governo americano. Uma piada. O episódio foi amplamente divulgado pela mídia internacional, promovendo uma série de revoltas por parte da comunidade científica.

Até entendo que Palin, sendo criacionista, tenha certa dificuldade em entender como a pesquisa com animais não-humanos possa trazer benefícios para a humanidade. A biologia molecular tem demonstrado que diversos fatores responsáveis pelo desenvolvimento de um organismo são compartilhados entre as espécies (incluindo moscas-de-frutas e humanos). Isso é o fruto de um processo evolutivo e nos permite estudar em outros animais estágios fundamentais do desenvolvimento humano, como a formação do sistema nervoso, por exemplo. Mas imagina se a governadora do Alasca vai achar que somos semelhantes às moscas! Difícil.

Para pessoas que não são da área de ciências biológicas e com um nível básico de conhecimento geral, leva-se uns 10 minutos navegando na internet para descobrir que o trabalho com moscas-de-frutas é essencial para o entendimento de diversas doenças humanas, pois trata-se de um dos mais belos e eficientes modelos genéticos existentes. Ouso dizer que as moscas representam o modelo animal que mais traz conhecimentos sobre a natureza humana, deixando para trás outros modelos menos complexos, ou com um período de gestação maior, como os camundongos ou macacos.

Vale lembrar que Sarah Palin tem um familiar que é autista e um filho com Síndrome de Down. Em ambos os casos, a pesquisa com moscas-de-frutas tem acelerado incrivelmente a compreensão da origem e manifestação clínica dessas doenças. O mais curioso é que, antes de soltar essa pérola, a governadora alertou para o fato de que é preciso investir em pesquisas para descobrir marcadores precoces de doenças como autismo, pois a detecção precoce seria de grande valia para o desenvolvimento dos afetados. Até aí, concordo com a ex-miss. Pois bem, ano passado pesquisadores americanos descobriram que uma proteína chamada neurexina é essencial para a formação e funcionamento de conexões nervosas.

A descoberta feita em moscas-de-fruta (!), tem auxiliado no entendimento de doenças consideradas com espectro autista, pois quando o gene da neurexina humano está mutado aumentam-se as chances de desenvolver o autismo. Acredita-se que isso permita a detecção de marcadores moleculares em estágios iniciais da doença, proporcionando uma melhor adaptação terapêutica. Essa é só uma das dezenas de aplicações com moscas. Outras incluem processos de envelhecimento, comportamento social, metabolismo, sistemas sensoriais, câncer e uma série de outros processos fundamentais. O vexame nacional não passou batido e diversos pesquisadores do mundo todo (não vi nada vindo do Brasil) publicaram seu repúdio às declarações da governadora em diversas mídias.

Isso ilustra muito bem como é importante que os políticos hoje em dia tenham um conhecimento científico mais apurado, ou pelo menos uma assessoria científica mais crítica. No governo Bush isso tem sido um desastre, principalmente no que se refere às pesquisas com células-tronco embrionárias. Os EUA só não perderam a liderança mundial por completo por causa dos investimentos estaduais. Aliás, levando-se em conta as declarações apresentadas sobre ciência e tecnologia dos candidatos à presidência dos EUA para a revista científica *Nature*, o Partido Republicano não parecia muito disposto a mudar o cenário. Por esse aspecto dá para dizer que foi bom Barack Obama ter vencido.

Coincidência ou não, na contracapa dessa mesma edição da *Nature* temos uma propaganda da empresa de biotecnologia Sigma-Aldrich muito curiosa, em que o cachorrinho negro me parece um pouco mais esperto que o outro. Vai ver que é um sinal de mudança...

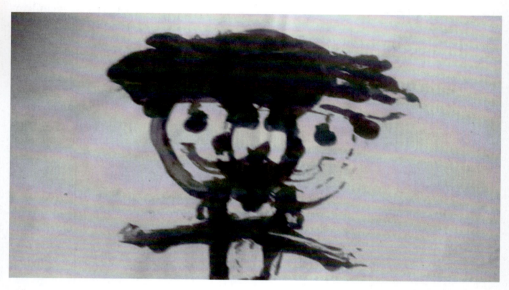

Cecília Faraldo Knopf

# Você não é só você: carregamos células maternas na maioria de nossos órgãos

Apesar de ser um campo de pesquisa novo e não muito na moda, os dados são surpreendentes e prometem influenciar interpretações biológicas e filosóficas sobre individualidade e relação mãe-filho. Estudos recentes indicam que a transferência celular entre o feto e a mãe durante a gestação é um fenômeno comum. E que a troca de células persiste nos dois indivíduos anos após o nascimento. Essa troca também pode acontecer entre gêmeos no útero ou – ainda não confirmado – durante um aborto espontâneo.

Microquimerismo é o nome dado ao fenômeno biológico referente a uma pequena população de células ou DNA presente em um indivíduo, mas derivada de um outro organismo geneticamente distinto. Eventos naturais de microquimerismo estão sendo conectados a doenças autoimunes – como o caso de escleroderma e lúpus. Além disso, a presença de microquimerismo em células do coração de indivíduos infartados sugere que o fenômeno possa contribuir com o reparo natural de certos tecidos do corpo.

Pesquisas nessa área começaram a partir de estudos de rejeição de tecidos transplantados. Era curioso observar a falta de rejeição de órgãos entre indivíduos não compatíveis. Apesar de raros, esses casos despertaram a curiosidade de pesquisadores que passaram a procurar formas de explicar a integração do tecido transplantado na ausência de uma reação imunológica.

Utilizando-se de sondas específicas para o cromossomo Y (aquele presente só em homens), foi revelado que diversos tecidos de mulheres que haviam passado por um transplante continham células masculinas. A observação mais impressionante foi que essas células masculinas não se limitavam apenas ao tecido transplantado, mas podiam ser encontradas espalhadas por diversos órgãos da mulher.

Até aí a explicação mais óbvia seria que células transplantadas teriam migrado e se inserido em outros tecidos do corpo da mulher receptora. A explicação parecia verossímil até que se descobriu que o fenômeno também ocorria em algumas mulheres que nunca haviam recebido transplante algum. De onde estariam vindo as células masculinas no corpo dessas mulheres?

A análise do histórico médico revelou uma correlação extremamente curiosa: apenas as mulheres que tiveram filhos homens antes do teste apresentaram microquimerismo masculino. Essa correlação levou à interpretação de que existe uma troca natural entre células do feto e maternas durante a gravidez. Isso também explicava a falta de rejeição em algumas mulheres, pois o microquimerismo celular era mais frequente e havia estimulado o sistema imune do transplantado anteriormente.

Essa quebra de dogma (de que somos feitos unicamente a partir de nossas células embrionárias) estimulou estudos em doenças autoimunes. Em diversos trabalhos realizados, níveis de DNA masculino estavam presentes em quantidades significativamente maiores em tecidos de mulheres com esclerose sistêmica quando comparados com mulheres sadias. Todas as mulheres com esclerose sistêmica haviam tido filhos homens. Esses dados foram reproduzidos em modelos animais, utilizando-se camundongos fêmeas.

Os estudos não são completamente conclusivos ainda. Pode-se argumentar, por exemplo, que o nível de microquimerismo aumentou em função da própria doença. Segundo essa visão, as células masculinas estariam proliferando como consequência da doença e não como causa.

Em outra doença autoimune, o lúpus em neonatos, a interpretação é semelhante. Nessa doença o neonato com baixo sistema imunológico estaria mais propenso a receber células maternas, aumentando o microquimerismo. Estudos subsequentes nesses pacientes mostraram que as células maternas persistem na pessoa adulta, especializando-se em diversos tecidos e tornando-se parte integral do corpo do indivíduo.

Em adição aos trilhões de células derivadas do óvulo fertilizado que fomos um dia, cada um de nós possui células adquiridas de outro organismo geneticamente distinto. No útero as recebemos através de uma infusão de nossas mães. Mulheres grávidas também coletam uma amostra derivada do embrião em desenvolvimento. Que essas células cruzem a placenta não é novidade. Afinal de contas o tecido que conecta a mãe ao feto não é uma barreira impenetrável, mas uma fronteira seletiva, permitindo a passagem de nutrientes e fatores necessários ao desenvolvimento do feto. O que é novidade é que as células trocadas persistem no organismo receptor, residindo em diversos órgãos.

Essas células têm a capacidade de contribuir para o reparo de tecidos danificados ou mesmo ser alvo de doenças autoimunes. Portanto, esse microquimerismo parece contribuir tanto para a saúde quanto para a doença, dependendo da situação. Essa área de estudo é relativamente recente em biologia e, como toda disciplina atípica, requer um estágio de estabelecimento até que a massa de cientistas preste atenção e reconheça o fenômeno como relevante.

Intuitivamente, sinto-me feliz sabendo que carrego um pouco de minha mãe comigo. Acho que o mecanismo pode ser visto, primeiramente, como uma forma adicional de proteção materna, mas que nos acompanha pela vida inteira. De qualquer forma, me faz pensar: se carrego um pouco de células maternas protetoras na maioria de meus órgãos, qual será então o impacto de neurônios da minha mãe no meu cérebro?

# Comunicando ciência

Uma das grandes vantagens das redes sociais é facilitar a comunicação. Na ciência isso acontece de diferentes formas, auxilia no fluxo de informações entre os pesquisadores e entre a sociedade e os cientistas. Meu contato com familiares de indivíduos com doenças neurológicas tem aumentado exponencialmente, principalmente através do projeto Fada do Dente, que tem como objetivo a coleta de material humano para estudo do autismo (http://www.projetoafadadodente.com.br). Essa troca tem sido muito enriquecedora para minha formação profissional.

Nessas conversas, também percebo grandes equívocos ou interpretações errôneas do processo científico, muitas vezes por causa de uma leitura superficial de algum artigo na mídia. Interessante notar que os mitos não são idênticos em toda parte do mundo e estão relacionados à educação e acesso a profissionais atualizados.

Decidi aqui reunir e tentar explicar três dos mitos mais comuns que percebo em conversa com familiares brasileiros, na esperança de educar o público sobre o processo científico e como o conhecimento é transformado em um produto clínico.

## O mito da indústria farmacêutica

A visão de que os laboratórios e cientistas fazem parte de uma grande conspiração da indústria farmacêutica, seja para dominar o mercado com fármacos duvidosos ou para evitar a cura de uma determinada doença pode parecer uma visão infantil, mas é muito comum no Brasil. Não é nada disso. Os laboratórios de universidades não são financiados pela indústria farmacêutica, mas sim com dinheiro público e filantropia. As farmacêuticas costumam ter os próprios laboratórios. Existem sim colaborações entre universidades e empresas privadas, mas em geral são restritos à pesquisa básica ou durante o desenvolvimento e teste inicial de uma ideia. Na verdade, a maioria dos laboratórios públicos adoraria ter suporte de uma indústria farmacêutica, ainda mais em momentos de crise na ciência como estamos vivendo. Existem diversos contratos de proteção da propriedade intelectual, por exemplo, que muitas vezes impedem que uma universidade receba ajuda financeira de uma farmacêutica. Por fim, esse não seria um problema apenas das farmacêuticas, mas de qualquer outro setor na área da saúde, como a indústria homeopática, da dieta, do comportamento, etc. Todas elas possuem interesse financeiro e lucro como objetivo final, enquanto o objetivo de laboratórios públicos é gerar conhecimento. Laboratórios públicos usando recursos privados são, pelo menos nos EUA, obrigados a declarar essa ajuda abertamente.

## O mito da comprovação científica

Familiares brasileiros costumam me perguntar se tal dieta ou terapia tem comprovação científica. Costumo desapontá-los dizendo que comprovação científica é uma blasfêmia. A ciência não é definitiva, ou seja, o que é verdade hoje pode não ser amanhã. Isso não é motivo para desacreditar na ciência, pelo contrário, significa que ela está sendo honesta e aberta com as possibilidades inexploradas, sempre se questionando, se autocorrigindo. O que existe na realidade são "evidências científicas" que, quando acumuladas e replicadas de forma independente, se aproximam da verdade. No espaço clínico essas definições são ainda mais relevantes. Por exemplo, existem fármacos aprovados para uso clínico, baseando-se em evidências científicas e/ou clínicas. São os remédios mais tradicionais, que mesmo assim, ainda podem ter seu uso questionado. Outros medicamentos são aprovados clinicamente apenas com evidências científicas. É o caso do canabidiol (CBD) para tratamento da epilepsia, composto extraído da planta da maconha, que não tem estudo clínico concluído em humanos ainda, mas tem ajudado milhares de pessoas. O caso da hiperforina, molécula presente na erva de São João, sugerido para alguns casos de autismo, é semelhante. Por se tratar de um produto natural e barato, é pouco provável que esse tipo de produto seja alvo de um ensaio clínico controlado pela iniciativa privada, pois não há interesse comercial e esses estudos têm custo elevado. Portanto, nem todo medicamento precisa ter um estudo clínico concluído para ser aplicado numa determinada doença. Mas é imprescindível que haja evidências científicas sugerindo eficácia para qualquer uso clínico em humanos.

## O mito da publicação científica

Evidências científicas são publicadas em revistas científicas. Porém, nem toda revista científica é confiável e nem todo estudo científico é rigoroso. No meio acadêmico, a moeda meritocrática são as publicações em revistas especializadas indexadas internacionalmente, nas quais acontece a revisão por pares. O trabalho, antes de ser publicado, é analisado por outros especialistas da mesma área de forma anônima. Os revisores verificam se os dados foram coletados de forma transparente e se os resultados podem ser usados para sustentar as conclusões do artigo. O manuscrito inicial pode ser recusado diretamente ou ser outra vezsubmetido às críticas dos assessores. No caso de recusa, os autores do trabalho procuram submeter para outra revista científica, em geral, menos rigorosa. O sistema de publicação está longe de ser o ideal e existem muitas falhas nesse processo. Trabalhos publicados em revistas boas não são necessariamente um selo de qualidade, existem exceções, afinal as revistas estão atrás de trabalhos impactantes. Recentemente, iniciativas de criar sistemas de publicações científicas de acesso livre acabaram dando origem a uma série de jornais de baixo impacto. Esses jornais predatórios facilitam a publicação do trabalho sem se preocupar com o rigor científico. E por serem na maioria *online*, conseguem publicar um número extraordinário de trabalhos medíocres por ano, contaminando o meio acadêmico com informações irrelevantes ou mesmo erradas. Esse "barulho" pode ser eliminado através de estudos de meta-análise, que levam em consideração todos os trabalhos que foram executados com os controles corretos, aumentando a confiança numa determinada conclusão. Recentemente, estudos de meta-análise foram publicados desmistificando vacinas como causa de autismo e a eficácia de tratamentos homeopáticos, por exemplo.

Obviamente esta não é uma lista completa, existem diversos outros equívocos científicos que percebo em conversas com familiares no Brasil. De qualquer forma acho que esses três tópicos têm aparecido muito frequentemente e vale a pena esclarecer. A ciência tem evoluído muito rapidamente, com novos processos e modelos científicos que ficam cada vez mais longe do leigo. A carência de divulgação científica de qualidade no Brasil é preocupante e contribui para o afastamento do público não especializado. Mas a culpa não é só da mídia, conheço poucos cientistas brasileiros que se preocupam com a tradução da linguagem científica. Uma política nacional que coloque a ciência em primeiro plano seria essencial para alterar esse triste cenário.

# Neurociências

**4**

## E você? Já comeu tijolo?

A pergunta parece meio inusitada, mas se refere a uma prática antiga conhecida como geofagia – ou o ato de comer terra. Mesmo hoje em dia, em algumas culturas, é comum encontrar diversos tipos de terra ou argila vendidos em mercados de comida. São pequenos pacotinhos, prontos para te deixar de boca cheia. Mas será isso um belisque saudável, livre de gorduras e açúcares do dia-a-dia?

Meu primeiro contato com o assunto foi há uns dez anos, quando minha tia, uma enfermeira de primeira linha, perguntou-me porque algumas pessoas comiam terra. Curioso perguntei de onde ela tinha tirado isso e ela me contou que, frequentemente, pacientes em tratamento de hemodiálise tinham esse tipo de desejo. Alguns até traziam pedacinhos de tijolo na bolsa para comer mais tarde ou deixar dissolver embaixo da língua. Vale notar como o contato pessoal com pacientes e a humildade para ouvi-los são importantes para despertar e direcionar algumas descobertas científicas.

Lógico que eu não sabia a resposta. Pesquisei sobre o assunto e não achei nada de concreto na literatura especializada. Mais tarde respondi que deveria ser algo associado à deficiência de sais minerais, obviamente um clássico "chute" de biólogo recém-formado. Mas fiquei com aquilo na cabeça.

Recentemente aconteceu algo semelhante que me lembrou do episódio passado. Uma amiga minha nos primeiros meses de gravidez soltou um comentário engraçado: tinha um desejo enorme de comer tijolos ou objetos de argila. Disse ainda que paredes de tijolinhos eram especiais e que tinha preferência pelos mais clarinhos. "Uma enorme vontade de lamber a parede." Ativei todos os meus neurônios-espelho e até salivei ao ouvi-la falar. Surreal.

Qual não foi minha surpresa ao abrir a última edição da revista Nature e me deparar com um texto explorando o assunto (*The Earth-Eaters*, Trevor Stokes, Nature vol. 444, 2006). Seguem alguns comentários.

Aparentemente a geofagia já existe há séculos, com relatos datados de 1800 a.C. na Suméria, no Egito e na China. Há 2.000 anos existiam "cápsulas de saúde" feitas de terra, as quais eram vendidas nos mercados gregos e que supostamente teriam propriedades medicinais. Mas que propriedades seriam essas?

Existem duas hipóteses que tentam explicar a ingestão de terra. Uma delas sugere que ela seria uma fonte multivitamínica, contendo diversos sais minerais incluindo cálcio, ferro e zinco. Essa ideia recebeu apoio após a constatação de que o tipo de terra consumido em diversas regiões onde a geofagia é comum possui minerais suficientes para suplementar uma eventual dieta não-balanceada.

No entanto, dados sobre a quantidade de minérios nas amostras de terra não levam em consideração o que se passa com o bolo alimentar dentro do organismo. Ao contrário, quando a terra se mistura aos sucos gástricos intestinais em condições que simulam o ambiente do estômago, os sais minerais não são eliminados, mas se mantêm ligados à terra que, inclusive, atrai minerais do meio.

Como consequência, os níveis de sais no organismo acabam ficando menores ainda. Aparentemente nós não conseguimos assimilar nutrientes da terra da mesma forma que as plantas fazem. Péssima notícia para a hipótese nutricionista.

Se isso for verdade é possível dizer que ingerir terra causa má-nutrição e não auxilia na dieta. Em apoio a essa ideia, existe um experimento feito com uma população iraniana que consome terra diariamente e que tem a maturação sexual retardada.

Ao incluir zinco na dieta os indivíduos conseguiram atingir a maturação sexual e perderam o desejo de consumir terra. Aparentemente o desejo bizarro pode ter sido originado pela deficiência de zinco, a qual também afeta o paladar. Sem o paladar o consumo de terra passa a ser mais agradável e a deficiência de zinco tende a aumentar, fechando o ciclo. Estranho, mas plausível.

Mas experimentos semelhantes com crianças anêmicas e geofágicas da Zâmbia não deram o mesmo resultado. Mesmo com o aumento de zinco na dieta, essas não largaram mão de comer terra, enfraquecendo a proposta anterior.

Outros estudos apontam para uma função detoxificante. A terra funcionaria como um ímã que atrairia resíduos tóxicos no intestino, resultantes da nossa alimentação. Isso poderia explicar porque o desejo de comer terra é mais frequente em pacientes em hemodiálise, crianças e mulheres grávidas, grupos mais suscetíveis a toxinas. Talvez isso explique, também, porque alguns remédios usados para tratamento de casos de contaminação por comida estragada contenham ingredientes similares à argila em sua composição.

Mesmo com todos esses estudos, ainda não existe uma explicação satisfatória para o fato de comermos terra. Esse é o tipo de questão biológica que parece bem simples, mas na verdade é extremamente complexa, pois envolve diferentes áreas do conhecimento, como a bioquímica, geologia, epidemiologia e sociologia.

Veja isso como um desafio multidisciplinar, um exercício de raciocínio em que os pesquisadores têm de interagir com a sociedade e com outras áreas do conhecimento. Desvendar esses mistérios requer, acima de tudo, cooperação internacional que, mesmo com a globalização, poderia acontecer com mais frequência na ciência atual.

## A ciência e a transformação social

Ultimamente, como brasileiros, temos poucas coisas de que nos orgulhar. No entanto, ao voltar do II Simpósio de Neurociência do IINN-ELS (Instituto Internacional de Neurociências de Natal – Edmond e Lily Safra), senti que podia me orgulhar desse empreendimento patropi.

O IINN-ELS é um centro científico sonhado e concretizado por mentes brasileiras. Entre esses sonhadores, destaco Miguel Nicolelis, seu pupilo Sidarta Ribeiro e Cláudio Mello – os três fundadores do instituto. Nicolelis (prefiro usar o sobrenome, mais sonoro) é um dos mais expressivos neurocientistas brasileiros, com um currículo invejável, é autoridade quando o assunto é a interface cérebro-máquina (termo cunhado por ele mesmo). Seus projetos visam compreender como redes neurais são recrutadas para o estabelecimento de atividades motoras, como o uso dos braços e pernas. Nem é preciso falar que o uso desse conhecimento deverá causar uma revolução na vida de pacientes paralíticos ou que sofrem de alguma disfunção motora-além de outras aplicações.

Sidarta é um jovem pesquisador com pós-doutorado no laboratório de Nicolelis e que agora é líder do primeiro grupo de pesquisa nesse novo instituto de pesquisa. Conheço o Sidarta há certo tempo e sei que, embora pouco divulgado, ele foi o primeiro a ter a ideia de construir um centro de excelência numa região carente do Brasil. Mas o carisma, peso científico, capacidade gerencial e a expressão emotiva de Nicolelis é que foi a ferramenta para amplificar essa ideia. Sidarta não se incomoda com essa confusão de autoria e, com uma humildade digna de Buda, sabe que quando o projeto tem um impacto social grande, pouco importa quem teve a ideia, importa é que ela se concretize. Além deles, vale ressaltar o esforço de diversas outras pessoas, como Janaina Pantoja, também aluna de Nicolelis, que contribuem de maneira silenciosa para o sucesso do projeto.

Tanto Nicolelis quanto Sidarta são frutos de uma neurociência legitimamente brasileira. Foram formados no Brasil e depois migraram para a terra do Tio Sam buscando algo mais. Os dois partiram da mesma forma que muitos outros cérebros também cruzam as fronteiras todos os anos. Mas a neurociência brasileira continua viva, pois muitos dos que foram voltam mais experientes e cheios de energia. Segundo dados da SBNeC (Sociedade Brasileira de Neurociências e Comportamento), o número de filiados é hoje algo em torno de mil. Um número nada desprezível em comparações internacionais. O site da sociedade é uma ótima referência sobre o histórico da neurociência e seus centros de pesquisa no Brasil. A nova diretoria vem também homenageando renomados neurocientistas brasileiros por sua contribuição científica através da "Medalha Neurociências Brasil". Nada mais justo, afinal esses são responsáveis pela formação de diversos outros Sidartas e Nicolelis que, eventualmente, irão também trazer sua contribuição ao Brasil.

Para funcionar, o IINN-ELS precisa de financiamento. Para isso foi criada a AASDAP (Associação Alberto Santos Dumont de Apoio à Pesquisa) com a função de captar recursos para o projeto. Além disso o instituto contou com o apoio filantrópico da brasileira Lily Safra, classificada pela revista inglesa *Eurobusiness* como uma das mais ricas do mundo, com um patrimônio de US$ 4,7 bilhões (sim, dólares), o qual inclui as atividades do banco

Safra e as lojas Ponto Frio. Para minha surpresa Lily Safra já apoiava a pesquisa de neurociência em outros países. Não foi revelado o quanto foi doado ao Instituto de Natal, mas deve ter sido uma quantia razoável, uma vez que o nome do instituto agora acomoda o sobrenome Safra. Fiquei curioso do porquê de empresários não apoiarem a ciência nacional antes. Talvez falte comunicação entre cientistas e empresários. Se for isso, temos (nós, cientistas) que aprender com Nicolelis como arrumar financiamento, seja em território nacional ou internacional, para nossos próprios projetos sem depender das instáveis agências de fomento governamentais.

Mas nem só de financiamento vive um projeto científico. É preciso muita competência, traduzida diretamente em publicações em revistas de alto impacto. No final é isso que vai chamar a atenção de pesquisadores do mundo inteiro para Natal. Atraindo os cientistas mais talentosos cria-se uma massa crítica local fundamental para geração de novas ideias, atraindo mais financiamento, promovendo o crescimento socioeconômico da região e mantendo o ciclo de excelência. Começar esse processo não é óbvio. A ideia de ciência como agente de transformação social não é nova e já provou que funciona em diversas partes do mundo, mesmo no Brasil. Como exemplo marcante, cito o Instituto Salk de pesquisa, em San Diego na Califórnia. O instituto foi idealizado por Jonas Salk (o criador da primeira vacina contra poliomielite) que conseguiu atrair mentes brilhantes (como uma série de jovens pesquisadores promissores, além de já conceituados prêmios Nobel) para uma região pouco desenvolvida dos EUA. Em dez anos San Diego transformou-se num dos maiores polos biotecnológicos do mundo.

O estabelecimento do IINN-ELS em terra tupiniquim é, pelo menos, dez vezes mais difícil. Primeiro porque não temos um Prêmio Nobel brasileiro para nos ajudar. Depois, contamos com muito menos verba que, quando é ameaçada pelo surgimento de um novo estabelecimento de pesquisa, cria uma certa tensão na comunidade científica, pois o pedaço que já era pequeno agora tem que alimentar mais uma boca. Soma-se a tudo isso o descaso das autoridades e a falta de autoestima da população. Romper com esse quadro exige um esforço sobrenatural. Então, por que começar algo tão difícil justamente distante do dito eixo-científico SP-RJ? A resposta de Sidarta e Nicolelis é simples: porque se funcionar lá, funcionará também em outras regiões carentes do Brasil. E para fazer isso temos que começar já, mesmo com todos os problemas e dificuldades, pois a diferença tecnológica entre países ricos e pobres cresce exponencialmente.

Durante o simpósio, foram inauguradas algumas das instalações do instituto, incluindo a escola Alfredo J. Monteverde e o Centro de Saúde Materno-Infantil Anita Garibaldi. As palestras científicas do simpósio foram excelentes, um verdadeiro show de diversidade para quem soube aproveitar. Infelizmente as tradicionais perguntas aos palestrantes não puderam ser feitas logo após as apresentações, privando os estudantes do prazeroso jogo de raciocínio. Em compensação os intervalos eram recheados de interação, com os mais de 700 participantes comendo quitutes e tomando café brasileiro ao som de um talentoso trio de chorinho.

De volta à minha rotina, refleti um pouco sobre o que aconteceu em Natal. O que mais me impressiona é que tudo isso foi feito por cientistas: desde o sonho até a realização.

Nenhum deles teve treinamento formal em política ou administração. Tiveram que sacrificar a vida pessoal além de continuar o próprio trabalho de maneira paralela. Nenhum deles deve ficar rico ou famoso (pelo menos não tanto quanto um jogador de futebol ou um BBB). Mesmo assim fizeram. Pelo prazer de modificar. Impressiona o poder da vontade. Se alguns cientistas estão conseguindo mudar a realidade de uma área carente do Brasil; qual poder de transformação não deve ter um político ou empresário?

# Naturalmente obcecado

Existem alguns cientistas que são naturalmente obcecados. São esses os que possuem uma ansiedade que não passa nunca. Ansiedade que só consegue ser levemente atenuada pelo prazer de uma descoberta. Tudo começa novamente instantes depois.

O que me faz acordar cedo todos os dias é a esperança de que hoje eu vou ter a reposta para a pergunta que busco. Então eu terei mais questões para ir atrás. É um desafio diário, você quer saber por que isso funciona ou como isso funciona. Você fica obcecado por um problema e não consegue parar de trabalhar ou de pensar naquilo até você chegar à descoberta, à resposta para sua pergunta. No momento da descoberta você é único, é a única pessoa no mundo que sabe daquilo, que tem aquele conhecimento. A obsessão é ainda maior se a motivação está na cura de uma doença ou se o cientista tem uma razão pessoal para o problema estudado. Muitos cientistas são movidos pela paixão de descobrir algo que auxilie a vida de milhares de pessoas. Outros buscam fama ou reconhecimento. A vaidade faz parte da personalidade do cientista.

Ciência não é fácil e não é para qualquer um. Não existe ninguém que te acompanha ou motiva no laboratório a cada instante. Ninguém marca ponto quando chega ou sai. Você acha que está livre, mas o problema te acompanha. Você fica preso e ansioso, sempre. Você não relaxa nunca. Não existe final de semana, feriado, Natal, cedo ou tarde. Esses são conceitos temporais do mundo exterior ao laboratório. Ao final de um período você será julgado pelos resultados produzidos. Ninguém está nem aí se você ficou trabalhando por doze ou duas horas. Os melhores cientistas trabalham duro. Os medíocres também trabalham duro. O trabalho por longas horas do dia não é o diferencial, mas é imprescindível.

Chefes de laboratório são, em geral, cientistas obcecados. Outros derivam e acabam partindo para carreiras menos obsessivas ou permanecem ligados à ciência de modo superficial. Os que ficam acabam contratando alunos e pesquisadores para acelerar a pesquisa. O sucesso dos alunos influencia o sucesso do pesquisador principal que se reverte em melhores condições para o laboratório. Por isso mesmo o interesse é em que todos os membros do laboratório sejam produtivos. Ao contrário do Brasil, nos EUA a situação é ainda mais complicada, pois o salário dos pesquisadores muitas vezes vem direto dos projetos. Ou seja, o salário não é estável e depende da produtividade. Avaliações de desempenho acontecem anualmente. É estressante, mas o sistema acaba por se autoajustar e eliminar os mais acomodados.

Esse estresse e essa obsessão muitas vezes tornam o cientista frio e direto. Em ciência, ao contrário do que ocorre no mundo fora do laboratório, a forma direta de criticar e apontar os erros é corriqueira e não deve ser vista como algo pessoal. Cientistas de fato até gostam de críticas; mesmo as não-construtivas são bem-vindas. Obviamente que existem limites e um comportamento negativo ou pejorativo por parte dos cientistas mais seniores afasta jovens estudantes.

Estudantes são a locomotiva dos laboratórios. São eles que, literalmente, colocam a mão na massa e realizam os experimentos. Talvez mais importante seja o fato de que novos estudantes chegam sem os vícios daqueles que estão no mesmo laboratório por mais tempo. Essa rotatividade é essencial para manter o dinamismo de ideias e projetos, trazendo perspectivas únicas. Em algumas ocasiões o estudante acaba por estabelecer caminhos próprios, criando novas linhas de pesquisa.

Estudantes muitas vezes têm um projeto individual, menos ambicioso, que faz parte de um projeto mais abrangente desenhado pelo chefe do laboratório. Noutras vezes fazem parte de uma rede de colaboração. Questões fundamentais ou de impacto direto para a humanidade atraem investimentos maiores e têm maior competitividade. Quando isso acontece é comum encontrar diversos grupos trabalhando numa mesma área. Eventualmente um dos grupos chega à resposta antes. Eles publicam em revistas científicas de maior impacto e só resta aos competidores a publicação em revistas inferiores, se possível. Essa competição acadêmica pelo conhecimento é feroz. Trabalho de anos pode perder o valor da noite para o dia. Carreiras inteiras podem ser desmanteladas por uma semana de diferença. Ver isso acontecendo na frente dos seus olhos é frustrante.

É interessante notar que os experimentos realizados no laboratório serão eventualmente incorporados em livros didáticos no futuro. A responsabilidade e o prazer de saber que você é responsável pelo conhecimento e aprendizado de outros é extremamente gratificante para alguns cientistas.

O laboratório é um mundo que a maioria das pessoas, lendo esta coluna, nunca vivenciou. Milhares de outros fatores estão envolvidos, como os dramas pessoais, a relação com a mídia, com a religião, o convívio dentro do laboratório etc. Infelizmente nunca ninguém escreveu sobre isso ou se preocupou em representar esse mundo. Sabemos desde pequenos o que um advogado faz, o dia-a-dia de um médico, um policial etc. Já o cientista é sempre caricato. Em geral, associado a algum experimento maluco ou antiético.

Fico feliz em poder terminar esse texto receitando um documentário exatamente sobre o cotidiano de um laboratório de biologia molecular. "Naturally Obsessed: the making of a scientist" (http://www.naturallyobsessed.com) foi produzido por Richard e Carole Rifkind. Eles frequentaram o ambiente de um laboratório de pesquisa na Universidade Columbia, em Nova York, por três anos. A edição do filme levou mais de um ano e finalmente está pronta. É a história de como a ciência é feita, quem são os cientistas, as frustrações, a paixão e o prazer.

Infelizmente não acredito que o filme chegue às telonas. Questiono se é falta de interesse do público, pois acho que muita gente tem interesse em saber como o conhecimento é produzido e aplicado. De qualquer forma é um começo que deve estimular projetos semelhantes em outras partes do globo.

# Apetite por exercícios

O exercício físico é um dos melhores remédios contra obesidade e certas condições associadas, como a diabetes do tipo 2. Entretanto, os mecanismos por trás dos efeitos gerados pelo exercício, além do aumento do consumo de energia, não são bem conhecidos pela ciência.

Recentemente um grupo de cientistas mostrou que o exercício físico afeta diretamente um grupo de células nervosas conhecidas como neurônios hipotalâmicos, envolvidas na regulação do consumo de comida e metabolismo de energia (Ropelle, E. R. e colegas, *PLoS Biology*, 2010).

Os autores do trabalho deixaram ratos obesos, fornecendo uma dieta rica em gorduras. Esse tipo de alimentação alterou os níveis de expressão de dois neuropeptídeos do hipotálamo, envolvidos com a regulação da quantidade de comida consumida. Com esse sistema desregulado os ratos não se saciavam e continuavam a comer, aumentando o número de calorias por refeição.

Uma sessão de corrida ou natação foi suficiente para inibir a expressão desses neuropeptídeos, reduzindo o tanto de comida que era ingerido. Interessante notar que o efeito do exercício só foi observado em ratos obesos, mas não em animais normais. Esse bloqueio ocorre devido a um aumento de uma molécula anti-inflamatória chamada IL-6 nessa região do cérebro. Aumento de IL-6 induz um tipo de estresse celular em neurônios hipotalâmicos, causando a disfunção observada.

Ao injetar IL-6 diretamente no hipotálamo dos ratos obesos, os cientistas obtiveram o mesmo resultado, restaurando a capacidade de satisfação nesses animais pela diminuição do estresse neuronal. Por sua vez, o efeito da injeção de IL-6 foi bloqueado ao se injetar anticorpos contra IL-6 no hipotálamo. Esse tipo de experimento (ganho e perda de função) serve justamente para mostrar a especificidade de ação de um determinado fator.

Também foi demonstrado que semelhante àquela sessão única de exercício físico, a atividade física crônica, por quatro semanas, reduziu a quantidade de alimento ingerido e o peso dos ratos, através do aumento de IL-6. Esse efeito foi mais pronunciado no primeiro dia de exercício.

Esses resultados trazem novas pistas na intrincada relação entre inflamação, estresse celular e satisfação alimentar, todos envolvidos diretamente com a obesidade. O trabalho sugere que, além da prática de exercício, a modulação dos níveis de IL-6 no hipotálamo deve ser considerada como um alvo em potencial para o tratamento da obesidade.

# Fora da "caverna"

Foi com curiosidade e desconfiança que li o artigo do *The Economist* sobre o enorme progresso da ciência brasileira, atraindo pesquisadores estrangeiros ("Go south, Young scientist", 6 de janeiro de 2011).

No artigo, a revista faz um retrato superficial e bastante otimista das condições científicas no país. Os números citados são mesmo para impressionar gringos: 10 mil doutores por ano e um salto considerável de publicações científicas nos últimos anos. Além disso, o texto faz referência às condições de financiamento de pesquisa para laboratórios, igual ou superior a muitos países desenvolvidos. Na verdade, o artigo está se referindo a laboratórios do estado de São Paulo que são financiados pela FAPESP.

Obviamente também cita áreas que devem ser melhoradas; concurso público para contratação de docentes nas universidades (sim, isso continua até hoje) e o uso do português como idioma acadêmico. Mas de qualquer forma deixa a mensagem clara: no Brasil o pesquisador estrangeiro terá a oportunidade de crescimento, de estabelecer sua própria linha de pesquisa e ser um pioneiro na área.

Não deixa de ser verdade. Laboratórios em São Paulo, com suporte da FAPESP, podem ter um orçamento igual ou melhor do que muitos nos EUA e Europa. Com salário inicial superior ao de universidades americanas, ótimos benefícios e promoção quase automática, o cargo pode ser considerado um dos mais estáveis do mundo. Mesmo assim o impacto da pesquisa feita no Brasil ainda é bastante tímido.

Um grande problema talvez seja justamente essa estabilidade profissional. Se por um lado permite uma grande flexibilidade e ousadia na pesquisa, por outro elimina a competitividade e ambição. Há de se achar um meio termo.

Essa não é a única razão da falta de impacto nos trabalhos científicos nacionais. Críticos de plantão vão apontar problemas com importação de material científico e falta de massa crítica. Depois de ter feito ciência no Brasil e em outros países, costumo acrescentar outro fator na lista que acredito ser o obstáculo mais difícil de superarmos: nossa atitude provinciana.

Não sou o único brasileiro que pensa assim. Recentemente li uma declaração do neurocientista Miguel Nicolelis no Estado de São Paulo que dizia o seguinte:

*"O Brasil deveria ter um conselho de gente que está fazendo ciência mundo afora. E não pessoas que ocupam cargos burocráticos em associações de classe. Deveria ser gente com impacto no mundo. E pessoas jovens com a cabeça aberta. Mas as pessoas têm muita dificuldade de quebrar esses rituais. Para entender a que me refiro, basta participar de reuniões científicas e acompanhar a composição de uma mesa. Não há nada semelhante em lugar nenhum do mundo: perder três minutos anunciando autoridades e nomeando quem está na mesa. É coisa de cartório português da Idade Média."*

Ele está correto. Já vi Coral, Prefeito e até motorista particular participando de mesa em congresso científico no Brasil. Pode não parecer muito diferente para quem está acostumado, afinal sempre foi assim. Mas, para quem vê a cena de fora da caverna, a situação é surreal. Essa, com certeza, não é a realidade em reuniões científicas sérias no resto do mundo. A ideia de um conselho externo também me agrada, já escrevi em colunas anteriores as razões da necessidade de "olheiros científicos" para avançarmos a ciência nacional.

Esse amadorismo ingênuo reflete na ciência. O número de colaborações internacionais ou entre laboratórios é muito pequeno, por exemplo. A preferência é por reinventar a roda, fazer tudo sozinho. Ou então um superprotecionismo (que também faz parte do provincianismo) que impede o cientista brasileiro de realizar colaborações, pois acredita que vai ser "roubado" pelo estrangeiro. Cada laboratório acaba sendo um microdepartamento, a corrida pela autosuficiência acaba por deixar tudo lento. Reflexo disso é a completa falta de "facilities" ou estruturas para uso comum nas nossas universidades.

Acabamos por esquecer que aquela imagem de uma maçã caindo na cabeça do cientista sentado embaixo de uma árvore e levando a uma teoria gravitacional revolucionária não é a norma. Inovação e ciência de impacto emergem através de redes de contato, em geral, internacionais. A forma de fazer ciência no mundo vai mudar cada vez mais nos próximos dez anos em comparação aos últimos 400 anos. O Brasil vai ter que se modernizar para não ficar para trás.

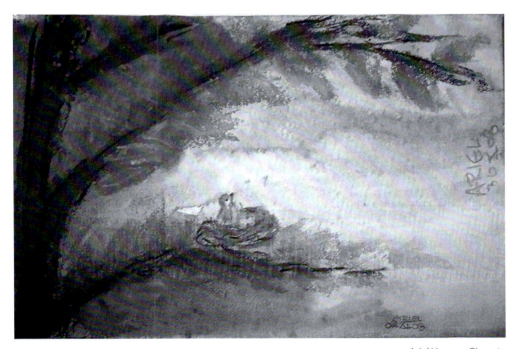

Ariel Vazquez Gicovate

## O dom da dedicação

A única coisa que separa um amador de um expert é a dedicação. Qualquer um pode ser um gênio se dedicar o tempo apropriado e mantiver o foco em se aprimorar. O melhor de tudo é saber que nunca é tarde.

Sempre ouço pessoas dizendo que não começam a aprender uma nova língua ou um instrumento musical porque deveriam ter iniciado mais cedo, quando crianças. Pior, escuto pessoas extremamente capazes dizendo que não têm talento natural para uma determinada atividade. Muito provavelmente essas pessoas estão enganadas e subestimam a própria capacidade. Se você tiver 30 anos e começar a aprender piano seriamente amanhã, chegará aos 50 anos de idade com 20 anos de prática e poderá ser um prodígio. Se começar com 50, aos 70, será um dos melhores pianistas da terceira idade. A ideia de que qualquer pessoa tem o potencial para se tornar um expert ou adquirir uma habilidade tem recebido cada vez mais fundamentos científicos.

Com exceção das limitações físicas de cada indivíduo, acredita-se que os ditos "dons naturais" sejam mera consequência da capacidade de concentração em uma determinada atividade. O talento parece ser resultado direto da dedicação ou do desejo de fazer melhor. Em teoria, qualquer pessoa com dedicação suficiente para melhorar em uma atividade ficará melhor nela com o tempo. Essa conclusão vem do trabalho do neurocientista K. Anders Ericsson, da Universidade Estadual da Flórida, nos EUA.

Anders estuda gênios, prodígios e experts por mais de 20 anos. Observando o processo de aprendizagem desses "talentos" concluiu que não basta apenas a repetição incansável, mas procurar por um nível de controle em cada aspecto da atividade escolhida. Ou seja, cada sessão é uma tentativa de fazer melhor do que a anterior. A maioria dos amadores chega somente até um estágio de conforto e não dedica tempo suficiente para melhorar. A falta de ambição nos torna medíocres.

A implicação dessa observação é simples. Qualquer um determinado em gastar mais tempo em uma atividade, procurando melhorar a cada repetição, pode se tornar um expert – brilhante até. Portanto, a parte genética ou o ambiente do indivíduo não contribui mais do que para 1% do sucesso. É possível que esse 1% seja o diferencial para ser o melhor do mundo, mas não contribui para você se tornar brilhante em alguma atividade. Veja no gráfico acima que a maioria das pessoas acaba em três categorias ao começar uma atividade nova: expert, amador ou desistente. Os desistentes são aqueles que decidem que não vale a pena continuar. A classe dos amadores é intrigante, pois são os que ficam satisfeitos com o nível em que estão. Reconhecemos esse padrão quando falam "Sei que poderia fazer isso de outra forma, mas está funcionando assim então não vou mudar". Em outras palavras, eles passaram a desgastante fase inicial e não querem entrar numa outra fase de estresse.

A meu ver, esse é o grande diferencial dos experts. O salto para longe do amadorismo e zona de mediocridade consiste em quebrar a barreira da paixão. A atividade fica tão prazerosa que nos apaixonamos por ela. E é esse sentimento, essa sensação que nos motiva a seguir melhorando.

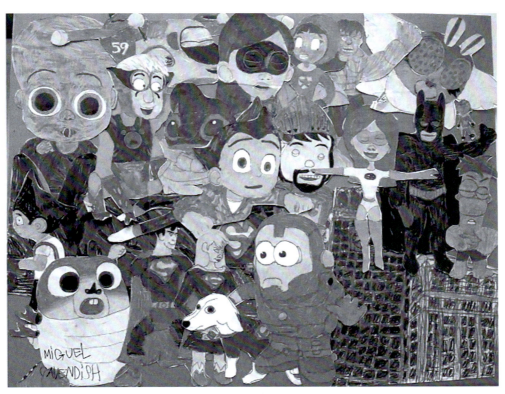

Miguel Cavendish Porto Pires de Mello

Capítulo 4 – Neurociências

# Centro de Excelência para Estudos do Autismo no Brasil – Parte 1

De acordo com a classificação alfandegária de produtos americanos, usa-se o termo "bonecos" ou "bonecas" para a representação única de um ser humano e nenhuma outra criatura. Um exemplo seria a boneca Barbie. Já o termo "brinquedo" serve para a representação de monstros, robôs, aberrações, ETs, animais, anjos e outros não-humanos.

O que é mais estranho é que os impostos cobrados sobre essas duas categorias são diferentes: 12% sobre os bonecos e 6,8% sobre os brinquedos. Ou seja, é mais caro importar uma Barbie do que um Transformer nos EUA. Descobrir o porquê disso é muito difícil, mas aparentemente a indústria doméstica de bonecos e bonecas americana precisou de uma proteção maior nesse mercado. Acredita-se que, em algum momento dessa história, existiu um lobby de fabricantes de bonecos americanos.

O mercado era estável até a chegada da Marvel Comics, indústria especializada em heróis com superpoderes: Homem Aranha, Capitão América, Hulk, Wolverine e por aí vai. Não tem quem não simpatize com algum deles. Cada um dos personagens é único, com histórias de vida diferentes, qualidades e defeitos.

Essa diversidade e o apego dos fãs faz com que a Marvel importe milhões de figuras de ação da China todo ano, todos classificados como "bonecos" e taxados com os respectivos 12% de impostos. Não demorou muito até que alguém percebesse a valiosa oportunidade aqui: bastaria convencer a alfândega americana que a Marvel importa brinquedos, e não bonecos, para economizar alguns milhões de dólares.

Leitor, desculpe a longa e inusitada introdução para chegar ao motivo dessa coluna. Para mim, o que importa agora não são os milhões de dólares dos negócios da Marvel. Motivações financeiras estão em toda parte, mas a questão essencial nessa história é o que significa ser "humano". Os advogados da Marvel tinham que, basicamente, convencer as autoridades governamentais americanas de que os heróis da Marvel não eram humanos. Acredite se quiser, isso se tornou um dos maiores episódios das cortes americanas nos últimos tempos, uma luta que levou dez anos!

Os advogados da Marvel criaram uma estratégia que a princípio funcionou bem: demonstrar, um a um, que seus heróis não eram humanos e sim seres com diversas características não-humanas. Tudo correu bem para os personagens extraterrestres, com cara de insetos e formatos físicos distintos dos humanos. No entanto, a história ficou interessante e complicada quando se tentou aplicar esse raciocínio para os X-men, o *crème de la crème* da Marvel.

Para quem não acompanha quadrinhos, o X-Men retrata justamente uma possível etapa futurística na evolução humana: crianças nascidas de famílias normais que vão adquirindo estranhos poderes. A saga X-Men é sobre humanos que sofreram mutações. Isso tornou o caso da Marvel complicado do ponto de vista legal, seriam esses indivíduos ainda humanos ou teriam evoluído para algo além do que conhecemos como humanidade?

Tomemos o exemplo do "O Coisa", aquele "homem de pedra". Segundo sua história no universo Marvel, a exposição aos raios cósmicos fez seus músculos, tecidos e textura óssea aumentarem em resistência e densidade. Com isso, ele ganhou força, velocidade, resistência e longevidade muito além das limitações humanas.

Em contrapartida é mais pesado e perdeu sensibilidade ao tato. Também é suscetível a doenças humanas – usa óculos para leitura – e estresse emocional. É tido como um cara sofisticado, intelectual e aparece citando frases de Shakespeare. O argumento da Marvel era que ele não tinha pele, portanto não seria uma representação humana, pois humanos têm pele.

Partimos para um outo exemplo, o mais popular dos X-Men, o Wolverine. O argumento da Marvel estaria nos olhos e nas garras metálicas, que não seriam humanos. A resposta do governo foi que, segundo a história do personagem, as garras teriam sido implantadas depois, como uma forma de acentuar uma característica humana, da mesma forma que as próteses de silicone, por exemplo.

Chamo a atenção do leitor para o texto sobre as pernas artificiais de Aimée Mullins e como ela as tem explorado para obter habilidades extra-humanas. Wolverine seria uma versão fictícia do atleta paralímpico Oscar Pistorius, porém suas garras metálicas não teriam precedentes na sociedade humana atual.

Mas deixemos de lado as modificações artificiais. E as mutações genéticas? Cada célula humana tem cerca de 20 mil genes que sofrem mutações a todo instante. Todos nós temos uma série de mutações privadas. Isso significa que, de certa forma, somos todos mutantes e humanos ao mesmo tempo. Mas a Marvel usou o argumento de que adota a palavra "mutante" como algo fisicamente desfigurado e não-humano.

Portanto, se a Marvel usou o termo "mutante" para descrever os heróis de X-Men, eles não seriam mais humanos. A estratégia legal da Marvel foi em cima de cada herói, e nos dois exemplos acima ela ganhou a causa. No final, a decisão do júri foi favorável à Marvel: os mutantes não seriam humanos!

Interessante notar que no universo dos X-Men, o que os mutantes tentam fazer a todo momento é justamente se colocar socialmente, lutando para serem tratados como humanos. Porém, o governo conservador tenta classificá-los como monstros, não-humanos, policiando suas ações e restringindo o comportamento mutante.

Essa tensão existe mesmo entre os próprios personagens mutantes, alguns acreditam na humanidade tolerante e que podem contribuir de maneira positiva para sociedade. Outros mutantes, liderados por Magneto, acham que os humanos jamais os abraçariam como irmãos e preferem serem classificados como especiais; mais evoluídos. Na realidade a história foi oposta: de um lado a Marvel tentando classificá-los como monstros e, do outro, o governo tentando deixá-los como humanos.

Paralelos dessa história acontecem o tempo todo na sociedade. São minorias sendo excluídas do "normal". No segundo filme da saga do X-Men, um filho revela aos pais que seria um mutante. A reação da mãe é de inconformismo: "Você já tentou não ser um mutante?", como se fosse possível ele ter escolha. A cena já foi usada diversas vezes por organizações que luta pelos direitos gay, por exemplo.

Mas qual a relevância disso tudo com a criação de um Centro de Excelência para os estudos do Autismo no Brasil? É o que veremos no texto da próxima semana. Até mais!

## Centro de Excelência para Estudos do Autismo no Brasil – Parte 2

Meu texto anterior, sobre a definição de humanos e mutantes, foi um prelúdio para o que segue abaixo.

O Princípio V da Declaração dos Direitos das Crianças da Unicef diz que "a criança física ou mentalmente deficiente ou aquela que sofre de algum impedimento social deve receber o tratamento, a educação e os cuidados especiais que requeira o seu caso particular". Nesse aspecto o Brasil tem feito pouco para a maior riqueza de qualquer país – o potencial do cérebro de suas crianças.

Nenhum cérebro é igual ao outro. Somos frutos de uma interessante mistura de acaso, genética e ambiente. É impossível prever o valor de cada cérebro, afinal, quem diria que uma criança com atraso de linguagem se tornaria um dos maiores gênios da física? O espectro autista pode ser considerado como um dos grandes geradores de diversidade cognitiva da humanidade. O espectro é tão diverso que alguns se julgam especiais, pois carregam habilidades extraordinárias, muito superiores à média. Infelizmente, o romantismo hollywoodiano de Rain Man não é regra. A diversidade cognitiva no autismo não favorece a todos no atual panorama social humano.

Percebendo essa falta de oportunidade para indivíduos autistas, diversos países criaram centros de excelência para o estudo do autismo. Esses centros, na maioria dos casos financiados por cooperativas que incluem o governo, têm como objetivo principal a inclusão e a independência dos autistas. Não é uma postura assistencialista, mas sim científica. A razão de ser desses centros baseia-se no fato de que a ciência seria a única forma de atingir resultados rápidos e promissores para tratamento de sintomas do espectro autista. Não existe um centro desse tipo no Brasil. Em viagens ao país percebo uma comunidade pró-autista forte, mas pulverizada e com pouca força política. Esse quadro contrasta bastante com a realidade dos EUA, por exemplo.

Com o intuito de criar um relatório branco sobre um possível Centro de Excelência para Estudos do Autismo no Brasil, comecei a discutir a ideia com diversos pais, cientistas, profissionais de saúde e empresários que conheço. Fiz um resumo que agrupa as diversas opiniões que ouvi. Meu objetivo é expor a ideia ao maior número de pessoas interessadas possível, buscando sugestões para aprimorar esse rascunho inicial. A versão final seria levada ao governo e a investidores para avaliação. Acho que se lutássemos todos por um centro assim, os esforços pró-autistas não estariam diluídos, mas ganhariam força política e o modelo poderia ser replicado em diversos estados brasileiros.

A missão do centro de excelência brasileiro seria usar todo tipo de estratégia racional e ética para verificar e descobrir fatos oriundos de disciplinas relevantes para explicar as origens do autismo e explorar novas intervenções terapêuticas. Além disso o centro deve buscar minimizar a complexidade e hierarquia das estruturas organizacionais, reduzindo a burocracia desnecessária e otimizando a circulação da informação. Durante esse processo, o Centro deverá aumentar a conscientização e a compreensão do autismo entre a comunidade acadêmica e a sociedade em geral.

Esse centro agruparia cinco estruturas básicas: Educação, Captação de Recursos, Pesquisa, Recrutamento e Tratamento.

1. Educação: Responsável pela divulgação das atividades do centro de excelência, bem como disseminação do autismo em geral para a população. Isso seria feito, entre outras atividades, através de simpósios e palestras sobre temas relacionados ao autismo, propondo parcerias com grupos, ONGs e empresas com interesse comum, além de colaboração da mídia em geral. Em cooperação internacional essa estrutura seria também responsável pelo treinamento de profissionais cujo foco seria o autismo: médicos, psicólogos, educadores físicos, dentistas, jornalistas etc. Funcionaria como uma fonte de informações sobre tudo que acontece no Centro e no mundo relacionado ao autismo.

2. Captação de recursos: Apesar de imaginar que o Estado deva contribuir para esse centro, não creio que deva depender inteiramente de recursos públicos para se perpetuar em longo prazo. No Brasil os recursos para pesquisa costumam ser distribuídos em pequenos projetos, em geral, para grupos já estabelecidos, ao invés de projetos transformadores. Ideias novas e pesquisadores jovens ainda são vistos com certo receio pelas agências de fomento. Por isso acho essencial a criação de uma estrutura que reúna profissionais para captação de recursos, seja por filantropia ou até por licenciamento do conhecimento gerado pelo centro de pesquisa no futuro. Acho que o papel das ONGs e associações de familiares seria particularmente forte nesse contexto, ao organizar eventos e "*crowdfundings*", por exemplo.

3. Pesquisa: Responsável pela geração de novos conhecimentos e testes de hipóteses, de maneira rigorosa, com os controles necessários e sempre buscando a publicação em meios e revistas científicas de impacto internacional. Essa estrutura agruparia diversos laboratórios multidisciplinares para estudos do autismo em diversos níveis: molecular, genético, celular, circuito, anatômico e comportamental. Não tenho certeza se os laboratórios deveriam ou não estar vinculados a universidades. Estou inclinado a pensar que não, por causa dos conhecidos modelos arcaicos e corporativistas que ainda as regem. De qualquer forma, profissionais qualificados que desejem aplicar sua linha de conhecimento para estudos do autismo seriam bem-vindos. Todos os laboratórios trabalhariam com os grupos de pacientes recrutados pelo centro. Seriam os mesmos indivíduos, autistas e controles, estudados pelas diferentes disciplinas. Esse modelo transdisciplinar é diferente de modelos antigos interdisciplinares, nos quais ocorre fertilização cruzada entre duas disciplinas apenas. O grande desafio aqui seria o de fazer com que o Brasil deixe de ser uma colônia científica e se pareie com outros países que fazem pesquisa de ponta nessa área. Através da pesquisa novos medicamentos seriam propostos e levados a testes clínicos. Royalties gerados através do licenciamento de resultados aplicados desse grupo seriam alocados diretamente para a Captação de Recursos e reinjetados no Centro.

4. Recrutamento: A entrada de pacientes para o centro é vital para as atividades científicas. O recrutamento seria responsável pelo armazenamento confidencial das informações pessoais de todos pacientes e grupos controles. Essa é a estrutura que ligaria a Pesquisa ao Tratamento e faria o acompanhamento da trajetória clínica de maneira longitudinal.

5. Tratamento: Responsável por aplicar e avaliar a eficiência de diferentes tratamentos comportamentais ou observacionais nos pacientes. Por essa estrutura, poderiam ser testadas

diversas ideias ainda sem embasamento científico rigoroso. Espera-se que, com o tempo, os observadores qualificados dessa área identifiquem subgrupos de autistas que respondem ou não a determinados tratamentos. Essa valiosa informação seria repassada para a Pesquisa que ligaria esses dados com observações genéticas e moleculares dos pacientes. Também imagino que essa estrutura poderia crescer e abranger outras áreas, como, por exemplo, tratamento odontológico. Profissionais dessas áreas seriam recrutados e treinados pela estrutura da Educação.

Com essa organização o centro de excelência brasileiro estaria preparado para gerar ensaios clínicos inteligentes, usando os próprios pacientes de maneira personalizada ou em subgrupos de autistas. Estaríamos também prontos para testar rapidamente novas drogas descobertas em outros centros ou da literatura científica. Fazendo isso ainda estaríamos treinando a próxima geração de profissionais para continuar na luta da compreensão e da cura do autismo. Imagine o impacto mundial se o Brasil encontrasse uma terapia eficaz para o autismo e cujo modelo pudesse ser explorado para outras doenças mentais no futuro.

Dado o histórico de centros no Brasil, muitas vezes comandados por cientistas egocentristas, proponho que a liderança desse centro seja compartilhada entre as cinco estruturas, com poder de voto igual, que apontariam um diretor-executivo. Esse diretor seria o responsável pelo acompanhamento dos resultados de cada estrutura. O diretor seria avaliado por mérito a cada quatro anos por um comitê científico internacional, composto por representantes de outros centros de excelência mundo afora e da comunidade brasileira.

Sei que existem diversas dificuldades que não foram tratadas aqui, como onde estaria fisicamente localizado esse centro, ou como conseguir o financiamento inicial. Talvez o maior entrave esteja no próprio Brasil. Temo pela falta de ambição, inovação e autoestima do brasileiro. Temo também pela busca da gratificação meramente acadêmica ou financeira dos eventuais participantes desse projeto.

De qualquer forma espero que o leitor compartilhe suas opiniões aqui. As relevantes serão incorporadas nesse relatório branco que ficará disponível a qualquer pessoa. A esperança de um mundo melhor para os autistas está na imaginação, inconformismo e coragem daqueles que ousam transformar os sonhos em realidade.

# Elvis: conectando genes a emoções

Divergimos de nossos primos primatas na capacidade social. Enquanto o cérebro de um chimpanzé consegue lidar com 50 relações sociais, o cérebro humano expandiu essa capacidade para lidar com 150 relações, não importa quantos amigos você tenha no Facebook.

Além disso essa capacidade do cérebro humano em lidar com intrincadas relações sociais tem implicações hierárquicas. Afinal, você não conversa da mesma forma com seu amigo e com seu chefe. Estamos constantemente nos adaptando às relações sociais que nos cercam. Nosso cérebro é uma poderosa máquina social.

A arte social evoluiu de formas diversas na natureza. Relações sociais são diferentes em peixes, abelhas e mamíferos. Nos humanos o hormônio oxitocina parece ser um dos fatores que nos ajudam a socializar. Esse hormônio, muitas vezes chamado de "hormônio do amor", está relacionado ao comportamento fiel em algumas espécies de roedores.

Também sofremos grande influência da cultura. Na pacífica cultura dos esquimós Inuítes, a sobrevivência depende (ou dependia) de uma rede social extremamente balanceada. Crianças Inuítes são ensinadas desde cedo a serem bons cidadãos e a ter uma cultura social positiva. A história do menino Inuíte que atirou ovos podres nos moradores da vila e foi condenado à morte com o apoio da própria mãe, é um clássico exemplo de como levam a sério os desvios sociais (o guri sobreviveu, algum dia conto a história completa…).

Muitos desvios sociais podem ter uma base genética, como no espectro autista. Autistas expostos a oxitocina exógena (spray nasal) demonstraram uma maior interação social em experimentos de grupo. Outra forma de desvio social é observada na síndrome de Williams. Essa síndrome, causada por uma falha genética no cromossomo 7 eliminando cerca de 25 genes, leva a um comportamento altamente sociável, com atração por pessoas estranhas e prolongado contato visual.

Eles veem o mundo como se todos fossem amigos. Portadores dessa síndrome demonstram também alta afinidade por música, são muito ansiosos, apresentam problemas de visualização espacial e sofrem com problemas cardiovasculares. Apesar do desejo de se conectar com pessoas estranhas, esses indivíduos não conseguem manter relações sociais estáveis, pois não percebem sinais sociais mais sutis, o que ainda é um enigma para a ciência.

O fato de a música ser um estímulo emocional nos humanos e os pacientes Williams gostarem tanto assim de ouvir canções, incitou um experimento interessante. Pesquisadores da Universidade de Utah, nos EUA, analisaram a reação dos pacientes ao ouvir o clássico de Elvis "Love me Tender".

O sangue foi coletado durante a experiência e concluiu-se que os níveis de oxitocina nos pacientes foram mais elevados quando comparados ao grupo controle, com indivíduos não afetados ouvindo a mesma canção. "Heavy metal" e outros tipos de música também iniciaram a resposta hormonal nos pacientes que tinham esse gosto musical, mas "Love me Tender" foi o estímulo de maior efeito (Li e colegas, PlosONE 2012).

A associação de níveis anormais de oxitocina nos pacientes Williams, iniciados pelo estímulo musical, sugere que a regulação hormonal possa estar envolvida diretamente com desvios do comportamento social. Também sugere que a visão simplista de que a oxitocina seja um hormônio do amor possa estar super simplificada e merece cautela em uso clínico. Os dados gerados nessa pesquisa permitem estudar de que forma os 25 genes alterados na síndrome de Williams possam estar envolvidos com emoção e sociabilidade.

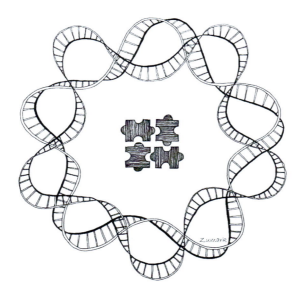

Chriz Zumarkachman

# Progresso em autismo

É comum familiares de pessoas afetadas com algum tipo de síndrome acharem que a ciência anda muito devagar. Uma vez um pai perguntou: "Se conseguimos colocar um homem na Lua, por que não conseguimos curar de vez o autismo?". Essa percepção reflete a demora que temos em transferir o conhecimento gerado dentro dos laboratórios para a clínica. Isso é ainda mais vagaroso em doenças que envolvem crianças, pois o teste clínico muitas vezes requer uma série de regulações éticas que servem para proteger os pacientes de um eventual efeito colateral.

No entanto, vejo o momento oportuno e sou otimista quanto a futuras terapias. O progresso científico nos últimos tempos tem sido fantástico, mesmo com crises econômicas afetando as maiores potências científicas mundiais. Tomemos como exemplo o ano passado e as pesquisas com síndromes do espectro autista.

Pelo *PubMed* (portal de busca de trabalhos biomédicos) foram publicados mais de mil artigos sobre a genética e estrutura cerebral de pacientes autistas, número três vezes superior ao mesmo período de uma década atrás. Tem muita informação nova chegando, com técnicas cada vez mais sofisticadas.

Aprendemos, por exemplo, que é possível observar diferenças no padrão de EEG (eletroencefalografia) em crianças autistas antes do primeiro ano de idade. Detecção precoce significa possibilidade de intervenção precoce. De fato, estudos de 2012 confirmaram que autistas em terapia intensiva tiveram mais que o dobro de melhora comportamental do que aqueles que receberam apenas tratamentos tradicionais, com alguns casos de pacientes até saindo do espectro autista.

Continuamos não sabendo o que causa o autismo. A alta concordância em estudos envolvendo gêmeos idênticos e a associação com outras síndromes genéticas, como a síndrome de Rett, tem confirmado as bases genéticas do autismo e levado a buscas por alterações genômicas em famílias com pacientes autistas. Com o custo do sequenciamento diminuindo, o número de trabalhos nessa área tem crescido exponencialmente.

O que descobrimos é infinitamente mais complexo do que imaginávamos alguns anos atrás, com centenas de genes implicados. Muitos dos genes descobertos estão também presentes em outras condições, como em esquizofrenia e epilepsia. Variações genéticas estão presentes em pelo menos 25% das crianças, mas nenhuma dessas variações contribui com mais de 1-2% de casos e muitas são alterações particulares, ou seja, aparecem em apenas uma criança.

Uma das descobertas mais curiosas é a alta frequência de mutações espontâneas. Essas alterações genéticas não estão presentes no genoma dos pais e, portanto, não seriam hereditárias, mas surgem espontaneamente antes ou no momento da concepção. Algumas alterações genéticas podem acumular no genoma do esperma do pai e aumentar de frequência com o passar dos anos devido à replicação de células progenitoras de espermatozoides.

Pais com mais de 40 anos têm um maior número de mutações e correm um risco significativamente mais elevado de gerar uma criança com autismo quando comparados com pais com menos de 30 anos.

E as causas ambientais? Diversos fatores como exposição à poluição, pesticidas e antidepressivos têm sido propostos como fatores de risco. A maioria dos estudos baseia-se na exposição da mãe durante a gestação. Muitos desses trabalhos são ainda preliminares devido o pequeno número amostral. De qualquer forma grande parte dos cientistas assume que os fatores ambientais interferem com a suscetibilidade genética, mas sabemos muito pouco como isso acontece.

Casos de mutações específicas de famílias de autistas, alterando vias metabólicas conhecidas, como degradação de aminoácidos, sugerem que dietas alimentares podem ser benéficas no tratamento de algumas formas de autismo. Esses estudos nos lembram que doenças genéticas muitas vezes podem ser corrigidas pelo ambiente, ou seja, podem ser reversíveis. Algo impensável há poucos anos. De fato, muitos pesquisadores já concordam com o conceito da reversibilidade e isso tem atraído mais e mais interesse de outros grupos de pesquisa e da indústria farmacêutica (ainda tímida, mas interessada).

De acordo com dados epidemiológicos, o autismo afeta 1 em cada 88 crianças, hoje em dia, um aumento de 78% desde 2002. O motivo desse aumento ainda é um mistério, mas, com certeza, melhorias no diagnóstico contribuem para esse acréscimo. Independente das causas, cerca de 1% das crianças afetadas é algo que merece urgência. Se o número de crianças autistas está crescendo realmente, quais seriam os fatores ambientais responsáveis por isso?

A ausência de um agente tóxico óbvio ou mesmo um micro-organismo torna a busca pelas causas do autismo muito difícil. Precisamos olhar com mais atenção, especialmente as pistas que estão surgindo ultimamente. Muitos especialistas acreditam que a exposição pré-natal seria um período crítico. Observações recentes de que o cérebro sofre diversas modificações durante o primeiro ano de vida, muito antes dos efeitos comportamentais, suportam essas ideias e são consistentes com esse período de risco. Porém, dados em camundongos sugerem que o período crítico não seria tão essencial como se tem pensado, contrastando com essa teoria. Mas camundongos não são humanos e o argumento continua válido.

Existem milhares de questões a serem respondidas sobre o autismo e tenho percebido um crescente interesse da comunidade científica. O debate sobre o autismo é frequentemente contencioso: uns veem o autismo como uma doença, alguns como uma lesão e outros como identidade. Esse debate é importante, pois coloca o autismo na mídia, diminuindo o preconceito e pressionando a classe política por mais recursos para pesquisa. O importante é que muitos pesquisadores agora enxergam o autismo como uma forma de *insight*, ensinando cientistas de diversas áreas sobre genética, evolução, neurociência e comportamento. Seja qual for sua posição, estamos vivendo um período de intenso progresso científico que irá, certamente, beneficiar a qualidade de vida dos pacientes e seus familiares.

## Neuroanatomia de um mentiroso

Lance Armstrong fez o que parecia impossível. O ex-ciclista americano virou celebridade após ganhar o Tour de France por sete vezes! Aproveitou o momento de batalha contra um câncer de testículo para voltar às pistas, só que, desta vez, dopado. Foi um mito, um conto de fadas, exemplo de superação humana, de figura paterna. Armstrong conseguiu mentir para o mundo inteiro, ganhar fama e dinheiro, virar super-herói e ainda manter a mentira por longos anos.

Ao rever a história parece piada que eu e tantas outras pessoas continuávamos a acreditar nele, mesmo com evidências sugerindo o contrário. Afinal, qual a chance de um sobrevivente de câncer ganhar uma das mais exaustivas competições esportivas do mundo por sete vezes? Por que as pessoas mentem e por que outras acreditam? Talvez a resposta disso tudo esteja codificada em nosso genoma, na neuroanatomia do cérebro humano.

Convenhamos, vivemos num mundo de mentiras. Mentimos a todo momento por uma questão social e por autoestima. Começamos a mentir cedo: bebês imitam o choro para chamar a atenção dos pais. Por volta dos 4 anos de idade, somos experts no assunto, e meninas adolescentes mentem para as mães uma vez a cada cinco interações. Continuamos mentindo de 10 a 200 vezes por dia, na maioria de modoinconsciente.

"Vestido bonito" pode simplesmente representar uma forma de agradar sua sogra, não necessariamente que você realmente achou o vestido bonito. Ou então você pode até ter achado o vestido bonito, mas não na sua sogra.

Experimentos com humanos que decidiram parar de mentir são difíceis e controversos. Enquanto alguns afirmam que deixar de dizer mentiras no dia-a-dia alivia o estresse e melhora a saúde em geral, outros apontam que sua vida social vira um inferno e seu nível de estresse aumenta. Em geral, mentimos para evitar conflitos, perdas, rejeições ou por alguma razão altruísta. A razão fundamental de mentir é simplesmente porque funciona.

Mentir é um ato de cooperação, pois a mentira não tem poder sozinha, precisa que alguém acredite nela. A maioria de nós tende a acreditar primeiro antes de desconfiar de alguém. Mas essas seriam mentiras pequenas, ou "brancas", com consequências mínimas ou inexistentes. Mentiras maiores requerem um enorme uso energético do cérebro na construção de uma infraestrutura que suporte e justifique a mentira, até para si mesmo.

Após confessar o doping em uma entrevista na TV americana, Armstrong racionalizava que as doses de drogas usadas para aumentar o oxigênio foram "pequenas" e que o uso ilícito de testosterona compensava pela perda de hormônio que teve com o tratamento do câncer testicular. Mentirosos têm essa capacidade de gerar uma história coerente sobre o porquê fazem algo errado sem parecer desonestos.

Muitos podem ficar indignados com isso, mas a verdade é que mentir não é algo raro. Um estudo publicado na revista científica *Basic and Applied Social Psychology* em 2002 mostra que, durante uma conversa de 10 minutos entre dois estranhos, 60% mentem pelo menos uma vez. Enquanto os homens usaram as mentiras para se sentir melhor, as mulheres mentiram para deixar o outro se sentir melhor.

De qualquer forma, a motivação para mentir foi para que gostem de nós e nos percebam competentes. Mentiras requerem duas coisas: motivação e justificativa. Seja motivado por dinheiro, fama ou estima dos outros, o mentiroso precisa balancear suas ações com justificativas para sustentar sua imagem de "pessoa do bem".

Essa ideia foi testada em outro trabalho científico, publicado em 2012 na revista *Psychological Science*. No experimento, pessoas podiam trocar dinheiro depois de jogar dados. Quanto maior o número, maior a recompensa. Quando tinham três chances de jogar os dados na ausência de outras pessoas, os jogadores frequentemente mentiam sobre o maior valor encontrado nas tentativas. Quando tinham apenas uma chance de jogar os dados, deixaram de mentir, pois ficaria mais difícil ocultar a mentira.

O trabalho concluiu que, quando existe a oportunidade de mentir, as pessoas fazem um cálculo mental rápido levando em conta a motivação e a justificativa. A motivação de Armstrong era clara: tinha muito a ganhar com fama e recompensa financeira. A justificativa seria a de inspirar a humanidade com sua história de triunfo contra o câncer, usando sua fama e dinheiro para ajudar na luta contra a doença.

Também somos influenciados a mentir por fatores externos. Pessoas usando óculos escuros falsificados têm uma tendência maior de mentir do que as que usam os óculos autênticos. Essa observação mostra o quanto nossa moral não é binária: você não é bom ou mau, mas talvez 80% bom. Mas, ao usar um produto falsificado, essa porcentagem pode se alterar. A moda é fascinante nesse aspecto, pois lembra constantemente que sua moral não é 100% segura.

Mas não são todos os que conseguem criar mentiras tão grandes e por tanto tempo. O cérebro de Armstrong é com certeza mais sofisticado nesse aspecto do que o da maioria. Ao expor pessoas a diversos testes de cognição em que existem amplas chances de mentir, pesquisadores de Harvard Business School descobriram que aquelas pessoas que tiveram mais sucesso em testes de criatividade e flexibilidade mental (mas não inteligência) eram mais propensas a mentir ou enganar os colegas.

Isso sugere que o processo criativo não está apenas ligado a um comportamento mentiroso, mas o facilita. Indivíduos altamente criativos parecem ter a visão e a flexibilidade mental necessárias para encontrar justificativas rápidas a suas mentiras. Talvez seja assim que a mentira se perpetue em nossa espécie. Evolutivamente faz sentido, as espécies com cérebros mais sofisticados, com um neocórtex maior, mentem mais. Isso lembra o gorila Koko, que aprendeu a linguagem dos sinais humana e uma vez culpou o gatinho de estimação por ter quebrado a pia...

## Os quatro reinos autistas

"O autismo é, para as doenças neurológicas, o mesmo que a África para os assuntos sociais", definiu o jornalista Caryn James, em declaração publicada no *New York Times* em 2007. Com a frase, James buscou enfatizar o emergente reconhecimento público sobre o autismo durante a década passada. Movimentos emergentes pró-África acabaram por polarizar opiniões dos envolvidos, causando certa confusão na percepção pública sobre o assunto. Afinal como ajudar a África? O mesmo acontece com o autismo hoje em dia.

Parte da polarização de opiniões sobre o autismo está relacionada a seu caráter heterogêneo: chamamos de autista um garoto de seis anos de idade que não fala, um jovem de 20 anos que estuda computação e tem "tiques estranhos" e um homem de 40 anos que segue uma rotina religiosa e não tem interesse na vida social. "Autismos" seria a melhor definição para esse espectro de comportamentos sociais. Não existe um autismo típico, cada caso tem sua própria natureza. A outra contribuição da polarização vem dos profissionais de saúde. Pessoas com autismo são vistas sob óticas diferentes dependendo do profissional – seja pediatra, neurologista, psiquiatra, terapeuta comportamental, dentista, psicólogo, fonoaudiólogo ou tantos outros que se relacionam com o autista.

É a velha história dos cegos e do elefante, em que cada um apalpa uma parte do bicho e acredita estar diante de um objeto diferente. Cada um tem uma perspectiva diferente da condição autista, com opiniões fortes de como o autismo deve ser encarado e tratado. Outros ignoram completamente o problema, buscam aceitação, levantando a bandeira da diversidade, rejeitando opções de tratamento e cura. É óbvio que isso tudo deixa os familiares confusos e pulveriza a força política pró-autista.

Pois bem, no espírito da conciliação, de encontrar o que é comum e válido entre as diversas tribos pró-autistas, proponho quatro perspectivas de comunidades interessadas em autismo que se especializaram tanto na forma como falam sobre o autismo que se tornaram reinos ou feudos isolados e distintos. Cada reino tem suas verdades, mas todos falham na tentativa de entender ou mesmo reconhecer que suas verdades não são aceitas fora de suas fronteiras.

- Primeiro Reino: o autismo como doença. A condição autista foi descrita pela primeira vez pelo médico Leo Kanner em 1943. Desde então, a pesquisa médica tem sido focada encarando o autismo como se fosse uma doença. Nesse reino encontram-se médicos, pesquisadores, familiares e pacientes. Todos veem o autismo como uma doença do cérebro que pode ser tratada com medicamentos. Investigam a melhoria do diagnóstico, intervenções e a cura como objetivo final. Teorias médicas evoluíram da mãe-geladeira para formas complexas da neurogenética. Buscam-se marcadores moleculares da doença e novas drogas. Ao contrário dos que veem o autismo como uma deficiência, buscando melhores serviços e suporte, esse reino foca na lógica puramente científica para justamente reduzir o número de serviços e suporte dado ao autista. Querem cortar o mal pela raiz.

- Segundo Reino: o autismo como identidade. Nesse reino, os integrantes substituem a classificação de autismo como doença por uma questão de diversidade – ou mesmo de identidade. Esses, juntos com as comunidades de deficientes, veem o autismo como sendo apenas mais uma entre milhares de variações cognitivas da humanidade, com necessidade de aceitação, não de cura. Pessoas com autismo leve que podem viver de maneira independente, mas que não se sentem totalmente acolhidas socialmente fazem parte desse grupo. Em vez de buscarem formas de se tornarem "normais", focam na inclusão e aceitação social. Exigem reconhecimento de que o autismo é uma forma de pensar diferente, que pode produzir soluções inovadoras para problemas difíceis. Muitos veem os resultados genéticos como uma forma de eugenia e não acreditam em explicações de causalidade e acham que tratamentos são uma forma compulsória de conformismo social. Como as comunidades de deficientes, membros desse reino buscam apoio da sociedade, melhorias educacionais, serviços ocupacionais e direitos cívicos.

- **Terceiro Reino: o autismo como lesão.** Talvez um dos argumentos mais acalorados sobre o autismo seja o papel da vacina como causadora de uma lesão levando ao autismo. Membros dessa comunidade são pais que observaram regressões de desenvolvimento de suas crianças após vacinação. Mesmo frente a fortes evidências epidemiológicas de que vacinas não causam autismo, defensores dessa teoria sugerem que esses estudos estejam mascarando casos raros que foram causados por vacinas. Ao contrário do grupo anterior, os pacientes autistas nesse caso são afetados de formas severas, não verbais, com disfunções imunológicas, gastrointestinais e ataques epiléticos. Familiares desse grupo, sentindo que a ciência e medicina ainda não geraram medicamentos eficazes, buscam alternativas como dietas específicas e desintoxicação, entre outras. A grande distinção desse grupo é que acreditam o autismo fora causado por uma determinada lesão cerebral, causada por algum episódio específico na história de vida do indivíduo. Portanto, levantam a bandeira da prevenção, reconhecendo que ao descobrir a causa poderíamos frear a prevalência do autismo.

- **Quarto Reino: o autismo como modelo.** Da mesma forma que cientistas usam a cegueira para entender o sistema visual, membros desse grupo buscam no autismo a oportunidade de entender o cérebro social. Esse grupo é composto primordialmente por neurocientistas interessados em compreender o comportamento social humano, usando ferramentas como neuroimagem e neuroanatomia em tecidos cerebrais. O objetivo é mapear o cérebro para encontrar vias nervosas que processam informações socais específicas, tais como reconhecimento de faces, postura em grupo e teoria da mente. Esses cientistas apostam em modelos animais ou estudos de ressonância magnética do cérebro humano como instrumentos importantes para se ganhar insights sobre a natureza humana, sem necessariamente se preocupar com a causa ou cura do autismo.

Reconheço que esses quatro reinos não necessariamente representam todo o universo do espectro autista. No entanto, descrevem de maneira ampla perspectivas distintas que hoje em dia dividem opiniões sobre o autismo. Esses feudos criaram estruturas superorganizadas como sociedades profissionais, ONGs ou redes sociais para se fortificarem. Infelizmente essa atitude serviu também para criar barreiras entre si, dificultando interações construtivas e trocas de ideias entre seus membros menos extremistas. Assim, podemos entender as críticas que sofrem os geneticistas, que veem o autismo como doença e buscam diagnóstico pré-natal, que seriam agentes abortivos dos autistas da próxima geração.

Mas quem afinal está certo? Da mesma forma que ainda não sabemos qual a melhor política para ajudar a África, não existe uma resposta clara para o autismo. É provável que todos os cegos estejam certos parcialmente. O importante é notar que cada um dos reinos autistas tem oportunidades de oferecer algo de construtivo. Precisamos tanto de melhores diagnósticos e tratamentos, como melhores serviços, estratégias de prevenção e um entendimento mais apurado do cérebro social humano. Acredito que quanto mais os membros desses grupos se mantiverem isolados, pior será para o autismo. Acho que deveríamos buscar o oposto, abrindo a fronteira desses reinos e favorecendo a fertilização cruzadas de ideias. Essa atitude pode mostrar o que existe de comum entre esses reinos. Por exemplo, a luta por melhores serviços profissionais que atendam a demanda autista. Outro exemplo seria a de criar um centro de excelência que testasse sem birras as ideias vindas das diversas áreas. Propus algo assim para o Brasil recentemente e fiquei pasmado com a recepção positiva de pessoas com opiniões bem diferentes sobre o autismo o que sugere que a proposta mereça ser considerada.

Com o crescente número de crianças autistas tornando-se adultos com autismo, a situação começa a ficar crítica e requer ação imediata. Penso que nada de muito positivo vá acontecer se cada grupo insistir na sua própria visão. Será uma pena olharmos do futuro para o que acontece hoje e concluirmos que poderíamos ter lutado juntos por algo transformador, buscando cooperação ao invés de conflito. Acho é possível unirmos forças para atingir metas em curto prazo, como melhores escolas para os autistas, e também soluções em longo prazo. Dessa forma teremos um mundo melhor para crianças e adultos autistas.

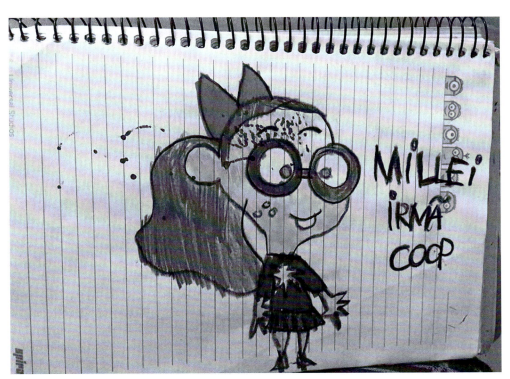

Caio Franco de Souza Abdo

# Por que gostamos tanto de cafuné

Não dá para negar um cafuné. A maioria das pessoas curte relaxar ao receber um carinho ou massagem. O fenômeno não é restrito à nossa espécie.

Nada mais agradável do que ver seu cachorro ou gatinho de estimação se esparramar de prazer ao receber uma carícia na barriga ou fechar os olhos com um cafuné na cabeça. Recentemente, cientistas da Caltech, na Califórnia, conseguiram isolar neurônios que respondem ao cafuné.

O trabalho foi publicado na renomada revista *Nature* em janeiro deste ano e contribui para explicar por que animais, de ratos a humanos, gostam tanto de receber carícias. Descobrir quais são as redes nervosas que respondem a esse estímulo é importante, pois a troca de afeto físico é parte fundamental do comportamento de reforço entre relações pacíficas de indivíduos de um mesmo grupo social.

Pesquisadores já haviam descrito um subtipo específico de células nervosas sensoriais que se localizam logo abaixo da pele e que estão conectados diretamente com a medula espinhal. Para descobrir qual a função desses neurônios o grupo da Caltech usou técnicas de engenharia genética para gerar um camundongo transgênico cujos neurônios florescem quando ativados.

Esses animais foram então testados com diferentes estímulos sensoriais, tais como um breve belisco, uma rápida alfinetada ou uma carícia-massagem feita com um pincel suave. Pois bem, os neurônios foram ativados e floresceram apenas com o último estímulo, a carícia. E mais, se o estimulo era muito superficial ou muito forte, não funcionava. Tinha que ser algo gentil, mas com efeito.

Em seguida, os cientistas criaram uma forma de ativar esses neurônios quimicamente, com uma droga e fizeram o seguinte teste: Primeiro colocaram alguns desses camundongos transgênicos numa gaiola com três quartos interligados por passagens abertas.

Os animais podiam transitar livremente pelos quartos. No quarto da esquerda os animais tinham acesso à droga que estimulava os neurônios do cafuné e no da direita, uma droga não-funcional. Obviamente esses animais curtiram ficar mais tempo no quarto da esquerda, associando aquele ambiente à sensação de prazer. O mesmo não aconteceu com camundongos selvagens, não-transgênicos, que não respondiam à droga. Com esse grupo não houve uma preferência por um dos quartos.

O trabalho mostra claramente que esses neurônios transmitem uma sensação de bem-estar para o animal que recebe o carinho. Isso explica o motivo de os animais gostarem tanto de se esfregar um nos outros; é prazeroso.

O trabalho não explica, por exemplo, porque os gatos gostam de se lamber, pois experimentos de autocafuné não foram feitos. Duvido que fossem os mesmos neurônios ativados. Em geral, comportamentos de "autocarícia" estão vinculados à limpeza e retirada de possíveis contaminantes, procedimentos que até as baratas fazem.

É bem provável que existam os mesmos neurônios em humanos. Há evidências de outros laboratórios que essas células nervosas sensoriais existam embaixo de nossas peles, mas ainda não existe prova definitiva. Se estiverem realmente embaixo de nossa pele, imagino que no futuro teremos a criação de uma pílula-do-cafuné, um tipo de droga que estimularia essa sensação de bem-estar. Hum… não sei não, acho que ainda prefiro uma sessão de massagem tradicional.

## O cérebro da mosca fala sobre o envelhecimento humano

O cérebro de uma mosca-de-fruta contém aproximadamente 100 mil neurônios. É capaz de realizar movimentos e cálculos altamente complexos, impossíveis de serem simulados mesmo unindo a capacidade de todos os computadores já construídos pelo homem.

Entre esses neurônios, a maioria está programada para responder a estímulos do ambiente de maneira inata. É o caso da atração ao açúcar. Moscas-de-fruta são espontaneamente atraídas por uma banana e não tiveram que aprender isso com a mosca-mãe, nasceram sabendo. Porém, existe um grupo de aproximadamente 5 mil neurônios, conhecidos como neurônios-cogumelo, que são responsáveis pela formação de novas memórias e aprendizados das moscas-de-fruta. Ao providenciar um estímulo negativo, um pequeno choque elétrico, por exemplo, toda vez que entram num ambiente contendo uma banana madura, as moscas deixam de seguir seu instinto após algumas sessões, aprendendo que correm o risco de levar um choque. Esse aprendizado vai contra o desejo inato das moscas de irem atrás do açúcar. Sabemos que são os neurônios-cogumelo quem irão sinalizar perigo e permitir o aprendizado.

Semelhante aos humanos e outros animais, o aprendizado e memória das moscas-de--fruta não é homogêneo. Existem aquelas que aprendem de primeira, assim como existem indivíduos que necessitam de mais sessões para entenderem que o ambiente mudou e não é mais seguro ir atrás daquela apetitosa banana. E alguns raros indivíduos nunca vão aprender. Essa variabilidade cognitiva entre indivíduos geneticamente idênticos, vivendo num mesmo ambiente, em uma população de moscas-de-fruta é um grande mistério. Sabemos que todas têm o mesmo número de neurônios-cogumelos, responsáveis por esse comportamento. Sabemos também que esses neurônios fazem as mesmas conexões nervosas com outras regiões do cérebro. Então, de onde viria essa variação no aprendizado?

Dois trabalhos publicados semana passada trazem uma perspectiva inusitada a essa questão fundamental da neurociência – um deles com importantes consequências sobre o que se sabe a respeito de Alzheimer e Parkinson, doenças que atingem milhões de pessoas no mundo.

No primeiro trabalho liderado pelo escocês Scott Waddell e publicado na revista *Science*, o grupo procurou saber qual era a assinatura genética que distinguia os neurônios-cogumelo dos outros neurônios do cérebro da mosca. Ao fazerem uma análise conservativa não encontraram nada de especial. Isso porque, em geral, as análises de bioinformática tendem a ignorar grande parte do genoma, o famoso "DNA-lixo".

Nesse "DNA-lixo" estão escondidos os "genes egoístas", pedaços de DNA com habilidade transponível e frequentemente conhecidos como os parasitas do genoma. Essa má-fama foi cunhada justamente por essa capacidade desses elementos de "pular" de uma região a outra do genoma, duplicando-se em diversas cópias, e afetando genes vizinhos. Pois bem, o grupo de Scott optou por não filtrar esses parasitas durante uma segunda análise e acabou descobrindo que os parasitas genômicos eram justamente o que diferenciavam os neurônios--cogumelo dos outros neurônios no cérebro das moscas.

O trabalho também mostrou que ao "pular" de um lugar a outro no genoma, esses elementos transponíveis acabavam por acertar genes relacionados à memória em aprendizado. A interpretação do grupo seria que a atividade aleatória desses elementos móveis estaria gerando diversidade neuronal a ponto de influenciar o espectro de comportamento dos indivíduos de uma mesma população. As observações foram inspiradas numa teoria revolucionária e que já foi explorada por mim em um texto anterior desse blog.

O outro trabalho liderado pelo grupo americano de Josh Dubnau e publicado pela revista *Nature Neuroscience*, chegou a uma conclusão semelhante, mas usando o envelhecimento como paradigma. Sabemos que, ao envelhecer, as moscas-de-fruta vão perdendo a memória e capacidade de aprendizado. O mesmo declínio cognitivo acontece com humanos e outros animais, sugerindo que o mecanismo seja conservado entre essas espécies. Ao tentar identificar a assinatura genética responsável pelo declínio dos neurônios-cogumelo, Josh chegou à seguinte observação: ao envelhecer, a atividade dos elementos transponíveis tornava-se maior. Ou seja, neurônios-cogumelo perdem a capacidade de controlar os parasitas genômicos com o tempo. Essa atividade descontrolada estaria correlacionada à degeneração desses neurônios, algo nunca antes documentado.

O grupo foi mais além. Para mostrar causalidade, conseguiram reprimir parcialmente a atividade desses parasitas genômicos através de ferramentas genéticas, permitindo que as moscas pudessem envelhecer com menor perda cognitiva. As implicações desse trabalho são enormes para o estudo do envelhecimento e de doenças humanas como o mal de Alzheimer ou Parkinson.

Esses dois trabalhos ilustram bem como questões altamente complexas de nosso cérebro podem ser analisadas através de organismos mais simples. A descoberta original de que o cérebro é um mosaico genético aconteceu há quase uma década atrás – em um trabalho que minha equipe publicou em 2005 na "Nature" – e desde então pouco progresso tem sido feito em mamíferos. A lentidão está justamente na dificuldade em manipular experimentalmente modelos animais. Além disso, sabemos muito pouco das redes nervosas em camundongos, roedor mais utilizado para estudos desse tipo. Ao utilizar modelos mais simples, como a mosca, esses dois trabalhos abriram uma nova fronteira para as próximas gerações de cientistas, misturando genômica e neurociência. Fascinante.

## Por que rimos tanto?

Aristóteles imaginava que eram as risadas que nos separavam dos outros animais, e que um bebê não tinha alma até o momento da primeira gargalhada. Aristóteles errou. Humanos não são os únicos animais que dão risadas, mas talvez sejam os únicos que dão risadas através do humor, as risadas sociais.

A questão de por que existe o humor e risadas em sociedades humanas tem desafiado diversos conceitos evolutivos. Seriam as risadas um adaptação evolutiva? Se sim, de onde vieram? Afinal, por que gostamos tanto de rir?

Risadas são um tipo de vocalização humana bem distinta. Existem diferentes tipos de risadas. Tem aquela risada nervosa, constrangedora. Rir de alguém pode ser uma forma de punição, um castigo social. Existe a risada contagiante, impossível de segurar. A risada das piadas ilógicas. E também o tipo de risada sem razão. Essa última é mais estranha, boba. Tem um amigo que sempre que me reencontra diz: "Ai, Alyssão!" e começa a gargalhar. Eu não resisto e gargalhamos juntos por alguns segundos antes de falar qualquer outra coisa. Vai entender... Aliás, a risada para ser contagiante precisa de certo "coro" e "timbre".

Muitos estudiosos têm visto o humor como uma ferramenta que auxilia a sobrevivência de informações sociais importantes. Piadas clássicas ou slogans são exemplos notórios. Essa interpretação é restrita ao tipo de cultura local, afinal o humor varia junto com a sociedade. Algo engraçado no Japão pode não ter a menor graça no Brasil e vice-versa. A "graça" que acompanha uma risada deu origem a uma das mais interessantes hipóteses sobre o humor e a função da risada dos últimos tempos.

Repare que o sentido de algo "engraçado" pode ser dúbio: significa algo hilário ou um problema, depende do contexto. Porém, muitas vezes, situações problemáticas favorecem o riso. Essa observação pode indicar que as risadas e o humor seriam uma forma de facilitar que humanos consigam concluir tarefas árduas, difíceis intelectualmente ou muito longas. Eu mesmo já me vi rindo sozinho depois de muitas horas de trabalho tentando concluir um relatório ou experimento.

De acordo com essa hipótese, a atração humana pelo humor seria suportada por um sistema de recompensa cerebral lapidado pela evolução para proteger nossas mentes do acúmulo de erros ao executar algo difícil. Esse sistema tem sido explorado por comediantes no mundo todo, criando expectativas para piadas e frases de efeito ao surpreender o ouvinte com algo inesperado, mas recompensador.

Estudos indicam que rir sozinho não é tão recompensador quanto rir em grupo. A ideia do humor como um "debug" cerebral, favorecendo a colaboração social, é fascinante. Explica, por exemplo, que chimpanzés não dão risadas em grupo porque talvez não tenham o cérebro sofisticado o suficiente para permitir que o humor corra no background, sem distrair ou tirar a atenção de determinada tarefa. Se isso for mesmo verdade, seria possível desenhar experimentos para comprovar ou não essa hipótese. Será que pessoas que costumam resolver muitos problemas complexos riem com mais facilidade? Existem condições humanas nas quais o humor estaria comprometido, como no espectro autista ou na síndrome de Williams, por exemplo? Vai ser difícil validar essa ideia, mas intuitivamente faz sentido. Não acho que humanos consigam ficar muito tempo sem dar risada, precisamos lubrificar o cérebro e eliminar erros de vez em quando. Da próxima vez que estiver resolvendo um problema complicado, tente rir de alguma coisa. É possível que depois da risada a solução venha mais facilmente. Rir é o melhor remédio.

## O Brasil descobriu o poder das redes sociais

Comparo as manifestações recentes com o surgimento da consciência pelas redes nervosas. Durante o desenvolvimento, bilhões de neurônios no cérebro do bebê possuem pequenas atividades elétricas que contribuem para decisões básicas do corpo humano. Muitas dessas decisões acontecem de maneira inconsciente, como respirar, por exemplo. Conforme o bebê cresce e seu cérebro amadurece, passa a se interessar pelo mundo ao seu redor, focando em ações ou objetos de interesse.

Ao direcionar a atenção para algo específico, os impulsos individuais de cada neurônio sincronizam para executar determinada atividade, a busca por um brinquedo atrás do sofá. O estimulo de reinforçamento compensatório positivo (o sorriso do pai) contribui para que a ação deixe de ser inconsciente e se torne agora voluntária, estabelecendo o que pode ser chamado de princípio da consciência humana.

Acredito que o estopim das manifestações pelo Brasil fora gerado através de outro tipo de sincronia, oriundo das redes socais pela internet. O brasileiro cresceu e finalmente percebeu que pode usar as redes sociais como ferramenta política. Hoje é relativamente fácil e rápido reunir milhares de pessoas em um local planejado para lutar por um objetivo comum, no caso a insatisfação política (bom, pelo menos na minha perspectiva...).

Ainda sem saber direito onde é que essa manifestação vai terminar, consigo prever que o povo brasileiro também possa usar dessa consciência para outros fins. Na ciência especificamente, as redes sociais têm sido usadas como "*crowdfunding*" para gerar suporte financeiro a determinado projeto ou mesmo para engajar o público na geração de dados científicos. Projetos populares incluem o uso de uma pequena parcela da memória de computadores pessoais na busca de vida extraterrestre pela NASA e jogos online cujos participantes auxiliam na modelagem tridimensional de proteínas de interesse humano.

No Brasil, acho que o melhor uso dessa nova consciência coletiva estaria na luta por melhorias na educação, pesquisa e saúde–menosprezadas por muito tempo. Deveríamos lutar por investimentos nessas áreas equivalentes aos investimentos feitos na Copa ou Olimpíadas, com formação de mais profissionais e com melhores salários, hospitais e laboratórios padrão FIFA, centros de pesquisa em prédios reformados com tecnológicas de última geração e todas as exigências e rigor que o povo brasileiro merece. Ao contrário da Copa ou Olimpíadas, esse investimento teria um retorno muito maior e por um período mais longo, gerando patentes e futuros investimentos. Além disso aumentaria a autoestima e visibilidade de nosso país. Quer maior patriotismo do que investir no próprio brasileiro? O brasileiro agora sabe que pode guiar o grau de investimento e prioridades dados pelo governo, sem precisar acatar e baixar a cabeça com decisões políticas com baixo interesse social.

# A ação humana e o cérebro dos morcegos

É fato que os humanos interferem na natureza e atuam como uma força evolucionária em outros animais. Exemplos disso estão em toda parte: o uso indiscriminado de antibióticos favorece o aparecimento de bactérias resistentes, a pesca descontrolada de peixes grandes altera a dinâmica dos pequenos, a poluição nas cidades altera as cores dos insetos, e por aí vai.

Mas um estudo recente, liderado pela pesquisadora Emilie Snell-Rood, da Universidade de Minnesota, nos EUA, mostrou que a interferência humana está influenciando outros animais de maneira inesperada. Ao mudar o ambiente em que os animais vivem, podemos favorecer o surgimento de cérebros maiores, com uma melhor capacidade cognitiva.

As conclusões dessa pesquisa vieram através da quantificação de uma vasta coleção de esqueletos do museu da Universidade de Minnesota. A pesquisadora escolheu 10 espécies de animais para medir as dimensões da caixa craniana, estimando o volume cerebral dos animais adultos. Considerando duas espécies de roedores, os resultados mostraram que o cérebro de bichos que vivem nos subúrbios das cidades é cerca de 6% maior do que aqueles coletados em áreas rurais. Uma explicação é que, quando esses indivíduos migraram para a cidade, o cérebro deles ficou maior. O mesmo aconteceu com duas espécies de morcegos.

A hipótese apresentada pelo grupo é que o crescimento do cérebro aconteceu por causa de mudanças radicais no ambiente da Minnesota. A paisagem que, antigamente era de florestas e campos, agora abriga cidades e fazendas. Nesse novo contexto ambiental, indivíduos que foram capazes de aprender novas maneiras de sobreviver deixaram mais filhotes. A explicação é apoiada com base na literatura científica.

Diversos estudos anteriores já haviam relacionado o tamanho do cérebro com a capacidade de aprendizado, principalmente em roedores (modelo experimental favorito da neurociência). Semelhante aos mamíferos, experimentos recentes com peixes, que foram artificialmente selecionados para favorecer a reprodução entre aqueles com cérebro maior, geraram indivíduos que se deram melhor em testes de memória e aprendizado. Tudo indica que o aumento do volume do cérebro é um mecanismo conservado de seleção de indivíduos mais inteligentes.

Talvez esse tenha sido o mecanismo evolutivo nos morcegos e roedores de Minnesota. Após a redução das florestas e o corte das árvores, passou-se a exigir mais do cérebro desses animais, que agora tinham que sobreviver em um ambiente completamente diferente para encontrar comida e abrigo. Somente aqueles que se adaptaram a essas mudanças resistiram e deixaram descendentes. Talvez esses sejam justamente os indivíduos com maior cérebro. Obviamente, existem diversas explicações alternativas que precisariam ser consideradas.

De qualquer forma, o trabalho é interessante porque mostra o fenômeno do aumento de cérebro em populações de animais selvagens. Acredito que seria possível validar essas observações em laboratório, cruzando animais com cérebros grandes e pequenos, vindos de regiões rurais ou não, e medindo eventuais aumentos cognitivos com o passar das gerações. O estudo poderia ficar mais sofisticado ainda ao incluir um pouco de biologia molecular, buscando entender quais genes estão envolvidos nesse processo.

## Não deixe seu filho cabecear

Sei que estou correndo o risco de me tornar um neurocientista pouco popular no país do futebol, mas acho que todo pai cujo filho joga e gosta de futebol deveria considerar essa opinião.

Conforme a ciência avança, vamos descobrindo quais são os fatores que influenciam nosso cérebro e nossa saúde em geral. Por exemplo, na década de 60 a ciência mostrou que fumar é prejudicial à saúde do fumante e daqueles que o rodeiam. Por causa disso a sociedade optou por evitar fumantes em lugares fechados. Também sabemos há quase meio século que o álcool afeta o desenvolvimento do embrião.

Consequentemente evitamos o consumo de bebidas alcoólicas durante a gestação. Conforme evoluímos cientificamente, ficamos mais sofisticados socialmente. O acesso à informação e ao conhecimento faz com que abandonemos práticas antigas ou tradicionais por uma atitude mais progressista e saudável.

Nas últimas duas décadas, diversos trabalhos científicos revelaram que impactos repetitivos na cabeça durante certas práticas esportivas, colocam os atletas em risco de danos cerebrais permanente. Se uma criança pratica o cabeceio durante jogos de futebol, ela está, com certeza, dentro dessa área de risco.

Estudos com outros esportes, como boxe e futebol americano, deixaram esse fator de risco muito claro: lesões cerebrais são detectadas imediatamente após o trauma, mesmo que o indivíduo não sinta nada e permaneça assintomático. As consequências mais sérias podem aparecer anos mais tarde, já na fase adulta, e estão diretamente relacionadas à frequência e intensidade das batidas.

O trauma repetitivo, mesmo com intensidade baixa, contribui para que as lesões celulares aumentem, causando traumas irreversíveis. É o que chamamos hoje em dia de Encefalopatia Traumática Crônica (ETC), descrita pela primeira vez em 2002. Os sintomas são graves e incluem depressão, demência, tremores e pensamentos suicidas. A condição também está associada à tendência ao uso de drogas.

A ETC é vista hoje como uma doença neurodegenerativa progressiva. Em 2009, a ETC foi detectada em diversos atletas. Em 2011, duas organizações de pediatria, uma Canadense e outra Americana, publicaram um manifesto contra a exposição infantil a lesões na cabeça durante a prática esportiva.

Em 2014, foi registrado o primeiro caso de um jogador de futebol com ETC. No mesmo ano a Federação de Futebol dos Estados Unidos perdeu um processo judicial feito por famílias da Califórnia sobre negligência com lesões cerebrais e passou a recomendar a proibição das jogadas de cabeça em crianças menores de 10 anos, além de impor limites ao jogo aéreo com jogadores de 11 a 13 anos.

Segundo o processo, em 2010 foram aproximadamente 50 mil jogadores de futebol em categorias estudantis que sofreram com lesões cerebrais, um número superior ao encontrado no basquete, beisebol e artes marciais. Infelizmente a ação não conseguiu alterar as regras da FIFA, que não abordam esse assunto.

Sabendo disso, profissionais de saúde passam a ter o dever de informar e educar as pessoas sobre os riscos associados a lesões na cabeça, incluindo-se aí o famoso cabeceio futebolístico. Ao informar um indivíduo adulto sobre os riscos de cabecear durante uma partida de futebol, ele tem livre-arbítrio para decidir o que quiser. O mesmo acontece quando se explica sobre os riscos do cigarro e mesmo assim alguns optam por fumar. O cérebro humano somente amadurece durante os 18-25 anos.

Temos idades legais para uma série de atividades, como votar, dirigir, fumar e ingerir álcool. Seguindo essa mesma lógica, acho que deveríamos proibir o cabeceio/jogo aéreo em nosso futebol infantil. Isso seria uma atitude sensata de proteção ao que temos de mais precioso em nosso país: o cérebro de nossas crianças, o único órgão que irá defini-las como indivíduos em nossa sociedade.

## Lítio: do Big Bang ao cérebro

Lítio, um dos mais simples átomos oriundos de explosões astronômicas durante a origem do universo há milhões de anos atrás, é um dos remédios psiquiátricos mais usados no mundo. Do Big Bang para seu cérebro, a história do uso clínico do Lítio mostra como um simples elemento da natureza pode alterar quem nós somos e nossa capacidade de interação com o mundo.

Lítio é uma molécula simples carregada positivamente e muito semelhante ao sódio. É o terceiro átomo da tabela periódica. É encontrado na natureza dissolvido na água em pequenas quantidades, ou em toneladas encontradas em certas regiões do planeta como, por exemplo, nos desertos de sais da Bolívia. O Lítio era usado de maneira empírica na medicina, antes mesmo de ser conhecido quimicamente. Por séculos foi recomendado a pessoas com distúrbios mentais, que consumiam o elemento naturalmente encontrado em certas "águas milagrosas" durante a Idade Média, até virar ingrediente principal em bebidas fortificadas com Lítio (7Up) no século 20. Mas não se preocupe, assim como a coca-cola teve que remover a cocaína de sua fórmula, o Lítio foi retirado da 7Up em 1948.

Com os resultados de ensaios clínicos controlados na década de 50, ficou claro que o elemento era capaz de estabilizar episódios maníacos em pacientes bipolares. Relatos epidemiológicos, também ligaram populações humanas que consumiam água a pequenas quantidades de Lítio naturalmente dissolvida, com a baixa frequência de indivíduos bipolares e episódios suicidas. É, desde então, o tratamento mais efetivo para controlar a síndrome bipolar e certos quadros depressivos. Mas o mecanismo de ação do átomo no cérebro ainda é desconhecido. Uma das hipóteses sugere que o Lítio atue como neuroprotetor, estabilizando contatos sinápticos em neurônios que controlam o humor. Faria isso auxiliando a regeneração axonal, melhorando o funcionamento das mitocôndrias (estruturas celulares responsáveis pela carga enérgica da célula), controlando inflamações ou participando na remielinização. Por causa desse espectro de ação, cientistas estão testando a eficácia do Lítio em outras doenças mentais, como o mal de Alzheimer ou a síndrome do X-Frágil. Mas os benefícios do Lítio dependem da dose correta, altas doses são tóxicas para o organismo.

O que mais me impressiona é que a capacidade do Lítio em modular o humor e crises compulsivas tem origens na explosão de estrelas durante o começo do universo. De alguma forma esse átomo persistiu durante milhões de anos no universo, sendo então dissolvido na água da Terra e, eventualmente, tornando-se uma pílula capaz de modificar a forma como nossos cérebros funcionam. Filosoficamente, estamos observando que as mesmas forças que contribuíram para modelar a formação do mundo, são responsáveis pela homeostasia de nossos cérebros. É muito provável que essas forças não apenas atuem no cérebro bipolar, mas no cérebro de todos os seres vivos.

# A mulher que cheirava Parkinson

O marido de Joy Milne morreu com 65 anos. Ele era um anestesista antes de ter sido diagnosticado com o mal de Parkinson, aos 45 anos de idade. Cerca de uma a cada 500 pessoas sofrem com o mal de Parkinson -- são de 7 a 10 milhões de pessoas no mundo todo sofrendo com a doença. A condição é neurodegenerativa, incurável, afetando a forma como as pessoas se movimentam, conversam, interagem socialmente e dormem. A causa é uma lenta mortalidade de neurônios dopaminérgicos no cérebro. Ainda não sabemos por que esses neurônios são preferencialmente atacados ou exatamente quando começam a morrer.

A britânica Joy notou que o cheiro do marido havia mudado muito antes do diagnóstico clínico, seis anos antes. Imaginou que fosse o suor do marido junto com algum químico usado durante as anestesias. Segundo ela, o novo odor é difícil de descrever, é sutil como o almíscar e apareceu ocasionalmente. O cheiro foi ficando mais forte ao mesmo tempo em que os sintomas de cansaço e descontrole motor ficavam cada vez mais evidentes em seu marido. Ela só foi conectar o novo cheiro com o mal de Parkinson quando participou de um evento de caridade para arrecadar fundos para a causa. Foi lá que ela encontrou diversas pessoas com o mesmo distinto cheiro.

E foi por mero acaso que Joy comentou essa relação com um cientista inglês que achou o fato bizarro. O cientista, Dr. Tilo Kunath, desafiou Joy a um teste. Ela teria que distinguir entre 12 camisetas, quais haviam sido usadas por pacientes com Parkinson. O nariz de Joy foi quase infalível, "errou" apenas um. Ela identificou corretamente os seis pacientes. O indivíduo controle que ela havia supostamente classificado como doente erroneamente acabou sendo diagnosticado com Parkinson oito meses depois, quando os sintomas começaram a ficar evidentes nesse indivíduo. Isso sim é o que eu chamo de nariz, digo, diagnóstico preciso!

O resultado repercutiu nos laboratório mundo afora que estudam Parkinson, afinal encontrar uma forma de se diagnosticar a doença nos estágios iniciais é benéfico para o paciente. Existem laboratórios confirmando essas observações de maneira independente e procurando quais seriam os sinais químicos exalados pela pele dos pacientes com Parkinson que Joy estaria detectando. Resultados recentes sugerem uma alteração nas glândulas sebáceas dos pacientes, uma observação que os dermatologistas já haviam descrito nos anos 20, mas completamente ignorada por neurocientistas. Outros estudos descobriram que a alfanucleína, proteína que se acumula nos cérebros de indivíduos com Parkinson, também se acumula na pele e pode ser a responsável pelo cheiro característico identificado por Joy. Uma hipótese alternativa sugere que o cheiro vem de bactérias, não do corpo humano, que colonizam preferencialmente a pele dos pacientes. O mecanismo exato desse processo ainda é um mistério.

Hoje em dia ainda é extremamente difícil diagnosticar o mal de Parkinson. Ainda usamos os métodos utilizados por Dr. James Parkinson em 1917, o qual consiste na observação clínica da pessoa e dos sintomas. Uma ferramenta para se diagnosticar o Parkinson antes de os sintomas realmente começarem a surgir seria transformador. Pacientes, familiares e profissionais de saúde poderiam discutir antecipadamente quais os melhores tratamentos, monitorar a progressão da doença, e oferecer melhores oportunidades para essas pessoas. Pacientes diagnosticados dessa forma seriam também úteis na pesquisa acadêmica, e poderiam nos ensinar fatores relacionados com a trajetória clínica e eventuais formas de se retardar o aparecimento dos sintomas.

Pode até ter sido uma descoberta ocasional, mas isso não desmerece o fato de que essa história tem o potencial de gerar um impacto muito grande na vida de diversas crianças que podem sofrer com essa condição num futuro próximo.

## 50 tons de azul

O conceito "autismo" vem se modificando com os anos, é um alvo em movimento. Já não representa o mesmo que era há alguns anos. A abrangência do autismo serve a propósitos diferentes e até como ferramenta política. Por exemplo, a democrata e candidata ao governo dos EUA, Hillary Clinton, lançou recentemente seu plano de ação para os autistas.

Diferentemente do que acontecia no passado, o plano agora foca na oferta de serviços, principalmente para a população adulta, negligenciada por muito tempo, através de escolas e trabalhos que sejam mais acessíveis. Isso é ótimo, mas existe outra coisa que chama atenção. Não se fala abertamente em cura dos sintomas ou tratamento como se falava antes. Existe um contraste com planos propostos no passado, tanto pelos republicanos como democratas. É uma mudança radical de postura que não aconteceu com o mal de Parkinson, Alzheimer, câncer ou qualquer outra condição patológica humana. Para essas doenças, o tratamento ainda é o carro chefe.

A atitude de Hillary é influenciada pelo movimento da neurodiversidade. O único problema com esse movimento é que ele pode ser polarizador, principalmente no que diz respeito à prioridade de verbas públicas. A questão da neurodiversidade tem sido defendida principalmente por diversos autistas menos severos, que não percebem o autismo como algo completamente negativo e argumentam que a sociedade se beneficiaria ao celebrar mais essa inclusão. Até aí tudo bem, estamos de acordo. Mas o espectro autista não é só formado por eles. O espectro abrange também os casos mais severos, muitos não verbais e incapazes de se manifestar, seja pela fala, seja pelo voto. Para esse outro polo autista, a independência do autismo é prioridade. A busca dessa independência não deve jamais ser confundida com uma atitude eugenista, como pregam alguns extremistas.

Para ajudar os autistas mais severos, é preciso estudar a biologia do autismo e procurar formas de encontrar a cura dos sintomas, tratar ou reverter os efeitos mais corrosivos do autismo e buscar soluções para as comorbidades do espectro, como problemas gastrointestinais ou risco de epilepsia, por exemplo. Para que isso aconteça, porém, é necessário um investimento significante e continuo em pesquisa fundamental para que se encontre perspectivas translacionais. Além disso, esse investimento deve cobrir os custos com ensaios clínicos, o que no autismo é sabidamente mais caro, justamente por causa da variabilidade clínica. Dá para entender por que os mais radicais da neurodiversidade evitam falar em doença ou cura dos sintomas e levantam a bandeira da acessibilidade e inclusão a qualquer custo.

Num mundo ideal, com fontes de fomento grandes o suficiente, seriam feitos investimentos nas duas frentes: na inclusão e serviços, assim como na pesquisa e cura do autismo. O autismo nos faz pensar em adversidades e diversidade ao mesmo tempo. A dicotomia do mundo digital, somado à intolerância humana, são ingredientes perigosos demais e com o potencial de agravar ainda mais o discurso polarizado e radical. Mas sou otimista. É muito provável que no futuro o autismo como definição não exista mais e seja lembrado apenas como um conceito nebuloso, numa era pré-génetica personalizada. A estratificação genética dos casos de autismo irá, com toda certeza, ajudar a todos no espectro.

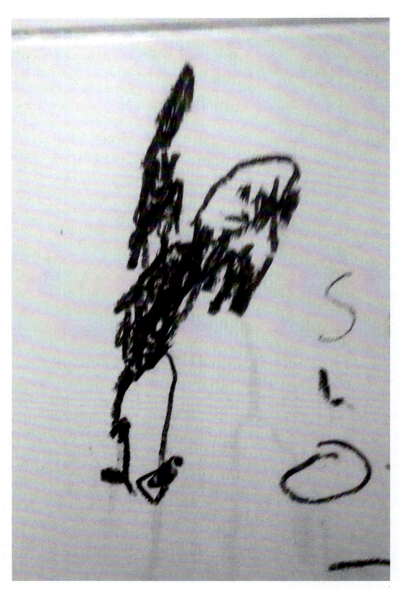

Súri Azevedo Valentin

## O cérebro transgênero

Não me agrada quando tentam justificar todo tipo de comportamento humano pela genética ou neurociência, principalmente quando as evidências são escassas. O caso do cérebro transgênero cai nessa categoria e, para não surpreender o leitor, aviso que esse é apenas o começo das pesquisas nessa área.

Sabe-se que a identidade sexual tem origens embrionárias, no balanço de certos neurotransmissores durante o desenvolvimento neural. Cérebros masculinos e femininos são anatomicamente e funcionalmente distintos. Na verdade, tudo é muito mais fluido e menos polarizado. Alterações, por menores que sejam, nesse período do desenvolvimento, têm como consequência um cérebro mais feminino ou masculino.

Nosso cérebro é um espectro sexual que se revela mais feminino ou masculino em diversas situações. Na maioria dos casos o cérebro tende para um dos lados. Identidade sexual é mais complexo do que sexo em si, o sistema binário de reprodução, em que produtores de esperma são considerados machos e de óvulos, fêmeas. No sexo qualquer situação não binaria, intermediária, seria menos eficiente do ponto de vista evolutivo (existem exceções na natureza, certas espécies de formigas possuem três ou até mesmos quatro tipos de sexo). O mesmo não pode ser dito sobre a identidade sexual.

Mas qual seria a pressão evolutiva para esse espectro de identidade sexual é ainda um mistério. Pode ser que simplesmente não descobrimos ainda vantagens no cérebro transgênero, pois nossa sociedade reprime qualquer identidade sexual que não condiz com o sexo do indivíduo. Talvez pessoas bigenênero tenham mais flexibilidade em situações que requerem ora a parte mais racional, ora a parte mais sensitiva, por exemplo. Por outro lado, esse espectro pode ser apenas consequência de um cérebro humano mais complexo. Simplesmente não sabemos.

O pouco que se sabe sobre o cérebro transgênero vem de pesquisas feitas com ressonância magnética, sugerindo sutis alterações estruturais no córtex e em certas conexões nervosas. Um dos mecanismos propostos seria através do BDNF (Brain-derived neurotrophic fator), um fator responsável pela maturação de redes nervosas e que estaria alterado durante o desenvolvimento do cérebro de pessoas com identidade transgênero. Porém, tratamentos experimentais com o objetivo de "curar" pessoas com crise de identidade sexual baseado em modulação de BNDF não parecem muito promissores até o momento.

O cérebro transgênero é um assunto que tem intrigado os neurocientistas por diversas décadas, mas nunca foi estudado com rigor. O fenômeno em si não é novidade na ciência (existem relatos até na Bíblia).

Recentemente, a mudança de sexo do medalhista olímpico americano Bruce Jenner (que agora se chama Caitlyn) tem causado alvoroço, em parte pelo interesse (é o padrasto das Kardashians), mas principalmente porque decidiu usar dessa exposição para dar voz a uma condição polêmica que atinge milhares de pessoas no mundo e que tem sido ignorada por muito tempo.

A atitude de Bruce pode ter um impacto mundial, instigando a pesquisa nessa área e contribuindo para uma melhor aceitação dos diversos tipos de sexualidade humana. Se conseguir, Bruce vai ofuscar sua própria imagem de medalhista olímpico ao mostrar que é possível viver duas vidas com identidades sexuais diferentes.

# O futuro mercado médico da Cannabis

A história do uso da Cannabis na medicina é antiga. Mas talvez uma das situações mais relevantes que marcam a entrada da maconha no mercado farmacêutico foi a que aconteceu nos anos 90. Oficiais ingleses começaram a notar algo frequente acontecendo nos julgamentos de pessoas portando marijuana: um alto número de pacientes com esclerose múltipla justificava o consumo alegando que a erva trazia relaxamento muscular e aliviava a dor. Em 1998, um comitê inglês de ciência e tecnologia encarregado de estudar o fenômeno, concluiu que a planta poderia dar origens a compostos de interesse médico.

Diversos cientistas e empresários foram consultados e desse interesse surgiu uma das primeiras empresas de biotecnologia destinadas a gerar linhagens de Cannabis ricas em canabinoides específicos e testá-los em uso clínico. É um dos raros casos em que a experiência dos pacientes guia a pesquisa científica.

A marijuana contém pelo menos 108 tipos diferentes de canabinoides. Alguns interagem direta ou indiretamente com os receptores presentes no corpo humano. Apenas dois são bem caracterizados, o THC e o CBD. Enquanto o THC estimula efeitos psicotrópicos e controla a dor, o CBD é antipsicotrópico, e possui propriedades neuroprotetoras e anti-inflamatórias. No final dos anos 80, pesquisadores identificaram dois receptores em nossas células que respondem a moléculas humanas semelhantes às presentes na marijuana, chamados de endocanabinoides. O receptor CB1, encontrado no sistema nervoso central e periférico, e o CB2, predominantemente expresso no sistema imune. De maneira coletiva esses receptores participam de diversas funções fisiológicas do corpo, influenciando o equilíbrio dos sistemas e, portanto, alvos terapêuticos em potencial.

## Primeiras vendas

Em 2010 o Sativex - o primeiro extrato de Cannabis medicinal - entra no mercado, comercializado pela Bayer e Novartis. Hoje, Sativex é aprovado para uso em 24 países, incluindo França, Alemanha, Itália e Austrália. Nos EUA, é vendido pela farmacêutica japonesa Otsuka, que levou o extrato a ensaios clínicos para esclerose múltipla e câncer. No começo desse ano os EUA aprovaram o uso do antiepilético derivado de Cannabis, Epidiolex (99,9% CBD), para doenças órfãs como a síndrome de CDKL5 ou Dravet, por exemplo.

Existem diversas outras empresas de olho nesse mercado. Algumas delas, como a AbbVie americana ou a Valeant canadense, apostam em compostos sintéticos ao invés de extrair da planta. Os sintéticos dronabinol (Marinol) e nabilone (Cesamet) já são aprovados clinicamente para controle de náuseas e vômitos associados à quimioterapia. O Marional também foi aprovado para estimular o apetite em pacientes com HIV.

O sucesso desse tipo de tratamento tem sido limitado pelos efeitos colaterais (ansiedade e depressão) e tempo de efeito (leva-se cerca de uma hora para agir). Pensando nisso, a INSYS Therapeutics desenvolveu um composto líquido oral, de ação rápida e com menos efeitos colaterais, além de permitir uma flexibilidade maior na dosagem quando comparado a medicamentos em cápsulas. A firma entrou com o pedido de aprovação no FDA, agência americana que regula o setor de alimentos e remédios, em agosto desse ano. A combinação de THC e CBD também pode ser controlada para otimizar um determinado efeito. O Sativex, por exemplo, contém altas concentrações dos dois reagentes em partes iguais. Baseando-se nessa prova de princípio, algumas firmas desenvolveram plataformas para testar diversas combinações de canabinoides, na expectativa de amplificar o espectro de ação da Cannabis.

A corrida para testes clínicos dessas farmacêuticas tem, obviamente, um interesse comercial. É garantido pelo FDA sete anos de mercado exclusivo a quem demostrar efeitos positivos em ensaios clínicos controlados para doenças raras.

## Dificuldades

Mas em contaste com esse reconhecimento em certas circunstâncias médicas, nos EUA, a maconha é ainda classificada como substância controlada, ao lado da heroína e LSD, com potencial viciante e "sem uso clínico comprovado". Obviamente isso complica o meio de campo, aumentando a burocracia e dificultando a logística na pesquisa acadêmica e em ensaios clínicos. Mesmo assim, já se soma mais de 25 anos de evidências mostrando vantagens do uso medicinal da Cannabis. Infelizmente a grande maioria dos estudos foi feita em modelos animais, sem validação em humanos, atrasando ainda mais o reconhecimento clínico.

Na minha opinião, uma forma de acelerar o uso medicinal da Cannabis é descobrir o mecanismo de ação molecular dos canabinoides diretamente em modelos humanos, como células nervosas reprogramados a partir de células periféricas de pacientes com doenças raras. É infinitamente mais fácil para os cientistas testar diversas variáveis em um modelo controlado em laboratório do que em longos e caros ensaios clínicos. Obviamente não sou o único a pensar dessa forma e antecipo diversos insights vindos desses modelos humanos nos próximos anos.

# Pesquisa consegue reverter defeitos em neurônios de autistas clássicos

Nesta semana Jô Soares surpreendeu na TV. Em vez de começar seu tradicional programa de entrevistas com um tom humorístico, Jô deu uma aula sobre autismo. Seu filho autista, Rafael, com 50 anos, faleceu em decorrência de um tumor cerebral.

Se o tumor teve alguma relação com o autismo de Rafael não sabemos, mas é uma hipótese factível. Recentemente foi mostrado que cérebros de autistas contêm regiões com excesso de neurônios, o que, muito provavelmente, é causado por mutações em genes que regulam a divisão de células progenitoras neurais. Mas até o momento não existe nenhum estudo mostrando alta frequência de cânceres em indivíduos autistas. Nem consigo imaginar como era o mundo quando Rafael nasceu. Sabíamos muito pouco sobre autismo.

O estudo do autismo e outras doenças neurológicas é complicado porque não temos disponíveis para testes neurônios humanos de indivíduos afetados. Lógico que existem outros modelos, como o material post-mortem ou mesmo animais que simulam o comportamento autista. No entanto, nenhum desses modelos oferece as vantagens de um modelo experimental humano.

Em 2010, usamos uma nova estratégia para estudar o espectro autista, a reprogramação celular. Utilizando indivíduos com a síndrome de Rett como prova de princípio, reprogramamos células da pele em neurônios. Dessa forma, obtivemos neurônios vivos para estudos em laboratório pela primeira vez na história. Optamos por fazer isso com a síndrome de Rett porque entendemos a base genética: mutações num único gene, conhecido como MeCP2.

Descrevemos que neurônios derivados de indivíduos com síndrome de Rett eram menores e menos complexos que neurônios derivados de indivíduos não afetados. Além disso, neurônios Rett tinham dificuldade em estabelecer conexões nervosas ou sinapses. Talvez o mais impressionante tenha sido mostrar que tratamentos com drogas experimentais são capazes de reverter os defeitos desses neurônios, sugerindo que certas doenças do desenvolvimento neural poderiam ser tratadas ou mesmo curadas. Usando nossos métodos, outros pesquisadores reproduziram essa descoberta e também mostraram que a reversão era possível em outras formas sindrômicas de autismo, como a síndrome de Phelan-McDermid.

Na próxima semana será publicado um novo trabalho de meu grupo junto a colaboradores internacionais, mostrando que o que aprendemos com a síndrome de Rett também acontece com o autismo clássico (Molecular Psychiatry, 2014). Dessa vez reprogramamos células da polpa de dente de leite de um indivíduo autista brasileiro. As células desse indivíduo fazem parte de um estudo que já estava em andamento por Maria Rita Passos-Bueno (Genoma/USP) desde 2008, financiado pelo Conselho Nacional de Desenvolvimento Científico e Tecnológico (CNPq) e Fundação de Amparo à Pesquisa do Estado de São Paulo (Fapesp). Quem liderou o artigo foi a brasileira Karina Griesi Oliveira em parceria com um aluno americano, Allan Acab.

O que a Karina e o Allan mostraram foi que morfologia dos neurônios derivados desse autista mostrou-se menos complexa, com uma arborização menor do que o grupo controle. O número de sinapses e a fisiologia das redes nervosas também estavam alterados. Mas, ao contrário das formas sindrômicas do espectro, autistas clássicos possuem uma base genética complexa. Para entender o porquê dos defeitos nos neurônios desse paciente, decidimos sequenciar o genoma do paciente. Encontramos diversas mutações, inclusive uma que anulava uma das cópias do gene TRPC6. Esse gene codifica para um canal na membrana celular que permite a entrada de cálcio, um sinalizador para a formação de sinapses e maturação neuronal. Como o paciente possui apenas uma cópia funcional do gene TRPC6, isso explicaria a redução de sinapses e as alterações morfológicas observadas.

Mostramos que esse gene era realmente responsável pelos defeitos nos neurônios de duas formas. Primeiro, aumentamos a dose de TRPC6 nos neurônios do autista e eles passaram a se comportar como neurônios controle. Em seguida fizemos o oposto: reduzimos a atividade do TRPC6 em neurônios normais e estes se comportaram como se fossem autistas. Segundo, usamos uma droga chamada hiperforina, o princípio ativo da erva de São João (*Hypericum perforatum*), que estimula a entrada de cálcio pelo canal TRPC6. Curiosamente, o chá dessa erva é usado como um antidepressivo natural, ajudando casos de inquietação, ansiedade e nervosismo, principalmente na Europa. Ao expor os neurônios do autista a hiperforina por duas semanas, conseguimos reverter as falhas neuronais, aumentando o número de sinapses e recuperando as alterações morfológicas. É possível que o uso do extrato dessa planta ajude a melhorar os sintomas autistas em indivíduos com mutações nessa via metabólica. Até onde sabemos, menos de 1% dos autistas carregam mutações nesse gene e se beneficiariam de um eventual tratamento.

Uma outra descoberta desse estudo foi que a atividade do gene TRPC6 é controlada pelo MeCP2 (o responsável pela síndrome de Rett). Isso mostra que diferentes tipos de autismos dividem vias moleculares semelhantes, algo muito útil do ponto de vista terapêutico. E para validar essa observação, testamos o efeito de IGF-1 (uma droga em teste clínico para síndrome de Rett) em neurônios do autista clássico. Como previamos, o IGF-1 também conseguiu reverter os defeitos nos neurônios do autista clássico, validando seu futuro uso clínico para autismo não-sindrômico.

Esse trabalho confirma a plasticidade dos neurônios humanos, capazes de se adaptar e reverter defeitos morfológicos e funcionais. É mais uma forte evidência de que o "estado autista" não é permanente, e pode ser reversível. Por muito tempo se acreditou que as síndromes genéticas do desenvolvimento seriam simplesmente incuráveis.

Abrimos precedente para a medicina personalizada para o espectro autista. Ao combinar a reprogramação celular com a genômica, conseguimos detectar vias metabólicas que estariam implicadas no quadro clínico, possibilitando receitar medicamentos e doses adequadas para cada indivíduo. Pode parecer ficção científica, mas não é. Num futuro próximo, cada autista terá seu genoma sequenciado e seu "minicérebro" em laboratório para estudo e testes de drogas.

Não sei o quanto o Jô Soares acompanha os avanços na pesquisa sobre o autismo, mas com certeza aprendemos muito nesses 50 anos. Compreendemos melhor as bases genéticas do autismo e sabemos que o determinismo genético não tem a última palavra. Desmistificamos as vacinas como causadoras do autismo e aprendemos mais sobre como outros fatorescomo, por exemplo, a idade dos pais, podem contribuir para a frequência de autismo na população humana. Estamos vivenciando uma transformação conceitual que, em geral, precede movimentos revolucionários na medicina.

**CONFLITO DA MENTE 01 – TÉCNICA DE POESIA CONCRETA.**

JOVEM APAIXONADO PELA BELA GÉNICA TEME REJEIÇÃO. AS VOZES DE AGRESSÃO DO SEU PAI NO PASSADO ASSOMBRAM, PROVOCANDO O MEDO DE AMAR NO PRESENTE.

TRECHO DO LIVRO A SOMBRA DO PAI, DE DAN TELL (DANIEL GOULART DE ALMEIDA)

"Génica…"

REPRE lin da, afá vel …
SÁLIA!

/Ela ˥ não me aceita!\
ele ˥
— Seu inútil!
"Génica… Bela." (Paz) — Pai!
(REJEIÇÃO!)
"Tão em paz ao seu la…"

Repudiado!

"Me confor rejeita! ta…"

(A c a b a d o …)

!Só!
Sozinho..
…zinho…
Sozinho…
…zinho…
Sozinho…
Sozinho…
S o z i n h o…

…

Daniel Goulart de Almeida

# Naturalmente obcecados

Recentemente uma das minhas alunas me perguntou como balancear a vida acadêmica com a vida pessoal. A pergunta faz sentido e me levou a uma reflexão. Por um momento, pensei o seguinte antes de responder.

Poucos sabem, mas cientistas da área biológica tornam-se quase escravos voluntários do laboratório, principalmente pelo longo tempo que levam para concluir os experimentos. Cientistas fazem parte da classe que menos ganha por hora, justamente por causa desse elevado número de horas no trabalho. Durante o período no laboratório as pessoas se transformam, a convivência cria amigos ao mesmo tempo em que gera inimigos, limites físicos e mentais são colocados a teste, casamentos começam e acabam, bebês nascem, e no final do dia, um pouco do conhecimento sobre nosso universo é acrescentado. Esse nobre sentimento de contribuição para a humanidade mistura-se a sentimentos menos nobres, como ego, orgulho e vaidade.

Sempre quando uso a palavra "medíocre" alguns colegas se incomodam, pois assumem um tom pejorativo. Então, antes de continuar, deixo claro ao leitor que o uso de "medíocre" aqui se refere a média, a mediano, nível em que a grande maioria se encontra. Portanto, a grande maioria dos cientistas é medíocre. Assim como a grande maioria dos médicos, dos políticos etc. São medíocres porque suas ações individuais têm um baixo impacto, com uma contribuição pequena ao se comparado aos não-medíocres. Reconhecemos os cientistas medíocres porque estão, em geral, confortáveis. São eles os responsáveis pela maior parte do conhecimento gerado pela humanidade. São imprescindíveis para a ciência, mas caminham num ritmo lento, pois nunca deixam a ciência em primeiro plano.

Felizmente, para a humanidade, existe outra classe de cientista, quase uma subespécie rara. São aqueles naturalmente obcecados. Essa classe é movida por algo, inexplicável ainda, que se manifesta na busca incansável do saber. Não existe balanço na vida pessoal e profissional – tudo faz parte da mesma coisa, dentro e fora do laboratório. Os obcecados querem saber mais, sempre envolvidos com projetos grandiosos: Como um determinado gene funciona? Como o cérebro se organiza? Cada pequena conquista no conhecimento alivia a ansiedade momentaneamente. Em geral, começam a trabalhar cedo e terminam tarde. São conhecidos como ratos de laboratório. Trabalham compulsivamente e não conseguem parar até encontrar uma solução para o problema investigado.

Ao contrário dos cientistas medíocres, os obcecados não são equilibrados. A busca insana por grandes questões em ciência é arriscada. Muitas carreiras são prejudicadas pelo alto risco ou pela competição nesse ambiente, infelizmente. Mas a obsessão traz diversos benefícios para a humanidade, os chamados saltos do conhecimento, quando alguém descobre algo que altera a forma de pensarmos sobre um assunto específico, mostrando um lado ainda não explorado. Dessa ciência heroica surgem insights que explicam determinado fenômeno, trazem a cura de doenças. Vale ressaltar que as descobertas dos obcecados são feitas, na maioria das vezes, baseando-se em fatos reportados pelos cientistas medíocres. Por isso mesmo, as duas categorias são da mesma importância e devem sempre coexistir.

De volta à realidade, respondi que o balanço entre a vida acadêmica e pessoal iria depender do tipo de cientista que você é, ou quer ser.

# Revertendo a síndrome de Kabuki

Indivíduos com a síndrome de Kabuki são raros (cerca de 15.000 pessoas no mundo). Porém, são facilmente reconhecidos pela aparência facial peculiar. Aliás, a síndrome leva o nome do tradicional teatro japonês justamente devido à semelhança com a maquiagem criada para os atores, incluindo a forma alongada dos olhos, com sobrancelhas arqueadas. Além da expressão facial característica, os indivíduos apresentam anomalias esqueléticas e atraso mental.

A síndrome de Kabuki pode ser causada por mutações em dois genes, KMT2D e KDM6A, ambos envolvidos na regulação epigenética da cromatina. A cromatina é uma estrutura proteica que mantém o DNA compactado, mas que permite a ativação de genes no genoma através de alterações epigenéticas. Apesar da redundância na função desses dois genes Kabuki, acredita-se que exista um desequilíbrio crônico na regulação gênica nuclear, justamente controlada pela acessibilidade à cromatina.

Essa semana, um grupo da universidade de Johns Hopkins, nos EUA (Bjornsson e colegas, *Science*, 2014) publicou um artigo científico mostrando a criação de um modelo animal para estudar a síndrome de Kabuki, desligando geneticamente um dos genes Kabuki durante o desenvolvimento embrionário de camundongos. O grupo mostrou que os camundongos apresentavam problemas de aprendizado e memória semelhante aos pacientes, e que isso estava correlacionado a diversas anomalias encontradas no giro dentado do hipocampo (região do cérebro que continua a produzir novos neurônios, mesmo no adulto). Além de um volume reduzido nessa região, o grupo notou que existia uma redução no número de novos neurônios sendo produzidos nos animais sem o gene da síndrome.

A administração oral de uma molécula capaz de ajustar a estrutura da cromatina (AR-42) foi capaz de reverter as deficiências neurológicas nesses animais, tanto em camundongos jovens quanto adultos. A droga, já em uso em ensaios clínicos para câncer de próstata, conseguiu compensar o efeito deletério das mutações nos genes Kabuki, reestruturando a dinâmica da regulação gênica neural e revertendo os efeitos cognitivos dos animais. É possível que outras moléculas, com um mecanismo semelhante, possam entrar em clínica imediatamente, como a droga antiepilética conhecida como ácido valpórico. Dietas específicas ou suplementos, como o ácido fólico ou curcumina, podem eventualmente também ser benéficos, pois atuam de maneira semelhante na célula.

## O impacto além de Kabuki

Na ciência muito se aprende com as síndromes raras. Em geral é o conhecimento adquirido com formas mais raras da doença que informam sobre os mecanismos de ação e possíveis intervenções terapêuticas para outras formas ou condições mais comuns. Com a síndrome de Kabuki não será diferente e os estudos terão implicações para outras formas de atraso mental e tipos de autismo.

Recentemente, com o baixo custo de sequenciamento do DNA, mais e mais pacientes com doenças neurológicas estão tendo acesso a informações genéticas. Quem acompanha as evoluções genéticas nessa área deve ter notado que uma porcentagem significativa dos indivíduos com atraso mental e autismo apresentam mutações em genes que regulam a conformação da cromatina, permitindo a ativação ou repressão de outros genes. Esses genes, também conhecidos como reguladores epigenéticos, são a segunda classe mais comum de genes implicados nessas doenças, perdendo apenas para genes diretamente relacionados com as conexões nervosas, ou sinapses. Outra novidade é a implicação do hipocampo e neogêneses em síndromes comportamentais. Sabia-se que a produção de novos neurônios era regulada por fatores epigenéticos. Mas desconhecíamos o quão importante era o fenômeno para Kabuki e possivelmente outras formas de atraso mental.

A reversão neurológica em Kabuki é mais um exemplo da plasticidade neural do cérebro adulto e reforça a ideia de que doenças do desenvolvimento neural são passíveis de reversão ou cura. A mesma prova de princípio já foi demonstrada para síndromes do espectro autista, como a síndrome de Rett e Phelan-McDermid. A descoberta de que drogas epigenéticas que favoreçam o acesso à cromatina possam contribuir para retardar ou reverter essas síndromes é fascinante.

# O tigre, o garoto, o braço fantasma e um convite

Difícil não sentir empatia pelo garoto de 11 anos, Vrajamany Rocha, que teve o braço amputado após o ataque de um tigre no zoológico de Cascavel, no Paraná, em junho deste ano. A tragédia comoveu o país e só nos resta apoiar e torcer pela superação do trauma. O menino tem atitude muito positiva e dá indícios que quer se reabilitar rapidamente, aprendendo a usar o braço esquerdo para atividades do dia-a-dia. Não tenho dúvidas que vai conseguir, pois alia a plasticidade cerebral com otimismo, fatores essenciais para o sucesso de atividades complexas. Esses dias, porém, começou a se queixar de dores no braço amputado, que ainda existe apenas mentalmente. Por mais inacreditável que pareça, a dor sentida é real, mesmo que o braço não faça mais parte do corpo.

O fenômeno conhecido como "membro fantasma" acontece quando uma perna ou braço precisa ser amputado e o indivíduo continua sentindo a presença vivida do membro retirado. Por isso o nome de "membro fantasma". Na verdade, o fenômeno é ainda mais abrangente e não restrito a braços e pernas, mas inclusive partes internas e viscerais do corpo humano. Diversas mulheres, por exemplo, reclamam de cãibras menstruais fantasmas, mesmo após a remoção do útero. Essa ilusão sensorial parece estar relacionada à incapacidade do córtex pré-frontal de aceitar uma remodelagem da imagem corporal própria.

Em cerca de 50% dos casos de membros amputados, os indivíduos são capazes de descrever movimentos e sensações táteis, como se continuassem a comandar as partes retiradas. Os pacientes não estão iludidos, ao contrário, têm plena consciência da amputação, mas relatam que a sensação dos movimentos é real. Na outra metade dos casos acontece o oposto – a sensação é de ter o membro amputado constantemente paralisado, em geral numa posição tensa, com punhos fechados, causando dor ao indivíduo. É um problema clínico grave, muitas vezes levando à depressão e ao suicídio. Uma das explicações para o fenômeno sugere que a dor sentida fisicamente surge da incapacidade do cérebro em controlar o braço amputado, criando um circuito de comando negativo entre o cérebro e a imagem projetada do membro fantasma.

Por incrível que pareça, uma das terapias mais eficazes nesses casos é feita de uma forma bem simples e barata. A ideia é enganar o cérebro, fazendo com que tente relaxar o membro ao mesmo tempo em que ganha um reforço visual positivo, indicando que o comando está sendo obedecido e diminuindo a dor. O procedimento é trivial e foi desenvolvido por um colega meu da Universidade da Califórnia em San Diego, o famoso neurocientista V.S. Ramachandran. O indivíduo trabalha com um espelho entre o membro amputado e o real e observa a imagem projetada no espelho ao mesmo tempo em que seu cérebro comanda o membro fantasma. Ao mover o membro real e observar a imagem refletida no espelho, cria-se uma impressão visual, sugerindo que o membro amputado estaria de fato respondendo ao comando do cérebro, aliviando a tensão e a dor. Requer treinamento, mas funciona.

Esse tipo de terapia sugerida mostra a importância do estímulo visual nesse processo e tem ajudado milhares de amputados mundo afora, sendo mais eficiente que uma série de medicamentos para dor. Melhor ainda, a terapia também auxilia pessoas com outros problemas neurológicos que afetam a percepção sensorial do próprio corpo, como certos tipos de derrame que causam paralisia. O espelho tem sido substituído em alguns lugares por terapias mais sofisticadas usando realidade virtual, mas o truque é o mesmo.

Fica registrada meu conselho ao Vrajamany e a sua equipe clínica, que comece o treinamento o quanto antes. Tenho certeza de que vai ajudar a aliviar a dor e permitir que o guri se desenvolva com todo seu potencial, quem sabe um dia se tornando outro grande neurocientista.

Se gostar da sugestão, convite feito para visitar nosso laboratório de células-tronco e plasticidade neural na Califórnia.

# A culpa da mãe

Estar grávida hoje em dia é um desafio e nunca foi tão estressante. A lista de coisas que pode e não pode é enorme. A relação de fatores de risco pré-natal tem invadido a mídia: gripe, antidepressivos, açúcar, gordura, café, sushi, gatos, tipo de música, muito (ou pouco) exercício físico e até a idade das mães são assuntos do momento. E se a futura mamãe ficar ansiosa ou estressada, ainda terá que conviver com olhares de reprovação social.

Na história da medicina não faltam exemplos mostrando como experiências uterinas afetam os descendentes. Existe uma verdadeira fixação e fascinação dos pesquisadores sobre o assunto. Faz sentido, afinal durantes os nove meses iniciais de nossa vida esse foi nosso único ambiente em que ocorrem etapas cruciais do desenvolvimento humano. Não existe nada de errado nesse tipo de estudo, mas o foco demasiado em cima das mães chamou até a atenção dos pesquisadores nessa área que decidiram dar um "toque" aos jornalistas de ciência. Um editorial recém-publicado na Nature, de autoria da pesquisadora Sarah Richardson, chama a atenção para o problema. Abaixo eu ressalto alguns dos exemplos citados e incluo outros, aproveitando para opinar como cientista nesse assunto.

Ultimamente diversos assuntos relacionados ao tema têm destacado as alterações epigenéticas (análise de modificações hereditárias no DNA que influenciam a atividade dos genes sem alterar a sequência genética). Essas alterações implicam riscos de obesidade, diabetes e resposta a estresse durante o desenvolvimento das crianças.

Como o assunto é altamente complexo sob a perspectiva molecular, e também multifatorial, a mídia tende a simplificar o assunto focando apenas no impacto materno. Manchetes como "Dieta materna altera o DNA do feto" ou "Grávidas sobreviventes de desastres transmitem o trauma para os filhos" são relativamente comuns de se achar em jornais e revistas de grande circulação. Fatores como a contribuição paterna, a vida em família e o ambiente social recebem muito menos atenção. Como consequência, existe um sentimento de culpa e vigilância desnecessários em mulheres grávidas e mães em geral.

Existem diversos exemplos de como a sociedade culpa as mães por doenças dos filhos. Evidências científicas de que o álcool em excesso pode causar complicações e má-formação durante a gestação levou à recomendação de que mulheres grávidas evitassem a bebida. O consumo alcóolico durante a gravidez foi estigmatizado e até criminalizado. Bares e restaurantes são obrigados avisar que a bebida causa defeitos congênitos nos EUA, mesmo que não existam evidências sugerindo qualquer problema com o consumo moderado. Aliás, mulheres que bebiam moderadamente passaram a evitar o consumo durante a gravidez, mas o número de crianças vítimas do abuso de álcool não diminuiu. Como consequência, a visão da mulher grávida tomando um drink é hoje em dia altamente condenável para a maioria das pessoas e faz com que agonizem a gestação toda por um golinho ocasional.

Nos anos 80 e 90 o uso de crack criou uma histeria midiática com os famigerados "filhos do crack" – crianças nascidas de mulheres viciadas e que foram expostas à droga ainda no útero. Grávidas dependentes de drogas perderam benefícios sociais, a guarda dos filhos e muitas acabaram na prisão, a grande maioria negras e pobres, condenadas por expor fetos indefesos à droga. Os filhos também sofreram, estigmatizados e condenados ao fracasso social desde o nascimento. Hoje sabemos que a exposição do feto ao crack ou cocaína é considerada tão nocivo quanto ao cigarro ou álcool em excesso. Mesmo assim, apenas usuárias de drogas são condenadas criminalmente nos EUA.

Outro exemplo clássico de "culpa materna" é o conceito de mãe-geladeira (uma metáfora que sugere o desapego e frieza emocional), dando origem a crianças autistas nos anos 50-70. E não faz muito tempo atrás que diversos livros médicos ainda atribuíam alterações mentais e tendências criminais a uma postura materna, inclusive as amizades durante a gestação, ignorando completamente as origens biológicas dessas condições e diversos outros fatores ambientais. Suporte inadequado a mulheres grávidas e afirmações pouco contextualizadas ainda hoje são encontradas em materiais educacionais com boas intenções. Dúvida? Veja no website montado pelo Imperial College London que mostra um adolescente saindo da prisão e sugere que cuidados pré-natais poderiam auxiliar no combate ao crime. Inacreditável, não?

Por isso que o foco materno das pesquisas epigenéticas ainda lembra esse tipo de atitude do passado, colocando todo o contexto social – e diversos outros fatores – em segundo plano. Outro erro comum que ainda persiste é o de estabelecer causa e efeito. Novamente, estudos com autismo são notórios por isso. Ao relacionar a incidência de autismo com fatores externos (vacinas, morar perto de avenidas ou de antenas de celulares), muitas reportagens não deixam claro que a conclusão é apenas correlacional e evitam mencionar dados inconsistentes (por exemplo, a correlação estatística desaparece se consideramos idades diferentes ou outra variável).

Para evitar que esse tipo de atitude continue tanto a mídia quanto os leitores teriam que ser mais críticos cientificamente. Primeiro, evitando extrapolar estudos com camundongos para humanos. Segundo, balanceando o papel tanto do pai quanto da mãe. Terceiro, demonstrando complexidade no assunto ao mostrar que diversos fatores variáveis acontecem ao mesmo tempo, sendo muitos desconhecidos. E por final, reconhecendo o papel da sociedade, principalmente ao apontar soluções para o problema.

Os métodos e a tecnologia científica têm aumentado consideravelmente em complexidade nos últimos dez anos. A tendência é que isso seja exponencial, ou seja, cada vez mais difícil de traduzir para uma linguagem leiga e simples. Por isso mesmo, a sociedade tem que ser mais crítica, exigindo melhores formas de comunicação científica da mídia e dos próprios cientistas. Acho que isso vai auxiliar no entendimento das pesquisas, sem apontar culpados ou restringir a liberdade das futuras mães.

# Reality-show sobre divulgação científica?

A Universidade de São Paulo (USP) é responsável por cerca de um quarto de toda produção científica brasileira e era referência de qualidade internacional na América Latina. Estrangeiros que nunca haviam visitado o Brasil reconheciam a USP como uma grande formadora de alunos e melhor universidade latina. Hoje em dia, colegas estrangeiros demoram a associar a USP a bons alunos e à produção científica de qualidade.

Na verdade a USP é apenas o exemplo mais gritante do que acontece quando não existe renovação intelectual, internacionalização, autonomia departamental e transparência. Ao contrário das grandes universidades no resto do mundo, a USP ainda engatinha em gestão administrativa e meritocracia, perdendo eficiência e diminuindo seu impacto internacional. Ruim para nosso país que, com menos inovação e criatividade, compromete seu futuro como nação independente.

Para os que acompanham a deprimente trajetória dessa universidade nos últimos anos, a notícia de que a USP perdeu o primeiro lugar no ranking de melhor instituição de ensino superior da América Latina para a Pontifícia Universidade Católica do Chile (UC) não foi surpresa. Surpreendente foi a colocação do reitor da UC, Ignácio Sanchez, ao dizer que o avanço chileno ocorreu por um fortalecimento da produtividade acadêmica (óbvio) e estímulo à divulgação do conhecimento (talvez menos óbvio para o leigo científico).

Comunicar ciência é uma arte. De forma simplista, podemos analisar isso por duas perspectivas: a primeira é comunicá-la a outros cientistas. Em geral, faz-se isso através de publicações em revistas internacionais indexadas, a maior parte em língua inglesa. Os trabalhos são escritos em um vocabulário e sintaxe específica de cada área. Na UC, os estudantes adotaram o inglês em aulas científicas, pesquisa e até no processo seletivo da universidade. Essa simples atitude estimula o candidato a se aprimorar no inglês antes mesmo de ingressar na universidade. Ser proficiente na "língua da ciência" contribui para o reconhecimento internacional da universidade. Outras universidades asiáticas, por exemplo, também estão apostando nessa fórmula.

A outra forma de comunicar ciência é para o público leigo. Reportar o que acontece no meio científico para a comunidade é o primeiro passo para que haja um reconhecimento daquilo que foi investido. Muitos trabalhos de qualidade acabam por não serem divulgados na mídia por pura falta de capacidade do pesquisador em comunicar, sem jargão científico e de maneira clara e direta, os resultados obtidos.

Até onde eu sei, a USP não oferece cursos ou qualquer incentivo à divulgação científica ao estudante ou professores. Em universidades e institutos americanos, ao contrário, a comunicação científica está se tornando um esporte competitivo. Uma série de desafios para estudantes de ciência incluem explicações das pesquisas sem o uso de jargão ou termos técnicos em um tempo curto (de 30 segundos a 5 minutos). Esse tipo de exercício é muito comum em áreas de comércio e marketing. Não se trata apenas de vender a ciência, mas de simplificar as ideias na cabeça do cientista, além de dar a oportunidade para a sociedade de opinar sobre os resultados e futuras direções da pesquisa.

A divulgação científica está virando febre nos estudantes e pós-graduandos americanos. Cito alguns exemplos desse tipo de iniciativa como o "Three Minute Thesis (3MT)" que desafia os estudantes a apresentar a tese para um público não-especialista em menos de três minutos, ou o "CIRM Elevator Pitch Challenge", com o desafio de divulgar pesquisas sobre células-tronco em menos de 30 segundos. Apresentações engajadoras podem ser o diferencial para um emprego melhor, estabelecer uma nova colaboração ou até receber um auxílio financeiro.

Como percebeu o reitor chileno, comunicar ciência é importante e deve ser estimulado desde cedo. Sugiro para a reitoria da USP, e de outras universidades brasileiras, que crie um "reality show" de divulgação científica, confrontando técnicas de apresentação e qualidade, tendo o público leigo como júri. Alguns colegas podem achar que seria perda de tempo e um desastre de audiência. Eu não. A julgar pela experiência americana, acho que as pessoas gostam de entender aspectos complicados da ciência, se comunicados de uma forma atraente.

# Excesso de medicamentos em crianças?

Uma análise recente do CDC (Centers for Disease Control and Prevention) americano mostrou que mais de 10 mil crianças recebem medicamentos psicoestimulantes, como Ritalina. Estimativas sugerem que cerca de 8% das crianças americanas entre 6 e 17 anos foram medicadas por problemas comportamentais ou emocionais entre 2011 e 2012. O CDC descreve um aumento de 5 vezes quando comparamos crianças nas décadas de 80 e 90 com as de 2007-2010. Além disso, 1,3% das crianças tomam antidepressivos. Em crianças menores de 5 anos o número de prescrições psicotrópicas chega a 1%.

Esses números alarmantes chamaram a atenção da mídia que tem reportado a situação como um surto de tratamento exagerado. A interpretação mais óbvia: crianças com problemas emocionais e comportamentais estão sendo medicadas por médicos que estão muito ocupados e sem tempo de oferecer terapias extremamente caras, a pedido de pais, também muito ocupados para manter um ambiente saudável em casa. De quebra, culpa-se a escola, que não oferece as condições e atividades ideais para essas crianças. Por fim, culpa-se a indústria farmacêutica, cujo interesse é vender mais remédios em busca de lucros cada vez maiores.

Pode até parecer uma justificativa razoável de primeira, mas tem algo aí que me incomoda. Primeiro, culpar os pais é fácil, mas a realidade é que a maioria resiste em medicar os filhos e prefere tentar algo alternativo. O argumento das escolas também é fraco, pois a maior parte dessas crianças sendo medicadas está apenas começando a vida acadêmica. Quanto às indústrias farmacêuticas, o lucro delas tem, na verdade, diminuído nos últimos anos no mercado americano. Então de quem é a culpa? Talvez de ninguém.

Uma visão alternativa seria pensar que não existe um surto de crianças medicadas sem necessidade e sim um aumento no número de crianças doentes. É lógico imaginar que se detectarmos um aumento no tratamento de diabetes em crianças, jamais culparíamos as famílias ou outros profissionais. Estaríamos a nos perguntar o porquê do aumento da diabetes em crianças. Entendo quem duvide de que o número de crianças com problemas emocionais e comportamentais esteja realmente aumentando, com uma aceleração mais dramática nos últimos anos, afinal não temos marcadores claros para isso. O diagnóstico nesse caso ainda é muito subjetivo. O que um pai ou médico considera um garoto superativo, outro pode considerá-lo enérgico e cheio de vitalidade. O contexto é importante.

Mas, mesmo assim, esse argumento não elimina a chance de que doenças emocionais e comportamentais estejam realmente atingindo mais as crianças. Uma explicação plausível são os fatores ambientais que, em contato com uma predisposição ou susceptibilidade genética, favoreça o surgimento dos sintomas. Ainda essa semana, um trabalho da universidade de Rochester nos EUA mostrou que a exposição à poluição no ar produz alterações neurológicas significativas no cérebro de cobaias, semelhantes a aquelas que são encontradas em humanos com autismo e esquizofrenia. Se o aumento do número de crianças afetadas estiver realmente correto, é possível que muitos estejam sofrendo com a falta, não excesso, de medicamentos.

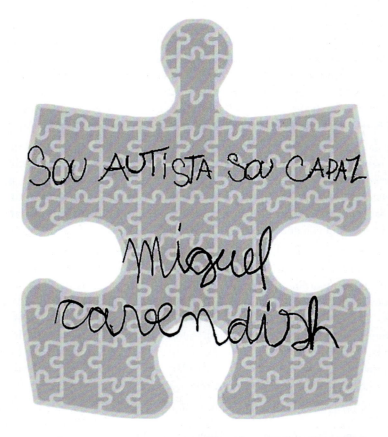

Miguel Cavendish Porto Pires de Mello

## Consciência autista

Abril é o mês da conscientização sobre o autismo, condição especificamente humana que afeta a percepção social e comunicação dos pacientes. Infelizmente, os sintomas muitas vezes são confundidos com birra, desinteresse ou falta de educação pela população leiga. Não vejo isso como preconceito contra o autista, mas falta de conhecimento. Um dos benefícios da conscientização é justamente a quebra do estigma. O mês começa com diversas novidades sobre o assunto, inclusive dados recentes sobre a frequência de autismo na população.

Dados divulgados pelos CDC (sigla em inglês para Centros de Prevenção e Controle de Doenças) na semana passada trazem novos números sobre a prevalência de pessoas afetadas nos EUA. Um dos pontos fortes do cálculo dos CDC é que os números são baseados em métodos estatísticos idênticos, usados por mais de uma década. Os números atualizados são frutos da coleta de dados anteriores, focando em crianças com 8 anos de idade, em 11 locais diferentes. Os dados revelam a prevalência de 1 em cada 68 crianças no ano de 2010 (com base em crianças que nasceram em 2002). Dados anteriores, com crianças nascidas em 2000, geravam uma frequência de 1 a cada 88 crianças. Existe uma variação considerável entre os 11 pontos estudados: de 1 para 45 no estado de Nova Jersey até 1 para 175 no Alabama. Semelhante às estimativas anteriores, a frequência de autismo em meninos continua 5 vezes maior do que em meninas.

A prevalência de autismo tem crescido de maneira alarmante: aumentou em 125% desde 2002, 29% entre 2008 e 2010. Quanto desse crescimento significa mais diagnósticos ou mais indivíduos realmente afetados, é difícil de saber. Por isso mesmo, é importante ampliar os estudos para que se tenha uma visão mais precisa do tamanho do problema, além de insights sobre possíveis causas desse crescimento acelerado. Vale lembrar que um estudo feito no ano passado na Coreia do Sul usando métodos estatísticos semelhantes, mas abrangendo uma população maior (com crianças de 7 a 12 anos de idade) revelou uma prevalência de 1 a cada 38 crianças. Esse número se aproxima do observado em Nova Jersey (1 para 45), um estado em que a conscientização e o diagnóstico do autismo são considerados excelentes. Seria razoável imaginar então que essa seria a frequência real de crianças autistas? Ou será que existem fatores ambientais em determinadas regiões que favorecem o autismo?

Independente do motivo desse crescimento, é certo que iremos precisar de mais serviços para atender essa população que irá crescer e resultar em adultos autistas. Aliás, o custo de vida de um indivíduo autista foi estimado em 2006 por um grupo de Harvard em U$3,2 milhões de dólares (Ganz, APAM 2007). Uma nova análise econômica foi feita recentemente levando-se em consideração custos educacionais e outros custos indiretos que haviam ficado de fora na estimativa de Harvard. Os novos dados projetam um aumento de aproximadamente U$17 mil dólares por ano. Apenas 18% desse custo é relacionado com saúde. Metade é atribuída a custos educacionais. Assumindo 673 mil crianças, com idades entre 3 a 7 anos, diagnosticadas com autismo nos EUA, o gasto total do Estado americano com autismo é de cerca de U$11,5 bilhões por ano (Lavelle e colegas, Pediatrics 2014). Claro que os novos números do CDC irão inchar esse custo, um problema significativo para os americanos. Reconhecer o tamanho e abrangência do autismo é o primeiro passo. Investir em como solucioná-lo é o próximo.

Infelizmente, hoje em dia, com a crise nos EUA, meros US$ 100 milhões são destinados à pesquisa sobre o autismo pelo NIH - a maior agência de fomento para a ciência americana. Uma fração relativamente pequena se comparada com a verba alocada para pesquisa em câncer ou doenças neurodegenerativas. A boa notícia é que esse financiamento modesto tem dado retorno, principalmente vindo dos Centros de Excelência criados para o estudo do autismo em diversos estados americanos.

Estudo publicado na semana passada no famoso periódico científico "New England Journal of Medicine" (Stoner e colegas 2014) revelou alterações físicas na arquitetura cortical do cérebro de crianças autistas. O córtex frontal é uma das regiões responsáveis pelo comportamento social humano e comunicação. Diversos trabalhos anteriores já haviam correlacionado o córtex ao autismo. Essa região do cérebro é composta por seis camadas laminares, formadas durante a gestação, que ficam compactadas na caixa craniana. Células progenitoras neurais migram durante o desenvolvimento e se sobrepõem, uma a uma, conectando-se entre si e com diversas outras regiões do cérebro. O estudo realizado pelo Centro de Excelência de Estudos do Autismo em San Diego, na Califórnia, em colaboração com o instituto filantrópico Allen, aponta defeitos nessa organização cortical em tecidos post-mortem de autistas. O córtex humano, quando esticado, tem a área equivalente a uma quadra de basquete. O fato de conseguirem detectar defeitos olhando para pedaços do tamanho de uma bolinha de gude é fenomenal.

As anomalias anatômicas são sutis e variáveis, mas presentes em 10 dos 11 cérebros analisados, todos doados para ciência pelas famílias de autistas. Apenas um dos controles apresentou defeitos semelhantes (1 em 11 analisados). Como essas camadas são formadas ainda no útero, abre-se a perspectiva de um diagnóstico pré-natal. Só não temos ainda métodos de imagem sensíveis o suficiente para detectar alterações desse porte. Além disso, os dados se somam a evidências de que o autismo começaria durante o pré-natal, mesmo os sintomas sendo detectados mais tardiamente. Obviamente, o estudo é apenas exploratório, pois o número de cérebros analisados é pequeno (um problema que pode ser melhorado com programas de conscientização científica e doação de órgãos para pesquisa). De qualquer forma, acho o estudo interessante, pois esses defeitos podem ter sido causados por mutações genéticas somáticas que se acumulam no cérebro durante o desenvolvimento. É o caso da atividade de retrotransposição, um fenômeno genético, mas que pode ser induzido pelo ambiente, alterando a atividade neuronal (Muotri e colegas, Nature 2010).

É verdade que o autismo ainda é um mistério. Não sabemos quando ele surge, quais as características cerebrais, ou mesmo se é uma ou são várias síndromes agrupadas por diagnósticos clínicos meramente comportamentais. Sabemos do forte componente genético do autismo. Mais de 30% dos afetados têm mutações genéticas espontâneas, a maioria não causa autismo necessariamente, mas aumenta as chances do indivíduo. Sabemos também que essa genética não é determinista. Diversos trabalhos científicos mostram que o autismo pode ser tratado ou mesmo reversível. A parte ambiental ainda é pouquíssimo estudada. Não sabemos como reagentes químicos presentes no nosso dia-a-dia interagem de maneira epigenética em nosso genoma, por exemplo. Apesar de existirem tratamentos comportamentais que atuam nos sintomas do autismo, tratamentos médicos ainda são um tiro no escuro.

Acredito na individualidade do autista e numa futura medicina personalizada. Enquanto isso não se torna realidade, crianças e adultos autistas precisam de melhores serviços. A melhor forma de conseguir serviços mais eficientes é justamente através da ciência. Conforme entendemos o que acontece com o cérebro em desenvolvimento, que deixa uma criança sem comunicação, ou incapaz de interagir socialmente, estaremos mais bem preparados com diagnósticos mais precoces e melhores intervenções. Conforme identificamos os diversos tipos de autismo, causados pela genética, pelo ambiente ou pelos dois, podemos esperar melhores ferramentas de prevenção e tratamento. Conforme entendemos a evolução do autismo no adulto, podemos oferecer melhor cuidado e independência.

O mês da consciência autista nos lembra do quanto é importante investir em pesquisa, principalmente em países como o Brasil, evitando o distanciamento tecnológico e moral de nossa ciência. A pressão popular por mais investimentos num tradicional governo tragicômico como o nosso é a melhor ferramenta para mudarmos essa situação.

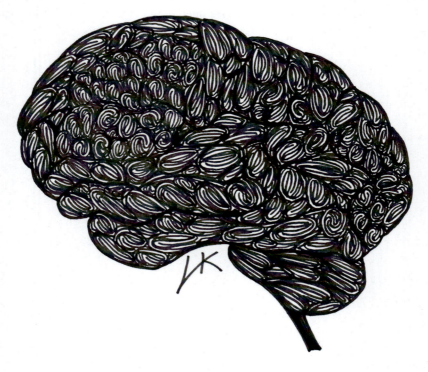

Lucas Ksenhuk

# Jogar Super Mario aumenta a massa encefálica

Se sua mãe era daquelas que gritava com você por ficar muitas horas jogando videogame, chegou seu momento de vingança.

Um estudo recente conduzido por pesquisadores do Instituto Max Planck de Berlin, publicado na revista científica Molecular Psychiatry (Kuhn e colegas, 2014), mostrou que jogar Super Mario 64 em um Nintendo 3DS XL por meia hora diária, por dois meses seguidos, causa um aumento significativo em certas regiões do cérebro, principalmente em áreas responsáveis pela orientação espacial, formação de memória, planejamento estratégico e coordenação motora fina. A análise foi feita através de scanner cerebral, revelando alterações de volume no hipocampo direito, córtex pré-frontal e cerebelo. O grupo controle que não jogou videogame pelo mesmo período, não demonstrou alterações detectáveis.

O que torna esse estudo interessante é justamente a causalidade. Outros estudos haviam mostrado diferenças correlacionais na estrutura cerebral de indivíduos que jogavam videogames, mas nunca tinham demonstrado que a atividade em si pudesse ser realmente a causa direta das alterações volumétricas no cérebro humano. Isso prova que é possível causar alterações cerebrais via treinamento com videogames. Acredita-se que o estudo irá ter aplicações práticas e poderá ser utilizado em futuras terapias com pacientes com depressão, esquizofrenia, autismo e em outras condições causadas por traumas ou estresse.

Videogames já foram alvo de outros estudos no passado. Um estudo americano mostrou que idosos aficionados nessa prática são menos propensos a ter depressão. Alguns jogos também já são usados em equipamentos de terapias físicas. Mais curioso ainda, um jogo chamado "Re-Mission", cujo objetivo é eliminar células cancerígenas do corpo humano com um robô fictício, foi desenvolvido para motivar jovens com câncer. Dados de ressonância magnética funcional mostraram que o jogo ativa regiões do cérebro relacionadas à motivação e *feedback* positivo.

Apesar das boas notícias, vale ressaltar algumas observações do trabalho alemão. O estudo foi feito com um número relativamente pequeno de indivíduos, apenas 23 adultos. Portanto, é possível que nem todo mundo tenha a mesma resposta. Seria interessante usar um grupo maior e mesmo investigar o impacto de diferentes games no cérebro humano. Será que teríamos o mesmo resultado com Grand Theft Auto ou Myst? Além disso, diversos outros estudos independentes mostraram forte correlação entre uso excessivo de vídeos games e redução do cérebro. Portanto, é bem provável que sua mãe estivesse parcialmente correta.

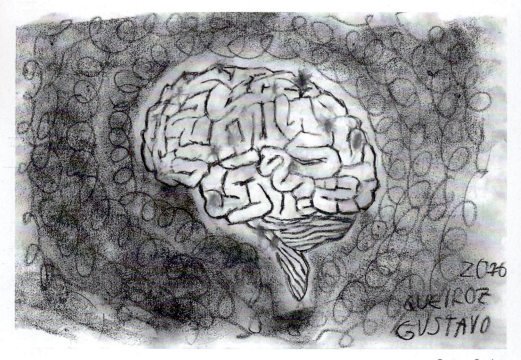

Gustavo Queiroz

# Um cérebro, múltiplos genomas

Trabalhos recentes têm confirmado o que se promete ser uma revolução na forma como conectamos genética e neurociência. Em 2005, meus colegas e eu publicamos um artigo sugerindo que, através de observações indiretas, o cérebro humano seria um mosaico genético, em que cada neurônio individual estaria modificado geneticamente pela atividade de genes saltadores. Apesar de polêmica que causou naquele momento, essa teoria fez sentido ao contemplarmos o conhecimento da época em doenças hereditárias e altamente complexas.

Em 2007, a área da genética sofreu outro abalo com a descoberta que mutações somáticas estavam associadas ao autismo. Hoje sabemos que essas alterações espontâneas no DNA afetam também outras doenças, como esquizofrenia ou síndrome bipolar. Essas mutações são chamadas de "somáticas" porque ocorrem em regiões específicas do cérebro adulto. Durante muito tempo, cientistas estudaram o papel dessas mutações em câncer, mas neurocientistas e psiquiatras nunca se interessaram muito pelo assunto porque neurônios são células que não se dividem. No estudo de doenças neurológicas, o material genético para estudo acaba vindo de tecidos periféricos, como pele e sangue, pois nunca se imaginou que o DNA do cérebro de um indivíduo pudesse conter genomas múltiplos.

No ano passado, um trabalho de Harvard publicado na revista "Cell" mostrou evidências físicas da presença de genes saltadores no cérebro humano. O grupo conseguiu identificar pegadas de alterações genéticas através do sequenciamento de neurônios individualizados, a prova final de que o fenômeno realmente acontece no cérebro humano. No mês passado, dois grupos da Califórnia deram mais um passo nesse sentido. No primeiro trabalho, publicado na revista *Science* por um grupo do instituto Salk, sequenciou-se neurônios do córtex humano revelando que cerca da metade deles apresentavam alterações genéticas únicas. Essas alterações não eram sutis, mas dramáticas, com perdas de milhares de bases, pedaços gigantes de cromossomos estavam faltando em algumas células. Em outra publicação independente um grupo de engenheiros da Universidade da Califórnia em San Diego desenvolveu uma nova plataforma para sequenciamento de células individualizadas. Ao aplicar a nova metodologia também no cérebro humano, detectou-se ganhos de pedaços enormes de cromossomos em neurônios distintos. O trabalho publicado na *Nature Biotechnology*, confirma o que já suspeitávamos: em nosso cérebro reside uma variação genética intrínseca e enorme.

Mas, se os neurônios são células que não se dividem, de onde surgem essas alterações? Muitas dessas mutações somáticas podem ter sido causadas justamente pela atividade de genes saltadores durante o desenvolvimento embrionário, quando as células progenitoras que darão origem ao cérebro estão proliferando loucamente. No feto, as progenitoras neurais são as células que se dividem mais rapidamente no corpo. Estima-se cerca de 100 mil divisões por minuto durante as semanas 10 e 24 da gestação, quando o cérebro chega a produzir 10 bilhões de células. De certa forma, não deveria ser surpresa alguma constatar que o cérebro é um tecido que acumula alterações genéticas. Surpresa seria a de não encontrar nenhuma alteração.

Seriam essas modificações, frequentemente em um único neurônio, relevantes para o indivíduo? Estariam elas ligadas a transtornos do desenvolvimento? Ainda não sabemos interpretar essa variação genética no cérebro, mas o estudo desse mecanismo no câncer, por exemplo, levou ao desenvolvimento de uma série de medicamentos. É plausível então imaginar que no cérebro, mutações podem ser a causa de doenças neurológicas ou mesmo de habilidades excepcionais em alguns indivíduos. Sob a ótica evolucionária, alterações no DNA seriam o motor evolutivo para um cérebro mais sofisticado. O custo disso seria a enorme diversidade cognitiva das populações humanas.

## Consciência Lavada

Quem já não se perguntou como um político corrupto pode ter uma boa noite de sono depois de um dia recheado de falcatruas? Como consegue dormir sem peso na consciência? Talvez um banho antes do sono tenha alguma coisa a ver com isso...

Esse tema é uma das áreas mais fascinantes da neurociência contemporânea, que é a busca experimental da compreensão da consciência humana. O problema começa com a própria definição de "consciência", que para uns não passa de uma forma de "atenção" e, assim sendo, não é de maneira alguma restrita a nossa espécie: até mesmo um sapo precisa se concentrar para pegar uma mosca! O assunto atraiu bastante a atenção do público com a notícia de que uma paciente de 23 anos, vítima de uma lesão cerebral e diagnosticada como em estado vegetativo, apresentou uma inesperada atividade cerebral quando interrogada verbalmente por pesquisadores (Owen e colegas, *Science*, 313:1402, 2006). Estaria ela realmente consciente do seu estado e do que estava se passando ao seu redor, ou os pesquisadores estariam apenas detectando uma atividade cerebral aleatória em resposta a estímulos verbais?

Afinal, como poderemos estudar a consciência se não sabemos nem ao menos defini-la? O dilema vem atraindo cada vez mais cientistas de outras áreas, como, por exemplo, Francis Crick, um ícone da biologia molecular por ter participado da descoberta da estrutura do DNA. Crick acreditava que a consciência é algo mais complicado do que simplesmente atenção, envolvendo conceitos culturais como a moral e a ética. Além disso, Crick defendia a ideia de que certas formas de consciência podem ser mensuráveis através de experimentos científicos (para uma excelente visão das ideias de Crick sobre o assunto, convido o leitor a degustar o livro de sua autoria "The Astonishing Hypothesis: The Scientific Search for the Soul").

Ora, mesmo que intuitivamente, a grande maioria de nós tem plena consciência da própria imagem moral perante a sociedade ou mesmo de quando estamos sendo antiéticos em determinadas situações. E mais, podemos até apagar ou compensar essas atitudes antiéticas, fortalecendo nossa imagem moral. Isso acontece diariamente em diversas religiões que, muitas vezes, utilizam alguma forma de purificação física, como banhos hindus ou mesmo o batismo católico.

Aparentemente a conexão entre pureza corporal e consciência já é inerente a algumas sociedades. E foi recentemente alvo de um estudo científico publicado na prestigiosa revista *Science* (Zhong & Liljenquist, 138: 1451, 2006). O trabalho de dois pesquisadores, um do Canadá e outro dos Estados Unidos, descreve o efeito "Macbeth" (talvez aqui no Brasil tenderíamos a chamá-lo de efeito Pilatos), que diz que qualquer ameaça à nossa pureza moral induz a uma limpeza física. Os experimentos foram desenhados de maneira elegante, com devidos controles e submetidos a rigorosos testes estatísticos. A tragédia de Shakespeare empresta o nome a esse efeito, devido ao fato de que Lady Macbeth acredita poder se livrar do peso da consciência do assassinato do rei Duncan lavando-se com água. Lady Macbeth fica obcecada em limpar sua consciência ensanguentada removendo todo respingo de sangue que encontra (como comentam os autores do trabalho, impressionante mesmo é a afiada visão de Shakespeare sobre a psiquê humana!).

Para medir a consciência "suja" os pesquisadores pediram aos participantes para se lembrar de episódios éticos e não-éticos em que estiveram envolvidos no passado. Depois os participantes foram submetidos a um jogo de palavras no qual poderiam optar por um grupo de palavras relacionados à limpeza (como por exemplo: sabão) ou totalmente não relacionadas, mas ortograficamente semelhantes (salão). Participantes que se lembraram de episódios não-éticos optaram significativamente mais por palavras relacionadas a limpeza. Além disso, no final do experimento, os participantes podiam escolher um brinde (um lápis ou uma toalha antisséptica – ambos previamente testados e classificados como neutros por um grupo de participantes-controle). A maioria daqueles que se lembraram de episódios não-éticos optou por escolher a toalha antisséptica, evidenciando a preferência por limpeza física.

Num segundo experimento os participantes tiveram de copiar uma redação em primeira pessoa, descrevendo uma atitude ética (como auxiliar um colega) ou não-ética (como sabotar um colega). Logo depois tiveram que qualificar uma série de produtos de acordo com o seu desejo ou atração naquele instante. Novamente os participantes que copiaram a redação com conteúdo não-ético optaram por produtos de limpeza ou higiene pessoal.

Mais revelador foi o último experimento, no qual os participantes que se lembraram de episódios não-éticos e que receberam a toalha antisséptica puderam, ou não, usar a toalha para lavar as próprias mãos. Em seguida os pesquisadores perguntaram a eles se topariam participar de outro estudo como voluntários, sem nenhuma remuneração. Presumidamente os que lavaram as mãos iriam se sentir menos propensos a atividades voluntárias pois já haviam lavado a "consciência" e restaurado a imagem moral – não necessitariam então de ações compensadoras. Como esperado, o ato físico de lavar as mãos reduziu drasticamente o voluntariado!

Mas quais seriam as implicações dessa sobreposição psicológica entre limpeza moral e física? Será que forçar certos políticos a um rigoroso processo de higiene os tornaria mais éticos? Ou será que, ironicamente, a limpeza física teria o efeito oposto, fornecendo uma licença para comportamentos não-éticos? Teríamos então que impedir o hábito da higiene pessoal na política? Certamente ainda estamos longe de responder a essas questões, mas esses resultados mostram como atividades mundanas diárias podem ter um impacto profundo na forma como percebemos e julgamos nosso próprio comportamento.

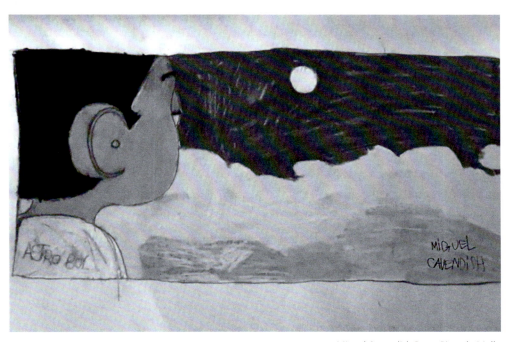

Miguel Cavendish Porto Pires de Mello

# Espelhos da mente

Qual é a semelhança entre um elefante vaidoso, um camundongo camarada e um macaco pidão, e por que nos arrepiamos quando olhamos alguém que se cortou?

Recentemente foi mostrado que elefantes possuem a curiosa capacidade de se reconhecerem quando em frente a espelhos. Também foi mostrado que camundongos sentem compaixão quando observam companheiros de gaiola sofrendo. Apesar de esses estudos parecerem meras curiosidades do mundo animal, eles revelam que certos animais, assim como os humanos, possuem certo nível de autoconsciência. Mas onde entram o macaco pidão e o arrepio ao vermos alguém que acaba de se cortar?

Graças a uma descoberta feita sem querer por cientistas italianos da Universidade de Parma em 1996, o grupo de neurônios responsável por reconhecer outros indivíduos, interpretar suas ações e expressões e se relacionar com eles – os chamados neurônios-espelho – foi identificado. Giaccomo Rizzolatti e seus colaboradores em Parma estavam apenas estudando o grupo de neurônios que aumentavam a atividade quando um macaco estendia o braço para pegar uma banana, por exemplo. Eles acreditavam que estavam estudando apenas neurônios envolvidos com a atividade motora do macaco. Durante uma pausa no experimento, um dos colaboradores pegou uma banana, com a intenção de comê-la. Para a surpresa de todos os cientistas presentes naquele momento, os mesmos neurônios do macaco aumentaram a atividade, sem que o macaco se mexesse! Ou seja, os neurônios que estão em atividade quando o indivíduo executa uma ação são os mesmos que estão em atividade quando o indivíduo observa outro executando a ação. Esses neurônios foram batizados de neurônios-espelho, pois através deles conseguimos nos projetar em outros indivíduos e experimentar suas sensações.

Os pesquisadores foram ainda mais longe e mostraram que os mesmos neurônios que disparam quando somos espetados por uma agulha disparam quando vemos outra pessoa espetada por uma agulha. Em outras palavras, literalmente experimentamos a dor alheia. Mais interessante ainda, por meio de técnicas de imagem cerebral como eletroencefalograma (EGG) e ressonância magnética (fMRI), pesquisadores mostraram que conseguimos experimentar as emoções alheias, com a mesma intensidade que vivenciamos as nossas próprias emoções.

Vários cientistas, entre eles Vilayanur S. Ramachandran especulam que a descoberta dos neurônios-espelho é o elo perdido que ajuda a explicar por que somente o homem, entre todas as espécies conhecidas, teve capacidade cognitiva suficiente para desenvolver linguagem e cultura. Ramachandran acredita que, em um momento-chave durante a evolução do homem, neurônios-espelho ficaram muito melhores (mais rápidos e mais numerosos) do que os presentes em outros animais, fazendo com que o aprendizado via observação e repetição se tornasse mais eficiente, promovendo a passagem de qualquer conhecimento adquirido diretamente de uma geração para outra (dita herança cultural), sem a necessidade de aguardar o lento processo de seleção natural darwiniana. Como já observado por Rizzolatti, esses neurônios possivelmente foram responsáveis pela imitação dos movimentos de lábio e língua que possivelmente produziu a oportunidade de a linguagem se desenvolver (é por isso que, quando você mostra a língua para um recém-nascido, ele provavelmente mostrará a língua de volta).

Outra evidência interessante é que em humanos os neurônios-espelho se localizam no córtex frontal inferior, próximo à área de Broca, considerada uma região relacionada à linguagem.

O que acontece quando os neurônios-espelho não funcionam como o previsto? Pouco se sabe sobre a regulação e participação exata dos neurônios-espelho no circuito do sistema nervoso central (afinal de contas, eles só foram descobertos há dez anos!). Entretanto, há alguns indícios de que distúrbios no sistema de neurônios-espelho podem causar problemas de socialização.

Há fortes evidências em trabalhos científicos recentemente publicados pelos grupos de Vilayanur Ramachandran e Marco Iacoboni, de que crianças com autismo apresentam uma disfunção no sistema de neurônios-espelho. O autismo aflige aproximadamente 0,5% das crianças nos Estados Unidos. Muitos portadores de autismo têm níveis de inteligência normal, muitas vezes até acima do normal, mas possuem sérios problemas de socialização. Os principais indícios clínicos da doença são: isolamento social, falta de contato visual, reduzida capacidade de linguagem ou comunicação e ausência de empatia.

O teste realizado pelos pesquisadores para confirmar a deficiência de neurônios-espelho nas crianças autistas foi simples e direto, e as medidas de atividade cerebral foram feitas como uso do encefalograma. Primeiramente os pesquisadores pediram para a criança abrir e fechar a mão direita em forma de pinça e mediram a atividade de um grupo específico de neurônios. O próximo experimento foi mostrar um filme em que uma pessoa executava exatamente o mesmo movimento com a mão. Em uma criança normal, os mesmos neurônios-espelho seriam reativados. Em crianças autistas, não aconteceu a ativação. Ou seja, em crianças autistas "os espelhos estariam quebrados".

Mudando de rumo, resta ainda uma dúvida: será que uma disfunção nos neurônios-espelho também pode ser utilizada para explicar o desvio de comportamento social dos *serial killers* ou mesmo a falta de compromisso social de certos políticos? Assunto para futuros estudos…

# Os novos neurônios, a cannabis, o Viagra e o budismo

Um dos temas mais atraentes da neurociência atual é a descoberta de que o sistema nervoso tem capacidade de produzir novos neurônios, mesmo no cérebro adulto. Esse fenômeno é conhecido como neurogênese e faz parte da minha linha de pesquisa há alguns anos. Mas nem sempre foi assim. "O tecido nervoso não se regenera" ou "você nasce e morre com o mesmo número de neurônios" são afirmações ainda encontradas em livros de ensino de ciências e foi, por décadas, um dogma da biologia.

Evidências de que neurônios são gerados no cérebro adulto levaram à identificação das chamadas células-tronco neurais. Essas células contribuem para a formação de novos neurônios em pelo menos duas regiões do cérebro: na zona subventricular e no hipocampo. Neurônios nascidos na zona subventricular migram para o bulbo olfatório e contribuem para o reconhecimento de novos aromas, pelo menos para os camundongos. Já os novos neurônios gerados no hipocampo sofrem de crise de identidade: ninguém ainda sabe exatamente o que eles fazem lá.

Curioso também é o fato de que roedores expostos a novos ambientes apresentam um aumento no número de novos neurônios no hipocampo, como se o ambiente estimulasse as células-tronco dormentes no cérebro. Um belo exemplo é o exercício físico. Ao colocarmos animais sedentários em gaiolas com rodinhas giratórias, o número de novos neurônios aumenta significativamente. Esse aumento foi também correlacionado com uma melhoria na memória e capacidade de aprendizado. Dessa forma, quando comparamos a habilidade mental de animais idosos que se exercitaram regularmente notamos que ela era equivalente a de jovens sedentários! Vale notar que o efeito só é válido com exercício voluntário. Por sinal, o estresse causado pelo exercício forçado pode até diminuir a neurogênese.

A publicação desses resultados teve um grande impacto na sociedade, afinal uma das conclusões é que você tem a capacidade de alterar as redes nervosas do seu próprio cérebro, simplesmente expondo-se a novos ambientes — só depende de você! Uma das pessoas interessadas no andamento dessas pesquisas é o líder espiritual Tenzin Gyatso (o Dalai-Lama). Nosso grupo foi convidado a apresentar esses resultados a ele. O Dalai-Lama teve a preocupação de incorporar essas novas informações científicas nas explicações budistas sobre o potencial da meditação.

Tudo isso e o fato de que células-tronco neurais foram também identificadas em humanos trouxe grande entusiasmo e expectativa para o tratamento de doenças do sistema nervoso. Afinal, o aumento do número de neurônios no hipocampo parece estar relacionado a um efeito positivo ao indivíduo. Isso foi observado em pacientes com depressão (o mal do futuro?) ou ansiedade, por exemplo. Hoje sabemos que diversos medicamentos para essas doenças aumentam a neurogênese através de diferentes vias de ação. É o caso de antidepressivos, estabilizadores de humor, a cannabis, esteroides e até o Viagra.

Esses testes foram feitos em condições experimentais com animais de laboratório e ninguém está estimulando o uso dessas drogas, mas sim tentando entender a amplitude do seu espectro de ação. Afinal, como é possível que a neurogênese melhore a depressão? Ainda não sabemos exatamente qual é o mecanismo por trás dessa melhora, mas acredita-se que a neurogênese altere as conexões do hipocampo com regiões cerebrais envolvidas com emoções, como a amígdala. E se você retirou a "amígdala" em algum momento, você não irá ter depressão — estou falando de outra "amígdala", aquela região do cérebro que faz parte do sistema límbico!

Infelizmente, dependendo da doença, o aumento da neurogênese nem sempre vem junto com uma melhora clínica. É o caso da epilepsia: ataques epiléticos frequentemente aumentam o número de novos neurônios. No entanto, eles não conseguem se desenvolver como esperado. Como consequência, temos uma série de novos neurônios capengas que prejudicam, ao invés de melhorar as redes neurais. Nesse caso, parece que a redução da neurogênese deve ser beneficial para os portadores de epilepsia.

A busca pelas bases moleculares desse curioso fenômeno do cérebro é uma área em plena ascensão. Desvendar os segredos da neurogênese abrirá novas alternativas para o tratamento de doenças neurológicas e para a compreensão de como funciona nosso cérebro em resposta ao ambiente em que vivemos. E modificando nossas próprias redes neurais mudamos quem somos e, aí sim, poderemos mudar o mundo!

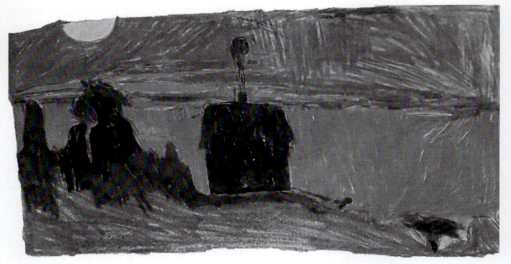

Miguel Cavendish Porto Pires de Mello

# Ouvindo cores amargas: Julieta é o Sol

5555555555555555555555555555555555355555

Observe a sequência de números acima. Qual é a cor do número 5? E do número 3? Você consegue localizá-lo de primeira? Ele é quente ou frio? Tem cheiro ou gosto de quê? Se você tem alguma resposta para essas perguntas, é bem provável que tenha sinestesia. Sinestesia deriva de duas palavras gregas (*syn* = junção, *esthesia* = sensação, numa tradução livre) e descreve a condição em que pessoas experimentam o mundo comum de uma forma extraordinária, de modo que os sentidos (visão, tato, paladar, olfato e audição) são misturados ao invés de permanecerem separados.

O fenômeno foi primeiramente descrito por Francis Galton, primo de Charles Darwin, em 1880. Mas, como tudo que foge ao "normal", foi inicialmente tratado como aberração ou um artefato devido ao uso de drogas alucinógenas.

A sinestesia pode misturar qualquer um dos sentidos e, assim sendo, você pode estar totalmente convencido de que os sábados têm cheiro de morango. No entanto, a forma mais comum de sinestesia é a visualização de números ou letras em determinadas cores. No exemplo acima, pessoas com sinestesia conseguem visualizar o número 3 bem mais rápido que a maioria das pessoas, pois para elas, o número 3 naturalmente tem uma cor diferente do 5, facilitando sua imediata identificação.

Pessoas com sinestesia não misturam os sentidos de maneira voluntária, simplesmente acontece com elas. Apesar de parecer estranho, essa condição não é tão rara assim. Estima-se que a frequência na população seja de 1 para 100.000, aparentemente mais frequente em mulheres. Possivelmente, a maioria dos sinestésicos não sabe que é portadora, talvez pelo fato de que a condição não as incomode. Ao contrário, a sinestesia pode até ser prazerosa, como ouvir um violino e sentir cheiro de chocolate, ou mesmo útil, como associar o nome de pessoas com cores.

As bases biológicas da sinestesia ainda são um mistério. Existem indicações de que, nos sinestésicos, conexões nervosas que deveriam ser restritas a uma determinada região sensorial no cérebro se misturam com outras regiões sensoriais. Essa interferência acontece normalmente com todos nós ao nascermos, porém, durante o desenvolvimento, as conexões são lapidadas, definindo regiões sensoriais específicas no cérebro. A ideia atual é que adultos sinestésicos foram crianças em que esse refinamento não ocorreu como esperado.

Sabe-se também que a sinestesia tem uma base genética, pois acontece em diferentes membros da mesma família. Curiosamente, essa falha não atrapalha outras funções cognitivas, como raciocínio lógico e memória. Mas por que então essa condição ainda se mantém na população humana e não foi eliminada pela evolução?

Minha especulação é que essa porcentagem de sinestésicos contribui com o intelecto criativo e abstrato da humanidade. Através das mais estranhas associações, esses indivíduos frequentemente aparecem com excelentes metáforas e inusitados ângulos de vista de um determinado problema. Deve ser positivo termos alguns sinestésicos na população, mas imagine se todos fôssemos assim…

De fato, muitos nomes famosos do meio artístico e científico aparentemente tinham sinestesia. É o caso de Shakespeare: na famosa cena do balcão, Romeu define Julieta como o Sol – não soa estranho e ao mesmo tempo atrativo? Esse tipo de metáfora acontece frequentemente em suas obras. Estaria Shakespeare meramente usando ideias sinestésicas ou seria ele um clássico caso de sinestesia?

Da mesma forma, Vasily Kandinsky parece não se contentar apenas em provocar um estímulo visual. Diversas pessoas relatam que, quando em frente aos quadros de Kandinsky, conseguem ouvir música ao percorrer as sinuosas linhas da pintura com os olhos. Para outros, as pinturas parecem dançar, como se as pinceladas tivessem movimento próprio. Possivelmente, cada um de nós terá uma experiência diferente ao se expor a seus quadros. Por causa disso, a neurociência acredita que, estudando a sinestesia, poderemos entender melhor como o cérebro interpreta a arte.

A interpretação da arte pelo cérebro pode auxiliar na compreensão da diversidade humana. Ao segurarmos uma flor nosso cérebro recebe e agrupa diferentes sensações (cor, cheiro, textura e forma), formando o conceito de flor. Sinestésicos podem acrescentar outras percepções particulares (memórias, recordações, vivência, espiritualidade etc.) para formar seu conceito próprio de flor.

Entender como o cérebro agrupa as mais diversas percepções deve ajudar a compreender o pensamento abstrato, como cada um de nós percebe a si próprio e a sua relativa realidade. Estará escondido no cérebro sinestésico a resposta para um mundo mais harmonioso?

# Príons e os italianos que não dormiam

Recentemente participei de uma conferência organizada pelo *The Science Network* sobre os mecanismos do sono (*Waking Up to Sleep*). Curiosamente, não sabemos por que dormimos, mas paradoxalmente sabemos que precisamos dormir. A falta de sono é letal. Experimentos em roedores mostram que animais mantidos acordados por um período longo de tempo apresentam dificuldade em manter a temperatura corpórea (com suor excessivo ou sudorese), lesões na pele, tremedeira, constipação, falta de apetite, fadiga crônica, perda de peso, aumento da pressão arterial e lesões no cérebro, levando-os à morte em algo em torno de 2 a 4 semanas.

Em humanos não sabemos exatamente as consequências da falta de sono. O adolescente americano Randy Gardner detém o recorde de 11 dias sem dormir. Após esse período, ele apresentava clara redução na coordenação motora, mas recuperou-se depois de 14 horas seguidas de sono. "Foi como renascer" — disse ele em uma entrevista. O estudo do sono é importante, pois nos permite compreender mais sobre a fisiologia humana e como nosso corpo reage em condições extremas. É o caso das longas horas de trabalho dos controladores de voo, motoristas e médicos. De acordo com o trabalho de Charles Czeisler (Harvard Medical School), médicos em longos plantões aumentaram o número de erros em diagnósticos que levaram à morte do paciente em 464%!

Doenças genéticas relacionadas a distúrbios do sono são raras. A Insônia Familiar Fatal (IFF), como o próprio nome sugere, é uma doença hereditária. Estima-se que existam apenas 200 famílias portadoras dessa doença no mundo e que provavelmente apareceram de maneira independente, esporádica. Portadores da doença morrem por falta de sono, de maneira semelhante ao que acontece com os roedores. Os sintomas começam por volta dos 50 anos: o corpo perde a capacidade homeostática e não regula direito a temperatura, causando o suor excessivo. A pessoa passa a dormir cada vez menos, acumulando fadiga e irritação. Tentam dormir fechando os olhos, mas o corpo não deixa, alcançando estados de exaustão imensa, além da compreensão humana. A doença é cruel, pois a pessoa está acordada e lúcida, totalmente ciente do que está acontecendo e da evolução de seu estado. Pior, sabe que vai morrer em questão de meses após a identificação dos primeiros sintomas.

Uma dessas famílias afetadas fica em Veneto, região da Itália perto de Veneza. Por dois séculos, essa família observou a morte de um terço de seus membros. Morreram todos de IFF. As origens da doença eram obscuras até que alguns anos atrás, Ignázio, um jovem médico que se casou com uma das moças da família, decidiu investigar a origem dessa doença misteriosa. Na Itália, os registros de nascimento e morte, ficam guardados em igrejas locais, com acesso restrito. Convencer os padres a bisbilhotar esses documentos não é fácil — eu mesmo tive que assistir diversas missas num mesmo dia quando em busca de documentos sobre a origem da minha família.

Ignázio tinha outra técnica: convencia os padres a deixá-lo tocar órgão na igreja e assim conseguia a confiança do padre. Aproveitando-se de momentos oportunos, ele ia ao porão e fotografava os registros de morte de todas as pessoas com o mesmo sobrenome de sua mulher. Sua pesquisa mostrou que o primeiro portador de IFF foi um veneziano que vivia num gueto judeu, por volta de 1760. Por ele, a doença chegou em Veneto transmitida por um aristocrata chamado Giuseppe. Obviamente isso ainda precisa ser confirmado, pois os arquivos anteriores ao período napoleônico foram todos destruídos durante as guerras.

Na década de 1980, um outro membro da família chamado Silvano viu duas de suas irmãs morrerem de IFF. Na época, Silvano era o chefe da família e um *bon vivant*, curtia a vida e não estava preparado para lidar com essa doença devastadora. Esbelto e atraente, Silvano sabia que poderia também adquirir a doença, mas procurava viver ao máximo, frequentando baladas e viagens, sem se importar com a possibilidade de ser também portador de IFF. Um dia Silvano estava numa tradicional festa de família e, enquanto dançava com sua mãe, começou a suar de maneira excessiva. Silvano sabia que esse era o sintoma inicial dessa insônia fatal. Naquele momento, Silvano sabia que também desenvolveria a doença.

Ao invés de se deixar levar pela doença, Silvano decidiu investir tudo o que tinha (seu tempo e suas finanças) para tentar entender o que estaria matando as pessoas de sua família durante séculos. Com ajuda de Ignázio foram buscar auxílio num hospital especializado em distúrbios do sono em Bologna. O primeiro contato de Silvano com os médicos foi certamente inusitado. "Sei que vou morrer, será da mesma forma que meu pai e minhas duas irmãs morreram. Posso te dar todos os detalhes de como a doença progride", disse Silvano ao médico especialista. O médico, acostumado com eufemismos acadêmicos, se espantou com a forma direta de Silvano e disse: "Por favor, senhor, existem remédios que podem ajudar…". Silvano interrompeu no melhor estilo italiano: "Pare com essa baboseira, você terá meu cérebro assim que eu morrer". Essa e outras histórias podem ser encontradas no livro The family that couldn't sleep, de D.T. Max.

Silvano morreu com os mesmos sintomas de seus ancestrais. A análise de seu cérebro e de outros membros da família trouxe as primeiras evidências de que doença era de certa forma, similar a uma outra doença chamada Creutzfeldt-Jakob ou CJD (da sigla em inglês). CJD é uma doença causada por uma proteína infecciosa, conhecida como príon, encontrada em carnes obtidas de animais contaminados, como no caso da doença da vaca-louca ou do scrapie, em carneiros.

Além de CJD, a contaminação por príon também foi a *causa mortis* de diversos membros da tribo Fore, de Papua-Nova Guiné. Nessa tribo, o ritual de canibalismo foi o responsável pela epidemia conhecida como "kuru", que dizimou a população de maneira excepcionalmente acelerada. A descoberta de que "kuru" era causada por uma nova forma infecciosa levou Carleton Gajdusek ao prêmio Nobel em 1976. O prêmio foi concedido pelo reconhecimento de seus trabalhos no campo, mostrando que o agente infeccioso era, de fato, transmissível.

O príon é uma proteína como outra qualquer, codificada por um gene presente em todas as células de nosso organismo, e que, quando adquire uma alternativa conformação tridimensional, torna-se infecciosa e letal. Dessa forma, quando comemos carne contaminada com a doença da vaca-louca, ingerimos príons nessa segunda conformação. A proteína consegue escapar do sistema digestivo e atingir, de alguma forma ainda desconhecida, nosso sistema nervoso. No cérebro a forma modificada do príon animal consegue se reproduzir alterando os príons humanos para a forma infecciosa, causando CJD.

A teoria atual indica que essa segunda conformação tem a capacidade de alterar a conformação original de príons presentes na célula, numa reação em cadeia. Essa infecção proteica representa uma nova forma de replicação independente de DNA e quebra o dogma da biologia DNA-RNA-Proteína, uma heresia para os cientistas dos anos 90. Mesmo segundo a teoria de Darwin, somente seres vivos, movidos a ácido nucleicos, teriam razão para se reproduzir. Mas não uma proteína.

A ideia do príon vem chacoalhar toda a biologia. Ainda hoje essa teoria não é unanimidade entre os biólogos. Até mesmo James Watson (da dupla Watson e Crick, descobridores da dupla-hélice do DNA), não está convencido e acredita que o príon possui algum tipo de ácido nucleico (DNA ou RNA), mas que ainda não foi encontrado, pois seria pequeno e estaria protegido pela estrutura proteica do príon. A descoberta desse novo princípio de infecção levou o maior rival de Gajdusek, o excêntrico e polêmico neurocientista Stanley Prusiner (Universidade da Califórnia), a receber o prêmio Nobel de Medicina em 1997.

Gajdusek estava encarcerado quando ficou sabendo da notícia de que Prusiner havia ganhado o Nobel. Irritado, declarou que Prusiner havia ganhado o prêmio baseado em suas ideias e que não havia contribuído com nada original. Gajdusek fora sem dúvida um pesquisador formidável, mas algumas de suas ações eram socialmente estranhas. Por exemplo, ele adotou diversas crianças da Micronésia para morar em sua casa, alegando que teria condições de criá-las num ambiente melhor. Pouco depois, algumas dessas crianças o acusaram de pedofilia. A história cresceu e, após uma investigação do FBI, Gajdusek acabou sendo condenado a 18 meses de prisão. Diversas autoridades, incluindo o duas vezes prêmio Nobel Linus Pauling, protestaram em seu favor, mas de nada adiantou. Sentado em sua cela, Gajdusek jurou nunca em sua vida usar o termo príon (cunhado por Prusiner) e hoje vive no exílio, em Amsterdã. Mais detalhes desse dramático episódio científico encontra-se em The genius who loved boys, de Robert Draper.

Curiosamente o gene que codifica o príon é conservado entre os mamíferos e mesmo entre outras espécies, como em sapos, sugerindo que a proteína saudável tem uma função importante e ainda desconhecida para as células. A própria existência do príon ainda não foi totalmente comprovada cientificamente e permanece um mistério a ser desvendado no futuro. Entretanto, a possibilidade de sua existência tem estimulado intensos e frutíferos debates científicos e sociais. Nada mal para uma simples, pequena e, eventualmente "não-viva", entidade proteica que habita o moderno "mundo de DNA".

# Cabeças de Repolho

Uma das discussões mais sem fundamento da biologia talvez seja a questão de quando começa a vida. Sem fundamento porque não sabemos nem definir direito o que é vida, quanto mais tentar adivinhar quando ela começa. Numa visão reducionista, identificar o início da vida permitiria ao homem encaixá-la dentro da sua própria ética, consentindo sua manipulação, seja no cultivo de células-tronco embrionárias, seja na questão do aborto.

Filosofias à parte, a resposta de muitos neurocientistas para o início da vida é, em geral, que ela começaria junto com a formação do sistema nervoso. Assumindo "vida" como "vida consciente", acabam passando para a sociedade a errônea mensagem de que organismos sem um sistema nervoso não estariam vivos. Esse seria o caso de milhares de micro-organismos e também das plantas. Mas, afinal, não teriam as plantas um sistema nervoso responsável pela capacidade vegetal de perceber e interagir com o ambiente?

O fato de as plantas não terem um sistema nervoso parecido com nosso não significa que elas não tenham nenhum. Pelo contrário, se tivessem, seria mais provável que fosse diferente do nosso, talvez até usando estratégias semelhantes, como sinapses e neurotransmissores.

Há três anos, o campo das ciências vegetais assistiu ao nascimento e à propagação de uma ideia provocativa – a neurociência vegetal. Seus seguidores afirmam que as plantas possuem um sistema nervoso, sinapses e uma estrutura equivalente a um cérebro localizada em algum lugar perto das raízes. Com isso tudo, afirmam que as plantas teriam consciência e seriam seres inteligentes (Brenner e colegas, *Trends in Plant Science*, 2006).

A ideia da inteligência e consciência vegetal vem do fato de que as plantas seriam capazes de sentir o ambiente e direcionar esforços na busca ativa por nutrientes, "decidir" onde estocá-los no organismo, quando e quais partes devem crescer ou senescer (envelhecer), quando e como se reproduzir, como se preparar para um eventual ataque (feito, por exemplo, por vírus e micro-organismos) e, finalmente, como transmitir sinais químicos a outros organismos na mesma região. Todas essas respostas devem levar em consideração alterações ambientais, como quantidade de nutrientes, disponibilidade de luz, acesso à água, vento e temperatura. Ora, toda planta faz isso.

Argumentos que suportam essa teoria incluem a propagação de impulsos elétricos em plantas e a presença de substâncias parecidas com neurotransmissores animais, como o glutamato. Plantas também possuem genes que codificam receptores para essas moléculas, indicando que esses genes seriam conservados em animais e plantas. Essas evidências sugerem uma forma de comunicação intracelular que não seja por difusão química (um tipo de comunicação celular encontrado em plantas).

De acordo com a neurociência vegetal, o transporte da auxina (um hormônio vegetal ligado ao crescimento e polarização do organismo) poderia ser realizado através de vesículas semelhantes às que são usadas na transmissão sináptica em neurônios animais. Isso porque a auxina, em algumas situações, costuma ficar concentrada em vesículas perto da parede celular, pronta para ser liberada, enviando um sinal para a próxima célula e assim por diante, até atingir distâncias relativamente longas.

A ideia de um sistema nervoso em plantas pode ter forte impacto social. Para uns, as plantas representam uma justificativa para uma conduta vegan: só como o que não sente dor. Para outros, plantas são como bichinhos de estimação: pode-se conversar e interagir com elas; seriam sensores do humor humano. Pois bem: não é porque alguns "acham" que as plantas sentem algo é que vamos extrapolar isso para um sistema nervoso organizado. Afinal, semelhanças moleculares entre neurônios e células vegetais não querem necessariamente dizer que a propagação de sinais é a mesma entre células, tecidos ou órgãos.

## Você já viu uma samambaia esquizofrênica?

Recentemente, um grupo de 33 cientistas de diversos países publicou um artigo refutando muitas das evidências e do raciocínio por trás da neurociência vegetal (Alpi e colegas, *Trends in Plant Science*, 2007). O principal contra-ataque é que os neurotransmissores não são transportados de célula a célula por longas distâncias, como seria o caso da auxina. Além disso, a evidência de que a auxina usaria vesículas como meio de transporte não tem uma base científica sólida, existindo diversos outros dados que contradizem essa ideia.

Talvez o melhor argumento seja o de que, se houvesse um sistema nervoso em plantas parecido com o de animais, deveríamos também observar distúrbios e síndromes relacionadas a esse tipo de tecido, como a degeneração nervosa, por exemplo.

Admiro muito a coragem de pesquisadores por trás de novos conceitos e ideias, contradizendo o status quo e procurando fazer o conhecimento avançar. No entanto, isso tem de ser feito de maneira criativa e com extremo rigor científico. De nada adianta basear-se em analogias superficiais e extrapolações questionáveis. O sucesso de uma nova ideia será sempre medido pela forma como o cientista busca mostrar que está errado.

## Gosto também se discute

Nossos sentidos são responsáveis pela geração de uma representação do mundo exterior no interior de nossas mentes. Entender como cada sentido funciona e se interconecta com os outros é desvendar um dos maiores mistérios da neurociência.

No caso do paladar, receptores periféricos (na língua e em toda cavidade orofaríngea) são os responsáveis pelo gosto dos alimentos ou, evolutivamente falando, pela avaliação dos nutrientes e de eventuais substâncias tóxicas na comida. Essa área de pesquisa tem avançado muito, revisando uma série de dogmas nos últimos anos.

Surpreendentemente, apesar de conseguirmos distinguir uma série de gostos diferentes, qualitativamente, tudo que degustamos pode ser divido em apenas cinco sensações distintas: doce, amargo, salgado, azedo e umami (para aqueles não acostumados com a cozinha oriental, esse sabor é semelhante ao do *Ajinomoto*). Parece muito simples e modesto para explicar todos os gostos? Pode até ser, mas foi suficiente como base de reconhecimento dos componentes essenciais da nossa dieta durante a evolução.

Dessa forma, o gosto doce permite a identificação de alimentos energéticos; o umami permite o reconhecimento de aminoácidos (essenciais para a síntese proteica no organismo); o salgado garante uma dieta balanceada eletroliticamente e o azedo e amargo chamam a atenção para alimentos potencialmente tóxicos ou contaminados.

A identificação dos receptores para esses gostos é recente. Ao colocarmos os alimentos na boca, eles são parcialmente dissolvidos, liberando moléculas que se encaixam em receptores específicos. Talvez por isso mesmo seja difícil de degustar qualquer coisa com a boca seca. Esses receptores são formados por subunidades e ficam localizados em células epiteliais aglomeradas nos botões gustatórios, encontradas em regiões específicas da língua — as papilas gustativas (aquelas microvilosidades que se observa mesmo a olho nu). Ao contrário do que um enólogo de araque possa dizer, todos os receptores encontram-se igualmente distribuídos na língua – ao contrário do que dizem alguns livros- e igualmente contrário a certo mito popular, não há evidências de que exista um "mapa" distribuindo os gostos por regiões específicas da língua.

Vale uma observação aqui: para o gosto picante não temos receptores gustativos, a sensação quente da pimenta é ativada por receptores de dor presente em neurônios que inervam a língua, como se eles estivessem reconhecendo altas temperaturas. Um caso de sadomasoquismo gastronômico muito comum entre alguns humanos. Da mesma forma, o sabor refrescante da menta nada mais é do que a sinalização ao cérebro a baixas temperaturas, também através de um termorreceptor. Curioso, não? Mas é assim mesmo que seu creme dental traz uma sensação refrescante, mesmo estando em temperatura ambiente.

Mas então como é que conseguimos distinguir o doce do azedo na mousse de maracujá? Por décadas, o modelo conhecido como "fibras-cruzadas", no qual diversos receptores seriam encontrados numa mesma célula, reinou absoluto. De acordo com esse modelo, a sensação de um determinado gosto seria o resumo de diferentes sinais nervosos capturados por diversos receptores numa mesma célula epitelial, sinalizando a neurônios a ela conectados. Hoje em dia esse modelo está sendo seriamente desafiado através de novos dados que põem em discussão a exata localização desses receptores.

Um dos precursores de uma nova hipótese é o cientista chileno Charles Zuker, hoje radicado na Califórnia. Zuker e seu time de pesquisadores estão utilizando técnicas de biologia molecular para identificar, clonar e manipular os receptores gustativos em modelos animais. Aparentemente, variações genéticas nos diversos receptores de gosto entre indivíduos podem resultar em capacidade diferencial de detectar sabores.

Para fortalecer essa ideia, o grupo se aproveita da capacidade diferencial das espécies (humanos x camundongos) de discernir gostos. Por exemplo, ao contrário dos humanos, camundongos não possuem uma subunidade do receptor ao doce, chamada T1R2. A falta desse gene restringe o espectro de discernimento doce nos roedores, fazendo com que sejam incapazes de reconhecer adoçantes sintéticos como o aspartame. Ao introduzir o gene humano T1R2 no genoma de camundongos, eles passaram a ter uma preferência ao doce semelhante à dos humanos, chegando até a gostar de *Diet Coke* (Zhao e cols. *Cell* 115, 255-266, 2003).

O trabalho de Zuker suporta a ideia que, ao contrário do modelo de fibras-cruzadas, cada célula codifica para um tipo específico de receptor. Sua ativação seria suficiente para enviar sinais exclusivos ao cérebro com amplitudes comparáveis à concentração das moléculas dissolvidas na saliva. Essa descoberta permitirá, num futuro próximo, estabelecer a conexão neural de cada linha definida de informação que liga a língua ao cérebro, visualizando onde e como cada sinal combina-se com os outros no circuito, fornecendo a percepção de gosto e sabor.

Com isso em mãos poderemos incluir a influência dos sinais recebidos de outros sistemas sensoriais, como o olfato e a visão, facilitando a compreensão dos mecanismos neurais do paladar. A minuciosa observação desse sistema será fundamental para entender certos comportamentos culturais humanos relacionados à dieta. A ciência é mesmo saborosa para aqueles que têm os olhos maiores que a boca!

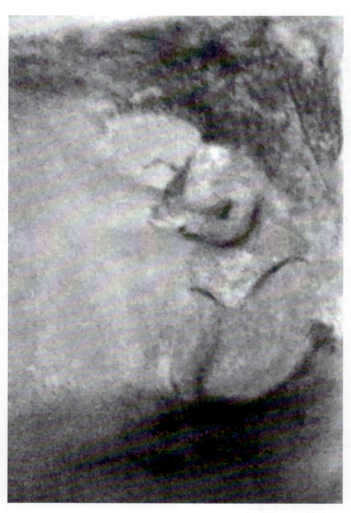

Ariel Vazquez Gicovate

# Em busca das memórias perdidas

No filme "Brilho Eterno de uma Mente sem Lembranças", Joel (Jim Carrey) fica abismado ao descobrir que sua namorada Clementine (Kate Winslet) optou por apagar definitivamente as memórias da tumultuada relação amorosa em que o casal vivia. Num ato de desespero, Joel vai atrás do inventor da técnica para que apague nele também as memórias do relacionamento. Mas no meio do processo ele percebe o quanto ainda ama Clementine e se arrepende da decisão. Joel tenta evitar que as memórias se apaguem realocando-as em diferentes regiões do cérebro, agrupando-as com outras memórias que não necessariamente deveriam estar juntas.

Existe alguma memória que, por pior que tenha sido a experiência (até mesmo em quem você votou nas últimas eleições), você gostaria de apagar do seu cérebro de uma vez por todas? Antes de responder, vale lembrar que em casos de doenças neurodegenerativas, como Alzheimer ou Parkinson, o indivíduo não tem escolha – as memórias simplesmente vão sumindo. Aliás, esse é um dos primeiros sintomas da neurodegeneração, o paciente não consegue lembrar-se dos nomes dos familiares, por exemplo.

Imagine agora que você, ou um portador de doença neurodegenerativa, pudesse tomar uma pílula para se lembrar de memórias esquecidas. Você tomaria? Na situação hipotética, o simples fato de existir uma pílula assim implicaria que as memórias não são apagadas definitivamente. O problema estaria em acessá-las. Pois saiba que, com base num recente trabalho de um grupo de pesquisadores do renomado MIT (Instituto de Tecnologia de Massachusetts), essa pílula pode virar realidade. E o mais impressionante é que o mecanismo de ação pode estar relacionado a alterações epigenéticas no genoma neuronal, como o empacotamento do DNA. Calma, eu explico mais abaixo.

No trabalho, publicado recentemente na "Nature" (Fischer e colegas, 2007), o grupo utiliza um modelo em camundongos de neurodegeneração progressiva. Nesses valiosos animais transgênicos, a neurodegeneração em regiões especificas do cérebro pode ser induzida através de fatores adicionados na dieta, em qualquer período da vida do animal.

Dessa forma, pode-se "criar" memórias nos camundongos normais e testá-las após o início do processo neurodegenerativo. Obviamente, os camundongos não vão te contar sobre a vida deles, o que fizeram ontem ou quão chato é ficar numa gaiola. As memórias são formadas em testes comportamentais; por exemplo, associar um estímulo sonoro (um apito característico) a outro estímulo repulsivo (um pequeno choque).

Após aprenderem a associar o apito com o choque, os animais foram testados novamente algumas semanas depois. A maioria deles se lembrou perfeitamente do que acontecia ao ouvirem o apito: lá vem o choque! Nesse caso, eles antecipavam o que estaria por vir e congelavam logo depois de ouvir o apito, como uma criança que apronta uma e aguarda ansiosamente a repressão materna. No entanto, ao induzir a neurodegeneração, os camundongos esqueciam essa correlação e continuavam caminhando normalmente pela gaiola até serem pegos de surpresa pelo choque.

Ao manter os camundongos com neurodegeneração num ambiente rico (cheio de brinquedos, rodinhas de corrida e interação social) algo surpreendente aconteceu – os animais passaram a relembrar o que tinham aprendido antes da neurodegeneração e congelavam ao ouvir o apito, já esperando pelo choque. Esse resultado demonstra claramente que as memórias não são completamente apagadas pela degeneração nervosa, mas existe uma dificuldade em acessá-las. Seria algo como um CD sujo que fica rodando no tocador: as músicas estão todas lá, só não conseguem mais serem lidas pelo *laser*.

Análises subsequentes mostraram que o ambiente rico no qual os animais foram mantidos não bloqueou a neurodegeneração, mas sim aumentou o número de sinapses que os neurônios sobreviventes eram capazes de fazer. Parece que são justamente essas sinapses as responsáveis por encontrar as memórias perdidas, estabelecendo novas redes neurais, num fantástico exemplo de plasticidade cerebral.

Novas sinapses são estimuladas através da leitura de uma série de genes que precisam ser ativados pelos neurônios. Para que os genes sejam devidamente ativados, o DNA precisa ser desempacotado, como um novelo que vai se desenrolando. Somente na forma desempacotada que os genes conseguem ser lidos. O controle de que região do DNA fica acessível, ou "desenrolada", em um determinado momento é feito por um mecanismo epigenético, isto é, sem alterar o código genético em si, mas sim o envoltório proteico que projete a dupla fita de DNA. Enzimas conhecidas como HDACs são algumas das muitas proteínas responsáveis pelo empacotamento do DNA.

Usando inibidores de HDAC, o grupo do MIT reproduziu o mesmo resultado que obteve com o ambiente rico, ou seja, os camundongos com neurodegeneração conseguiram recuperar memórias perdidas. Como o ambiente rico consegue desempacotar o DNA, levando à ativação gênica, ainda é um mistério. Sabe-se que mecanismos epigenéticos similares atuam em outras condições neurológicas, como no desenvolvimento da epilepsia, no vício em drogas e até mesmo na regulação do sistema visual.

Minha maior crítica a esse tipo de trabalho é que as enzimas HDAC são promíscuas e podem atuar em uma série de outras vias menos conhecidas e não apenas na formação de novas sinapses. Da mesma forma, o ambiente rico também induz células-tronco neurais a produzir novos neurônios no hipocampo (estrutura do cérebro relacionada à memória e ao aprendizado), que também podem contribuir com o restabelecimento das redes neurais. Esse ponto não foi levado em consideração pelo grupo do MIT e pode influenciar na interpretação dos resultados.

Além disso, o grupo nunca utilizou o mesmo grupo de animais em experimentos de recuperação da memória, o que seria o melhor controle possível nos experimentos propostos. Não fica claro o porquê disso no manuscrito, mas parece um deslize dos revisores científicos anônimos, encarregados de avaliar o artigo antes da publicação (pois é, até a "Nature" come bola).

De qualquer forma o trabalho abre excelentes perspectivas para uma potencial droga que ajude a melhorar a qualidade de vida dos portadores de doenças neurodegenerativas, como Parkinson e Alzheimer, já que há fortes indícios de que as memórias não estão perdidas para sempre. Aparentemente, o que o cérebro memoriza, não esquece jamais.

# O cérebro sexual: o que é normal?

Ao nascermos, e muitas vezes até antes, a observação anatômica do corpo do bebê define em que tipo de mundo ele vai viver: no azul masculino ou no cor-de-rosa feminino.

A criança, exposta a diversos estímulos ambientais, vai então moldando as redes neurais de seu caráter e personalidade e, para a alegria dos pais, torna-se um indivíduo sexualmente maduro, responsável pela propagação dos genes familiares. Esse ciclo tão comum torna-se um verdadeiro paraíso quando comparado com o destino daqueles que não seguem por esse caminho. Nesse caso, a vida pode ser infernal.

Diante da entrada do Inferno, Dante e Virgílio se deparam com um aviso que diz para abandonar toda a esperança — uma vez dentro, não há como voltar. "Sem esperanças" é a melhor descrição de como pessoas em crise de identidade sexual se sentem numa sociedade que condena qualquer nuance no desvio do modelo heterossexual. Portanto: abra sua mente antes de continuar lendo o texto abaixo.

Em termos didáticos, podemos classificar o sexo humano em três tipos. O primeiro é o sexo biológico, ou a determinação genética: cromossomos XY definem homens e cromossomos XX, mulheres. O segundo é a identidade sexual, ou como você se enxerga independentemente do sexo genético. Especula-se que a identidade sexual possa ser causada pela quantidade hormonal disponível para o desenvolvimento do cérebro fetal durante a gravidez. Finalmente, o terceiro é a orientação sexual, ou seja, o sexo pelo qual você se sente atraído. Certamente, nenhuma dessas definições, sozinha, explica a diversidade sexual.

Crianças com a chamada "síndrome de identidade sexual" começam a apresentar um comportamento característico (irritação com o tipo de roupa ou preferência por brinquedos do outro sexo) por volta dos dois anos de idade. Quando chegam à adolescência sem o devido acompanhamento psicológico, a frustração com o próprio corpo é tão grande que frequentemente optam por automutilação. Há muitos casos de depressão e altos índices de suicídio. Um dos tratamentos consiste em frear o desenvolvimento dessas crianças com suplementos hormonais (que de quebra produzem altos índices de câncer), deixando um corpo mais definido para a maturidade. Afinal, a passagem pela adolescência pode ser traumática mesmo sem crise de identidade sexual.

A orientação sexual acontece mais tarde no desenvolvimento e leva em conta aspectos do sexo genético e da identidade sexual, além de influências do ambiente e da própria personalidade do indivíduo. A orientação sexual é extremamente ampla e, sem dúvida, o grupo homossexual é o mais discriminado hoje em dia.

A homossexualidade humana só começou a ser considerada um desvio de comportamento com o estabelecimento da civilização judaico-cristã. O porquê disso é motivo de muita especulação, dentre as quais destaco o interesse em manter uma organização familiar burguesa e de fácil controle. De fato, o homossexualismo estava na lista internacional de enfermidades mentais, até que finalmente foi retirado em 1990 pela Organização Mundial de Saúde. Atenção: não confunda a síndrome da identidade sexual com homossexualismo. Parte do preconceito vem da falta de informação. Homossexualismo não é uma doença.

Diversos fatores apontam para um componente genético no homossexualismo, como, por exemplo, em gêmeos idênticos: quando um é homossexual, a chance de que o outro seja é maior do que quando os envolvidos são gêmeos não-idênticos. Também há evidência de que a homossexualidade masculina esteja relacionada a fatores associados ao cromossomo X materno. Outra observação é a alta frequência de comportamento homossexual entre os animais.

Dados do livro "Biological Exuberance – Animal Homosexuality and Natural Diversity", de Bruce Bagemihi (1999), sugerem que, de 450 espécies analisadas (entre elas, mais de 300 animais vertebrados), todas exibiam, em maior ou menor grau, hábitos homossexuais. Em destaque, nos macacos bonobos (com mais de 98% do genoma idêntico ao humano), o contato homossexual é tão ou mais comum do que o heterossexual.

Em drosófilas (moscas-de-fruta) foi possível criar uma linhagem homossexual, através de manipulação genética, assim machos cortejavam outros machos, chegando a formar "trenzinhos", com diversos machos enganchados uns aos outros e total ausência de interesse por fêmeas que estavam próximas (Zhang e Odenwald, *PNAS*, 1995). O achado foi inicialmente encarado como um forte argumento da presença de um componente genético durante a orientação sexual. No entanto, ao misturar machos homossexuais com heterossexuais, esses últimos também passavam a cortejar outros machos, sugerindo um aprendizado da corte.

Apesar de não sabermos ainda como isso ocorre, o comportamento homossexual atuou nos neurônios sensoriais das moscas heterossexuais, possivelmente através de mecanismos epigenéticos (não genéticos ou ambientais). Esses dados demonstraram que o ambiente também pode afetar o comportamento sexual, além de chamar a atenção para o cérebro como o verdadeiro órgão sexual.

Em humanos, estudos liderados pelo pesquisador Simon LeVay, de San Diego, na Califórnia, e publicados na prestigiada revista *Science* em 1993 trouxeram evidências de que o cérebro pode ser um dos caminhos para se entender a sexualidade humana. No hipotálamo (região do cérebro atribuída a emoções e comportamentos sexuais), neurônios específicos, conhecidos como 3NIHA, respondem à presença de testosterona, o hormônio masculino.

Em humanos, esse núcleo de células é menor em homens homossexuais quando comparados a homens heterossexuais, o que sugere que os cérebros de homens homossexuais respondem menos a estímulos da testosterona do que os de homens heterossexuais. Não foi encontrada diferença entre homens homossexuais e mulheres.

Apesar de instigante, o trabalho não exclui a possibilidade de essa diferença ter sido causada pela infecção por HIV, uma vez que os cérebros de homens homossexuais usados na pesquisa vieram exclusivamente de pacientes com Aids.

Independentemente de como o cérebro lida com fatores genéticos e epigenéticos na formação da sexualidade, ainda não sabemos por que, evolutivamente, o homossexualismo se mantém nas populações humanas, uma vez que casais homossexuais não geram filhos. Uma das ideias seria que o balanço entre homos e heterossexuais trouxesse alguma vantagem evolutiva para a espécie. Curiosamente, modelos matemáticos simulando essa situação revelaram uma interessante característica humana: caso exista um fator genético determinante da homossexualidade (isto é, um ou mais genes "gays"), 50% da população humana estaria dentro de um gradiente bissexual (Gavrilets e Rice, Proc. R. Soc. Lond., 2006).

Como descreveu Alfred Kinsey em 1949, as pessoas podem ser classificadas como exclusivamente heterossexuais (50%) a exclusivamente homossexuais (5%). Entre os dois extremos, um gradiente revela toda a diversidade humana, fruto de um cérebro complexo com um ambiente em constante mutação. Nessa população estariam as categorias intermediárias que variam de um extremo ao outro, dependendo da circunstância em que se encontram. A beleza do modelo matemático acima proposto é que ele seria facilmente testável se estivéssemos preparados para descobrir se a hipótese é verdadeira ou não.

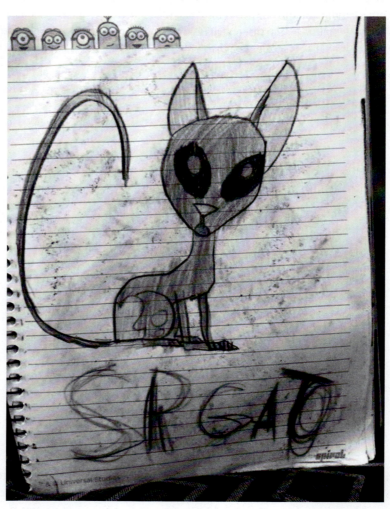

Caio Franco de Souza Abdo

# Atração fatal: parasita faz rato perder medo de gato

Qual é o melhor parasita? Com toda certeza é aquele que se aproveita do organismo hospedeiro sem que ele perceba. Melhor ainda se o parasita conseguir controlar a mente do hospedeiro e com isso alterar o comportamento da vítima a seu favor.

Na natureza encontramos uma série de casos assim. Por exemplo, durante minha iniciação científica, trabalhei com um tipo de vírus capaz de infectar larvas que predavam a cana-de-açúcar. Ao infectar as larvas, o vírus alterava o comportamento delas, que passavam a procurar as regiões mais altas da planta para se fixar. Após um tempo, a proliferação do vírus era tão grande que a larva morria e se transformava num repositório viral.

Esse "saco" de vírus se descolava da planta e caía, explodindo ao se chocar com outras folhas e espalhando o vírus. Com isso, aumentavam as chances do vírus infectar outras larvas e se proliferar. Parasita esperto, não? Então leia o que vem abaixo.

Em mamíferos é notório o exemplo do protozoário *Toxoplasma gondii*. Esse parasita consegue bloquear a aversão inata de ratos para a urina dos gatos. Além disso, o parasita causa uma atração para a urina, aumentando a chance de o gato abocanhar o rato. Esse mecanismo adaptativo é uma forma de manipulação comportamental pelo Toxoplasma que, apesar de se reproduzir apenas no intestino de gatos, consegue facilmente infectar ratos que entram em contato com fezes felinas contaminadas.

Durante muito tempo esses resultados foram visto com olhos desconfiados pela comunidade científica, principalmente pela falta de controles nos experimentos de comportamento. Em geral esses testes consistem em colocar o rato em uma caixa em que cada um dos cantos contenha um cheiro diferente, incluindo urina felina, e observar que canto eles preferem ficar. Ratos infectados por Toxoplasma têm uma atração pela urina de gato. Também ninguém havia demonstrado se os ratos perdiam o medo do gato ou se eram realmente atraídos pelo odor da urina.

Mas em abril desse ano, o grupo liderado por Robert Sapolsky, da Universidade de Stanford, na Califórnia (Vyas e colegas, *PNAS*, 2007), publicou dados mostrando que o Toxoplasma consegue realmente converter a aversão ou medo dos ratos ao cheiro dos felinos em atração suicida. Essa alteração é bem específica, uma vez que a infecção não altera o olfato ou outros tipos de medo inatos dos ratos.

O grupo mostrou que esse efeito pode ser causado porque o Toxoplasma se dirige para o sistema nervoso dos ratos infectados, migra para a região da amígdala (justamente uma das regiões no cérebro onde se localiza o circuito neuronal do medo inato que ratos sentem por gatos), formando quistos. Esse tropismo do parasita por essa região específica do cérebro é simplesmente fenomenal. Como e por que isso acontece merece ser estudado mais a fundo.

Um terço da população humana está contaminada pelo *Toxoplama gondii*, mas não se sabe se isso também causa uma atração dos humanos por felinos. Acho pouco provável, principalmente se o efeito for mesmo específico, como demonstrado pelo grupo de Sapolsky. A maioria dos humanos infectados nem sabe disso, pois a infecção é aparentemente assintomática, exceto em mulheres grávidas (em que o feto corre o risco de apresentar problemas durante o desenvolvimento, como cegueira parcial) ou em pessoas com deficiência no sistema imune. Em ambos os casos, aconselha-se manter distância dos felinos e evitar contato com locais em que possa haver fezes de gatos.

Por outro lado, existe uma correlação causal entre a presença de antígenos do Toxoplasma e o desenvolvimento de esquizofrenia (Webster e colegas Proc. Biol. Sci. 2006). Esses estudos epidemiológicos precisam ser confirmados, aumentando o rigor estatístico. Além disso, existem outros trabalhos científicos que tentam correlacionar a infecção com alterações sutis de comportamento humano, ou seja, o parasita deixaria homens mais amorais e com menos medo de punição ao quebrar regras sociais e mulheres mais cordiais e carinhosas.

Esses trabalhos com humanos, a maioria publicada em revistas científicas de baixo impacto internacional, ganharam fama ao ser colocados no holofote pelo blog do jornalista Carl Zimmer durante o ano passado. Na onda dele, outros tentaram correlacionar os índices de infecção em diversos países com características culturais (o Brasil, campeão da lista com quase 70% da população infectada). Balela. São tantos os fatores envolvidos na definição do comportamento cultural humano que fica ridículo pensar em algo tão determinista assim.

No entanto, quando penso em parasita, é inevitável não relacionar o assunto a alguns de nossos políticos — afinal como é que eles conseguem manipular a cabeça dos brasileiros para continuar votando neles, mesmo afogados em escândalos? Só faltava essa, um parasita mental para justificar o malufismo e outros "ismos" da nossa cultura política. Isso sim seria realmente fenomenal.

## A teoria da mente e a síndrome de Williams

Há dois anos convidei o escritor e neurologista Oliver Sacks para uma palestra no Instituto Salk. O pequeno senhor, de voz calma e com uma estranha atração por tabelas periódicas, representado de maneira brilhante por Robin Williams no filme "Tempo de Despertar", comoveu a plateia com curiosas descrições de casos neurológicos. Uma delas em particular me chamou a atenção: uma complexa síndrome genética que causa predisposição ao comportamento social e amabilidade.

Trata-se da síndrome de Williams, um esporádico acidente genético que remove uma importante região do cromossomo 7, eliminando cerca de 30 genes. Alguns desses genes atuam em conjunto e são responsáveis por problemas cognitivos, enquanto outros podem causar problemas morfológicos, como defeitos no coração. Pacientes com essa síndrome apresentam dificuldades de orientação espacial e cálculos numéricos. Mas o que realmente chama a atenção é o fenótipo social, uma paixão por companhia e diálogo, junto com uma má interpretação da dinâmica social e total falta de inibição num ambiente estranho. Dessa forma, os portadores de Williams adoram conversar, conversam sobre tudo e com qualquer um, sem o menor medo social.

Essa habilidade parece ser decorrente de uma performance linguística acentuada, possivelmente causada por uma redução de áreas visuais posteriores no cérebro, como que forçando o uso criativo da semântica e sintaxe oral. Em consequência, pode-se observar um rico e elaborado vocabulário em alguns portadores. Entretanto, a falta de inibição social parece ser decorrente de uma má-ativação da amígdala (centro do cérebro responsável pelo medo) ao ver faces estranhas ou agressivas. Seria como se vissem apenas rostos amigáveis, sempre.

Em contraste com o rápido desenvolvimento verbal, portadores dessa síndrome não conseguem reconhecer sinais óbvios da linguagem corporal ou perceber qualquer tipo de ironia. Aparentemente, não possuem a chamada teoria da mente, ou seja, a capacidade que temos de inferir intenções de outra pessoa sem que ela o diga verbalmente. A falta de uma teoria da mente faz com que os Williams tenham poucos amigos, verdadeiros e profundos, mesmo com toda sua inata erupção comunicativa. A falta de amigos é frustrante e revela uma importante característica humana: a necessidade quase incontrolável de interagir com outros de uma forma não-superficial. Todos sabemos quão doloroso pode ser o isolamento ou mesmo a exclusão de um grupo.

Imediatamente fascinado por essa síndrome, passei a estudar sobre o assunto e tentar entender como alguns poucos genes poderiam causar essa amabilidade desinteressada, apresentada pelos raros pacientes que carregam essa característica genética. No nível molecular, pergunto como que um punhado de genes consegue regular a sociabilidade humana e alterar a teoria da mente? Num outro nível, comportamental, como seria o mundo se fôssemos todos carinhosos, sorridentes e amáveis uns com os outros, sem esperar nada em troca?

Crianças com Williams lembram elfos ou fadas, com pequenos narizes empinados, cabelos encaracolados e um eterno e agradável sorriso nos lábios, programados para cativar. Ao contrário do amplo espectro de autismo, a síndrome de Williams possui uma reconhecida base genética, passível de manipulação em animais de laboratório. Pode-se, por exemplo, retirar um gene de cada vez em camundongos e observar o fenótipo. Dessa forma, vejo a síndrome de Williams como um ótimo modelo para o estudo das bases genéticas de certos comportamentos humanos, incluindo o grande paradoxo das relações sociais. Para sobreviver, precisamos interagir e trabalhar em grupo, mas também temos que competir entre nós, no mais puro *reality show*. É aí que a linguagem torna-se essencial.

Muito possivelmente a linguagem humana surgiu da necessidade de coordenar grandes grupos de pessoas, do desejo de sair do isolamento e criar uma conexão com outros humanos. Imagino que deve ter começado muito simples, associando-se sons a necessidades como fome, perigo ou dor. Depois disso, provavelmente ocorreu uma gigantesca transição evolutiva e então passamos a usar os sons para representar sensações abstratas: amor, amizade, felicidade... Quando você ouve alguma dessas palavras, seu cérebro a conecta com impressões e memórias relacionadas ao som da palavra, nos ajudando a entender o que o outro quer dizer. O curioso é que são apenas símbolos vocais abstratos e mesmo assim todo mundo entende do que se trata. Existiria algo transcendental que nos une pela linguagem? Qual o papel do ambiente nisso tudo?

Para responder a essa última questão, um grupo de pesquisadores da Califórnia resolveu comparar pacientes com síndrome de Williams em duas culturas bem diferentes: nos EUA e no Japão (Carol Zitzer-Comfort e colegas, *Devel. Sciences*, 2007). É notável que a parte social nesses dois países seja bem distinta. Numa visão simplista, considere que nos EUA, quem não chora não mama, enquanto no Japão quem reclama apanha! Na pesquisa, os pais tiveram que avaliar o comportamento social das crianças portadoras em diversas situações sociais.

O resultado foi que, independentemente do lugar onde nasceram, todos os portadores demonstravam uma habilidade superior para o comportamento social quando comparadas a crianças normais da mesma região. Esse resultado aponta para um fator genético na sociabilidade humana. Mais interessante ainda, o estudo também revela que a expectativa cultural claramente influencia o comportamento social, uma vez que a sociabilidade dos garotos americanos normais foi considerada semelhante à dos garotos japoneses com a síndrome de Williams.

A procura pela porção genética do comportamento social continua e deve focar tanto na parte molecular, isto é, como que o produto desses 30 genes se interelacionam na célula, quanto na parte comportamental, em outras palavras, na compreensão das redes neurais envolvidas nesse processo. Descobrir como o cérebro Williams funciona trará ótimas oportunidades de intervenção terapêutica, além de abrir novas avenidas para o avanço da compreensão da razão pela qual sofremos tanto com as relações humanas.

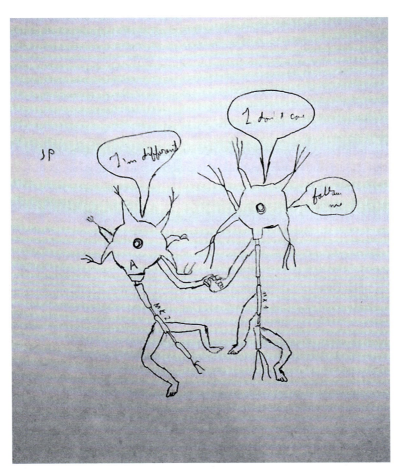

Jose Paulo Afonso Soares Herrerano

# Novos neurônios: entre cheiros, memórias e parceiros

A descoberta de que o cérebro adulto é capaz de produzir novos neurônios, em contraste com o dogma de que o sistema nervoso não se regenera, é um dos assuntos mais fascinantes da neurociência atual e já foi discutido em detalhes aqui.

Em condições fisiológicas normais, o fenômeno da neurogênese acontece em duas regiões distintas do cérebro adulto: no giro dentado do hipocampo e na zona subventricular. Novos neurônios produzidos no giro dentado lutam com os neurônios já estabelecidos por um lugar ao Sol. Na verdade brigam para se incorporar às redes neurais que conectam as memórias no tempo, funcionando como um sistema biológico que nos permite apreciar que o tempo é dinâmico. Na zona subventricular, as células-tronco produzem neurônios imaturos que migram para o bulbo olfatório. Chegando lá, esses neurônios amadurecem, contribuindo para as redes neurais envolvidas com a memória olfativa.

Nessas duas áreas, as células-tronco neurais se especializam em novos neurônios dependendo do estímulo que recebem. Por exemplo, o exercício físico voluntário aumenta o número de neurônios no hipocampo, mas não no bulbo olfatório. Por outro lado, a lactação das fêmeas aumenta o número de neurônios no bulbo olfatório, independente de qualquer alteração no hipocampo. Essas observações sugerem que os mecanismos envolvidos na geração de novos neurônios nessas duas áreas atuam de maneira específica. Afinal, o hipocampo e o bulbo olfatório possuem funções bem distintas no cérebro.

Em um estudo publicado recentemente na *Nature Neuroscience* (Mak e colegas, 2007), pesquisadores mostraram que feromônios (do grego phéro, transportar e órmao, excitar) de camundongos machos induzem a neurogênese tanto no hipocampo quanto no bulbo olfatório de camundongos fêmeas. Com isso, os autores descrevem pela primeira vez um estímulo capaz de induzir a geração de novos neurônios em ambas as regiões, sugerindo uma possível relação entre neurogênese e comportamento sexual.

Isso porque, em camundongos, o reconhecimento de feromônios do macho dominante pelas fêmeas se traduz em sinais químicos no cérebro que fornecem informações sobre o status social, saúde e vantagem genética do macho em questão. É justamente isso que faz com que elas optem por ter relações sexuais com o macho dominante ao invés de machos subordinados. Dessa forma, machos dominantes que foram castrados não estimulam a neurogênese nas fêmeas, perdendo a vantagem reprodutiva. Além disso, fêmeas com neurogênese reduzida artificialmente ou que foram previamente expostas a feromônios de machos subordinados não conseguem distinguir direito quem é o macho dominante.

Esse conjunto de dados sugere que, pelo menos no comportamento sexual dos camundongos, a neurogênese adulta em duas regiões diferentes do cérebro pode funcionar de maneira cooperativa. Novos neurônios do bulbo olfatório seriam responsáveis pelo reconhecimento de feromônios do macho dominante em algum momento da vida das fêmeas, enquanto os novos neurônios no hipocampo seriam responsáveis pela lembrança desse reconhecimento em outros momentos.

Vale lembrar que a neurogênese diminui drasticamente com a idade, tanto no bulbo olfatório quando no hipocampo. Fica a dúvida se o discernimento sexual das fêmeas, ou seja, a capacidade de distinção entre machos, também diminui com a idade. Sabe-se também que a depressão diminui e o Viagra aumenta a neurogênese no hipocampo. Seria possível então que o uso de Viagra tivesse algum efeito na libido de fêmeas que sofrem de depressão? E se der certo? Será que funcionaria em humanos também?

Essas são dúvidas que a ciência tem plena e total capacidade de responder em alguns anos, usando ferramentas genéticas e moleculares. No entanto, estou mais interessado em outro tipo de questão, não tão simples assim: estaria o comportamento sexual pré-determinado biologicamente, ou melhor, nossas escolhas são realmente decorrentes de um livre-arbítrio?

Tome o famoso experimento das camisetas suadas como exemplo. Nesse caso, mulheres tinham que julgar, num estudo "cego", quais as camisetas de homens suados as atraíam com mais intensidade durante o período fértil (acho que só nesse período mesmo é que elas acham nosso suor atraente…). A resposta foi surpreendente – as mulheres se atraíram mais por cheiro de homens cujo sistema imune era diferente do delas. Essa escolha teria uma função evolutiva: gerar prole com um sistema imune mais amplo e, supostamente mais forte do que o dos próprios pais, deixando o indivíduo mais adaptado e com melhores chances de sobrevivência.

Às vezes me incomoda descobrir que certos comportamentos humanos possam ser previsíveis e até determinísticos. Seríamos mais felizes se não tivéssemos consciência disso? De maneira irônica, nosso cérebro evoluiu para pesquisar e descobrir novas informações, e a maioria de nós fica incomodada em não saber o porquê das coisas. Estamos sempre buscando algo. Talvez seja por isso mesmo que a questão da morte e do livre-arbítrio seja um dos maiores debates filosóficos e científicos da humanidade. Prometo escrever sobre isso em breve.

# Cérebro determinado: o livre-arbítrio é uma ilusão?

Pare já de ler essa coluna. Não conseguiu, não é mesmo? E por que não? Esse é um dos muitos exemplos empregados pela neurociência para mostrar que, pelo menos em certas ocasiões, não temos o menor poder de decisão, já estaria tudo programado em nosso cérebro. Mas será mesmo verdade, estaríamos pré-determinados desde o nascimento? Conforme prometido anteriormente, escrevo hoje sobre algumas reflexões relacionadas ao livre-arbítrio e a neurociência.

Quando criança pensava em desafiar a morte para um duelo, caso vitorioso teria a imortalidade. Obviamente, não era o único que tinha essas ideias. Na famosa cena do filme "Sétimo Selo" (do já saudoso Ingmar Bergman), o cavaleiro Antonius desafia a Morte para uma partida de xadrez, tentando vencê-la através do conhecimento humano. Antonius se recusa a morrer sem ter compreendido o sentido da vida. Em jogo, o adiamento de sua sentença. Mas da Morte ninguém escapa...

A morte limita a questão do livre-arbítrio uma vez que estamos todos predestinados a morrer. Então só podemos ser realmente livres no período entre o nascimento e a morte. A coisa fica ainda mais restrita quando nos damos conta que somos um sistema físico-químico, funcionando de acordo com as leis do universo. E nossos comportamentos não parecem ser exceção.

Na década de 70, ensaios experimentais conduzidos pelo fisiologista Benjamin Libet, da Universidade da Califórnia em São Francisco, mostraram que impulsos nervosos podem ser previsíveis. Os experimentos demonstraram que os sinais elétricos obtidos do cérebro de voluntários podiam ser usados para prever, por cerca de meio segundo, a decisão entre duas ações motoras: apertar um botão ou estalar os dedos. Essa descoberta surpreendente demonstra que a ordem da atividade cerebral é contraintuitiva: primeiro a escolha do movimento e só depois a consciência da decisão, em vez do oposto. (Mais detalhes em: "Mind Time: The Temporal Factor in Consciousness, Perspectives in Cognitive Neuroscience", Benjamim Libet, Harvard University Press, 2004.)

Esses resultados foram reproduzidos diversas vezes ao longo dos anos, inclusive com o uso de moderníssimos scanners de ressonância magnética com alta resolução e, consistentemente, mostram que o cérebro consciente está sempre tentando alcançar as ações disparadas pelo inconsciente. "Não sabia que te amava até que ouvi minha própria voz dizendo isso" confessou o filósofo e matemático inglês Bertrand Russell para sua amante Ottoline Morrell durante um de seus diálogos noturnos. Assim como Russell, somos facilmente enganados quando a questão é assumir responsabilidade pelas nossas próprias ações.

A realidade está sempre correndo meio segundo a frente da nossa consciência da própria realidade. O "agora" já passou há meio segundo e não foi notado pelo nosso sistema sensorial. Pior, nunca alcançaremos a realidade de maneira consciente com o cérebro no estado atual. Não seria nem necessário comentar as implicações dessa descoberta, mas imagine se pudéssemos analisar a mente de um suposto assassino meio segundo antes dele cometer um crime. Seria ele culpado apenas pela intenção? Acho que já vi isso em algum filme...

Na cultura ocidental estamos constantemente insatisfeitos, queremos sempre mudar alguma coisa: perder peso, viajar mais, ler outros livros, etc. Curiosamente, esse sentimento vem da certeza de que somos livres para mudar o rumo de nossas vidas ou mesmo vencer dificuldades impostas pelos revezes da vida. Por que achamos que somos livres para decidir qualquer coisa? Talvez o livre-arbítrio sobreviva apenas como percepção, mas não como uma vontade real. Nós temos a experiência da escolha em todo momento (o que comer, o que vestir, com quem conversar) o que nos traz a ilusão da liberdade.

O fim do livre-arbítrio, ou sua redefinição como uma ilusão conveniente, pode causar uma revolução na nossa cultura moral e senso de responsabilidade legal. Afinal, isso significa que nós somos tão responsáveis pelas nossas ações quanto uma pedra ou um animal. No entanto, acredito que a grande maioria jamais iria aceitar isso, afinal parece que fomos programados para acreditar que somos livres.

Desses argumentos, desabrocha uma nova ideia na neurociência: o cérebro consciente está atrasado porque estaria fadado a se ocupar com milhares de atividades mundanas diariamente: vestir-se, tomar café, dirigir, ir ao banco, etc. Essa escravidão só será relaxada durante o sono ou em estados de "transe". No transe, pensar demais atrapalha. Essa é a base da meditação de certos monges budistas e uma forma excepcional de executar atividades que requeiram muita concentração, usada por atletas profissionais ou mesmo por você.

Tente dirigir pensando em todas suas ações – como se fosse a primeira vez. Além de ser extremamente complicado, você irá notar que tende facilmente a entrar no modo automático. Para continuar consciente, você tem que reprimir o inconsciente. Esse poder do veto limita o uso do livre-arbítrio humano, mas é suficiente para a maior parte das questões éticas humanas, afinal, a grande maioria dos códigos morais está baseada na repressão do cérebro questionativo: não matarás, não roubarás, e assim vai.

Difícil de aceitar que nosso cérebro altamente evoluído é facilmente ludibriado. Já estamos limitados demais pelo nascimento e morte, além das milhares de atividades cotidianas que dominam nosso consciente. O que sobra do livre-arbítrio então? Na minha visão, parte desse determinismo foi (e ainda é) essencial para nossa sobrevivência: não dá para pensar muito no momento em que você está em perigo, você age sem hesitar, inconsciente. Da mesma forma que um corredor profissional de 100 metros rasos, só tem consciência do apito inicial do juiz quando já está quase no meio da corrida, ou seja, cerca de meio segundo depois!

De fato, muitos dos experimentos inspirados em Libet foram baseados no sistema motor. Mas o que dizer de algo como a estética de uma obra de arte? Será que os impulsos elétricos seriam capazes de prever se gostaremos ou não de uma determinada pintura? Quando expostos a um ambiente novo, nossos sistemas sensoriais não estão mais limitados pelas atividades do dia-a-dia e surge a chance do momento criativo. Seu cérebro tem a chance de formar conexões novas, jamais pré-determinadas. Esse sim pode ser considerado um verdadeiro momento de liberdade, jamais vivido por um animal ou máquina. Assim, quanto maior o número de novas experiências a que você se expuser, mais livre será seu cérebro.

Outra forma de livre-arbítrio seria a própria plasticidade neuronal. Por exemplo, pessoas que nascem cegas conseguem usar grande parte do predestinado córtex visual para áreas não-relacionadas, como para o olfato, por exemplo. Mesmo pessoas com derrame e que perderam o movimento de algum membro, conseguem recuperar parte da atividade com treinamento específico. Mas essa reorganização cerebral depende exclusivamente da sua vontade de mudar. Reorganizando suas conexões nervosas, você muda quem você é, vencendo o determinismo original.

Assim, o determinismo e o livre-arbítrio podem sim coexistir em nosso cérebro. Usamos um ou outro dependendo da ocasião e do momento da evolução humana (seria legal descobrir que no futuro, ações cotidianas seriam automatizadas, libertando nosso cérebro para o processo criativo). Acho que isso deve incomodar muitos cientistas e filósofos, mas nada me convenceu do contrário. E como testar essa hipótese?

Todo sistema físico investigado até hoje pode ser classificado como determinístico ou aleatório, mas nunca as duas coisas. Vale lembrar que, paradoxalmente, teorias baseadas em mecânica quântica descrevem movimentos aleatórios de partículas microscópicas como base fundamental do que chamamos de realidade. Mas e o cérebro humano? Das duas uma: ou simplesmente não sabemos quais as equações para explicar alguns dos fenômenos neurais ou existe algo fundamentalmente novo que ocorre em sistemas ultracomplexos. Ainda não temos a resposta se o cérebro é um complicado conjunto de engrenagens, se é algo totalmente independente da física atual ou mesmo um misto dos dois. Desvendar esse mistério trará a resposta do quanto livre nós realmente somos.

Uma forma experimental de analisar o problema do livre-arbítrio consiste na manipulação de modelos matemáticos que simulem a atividade cerebral. Ou seja, será necessária a criação de um cérebro artificial. Diversos projetos já existem com essa finalidade, mas destaco um deles. O Blue Brain Project, um megaprojeto resultante da colaboração entre a EPFL (Ecole Polytechnique Federale de Lausanne) e a IBM. A ideia é utilizar sistemas 3D que simulem pequenos blocos do córtex do cérebro de mamíferos. O projeto é ambicioso e vai levar certo tempo até vermos resultados, mas é um bom começo.

Pode-se argumentar que esse tipo de estratégia nunca represente o que realmente acontece com o cérebro humano. Afinal, de acordo com princípios filosóficos básicos, nenhum sistema contém a completa representação de si mesmo e, dessa forma, você jamais conseguirá criar algo tão complexo quanto você mesmo. No entanto, pode-se deixar esse sistema complexo evoluir. O cérebro individual não é estático e evolui de várias formas: durante o desenvolvimento, usando retroelementos genéticos transponíveis de maneira aleatória para a regulação da expressão gênica, ou mesmo no indivíduo adulto, através da inclusão de novos neurônios e da plasticidade sináptica — todos podendo ser regulados pelo ambiente. Todo modelo que não incorporar essas variáveis estará fadado ao fracasso.

Enfim, mesmo com minha mente sempre incomodada e obcecada por liberdade, prefiro ter consciência que sou, pelo menos em parte, uma máquina determinista do que viver na ilusão de um puro livre-arbítrio existencial.

## Meu Deus!

Aparentemente, a maioria dos religiosos culpa o próprio Deus pela violência, fome, doenças ou desastres naturais. Afinal, foi Deus quem quis assim. No entanto, é curioso notar que, em alguns momentos, essas mesmas pessoas podem culpar o Deus dos outros, numa incrível contradição religiosa uma vez que se aceita a existência de outros deuses.

Esses dados, e outros memoráveis exemplos de como a religião agride a razão foram apresentados no simpósio "Beyond Belief – Enlightenment 2.0", realizado no início de novembro no Instituto Salk de pesquisas, na bela La Jolla, Califórnia. Esse evento é o segundo desse tipo e acontece anualmente, organizado pela associação "The Science Network". Infelizmente, esses encontros acontecem propositalmente a portas fechadas e não são divulgados pela mídia, com seletos grupos de filósofos, religiosos e pesquisadores. Nesse último grupo encontramos principalmente cientistas cujas linhas de pesquisa podem auxiliar na compreensão da consciência e do conceito de "Deus", como a neurociência, antropologia e evolução.

O primeiro encontro, no ano passado, culminou com o lançamento do polêmico livro "The God Delusion" (Deus, um delírio), de Richard Dawkins. No livro, o autor faz um ataque pesado às religiões, mostrando detalhes das perversões humanas que foram feitas em nome das diversas religiões, em geral sob o comando de Deuses tiranos, insensíveis e obcecados sexualmente. Para Dawkins, religiões e Deuses não são conceitos apenas ilógicos ou irracionais, mas potencialmente letais, basta pensar nas inúmeras guerras santas travadas no passado e no presente. No último encontro, Dawkins pintou e bordou em cima de líderes religiosos e teólogos, obviamente já acanhados de discutir religião numa "catedral" científica como o Salk.

Esse ano, a conversa focou mais nas consequências para a humanidade de se acreditar em um Deus ou de seguir uma vida religiosa. Como a ciência não reconheceu até hoje nenhum "fato" divino, ela enxerga "Deus" da mesma forma que "unicórnios" ou "gnomos". Porém, pessoas que acreditam em Deus não sofrem as mesmas pressões sociais que pessoas que acreditam em gnomos. Imagine você falar em uma entrevista de emprego que você acredita em duendes ou que acha que Elvis está vivo! Você certamente perderá o emprego para alguém mais "razoável". O mesmo não acontece quando você fala que acredita em Deus.

Ideias são julgadas a todo momento e não existe lei que proíba a divulgação de conceitos falsos ou ridículos, mas nos importamos com ideias potencialmente perigosas. Por alguma razão isso não acontece com o conceito de Deus. A grande maioria da população humana aceita o conceito divino, como se estivesse pré-programado na nossa existência.

Pensando nisso, muitos já tentaram encontrar Deus no próprio DNA. Uma variação do gene VMAT2, também conhecido como o gene-Deus, é responsável pelo processamento de neurotransmissores envolvidos com a sensibilidade emocional e que produz a sensação de "revelação divina", "êxtase espiritual" ou outras descrições místicas. A teoria de um gene-Deus foi proposta inicialmente em 2004 pelo geneticista Dean Hamer, que caracterizou o VMAT2 em diversas famílias que relataram ter passado por experiências divinas. Infelizmente, seus estudos nunca foram publicados em revistas de impacto ou replicados por outros cientistas. Outros tentaram mapear regiões no cérebro responsáveis pela espiritualidade, o chamado cérebro espiritual ou "ponto Deus". Mas a maioria dos trabalhos são estudos de casos isolados, faltam grupos controles ou estão baseadas numa fraca estatística.

Apesar dessas tentativas frustradas, parece lógico que a ciência pode auxiliar na interpretação de Deus. Mesmo os mais religiosos baseiam suas vidas em conceitos testados pela ciência. Afinal, todo mundo com miopia passa a usar óculos – uma descoberta experimental e não atribuída a um ser divino.

A ciência não pode negar Deus, mas acumula evidências de que se existir ele provavelmente não rege o universo. Das diversas discussões sobre esse assunto, comento uma que me chamou a atenção. Um dos participantes propôs que as religiões e rituais sobrevivem apenas como uma estratégia evolutiva para manter a espécie humana agrupada socialmente – conseguimos ir mais longe quando trabalhamos juntos. Além disso, os humanos têm uma teoria da mente (conceito já discutido aqui previamente) mais sofisticada, que serve como um mecanismo de empatia entre semelhantes. Apesar de lógica, não existe qualquer suporte que prove que essa adaptação social das religiões foi selecionada evolutivamente. A maioria das espécies já foi extinta, independente de adaptação social. A verdade é que a evolução não está nem ai para espécie humana. Tanto faz se estamos presente no mundo ou se seremos completamente extintos como espécie, com ou sem religião.

A discussão sobre o papel das religiões e as consequências de Deus na cultura humana não vai parar tão cedo. Vou terminar por aqui e lançar um desafio ao leitor, um estímulo criativo, encare como um exercício mental: como você idealizaria uma nova religião global, que não ignorasse fundamentos científicos, incorporasse toda diversidade humana e que não fosse maléfica para nós mesmos ou para o planeta? Será realmente possível?

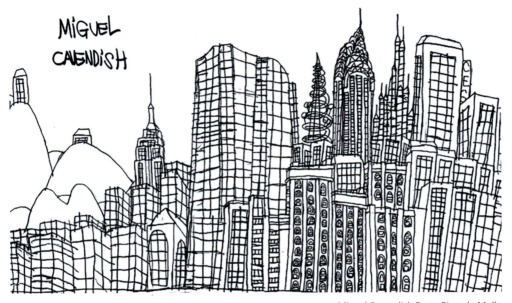

Miguel Cavendish Porto Pires de Mello

## O poder de influenciar o vizinho

Sempre achei que ações individuais poderiam influenciar as pessoas ao redor, nem que seja através da projeção do seu próprio exemplo ou de seu estado de espírito. Dados recentes, usando técnicas incríveis, indicam que, numa outra esfera — a de neurônios individuais — isso realmente acontece.

O cérebro dos mamíferos sofre com um constante problema de recursos: apesar dos bilhões de neurônios no cérebro, estes não são suficientes para que cada um seja responsável por processos individuais de percepção, comportamento e memória. Para aumentar a capacidade física de estocar informação, acreditava-se que o cérebro se utilizava da sobreposição de padrões de atividade entre milhares de células que se interconectam. Explicação bem razoável.

Mas três trabalhos publicados na semana passada na *Nature* sugerem que esse tipo de pensamento pode subestimar a capacidade de cada neurônio no cérebro. Os novos resultados contradizem diversas correntes atuais que sugerem que milhares de neurônios são necessários para gerar uma resposta a um determinado comportamento sensorial, a uma tomada de decisões ou mesmo ao aprendizado.

Num dos trabalhos o estímulo de um único neurônio no cérebro foi capaz de influenciar o comportamento de ratos (Houweling e colegas, *Nature*, 2007). Esses dados dão apoio à ideia de que apenas alguns neurônios da rede neuronal são necessários para gerar uma resposta comportamental. O desafio técnico foi grandioso: como estimular eletricamente uma única célula no meio de milhares na mesma região no córtex, sem interferir com as vizinhas, e ainda manter o animal acordado e em movimento para realizar os testes comportamentais.

No caso, o comportamento se refere a um simples condicionamento sensorial. Durante a fase de treinamento, o animal ganha uma recompensa cada vez que o neurônio é estimulado. Após esse período, ocorre o estímulo e antes mesmo de receber a recompensa, o animal já começa a salivar. Numa segunda fase, o animal só será recompensado se salivar. Ratos aprendem isso em poucos dias, de maneira natural. Uma vez que eles aprenderam o teste, os experimentos começaram. Ao estimular um único neurônio, conseguiu-se induzir a salivação nos animais.

As consequências desse trabalho prometem chacoalhar as bases da neurociência. Os dados sugerem que o cérebro é uma máquina ultraotimizada e que conseguimos, em situações específicas, responder a estímulos de neurônios individuais. Também sugere que o cérebro funciona sempre no máximo de sua capacidade, ou seja, para que novas informações ou memórias sejam armazenadas é preciso apagar outras.

Num outro trabalho, o estímulo foi ótico ao invés de elétrico, usando animais geneticamente modificados para que o estímulo só afetasse neurônios relacionados com o aprendizado, ganhando em especificidade da resposta (Huber e colegas, *Nature*, 2007). Nessa estratégia, esses neurônios produzem uma proteína de algas, que é facilmente estimulada pela luz azul e que induz a troca de íons (átomos com carga negativa ou positiva) pela membrana celular, iniciando um impulso elétrico.

Para estimular os neurônios, os ratos tiveram parte do osso do crânio substituído por um tampão de vidro, de modo que as emissões de luz azul puderam chegar aos neurônios selecionados que tinham a proteína de alga. Chegou-se à mesma conclusão: não precisamos de milhares de neurônios para executar certas tarefas, bastam alguns, ou mesmo um único neurônio.

Além disso, pode-se estudar em detalhes os contatos físicos que os neurônios estimulados faziam com seus vizinhos (Svoboda e colegas, *Nature*, 2007). Neurônios são estruturalmente parecidos com árvores, cujos galhos vão se bifurcando e afinando conforme se afastam do tronco principal. Quando dois neurônios se comunicam, projetam pequenas protuberâncias espinhosas ou microverrugas nos diversos galhos que tendem a se encontrar. O espaço entre essas protuberâncias espinhosas é chamado de sinapse. Na ponta dessas verrugas ocorrem explosões químicas, liberando neurotransmissores — mensageiros químicos típicos dessas células. Quando essa explosão é forte o suficiente, atrai a protuberância do outro neurônio para si, formando conexões entre dois neurônios.

O grupo de Svoboda conseguiu estimular apenas uma dessas microprotuberâncias e descobriu que, quanto maior o estímulo, mais propensas a outros estímulos ficavam as vilosidades vizinhas, como que preparadas para absorver qualquer excesso de informação. A ideia que surgiu dessa observação é que o efeito combinatório desse fenômeno amplifica a capacidade de cada neurônio individual. Até então, esse processo nunca havia sido flagrado no cérebro.

A visão tradicional na neurociência previa que cada sinapse funcionaria de maneira independente e que cada conexão entre duas vilosidades seria responsável por armazenar memórias individualizadas. Os autores mostraram que vilosidades individuais podem estimular as suas vizinhas, indicando que a informação deva ser estocada em grupos, nos quais as memórias relacionadas estejam reunidas em determinadas regiões no cérebro. Esse excitamento das vilosidades vizinhas pode durar até 10 minutos. Faz sentido. Precisamos de um tempo para nos ambientar, reconhecer as faces dos parentes ou a mobília nova quando entramos na festa de Natal daquela tia que não revíamos há muito tempo.

Um dos modelos propostos pelo grupo sugere que essa seria uma forma de agrupar os neurônios envolvidos na mesma rede de informação, responsáveis por um mesmo comportamento ou memórias relacionadas. Essas redes neuronais variam com a idade e a atividade cerebral, tornando-se mais fortes ou mais fracas. Essa variação de padrão das conexões seria uma forma inteligente e dinâmica de armazenamento de memória.

As novas observações contradizem a teoria das populações flutuantes, em que a resposta a um estímulo viria do conjunto de milhares de neurônios, como um coral em que todos cantam a mesma melodia. Talvez isso realmente aconteça para respostas motoras, como caminhar, por exemplo. Afinal, é assim que diversos grupos conseguiram mover braços mecânicos usando informações captadas de populações neuronais. No caso de ações cognitivas, parece que o coral precisa reduzir o volume para que o solista apareça mais.

Acho que as duas ideias não são mutuamente excludentes e podem acontecer concomitantemente no cérebro. Mas gostaria mesmo de saber o que acontece quando um coral não consegue deixar o solista cantar. Pode ser que isso esteja relacionado com síndromes neurológicas em que o processo de percepção é falho, como no caso da esquizofrenia.

## O rato que sabia demais

"Só sei que nada sei". Com essa simples frase, Sócrates colocava em dúvida a extensão de seu conhecimento e tornava-se plenamente consciente da sua própria ignorância. A ironia socrática foi durante décadas uma estratégia de dialética e que provavelmente originou o que hoje conhecemos como metacognição.

Metacognição é a habilidade de reconhecer a dificuldade na compreensão de uma tarefa, ou seja, ter consciência de que vai falhar por falta de capacidade. Isso acontece constantemente em nossas vidas, seja em ações físicas, como equilibrar uma bandeja cheia de copos, ou com desafios intelectuais. Quem já foi prestar um exame sem ter estudado sabe exatamente a que tipo de sensação eu me refiro…

Da mesma forma, reconhecer sua dificuldade em matemática e, consequentemente estudar essa matéria por mais tempo para um melhor aproveitamento no vestibular, é uma estratégia baseada em metacognição para atingir um determinado objetivo. Dessa forma, a metacognição permite ao indivíduo se posicionar melhor diante de situações desconhecidas, reconhecer seu limite e buscar motivação para superar os obstáculos. Por isso a metacognição é parte essencial do aprendizado e é considerada por muitos como uma característica predominantemente humana.

Isso porque tentativas de estudar metacognição em animais geraram poucos resultados. Logicamente os animais não podem dizer o que estão pensando, e os pesquisadores têm de utilizar estratégias comportamentais. Por exemplo, sabemos que macacos têm metacognição, pois diminuem o valor de apostas quando o jogo se torna mais complicado. Em contraste, ninguém nunca detectou metacognição em animais com cérebros menos complexos, como pombos ou camundongos.

E seria diferente no caso dos ratos? Pesquisadores da Universidade da Geórgia, liderados pelo neurocientista Jonathan Crystal, colocaram ratos num teste de autoconhecimento, no qual tinham de classificar diferentes tipos de sons. Primeiro os ratos foram treinados a associar apitos curtos (com cerca de 2 segundos de duração) a um botão e apitos longos (8 segundos) a outro botão. Ao apertar o botão correto com o nariz, ganhavam um saboroso prêmio: uma porção de ração. Mas, apertando o botão incorreto, não levavam ração e ainda perdiam a chance de tentar novamente. Também aprenderam que tinham a opção de não tentar e, colocando o nariz na saída de comida, ganhavam metade da porção de comida.

Assim que os ratos tinham aprendido as regras do jogo, os pesquisadores começaram o teste de metacognição. Os ratos foram mantidos em gaiolas com os dois botões e, assim que ouviam o apito, curto ou longo, iam direto ao botão correto, pois sabiam que a recompensa seria melhor do que não escolher nada ou que colocar o nariz da saída de comida. Mas a história mudou de figura assim que os testes começaram a ficar mais complicados: os apitos agora tinham uma duração intermediária, ficando mais difícil de classificá-los como curtos ou longos. Nesse caso, os ratos preferiram colocar o nariz na saída de comida do que tentar apertar o botão correto. Quanto mais difícil o teste, mais desestimulados em tentar acertar o botão correto os ratos ficavam.

Para confirmar que os animais estavam realmente desistindo de fazer os exames porque sabiam que não sabiam qual era o botão correto, os pesquisadores repetiram os testes, mas sem a opção de saída de comida. Perdiam assim a chance de não tentar e se viam obrigados a escolher. Resultado: um desastre total. Os erros e acertos foram tantos quantos se tivessem chutado as respostas, deixando a recompensa nas mãos da sorte. No fundo, no fundo, parecia que tinham consciência de que não sabiam a resposta correta. Dessa forma, a menos que apareça uma explicação alternativa, o estudo indica que ratos são capazes de refletir sobre o próprio estado mental, da mesma forma que macacos e humanos. O estudo foi publicado na revista científica *Current Biology*.

Recentemente, uma série de outros trabalhos foram publicados mostrando curiosidades cognitivas interessantes do mundo animal, como a presença de empatia em camundongos, a capacidade de prever o futuro em certos pássaros, a consciência do "eu" em elefantes que se olhavam no espelho e o uso de ferramentas de caça por chimpanzés e corvos. Todas essas características eram consideradas tipicamente humanas, mas com refinamentos técnicos está sendo possível também detectá-las em outros animais.

Esse tipo de trabalho muda significativamente o modo como imaginávamos o processo mental em animais tradicionalmente considerados com "baixo nível de sofisticação cognitiva". Além disso fornece pistas evolutivas de como o pensamento funciona em humanos e quais circuitos neurais podem estar envolvidos nesse processo. Se isso se revelar conservado entre diversas espécies, pode acabar contribuindo para o entendimento de algumas doenças relacionadas com declínio metacognitivo, como Alzheimer e amnésia. Dá-lhe Ratatouille.

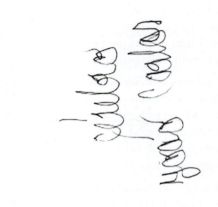

João Carlos da Costa Gonçalves

# O cérebro zen

É o tipo de coisa que você tem que experimentar por si mesmo, pois é difícil descrever a sensação: passar algumas horas no tablado do templo Ryonji (dragão em paz), em Kyoto, no Japão, contemplando o jardim de pedras. Já até imagino o comentário de alguns: poxa, mas não tinha nada melhor pra fazer?

O jardim do templo Ryonji é patrimônio mundial declarado pela UNESCO e desafia a imaginação de milhares de visitantes todo ano com sua composição abstrata de 15 rochas, espalhadas num retângulo vazio composto por pequenas pedras brancas. Nada de flores, sem fontes e sem árvores. O vazio chama mais a atenção do que o conteúdo.

O templo foi construído por volta de 1450 e parece ter sido reservado para a meditação budista. A construção aconteceu durante um período de revolução nas artes visuais no Japão, na era Muromachi (1333-1573). Ninguém conhece o artista responsável pelo jardim, nem qualquer explicação foi deixada a respeito da disposição das rochas. As pedras de diferentes tamanhos estão divididas em 5 grupos dispersos e, não importa o ângulo do observador, só é possível a visualização de 14 das 15 rochas. Diz a lenda que você só conseguirá observar todas ao mesmo tempo quando atingir o nirvana, a iluminação espiritual decorrente da meditação zen...

Acredita-se que as rochas podem ser simbólicas, representando, por exemplo, uma tigresa atravessando um rio com suas crias. O fato de uma rocha sempre ficar oculta representaria a proteção de um dos filhotes em caso de perigo, garantindo a sobrevivência dos descendentes. Essa seria a verdade oculta ou absoluta, também descrita pelo psicanalista Wilfred Bion como "O". Segundo Bion, essa verdade "O" seria o caminho para a alucinação consciente ou iluminação. Volto para Bion e o papo-cabeça em breve.

## Serenidade

Mas o que intriga os visitantes é a serenidade proporcionada pelo local. Parece que o jardim quer transmitir algo através da aparente distribuição aleatória das rochas no espaço. Em 2002, pesquisadores publicaram na renomada revista científica "Nature" uma possível explicação para o mistério do jardim de Ryonji. O segredo: uma mensagem subliminar escondida na disposição das rochas (Tonder, Lyons e Ejima, 2002).

Os pesquisadores examinaram a estrutura espacial do jardim usando uma metodologia chamada "transformação médio-axial", muito usada em processamento de imagens e estudos biológicos da visão. O conceito é simples: imagine-se dentro de um carro em movimento num dia de chuva. As gotas nas janelas começam a se mover e vão se agrupando umas com as outras. Chamamos de médio-axiais os pontos de encontro desses caminhos imaginários formados pelo movimento das gotas. Encontrar contornos de objetos em nuvens é uma consequência desse processo. Sabe-se que os humanos, inconscientemente, possuem uma sensibilidade visual à simetria axial quando expostos a estímulos de formas diversas.

Ao aplicar esse tipo de análise ao jardim, o grupo revelou a imagem de uma árvore oculta, com o tronco posicionado no tablado e os galhos se abrindo simetricamente em direção aos grupos de rochas. Ao impor uma disposição aleatória nas rochas a imagem é perdida, em apoio à ideia de que a disposição original não foi acidental. O artigo sugere que a sensação de bem-estar causada pela contemplação do jardim foi projetada com base na física do olho e no inconsciente humano.

## Padrões naturais?

Confesso que quando li o artigo não fiquei muito convencido. Para mim, a beleza do jardim estava simplesmente na sua composição minimalista. Porém, existe uma série de estudos em neurociência demonstrando a capacidade humana de reconhecer padrões naturais em pinturas abstratas. Isso parece acontecer de modo inconsciente e independente de fatores culturais. A percepção de cenários naturais e associação a elementos de natureza orgânica (vegetal e animal) ou inorgânica (geológica ou meteorológica) requer uma capacidade de compreensão altamente intuitiva. Existiria então um código ou uma linguagem comum (o inconsciente coletivo) aos humanos, explorada por artistas abstratos?

Às vezes, acho que esse pensamento ou memória comum da espécie humana é a mesma coisa que Bion chamou de verdade universal e outros chamaram de telepatia. Isso poderia explicar o fato de diversas ideias surgirem em diferentes cantos do mundo ao mesmo tempo, de maneira independente.

De fato, alguns trabalhos de física teórica como a conexão quântica (também conhecida como conexão de Einstein) preveem algo semelhante. O fenômeno ajudaria na sobrevivência da espécie, uma vez que garantiria que a humanidade não perdesse uma nova ideia, além de estar sincronizada para receber um novo conceito. Para que isso tenha sido selecionado evolutivamente, teríamos de encontrar pistas conservadas no genoma.

O problema dessa ideia é que ela é difícil de testar, pois teríamos que encontrar os fatores responsáveis e entender como atuam no sistema nervoso. Difícil não é impossível, e no futuro teremos tecnologia para isso. Supondo que essa memória ou verdade universal realmente exista, será que conseguiríamos nos organizar como espécie para tirar proveito disso, ou seria esse nosso fim?

# Expresso para o Nirvana

Jill Bolte Taylor é uma neurocientista da universidade de Harvard, em Boston nos EUA. Jill tem um irmão com esquizofrenia e essa foi a razão pela qual ela decidiu dedicar sua carreira ao estudo de doenças mentais. Como cientista, queria entender como o cérebro consegue captar sinais do ambiente, transformá-los em sonhos e depois em realidade. O irmão de Jill não consegue captar esses sinais da realidade e por isso vive isolado. A pesquisa dela era justamente comparar as diferenças biológicas entre os cérebros normais e os daqueles com doenças neurológicas.

Numa manhã de dezembro de 1996, Jill passou por uma experiência única, que muitos neurocientistas só chegam a conhecer de maneira teórica: teve um derrame que a levou direto ao nirvana. Uma veia explodiu no hemisfério esquerdo e durante quatro horas ela acompanhou seu cérebro deteriorar e perder a capacidade de processar qualquer tipo de informação. Não podia falar, andar ou lembrar qualquer episódio de sua vida. Estava ausente.

O cérebro humano possui dois hemisférios, conectados por um feixe de 300 milhões de fibras nervosas conhecido como corpus caloso. Numa analogia computacional, podemos dizer que o hemisfério direito funciona como um processador paralelo enquanto o esquerdo funciona como um processador serial. Justamente porque eles processam informação de formas diferentes, cada hemisfério é responsável por tarefas distintas.

O hemisfério direito é responsável pelo visual e intuitivo. Informações que chegam pelos sistemas sensoriais são conectadas e formam uma imagem de um determinado momento. Dessa forma, o hemisfério direito é o responsável pela sua inserção no ambiente. Para essa parte do cérebro, não existe uma definição do "eu", tudo pertence a um mesmo momento, somos todos a mesma coisa, pois estamos juntos naquele mesmo instante.

O hemisfério esquerdo é bem diferente, processa a informação de maneira linear e metódica. Considera as ações sempre no passado e no futuro. É o lado do cérebro responsável pela triagem das informações adquiridas no momento presente, classificar cada detalhe, associando com lembranças do passado e projetando as diversas possibilidades no futuro. Ao contrário do hemisfério direito, o esquerdo usa uma linguagem verbal e não visual. Esse hemisfério exclui o indivíduo do resto, pois é o responsável pelas consequências das ações do "eu".

E foi justamente o hemisfério esquerdo o afetado no cérebro de Jill. Depois de sentir uma sensação dolorosa atrás do olho esquerdo, ela começou a perceber que os músculos estavam ficando rígidos. Com esforço conseguiu chegar ao banheiro onde perdeu o equilíbrio e se apoiou na parede. Foi aí que teve uma das mais estranhas sensações, pois não conseguia mais focar nos limites do próprio corpo, como se os átomos do seu braço estivessem se misturando com os átomos da parede. A percepção física do limite de seu braço não era mais o encontro da pele com o ar.

Jill descreve esse momento como se fosse a realização de que tudo está conectado numa mesma massa energética. Seu cérebro pôde apreciar o que estava acontecendo, mas sem compreender nada, pois a experiência fugia daquelas do seu dia-a-dia. Momentos mais tarde, ela compararia esse sentimento com o "nirvana", como se o derrame tivesse sido dado a ela a oportunidade de experimentar algo mágico. Naquele momento, ela perdia toda a bagagem sensorial que carregava desde o nascimento e se sentia livre. Estava viva apenas no presente e em total equilíbrio com o ambiente ao seu redor. Esse sentimento trouxe a ela um respeito maior pelas coisas que a cercam.

Quando você faz parte de um grupo, você respeita isso, para ela o grupo naquele momento era o universo. Imagine se todos tivéssemos essa oportunidade?

Após alguns minutos nesse estado, o hemisfério esquerdo começou a funcionar e chamar a atenção da consciência de Jill: alguma coisa estava errada e ela tinha que agir. Foi aí que perdeu o movimento de um braço e só então percebeu que estava tendo um derrame. Conseguiu então chamar por ajuda e sobreviveu. Uma cirurgia que retirou um coágulo do tamanho de uma bola de golf de seu cérebro seguido de oito anos necessários para que se recuperasse.

Esse sentimento de nirvana não faz necessariamente parte da experiência das pessoas que sofrem derrame. Algumas observam alteração no humor quando o lado esquerdo é afetado. Jill foi salva porque o derrame não danificou completamente o hemisfério esquerdo, fazendo com que recuperasse a consciência serial e buscasse por ajuda.

O hemisfério esquerdo é responsável pelo ego, contexto, tempo e lógica; enquanto o direito se dedica a empatia e criatividade. Na maioria das pessoas, o esquerdo é dominante e a sociedade atual é fruto dessa dominância. Mas para Jill não precisa ser sempre assim, a experiência do nirvana estaria contida dentro do cérebro de cada um, seria uma forma de estabelecer conexões com os outros. Para ela, isso não é um milagre, mas ciência. Desde o episódio, a pesquisadora tem sido contatada por uma série de grupos religiosos que buscam nela uma confirmação espiritual. Mas para ela, religião não passa de uma "história que o hemisfério esquerdo conta para o direito".

Ou seja, para Jill não precisamos de religião para atingir esse estado. Então como fazemos sem ter que sofrer um derrame? Essa é a grande questão dessa história toda e não sabemos a resposta. A pesquisadora está convencida que exercitar o lado direito com atividades visuais como desenho e pintura, diminui a dominância do lado esquerdo. Interessante notar que diversas linhas de meditação também buscam a imersão no presente através de técnicas de respiração.

Chamo a atenção para a prática de Yoga, diversas evidências descrevem esses exercícios milenares como uma efetiva forma de redução dos níveis de estresse. Mas concordo que isso está longe de propiciar o mesmo sentimento que Jill teve.

Como esse tipo de sensação não dá para estudarmos em modelos animais, temos que coletar diversas ocorrências em humanos para entender quais as conexões nervosas seriam responsáveis por essa experiência. Enquanto isso não acontece, não custa acrescentar uma nova atividade para quebrar a rotina. Pode não te levar ao nirvana, mas com certeza alguma coisa nova você vai aprender.

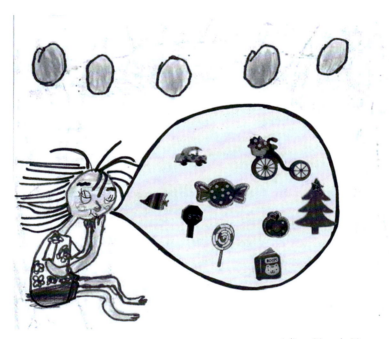

Juliana Macedo Meneses Fonseca

## Mentes que dançam

"Olha que coisa mais linda, mais cheia de graça, é ela menina que vem e que passa…" Basta ouvir o começo da música e já começamos, de modo inconsciente, a batucar com os dedos e mexer o pé marcando o compasso. Esse comportamento tão comum dos brasileiros reflete um instinto natural de dançar.

Humanos possuem uma habilidade inata para a dança. Desde a infância, antes mesmo de já termos uma coordenação motora refinada, aprendemos a mexer o corpo ao som de música. A dança é uma característica humana universal, independe de cultura e é, em geral, associada a um ritual. Exceções existem em sociedades que proíbem a dança por causa de sua "poderosa" influência.

Superficialmente a dança pode ser vista como uma extensão da nossa afinidade musical que, por si só, representa uma questão evolutiva interessante: por que temos um cérebro que sabe apreciar música de uma forma tão refinada se isso não confere nenhuma vantagem óbvia para nossa sobrevivência?

Na natureza encontramos animais, principalmente canários, que se utilizam da música como forma de aproximação sexual, aumentando as chances de reprodução. No entanto, a capacidade de associar a dança à música parece ser unicamente humana. Mais ainda, somos a única espécie que faz disso uma atividade social prazerosa, em grupo ou em pares. Dessa forma, a dança é uma forma de expressão humana que provavelmente evoluiu junto com a música, como uma maneira de criar ritmo.

E quem já se arriscou no salão sabe que mover o corpo pelo espaço de maneira precisa, rítmica e expressiva e, ao mesmo tempo, lidar com variáveis como a gravidade e o balanço, não é uma tarefa banal. Pelo contrário, dançar é extremamente difícil. Mesmo assim, a maioria de nós consegue dar uns passinhos, dois para lá, dois para cá, sem pagar muito mico. A dança está definitivamente entre nossas capacidades naturais.

Curiosamente a capacidade de dançar tem sido negligenciada pelos neurocientistas. Mas pesquisadores têm aplicado o estudo de imagens derivadas de PET (do inglês, tomografia por emissão de pósitrons), para estudar o comportamento do cérebro de dançarinos amadores e profissionais (Calvo-Merino e colegas, "Cerebral Cortex", 2005). A ideia era entender como dançarinos conseguem navegar pelo espaço, controlar e coordenar as passadas e aprender novos e complexos movimentos. Os dançarinos ficam deitados, com a cabeça imobilizada no scanner, mas capazes de mover as pernas e os pés sobre um plano inclinado. Também podiam ver videoclipes de pessoas dançando sem mover as pernas.

As análises foram feitas de modo a subtrair as regiões meramente motoras (os participantes eram testados com e sem música, e apenas as áreas diferentes nas duas situações foram consideradas). O que restou foram justamente as regiões do cérebro responsáveis pela percepção espacial e orientação. A partir daí os pesquisadores começaram a usar uma série de variáveis para entender o cérebro dos dançarinos, incluindo diversos tipos de dança, como o balé clássico, o tango e a capoeira.

Através dessas análises cientistas estão conseguindo identificar as regiões neurais envolvidas com a atividade de dançar. Aparentemente, os circuitos ativos começam no interior do cérebro e atingem as camadas mais superficiais do córtex. O interessante é que essa análise revelou que o hemisfério direito (mais precisamente na região anatomicamente oposta à região de Broca, classicamente associada com a comunicação verbal e, mais recentemente, com a representação espacial das mãos) é amplamente ativado durante uma dança que requer interpretação. Essa ativação sugere uma forma de linguagem, ou pelo menos uma forma sutil de comunicação. Talvez uma maneira de comunicação anterior à linguagem verbal.

Esse é o primeiro experimento que demonstra que a região oposta à da Broca pode ser ativada apenas com o movimento das pernas. E essa área parece estar correlacionada à capacidade de imitação, uma característica importante na disseminação da cultura e coesão social. Esses dados ainda são preliminares e precisam ser comprovados por outras técnicas até convencer a sociedade científica. Em contrapartida, sociedades de pessoas com deficiência auditiva já haviam apontado para esse fato décadas atrás. Com toda certeza, uma das formas mais diretas de comunicação entre humanos é o gesto; resta saber se esse foi o começo e/ou a razão da dança.

## O Primeiro NeuroLatam

Foi um evento grandioso que aconteceu alguns dias atrás, de 1 a 4 de setembro. O primeiro encontro de neurociência da América Latina, Caribe e Península Ibérica reuniu mais de 2.400 pesquisadores inscritos vindos de 16 países, na cidade de Búzios, no Rio de Janeiro. Foram cerca de 1.700 painéis ou resumos apresentados e diversos encontros satélites. O assunto era o cérebro.

O estudo do cérebro é uma das áreas mais fascinantes da biologia. Sairão dessa pesquisa resultados relevantes para nossa saúde mental e respostas para uma série de questões filosóficas que acompanham a humanidade desde que o homem adquiriu consciência de que não é imortal.

A meu ver, o que torna esse congresso único e consagrado foi a visão de futuro dos organizadores. A visão de juntar diversas culturas, tão diferentes e tão próximas, para refletir sobre um assunto em comum. Dessa mistura toda, novas ideias surgiram, colaborações começaram e uma atmosfera de união latino-americana embalava os corredores. Os frutos do evento serão colhidos no futuro e, lá na frente, uma nova geração vai olhar admirada para o que aconteceu em Búzios.

Como em toda proposta inovadora, os primeiros passos foram difíceis. Alguns disseram que esse tipo de reunião não causaria impacto, uma vez que os grandes centros de descobrimento científico continuam sendo os EUA, Japão e Europa. Outros disseram que seria impossível reunir essa quantidade toda de pesquisadores ou mesmo que não haveria interesse suficiente para justificar o investimento. O resultado deve ter surpreendido até os mais pessimistas. As inscrições para o congresso acabaram muito antes de o evento começar e mais de 700 pessoas tiveram que ficar de fora, na lista de espera. Isso é novidade em qualquer lugar do mundo.

Não sei se esse interesse todo aconteceu porque o assunto "cérebro" é um assunto polêmico e atraente. Tenho certeza de que isso contribuiu, mas não justifica tanta empolgação. O que me parece plausível é a originalidade da proposta. Primeiro, as sessões conseguiram abranger assuntos tão especializados quanto à formação molecular das sinapses e outros mais abrangentes como a relação da neurociência com cinema. Segundo, a união de países em desenvolvimento – trocar experiências com pesquisadores de países desenvolvidos, acostumados com as últimas tecnologias e reagentes, não necessariamente te ajuda. É preciso aquela empatia e suporte de quem enfrenta as mesmas dificuldades. Por último, o local do evento. Escolher a cidade de Búzios teve contras e a favor. Acho que o saldo foi positivo, afinal não é em todo congresso que você pode aproveitar as vantagens de uma bela cidade praiana.

E devo mencionar que a originalidade da proposta teve origens brasileiras. Já faz certo tempo que a Sociedade Brasileira de Neurociências e Comportamento (SBNeC), liderada pelo carismático Stevens Rehen, vem introduzindo diversas novidades na neurociência brasileira, como a briga pela importação de materiais científicos, novos cursos, premiações e a "Medalha Neurociência Brasil", que busca reconhecer e divulgar o trabalho de grandes neurocientistas do país. Felizmente a nova diretoria continua com o mesmo pique e promete ampliar ainda mais a participação da sociedade na vida dos sócios: mais divulgação, mais eventos, maior integração etc. Sorte nossa.

Além de catapultar essa ação inovadora do Brasil, o encontro encerrou com o compromisso de criar uma Federação de Neurociências, envolvendo representantes de 11 países – muitos deles sem sequer uma sociedade de neurociências organizada. Essa Federação, inspirada na comunidade europeia e asiática, leva em consideração as características dos países em desenvolvimento da América Latina. Tenho certeza de que esse tipo de organização é saudável cientificamente, favorecendo a discussão de problemas comuns, como a criação de estruturas de apoio técnico latinoamericano para geração de animais transgênicos, anticorpos, enzimas etc. Tudo isso faz uma bela diferença quando comparamos a velocidade na geração de pesquisa inovadora entre EUA e os países latinos. Vamos torcer para que a empolgação continue.

## O pulso gama e... Ahá!!!!!

Ahá!!! Você então fica muito feliz, pois depois de quebrar muito a cabeça tentando solucionar um problema, seja ele qual for, você finalmente encontra a solução. Ou será que a solução é que encontra você?

Para mim essa é uma das áreas mais misteriosas da neurociência: o mecanismo cerebral responsável pelo insight, ou impulso criativo que te aproxima da solução correta de problemas complexos. Aparentemente, uma característica tipicamente humana. Digo "aparentemente" porque já é muito difícil quantificar o insight em humanos, imagine em outros animais.

Existem milhares de histórias legendárias sobre pessoas que tiveram insights: Arquimedes gritando "Eureka" na banheira ou Newton observando uma maça cair da árvore. Todas essas histórias fazem parte do que é conhecido como a experiência do *insight*. Em comum, todas demonstram bloqueio mental seguido de revelação. Outra característica é a certeza de que a revelação está correta.

Esse assunto já vem sendo estudado pelo neurocientista Mark Jung-Beeman (Universidade Northwestern, EUA) há mais de 15 anos. Mark quer entender o que acontece no cérebro de pessoas que têm esse tipo de experiência. Ele começou a se interessar por isso quando estudava pessoas com pequenas lesões no hemisfério direito do cérebro. Mark notou que, apesar de esses pacientes conseguirem se comunicar sem problemas, tinham dificuldades em perceber nuances de linguagem, como metáforas ou sarcasmo. Ou seja, parte do hemisfério direito respondia a emoções das palavras codificadas pelo hemisfério esquerdo (responsável pela lembrança da primeira definição das palavras).

E foi durante uma palestra sobre como detectar o *insight* que Mark teve seu próprio insight sobre o *insight*. Nessa palestra um psicólogo descreveu como o pensamento racional podia inibir o *insight*. A ideia era que pessoas tentassem resolver um quebra-cabeça enquanto explicavam seus passos verbalmente. Para isso, tinham de usar o hemisfério esquerdo. Enquanto falavam, demoravam mais para resolver o problema. Mark então resolveu testar se o hemisfério direito estaria envolvido na experiência de *insight* e usou um tipo de problema que poderia ser solucionado por duas maneiras: por uma via racional ou por *insight*.

O teste era o seguinte: as pessoas eram expostas a três palavras e tinham trinta segundos para encontrar outra palavra comum, que se relacione às três. Por exemplo, "moleque", "atleta" e "chato" (veja uma das respostas no final do texto*). Quando achavam a resposta, tinham que dizer se foi via insight ou não. É fácil perceber quando você usa o raciocínio lógico ou quando a resposta simplesmente surge na sua mente. Durante a busca racional, você tenta ler cada palavra e fica procurando no seu repertório qual outra palavra serviria para uma combinação correta. Assim que você acha uma solução, você volta para cada uma das palavras e as testa novamente, certificando-se que está realmente certo. O *insight*, ao contrário, é percebido instantaneamente, como uma revelação.

Para completar o teste, Mark se juntou a outro neurocientista, John Kounios (Universidade Drexel), que também estava interessado nos mecanismos de *insight*. John queria mostrar que o *insight* contradizia o modelo clássico de aprendizado gradual. John seria o responsável pela análise da ativação das vias neuronais enquanto as pessoas executavam o teste de palavras. Eles descobriram que pessoas que usaram o *insight* para resolver o teste ativaram áreas especificas do córtex, como o córtex pré-frontal, envolvido com a execução de problemas. Outras áreas ficavam "silenciosas", permitindo o foco no problema. Essa ativação foi chamada de fase preparatória.

O que acontecia depois foi chamado de fase da procura. Isso porque se pode observar que o cérebro passava a tentar achar a resposta em áreas relevantes. No caso de um problema de palavras, regiões envolvidas com a fala e linguagem foram ativadas. A procura leva menos de um segundo até que o cérebro, não encontrando a resposta correta, chega a um impasse e, literalmente, trava. A área executora toma o comando novamente e passa a procurar uma nova estratégia, procurando respostas em outras regiões. O cérebro faz isso muito rápido e, quando parece chegar a um momento de frustração e desistir, o *insight* pode aparecer.

É possível observar o rosto das pessoas chegando a esse momento, a alegria da descoberta fica aparente. Mas o que acontece nesse ínterim? Esse prelúdio do *insight* é uma inesperada atividade cerebral, conhecida como pulso de ritmo gama, a mais alta frequência elétrica gerada pelo cérebro. Acredita-se que esse pulso gama é gerado pela junção elétrica de milhares de neurônios distribuídos em regiões diversas do córtex. Neurônios esses que não costumam se comunicar entre si, mas passam a criar uma nova rede elétrica capaz de entrar na rede consciente.

A dupla então descobriu que uma região específica do hemisfério direito é a responsável pela geração do pulso gama. Justamente essa região parece contribuir para o entendimento de metáforas e outras figuras de linguagem. Células nessa região são morfologicamente distintas: os neurônios possuem grandes arborizações e mais espinhas, sugerindo um maior número de potenciais contatos sinápticos (a junção entre neurônios). Isso sugere que esses neurônios poderiam coletar informações de amplas regiões do córtex, seriam menos precisos, mas mais conectados. Quando o cérebro procura por um *insight*, são esses os neurônios mais capazes de induzi-lo.

No entanto, para que esses neurônios gerem o pulso gama, o córtex precisa "relaxar" e desfocar para que associações mais remotas sejam recolhidas por essas eventuais sinapses errantes. O relaxamento parece ser essencial, e isso explicaria porque muitas pessoas relatam que tiveram insights durante o banho ou logo após acordar. Durante a manhã, o cérebro ainda "não pegou", e essa desorganização das redes neuronais pode favorecer conexões inusitadas. O curioso é que, nesse momento do dia, o hemisfério direito está ativado. Infelizmente nossa estrutura social não favorece um despertar preguiçoso, pelo contrário, estamos sempre correndo e acabamos por perder momentos criativos. O ócio pode realmente ser criativo!

De fato, diversas descobertas foram feitas quando os agentes estavam em situações relaxantes. O caso do matemático Henri Poicaré, que solucionou um desafiador problema de geometria euclidiana enquanto subia no ônibus, é um caso clássico. Outro, Richard Feynman, prêmio Nobel de Física em 1965, preferia a atmosfera relaxada dos cabarés com topless e costumava rabiscar os *insights* em guardanapos de papel.

Mas como estimular o *insight*? É difícil de receitar uma fórmula para isso, mas parece claro que ambientes ultracompetitivos e estressantes inibem o surgimento de *insights*. Talvez seja por isso que existam mesas de pingue-pongue nos escritórios do Google – uma forma de estimular a atividade criativa através da descontração. Alucinógenos interferem nas células do córtex pré-frontal, enganando o cérebro e confundindo os sentidos, mas não poderiam ser enquadrados como um mecanismo indutor de *insights* propriamente dito. Novas técnicas e ideias serão necessárias para acelerar esse tipo de pesquisa.

O *insight* pode ser visto como um mergulho no vasto conhecimento adquirido, mas desconhecido, de um indivíduo. Entender como o processo acontece, como um circuito finito de células é capaz de identificar uma ideia como *insight* pelo pulso gama e inseri-la na consciência, vai requerer um nível de investigação extremamente preciso. Imagine quando soubermos manipular esse conhecimento.

* Uma resposta correta seria "pé" (pé-de-moleque, pé-de-atleta e pé-chato).

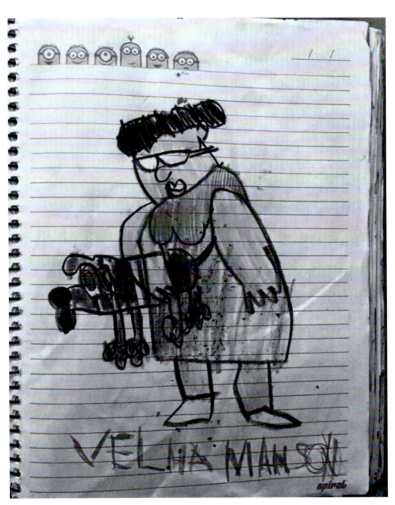

Caio Franco de Souza Abdo

## Eliminando memórias

Imagine que exista vida após a morte. Imagine agora que, antes de partir para essa outra vida, você fosse direcionado para um lugar especial, um lugar onde você teria um tempo para refletir sobre sua existência e escolher apenas uma memória que o acompanharia para todo o sempre. Todas as outras memórias seriam cuidadosamente "apagadas" do seu cérebro. Qual seria a memória que você escolheria? Escolher uma única memória, ou apagar outras, pode significar a redescoberta de sua própria vida. Memórias são importantes, representam quem você é ou foi. Esse é justamente o roteiro do belo filme "After Life", de Hirozaku Kore-eda.

Curiosamente a escolha de memórias pelas personagens do filme estava vinculada à remoção de outras memórias do cérebro. Até recentemente, não sabíamos se a remoção de memórias específicas do cérebro seria ou não possível. Semana passada, um artigo publicado na prestigiosa revista especializada *Science* (Han e colegas, 2009) relatou experimentos em camundongos mostrando ser possível apagar seletivamente memórias do cérebro.

Acredita-se que as memórias são armazenadas em redes neurais, "dentro" de um grupo restrito de neurônios que se comunicam. No entanto, a exata correlação entre grupos de neurônios e memórias nunca havia sido demonstrada de maneira convincente.

No estudo da *Science*, o grupo de pesquisa gerou uma memória de "medo" num grupo de camundongos. A memória foi gerada a partir do condicionamento do animal ao som de um apito com um pequeno choque elétrico nas patas. Logo depois de ouvir o apito, o animal levava um pequeno choque. Após algumas sessões, bastava ouvir o apito que o animal já se colocava em um comportamento característico: literalmente congelava de medo, como se ficasse esperando pelo choque.

## Amígdala

Sabia-se que o medo estava correlacionado com atividades de neurônios da amígdala lateral (uma região do cérebro, não da garganta...). Depois de gerar a memória de medo nos animais, o grupo usou uma estratégia genética para ativar uma toxina que atacava preferencialmente os neurônios dessa região do cérebro. Após eliminar de 10% a 20% desses neurônios a memória de medo foi eliminada por completo do cérebro dos animais. Comportavam-se ao ouvir o apito como se nunca tivessem sido expostos aos choques: os animais não apresentavam o comportamento característico de medo. Como se tivessem esquecido que, ao ouvir o apito, levariam um choque.

Num estudo publicado anteriormente, já havia sido mostrado que, estimulando esses neurônios, conseguia-se amplificar a memória do medo. Juntos, esses dois experimentos confirmam o papel da amígdala no conteúdo emocional da resposta ao medo e começam a determinar quais seriam as redes neuronais envolvidas. Em humanos, a síndrome de Kluver-Bucy, um distúrbio comportamental que ocorre quando regiões da amígdala são retiradas por algum motivo, os indivíduos tornam-se mais dóceis, menos estressados e perdem a capacidade de avaliar situações de perigo.

O mais intrigante do estudo da *Science* é que nenhuma outra memória foi, aparentemente, atingida. Mesmo memórias de outros medos não foram apagadas. O procedimento também não interferiu em nada com a capacidade dos animais de adquirirem novas memórias. Os animais foram inclusive capazes de reaprender a memória do medo dos choques depois de um período novo de treinamento. Os resultados obtidos foram específicos, potentes e duradouros.

Apesar dos avanços, não estamos nem perto de apagar memórias em humanos. Memórias constituem a base do aprendizado e personalidade de cada um de nós. Na verdade, devemos pensar direito quais memórias apagaríamos se tivéssemos realmente essa oportunidade. Apagar memórias ruins não é nada trivial, afinal elas existem por uma razão: hoje em dia você não coloca a mão no fogo ou na tomada, correto?

Por outro lado, eliminar memórias deletérias para a saúde humana, como no caso de episódios de estresse pós-traumático, poderia funcionar como uma nova terapia. Ainda chegaremos lá.

## O cérebro moral

O recente caso da menina de 9 anos estuprada pelo padrasto e que interrompeu a gravidez comoveu o mundo. Mas comoção maior veio depois das críticas e julgamento moral de grupos religiosos contra médicos e familiares que consentiram o aborto. O episódio ilustra uma das questões filosóficas mais antigas e que está sendo trabalhada pela neurociência: o que é certo e o que é errado? Esse valor moral é particular dos humanos ou outros animais também o possuem?

A questão da origem do valor moral intrigou grandes pensadores, e basicamente três fontes foram cogitadas. O que é certo ou errado tem origem em uma autoridade divina. Os seres humanos não interferem nisso, apenas aceitam a opção da divindade. Segundo, o que a origem estaria na razão, ou seja, seria através da troca de argumentos que se chegaria a uma conclusão para cada caso. Por último, cogitou-se que a origem da moral estaria na biologia de cada espécie, no seu conjunto genético, mas passível de interações com o ambiente.

A primeira hipótese foi contestada por Sócrates, que se baseou no fato de que culturas que vivem sem um "Deus", ou entidade divina definida, possuem valores morais. Da mesma forma, culturas politeístas também possuem valores morais. Seu outro argumento foi a falta de se conseguir identificar uma linguagem clara da divindade. Afinal, diversas pessoas começavam a defender pontos de vista discrepantes baseando-se apenas no fato de que era o mesmo "Deus" que havia assim ordenado. Como saber quem fala a verdade e quem mente?

Já Aristóteles identificou os humanos como animais sociais e sugeriu que a moral ajudaria a resolver conflitos sociais, trazendo uma satisfação para os elementos envolvidos. Esse ponto foi muito bem aproveitado por Darwin, que argumentou que a moral humana deveria ter origem nos instintos sociais, nos hábitos e na razão. Pensando assim, o isolamento social teria um custo alto para o indivíduo, da mesma forma que a falta de confiança entre membros do grupo. Ou seja, indivíduos que se ajustariam às redes sociais se dariam melhor na vida, deixando mais descendentes.

## O caso do vampiro pidão

Morcegos-vampiros costumam viver juntos, são animais altamente sociais. À noite, saem em busca de sangue e voltam carregados para alimentar seus filhotes. Os menos afortunados pedem sangue aos vizinhos, que têm a opção de doar ou não um pouco do que conseguiram coletar. Aí vem o fato curioso: ao negar alimento ao vizinho, o elemento é rapidamente marcado e não receberá nenhuma ajuda futura de nenhum outro membro da comunidade. Basta um curto período sem alimento e os indivíduos de toda a família morrerão de fome, na presença indiferente de todo o resto.

## O caso do roedor Ricardão

Apenas 3% dos mamíferos são monogâmicos. Inclui-se aí uma espécie de roedor que, quando encontra seu par, permanece fiel até que a morte os separe. Machos membros de outra espécie, quase indistinguíveis entre si, são exatamente o contrário e não conseguem ficar com a mesma fêmea, estão sempre trocando de parceiras, sempre preferindo a novidade quando a escolha é apresentada. A diferença entre essas duas espécies está na ação de um único gene, o receptor do hormônio oxitocina. Elevados níveis de oxitocina foram relacionados a um aumento de confiança, redução da ansiedade e pressão sanguínea e redução dos mecanismos de defesa. É justamente esse o hormônio liberado na lactação, responsável por manter mãe e filho unidos. Assim, nos roedores fiéis, a presença elevada dos receptores no cérebro eleva a sensação de prazer ao se associar a uma fêmea única. Ao contrário dos machos infiéis, cujas redes nervosas foram geneticamente criadas para não se saciar nunca.

## O caso do macaco descolado

O cultivo da confiança entre os membros de uma sociedade pode ser uma qualidade em alguns primatas. Nas comunidades de babuínos a reciprocidade e a reputação contam muito para o estabelecimento de redes sociais. Curiosamente, o sucesso social nesse caso está diretamente relacionado com o sucesso reprodutivo.

## O caso da cenoura americana

Mas no caso dos humanos tudo é mais complicado, pois alteramos constantemente as forças seletivas "naturais" (veja coluna passada). Um número grande de amigos no Orkut não necessariamente coloca você em vantagem reprodutiva e pode até ser visto como algo negativo. As sociedades humanas se organizam de formas distintas. Criamos instituições e essas estão sempre a julgar os comportamentos sociais, seja com base na vontade divina (mulheres acusadas de bruxaria já tiveram que segurar uma barra de ferro quente, só Deus poderia intervir e fazê-las suportar caso fossem inocentes), na vontade monárquica ou na vontade de um júri popular.

Uma explicação para o surgimento de intuições desse tipo pode ser o grande número de indivíduos nos agrupamentos humanos. E quanto maior o grupo, mais difícil de selecionar novos membros. Estudos recentes de comportamento humano e em outros primatas apontam para o valor inconsciente dos gestos. A imitação dos pares parece ser crítica, pois sugere um funcionamento normal do cérebro e eventual lealdade com o grupo. Empresas americanas costumam perguntar em entrevistas de emprego que tipo de vegetal você seria. Por mais louco que possa parecer, 90% do inconsciente americano responde "cenoura", de primeira. Respostas próximas, de vegetais que lembrem cenouras, são aceitáveis, mas respostas muito diferentes indicariam um desligamento social ou ausência da capacidade de trabalhar em grupo. O candidato pode até ser supercriativo e competente. Mas, se não veste a camisa do time, não será contratado.

As regras sociais humanas também variam muito, mesmo dentro do mesmo grupo social, algo não muito comum em outros animais. Crianças aprendem desde cedo que mentir é ruim, mas conforme crescem e ampliam as redes sociais, a mentira passa a ter outro valor. Criou-se até o termo "mentira branca" para mentiras que supostamente não causam danos. Na complexidade das relações humanas, o julgamento moral também fica mais complexo.

Voltando ao triste caso da menina: como deveríamos agir como sociedade se fosse descoberto causas genéticas que justificassem o comportamento do padrasto? O mesmo valeria para os padres acusados de abuso de crianças? O que é pior: estupro ou aborto? Não acredito que a ciência vá gerar respostas para essas questões. É função dos cientistas gerar dados, mas a função da sociedade é decidir o que fazer com eles. Costumo discutir sobre questões éticas com pessoas com que me relaciono no dia-a-dia, desde o parceiro de trabalho ao motorista do ônibus. A tentativa é ampliar o pouco espaço para a reflexão e pensamento crítico nas redes sociais. Em geral, esse espaço é massacrado pelas respostas enlatadas que vêm dos jornais ou das novelas.

# As extraordinárias mutações de seu cérebro

Milhares de células nervosas progenitoras são geradas durante o desenvolvimento cerebral. Essas células são, supostamente, cópias idênticas geradas a partir de células-tronco neurais, por um processo chamado divisão celular. Salvo por pequenos erros inatos do sistema, o genoma dessas células foi, por muito tempo, considerado como sendo idêntico em todas as células.

Porém, durante o desenvolvimento cerebral, a grande maioria dessas células é eliminada. Apenas algumas maturam, formando as redes neuronais. Não se sabe ainda por que o organismo gera um número tão grande de células precursoras, se vai eliminá-las depois. Fica uma impressão de desperdício energético enorme. Mas o que parece um desperdício pode simplesmente ser seleção natural: o desenvolvimento cerebral seleciona as células mais aptas e rejeita as outras. No entanto, para que a seleção aconteça é preciso diversidade. Evidentemente, essa diversidade seria impossível caso as células fossem realmente cópias idênticas.

Em 2005, o grupo em que eu trabalhava descobriu que conhecidos "genes saltadores" eram capazes de trocar de posição no genoma cerebral de camundongos (Muotri e colegas, "Nature", 2005). Essa atividade inesperada em células progenitoras neurais induzia a alterações genéticas capazes de alterar a atividade de uma série de genes, aparentemente de uma forma aleatória. As alterações genéticas afetariam as células selecionadas que, por sua vez, alterariam as redes neurais. Essa observação sugere que, caso comprovada em humanos, o que realmente somos é uma contribuição genética dos nossos pais, do ambiente em que vivemos e do acaso.

Apesar da física lidar bem com o "acaso", na biologia esse conceito nem sempre é bem-vindo. Afinal, como um tecido altamente especializado e coordenado como o cérebro seria capaz de suportar um nível tão grande de incerteza? Aos meus colegas neurocientistas mais deterministas, deixo o seguinte raciocínio: mesmo as máquinas mais complexas precisam de certa instabilidade para gerar respostas rápidas, num ambiente em constante transformação. Tome o exemplo de um avião. Quando está no ar, precisa de uma série de sensores que ficam se ajustando a todo momento para que a aeronave entre num estado de aparente estabilidade. Na verdade, o constante ajuste dos flaps nos deixa com essa impressão durante o voo. A realidade é que, se não fosse isso, se o avião fosse 100% estável, ele jamais sairia do chão.

Recentemente, essa atividade dos genes saltadores foi confirmada em humanos (Coufal e colegas, "Nature", 2009). Obviamente o impacto de se demonstrar que isso ocorre no cérebro humano é tremendo. Para isso, o grupo usou e abusou das células embrionárias humanas, derivando-as em células progenitoras neurais. Até aí fica-se com a impressão de que um possível artefato em cultura poderia interferir nas análises, diminuindo o entusiasmo do leitor. O experimento mais convincente foi feito em tecidos de cérebro humano, post-mortem. A quantificação da atividade dos genes saltadores em diferentes regiões do cérebro humano sugere que existe uma variação grande entre as regiões analisadas. Não se sabe ainda qual o significado dessa observação.

De uma forma grosseira, estimou-se que existem cerca de 80 alterações genéticas causadas por genes saltadores em cada neurônio do cérebro humano. Esse número é bem maior do valor que eu tinha estimado previamente (Muotri e Gage, "Nature", 2006) e sugere que o genoma cerebral suporta um nível extraordinário de mutações somáticas.

## Geradores de diversidade

Diversas perguntas continuam sem respostas: Por que isso acontece? Por que é mais pronunciado em humanos? Por que é restrito ao sistema nervoso, mais precisamente aos neurônios? Nesse ponto, o que temos é mera especulação. Uma possibilidade seria que a atividade dos genes saltadores faz parte de um mecanismo de geração de diversidade ("Generators Of Diversity", ou "GOD"). O GOD cerebral teria como função aumentar o espectro cognitivo da espécie para que essa apresente "outliers", ou indivíduos fora da curva, com capacidades extraordinárias. Um exemplo na espécie humana seria o físico Einstein. Em suporte a essa ideia, digo que uma única colônia de chimpanzés na África tem mais diversidade genética do que todos os humanos do planeta. No entanto, nosso espectro cognitivo é bem mais amplo do que o deles. Essa hipótese também sugere que, quando GOD sofre alguma alteração durante o desenvolvimento cerebral, as redes neurais poderiam ser alteradas de maneira brusca, gerando o espectro autista, por exemplo.

Buscar ideias por meio de especulação é uma das tarefas mais interessantes da profissão de um biólogo. As ideias são geradas, discutidas e então se procura desenhar experimentos que possam confirmar ou não sua hipótese. Acredito que os melhores cientistas são aqueles cujos experimentos são executados de modoa confrontar a própria hipótese.

# Estranha transformação

Durante um ataque epiléptico, ondas anormais de atividade elétrica se propagam pelo cérebro. O fenômeno pode gerar experiências estranhas, incluindo diversos tipos de alucinações e sensações diversas. Mais estranho ainda foi o caso recente de uma mulher com epilepsia que se sentia transformada em homem durante alguns ataques epiléticos.

A epilepsia é uma condição neurológica cujas causas ainda permanecem desconhecidas. Em alguns casos, o início dos ataques epiléticos está relacionado a traumatismos cranianos, tumores cerebrais, alguns tipos de infecção, envenenamento ou alterações durante o desenvolvimento embrionário. Não existe idade para que os sintomas aconteçam, apesar de serem mais prevalentes em crianças e adolescentes. Cerca de 1 em cada 10 pessoas sofre com epilepsia em algum momento da vida. Não existe cura. O portador não controla os ataques ou crises epilépticas, o que contribui para o estigma da doença.

Um trabalho recentemente publicado, liderado por Burkard S. Kasper e colegas ("Ictal delusion of sexual transformation", *Epilepsy & Behavior*, 2009) da universidade de Erlangen-Nurnberg, na Alemanha, descreve que as sensações de transformação sexual experimentadas por uma mulher de 37 anos incluem a impressão de que a voz ficou mais grossa e os braços mais peludos. Numa ocasião específica, a mulher relata que sentiu que uma amiga, que estava no mesmo ambiente quando ela teve o ataque, também se transformava em homem.

Dados de ressonância magnética revelaram que a mulher tinha uma lesão na amígdala cerebral direta, provavelmente causada por um pequeno tumor. Também foram descritas atividades neuronais anormais perto do lobo temporal direito, sugerindo que aí estaria a fonte dos ataques.

Fora alguns sintomas de depressão e ansiedade, que são controlados com medicamentos, a paciente não apresenta nenhum histórico de doença psiquiátrica e nunca teve a sensação de transformação sexual na ausência dos ataques. Sentimentos ilusórios de transformação sexual já foram descritos em pessoas com esquizofrenia e outras doenças psiquiátricas, mas nunca em pacientes com epilepsia.

Os autores deixam claro no trabalho que não acreditam que haja um centro de identidade sexual na amígdala direta. Se esse fosse o caso, seria de se esperar alucinações parecidas em pacientes que passaram pela remoção de amígdala (um procedimento comum em pacientes cujos ataques são muito frequentes). Mas isso nunca foi descrito antes.

Muito mais provavelmente, a amígdala estaria funcionando como um nó numa rede neuronal do cérebro, essencial para o reconhecimento da própria identidade. Eventuais falhas na sincronização dessa rede causariam essas bizarras experiências sensoriais.

O grande escritor russo Fiódor Dostoiévski costumava descrever que sentia a presença de "Deus" em momentos imediatamente anteriores aos seus ataques epilépticos. Sensações mais comuns são sentimentos de déjà-vu, ou o oposto, jamais-vu (a sensação de um ambiente familiar tornando-se estranho de repente). No estado epiléptico você pode viver momentos de emoções intensas e extremas, levando-o para estados de perda de identidade do "eu" ou mesmo do seu lugar em relação ao mundo.

Essa perda da capacidade de posicionar espacialmente pode ser correlacionada com o aumento da neurogenesis no hipocampo. O hipocampo é uma das áreas do cérebro em que se observa o constante nascimento de novos neurônios, a chamada neurogenesis. A neurogenesis continua na fase adulta e está relacionada à memória e aprendizado. Sabe-se que o hipocampo contribui para a memória espacial do indivíduo e talvez até pelo posicionamento do "eu" ou representação corporal no espaço.

Curiosamente, ataques epilépticos ativam a neurogenesis de maneira descontrolada. Os novos neurônios são produzidos em maior velocidade. Porém, nem sempre as conexões neuronais são estabelecidas de maneira correta (Overstreet-Wadiche e colegas, "Seizures accelerate functional integration of adult-generate granule cells". *The Journal of Neuroscience*, 2006). Essa neurogenesis desregulada poderia ser uma das causas da perda da memória espacial e reconhecimento ambiental.

A epilepsia é uma condição neurológica extremamente misteriosa, e a investigação dos mecanismos envolvidos está sempre revelando dados fundamentais para o entendimento do cérebro humano. Epilepsia é a terceira condição neurológica mais prevalente na humanidade, abaixo somente do mal de Alzheimer e derrames cerebrais. Mesmo assim, ainda existe muito preconceito e discriminação.

A falta de conhecimento contribui para uma série de mitos sobre epilepsia, tais como classificar os pacientes como doentes psiquiátricos, retardados ou mesmo incapazes. Neste mês ocorre a 5ª Semana Nacional de Epilepsia no Brasil, um movimento direcionado para a luta contra o estigma e para ampliar a campanha mundial "Epilepsia fora das sombras", da Organização Mundial da Saúde (OMS). O Brasil tem posição de destaque na pesquisa, com diversos grupos trabalhando sobre o tema, na busca de mais conhecimento, diagnóstico e tratamento.

Mesmo com toda essa mobilização, o espaço na mídia dedicado à epilepsia é pequeno. Seria interessante expor mais adultos e crianças ao assunto para que o preconceito e espanto ao presenciar uma pessoa tendo ataque epiléptico sejam coisas do passado.

# Memórias estocadas na medula?

Na semana passada terminou um dos maiores congressos científicos mundiais, o congresso da sociedade americana de neurociências em Chicago. Reunindo cerca de 32 mil neurocientistas e afins, é nessa Meca científica que diversas novidades na área são anunciadas. Este ano não foi diferente.

Dentre os diversos assuntos tratados no congresso, resolvi relatar aqui algumas novidades sobre tratamentos em lesões físicas diretas na medula. Esse tipo de lesão pode afetar diretamente os feixes nervosos que levam a informação do cérebro às outras regiões do corpo. O trauma também pode afetar regiões que circulam esses nervos, como ossos e vasos nervosos, atingindo indiretamente o funcionamento da medula.

Obviamente, dependendo da região lesionada, os efeitos causados podem ser mais ou menos pronunciados. Ou seja, quanto mais próximo do pescoço (cervical), maior será a área atingida, pois os efeitos são sentidos, geralmente, em regiões abaixo da lesão. A gravidade dos sintomas também depende da natureza da lesão nos nervos, completa ou apenas parcial.

É interessante notar que, por razões éticas e morais, não existe experimentação em humanos. A maior parte do que sabemos vem de modelos animais. No entanto, fomos aprendendo com o tempo que diferentes espécies têm diferentes capacidades de recuperação. Por exemplo, camundongos conseguem se recuperar mais rapidamente de uma lesão do que ratos. Ratos têm melhores índices de recuperação do que porcos. Suínos já não se recuperam tão facilmente e são, provavelmente, os animais experimentais que mais se assemelham aos humanos. Mesmo assim roedores são as espécies mais utilizadas, principalmente por uma questão financeira e de espaço.

Estudos apresentados no congresso de neurociência sugerem que a dieta rica em gordura e baixa em carboidratos afeta a taxa de recuperação de ratos lesionados. Outro estudo demonstrou boa resolução em novas técnicas para o isolamento de células-tronco indiferenciadas antes do transplante, como forma de evitar o surgimento de um indesejado tumor, agravando o quadro clínico. O estudo aponta para melhores práticas num futuro tratamento com células-tronco em humanos, o que será imprescindível. Avanços na indução da recuperação pela própria plasticidade neural da medula, por meio da adição de fatores de crescimento, também foram relatados.

Apesar de tantas novidades na área, o melhor tratamento em humanos continua sendo a terapia física. Interessante notar que novos dados estão confirmando isso nos modelos animais. Em um experimento interessante, roedores foram treinados a usar o sistema locomotor de formas diferentes, por exemplo, andando para trás ou para os lados. Note que roedores só costumam andar para frente.

Para treiná-los a andar em outras direções, o animal foi suspenso numa "maca" que deixa suas patas de fora. As patas encostam-se a uma esteira que se move em diversas direções. Assim, ao girar a esteira para frente, o animal, intuitivamente, começa a andar para trás, como que tentando compensar sua posição. O mesmo tipo de exercício é feito para os lados.

Depois de algum treino, os animais já se sentem mais confortáveis e executam os movimentos compensatórios naturalmente. Como se tivessem "aprendido" a andar em outras direções. Pois bem, após o treinamento, os animais foram submetidos a uma cirurgia para causar um tipo de lesão medular controlada – todos os animais tiveram o mesmo tipo de lesão. Como grupo controle, foram utilizados indivíduos que não tinham passado pelo treinamento anteriormente.

A comparação entre os dois grupos sugere que os animais que aprenderam a usar os movimentos inconscientes da esteira conseguiram se recuperar significativamente mais rápido das lesões do que os sedentários. O resultado pode ser parcialmente validado em humanos, para os quais existem dados mostrando que atletas têm um nível de recuperação melhor do que não-atletas. Mas não me parece exatamente a mesma coisa.

A explicação dos resultados pelo grupo de pesquisa responsável é interessante. Não se baseia nas explicações tradicionais de plasticidade neural (capacidade que o cérebro tem de reorganizar as redes neuronais após um ferimento, por exemplo). De acordo com as observações feitas, os animais que tiveram o treinamento prévio utilizaram-se dos truques aprendidos na esteira para acelerar sua recuperação.

Obviamente, a lesão impediria que a memória cerebral e consciente desse aprendizado auxiliasse nesse processo, pois a comunicação com o cérebro fora interrompida. Como explicar então o uso dos conhecimentos adquiridos pelos roedores na recuperação? O grupo sugere que existem "memórias" estocadas na medula espinhal e os animais que receberam o treino conseguem se lembrar de usá-las durante o período de recuperação.

O conceito é novo e arrojado em neurociência. Jamais ninguém ousou propor que a medula também serviria como estoque de memória, mesmo que seja física. Se isso for realmente verdade irá revolucionar a forma como vemos a integração do cérebro com o resto do sistema nervoso. Em geral, existe essa tradicional "separação" em neurociência: os que estudam o cérebro (grande responsável pelas emoções, memórias e cognição) e os que estudam a medula, responsável por movimentos inconscientes e motores.

Talvez essa visão compartimentada e tradicional do sistema nervoso esteja ficando ultrapassada. Vou ainda mais longe: caso isso se comprove, podemos aprender a usar esse tipo de memória física para estocar outros tipos de memória, fazendo um backup de informações importantes na medula ou simplesmente liberando espaço no cérebro para atividades de execução.

Em geral, o estudo da ciência básica acaba fornecendo substrato para pesquisas mais aplicadas. Aqui parece que aconteceu o contrário. Ao tentar desenvolver protocolos para tratar da lesão da medula espinhal, potencialmente novos conceitos fundamentais do sistema nervoso estão sendo revelados.

PS: A ausência de referências no texto é proposital. Os trabalhos relatados nessa coluna não foram ainda publicados em revistas com avaliação por pares. Portanto, devem ser encarados como preliminares, apenas.

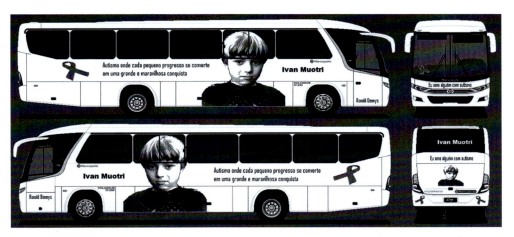

Ronald Dennys Pereira dos Santos

## Sufoco no busão? Culpa da amígdala cerebral

Esqueça as fantasias da Dama do Lotação. Para a maioria das pessoas, o sufoco do coletivo na hora do *rush* não é nada agradável. Muito menos conversar com aquele colega que insiste em se aproximar tanto, a tal ponto de você sentir o bafo quente exalando da garganta.

Você anda para trás, motivado por uma espécie de repulsa. Ele então anda para frente, reconstituindo a distância original. A luta pelo espaço pessoal invadido continua até que você se pega encurralado por uma parede.

Existe um espaço, individual, que quando ultrapassado causa certo desconforto. Em tese, você não briga pelo espaço, mas procura obtê-lo de maneira pacífica (entre os animais ditos mais sociais).

Esse comportamento social está sendo associado a uma estrutura cerebral chamada amígdala.

Tradicionalmente, a amígdala foi associada a respostas ao medo. Como o medo é uma das reações mais primitivas entre as espécies, acreditava-se que fosse um centro que estimulasse uma reação impulsiva de escapada quando confrontamos uma situação de perigo iminente. Esses estudos, realizados em sua maioria em animais, eram sempre extrapolados como verdadeiros para humanos. Mas a história não é bem assim.

Num trabalho recente, publicado na revista científica *Nature Neuroscience* (Kennedy e colegas, 2009), os autores relatam o estudo de um indivíduo com um raro dano bilateral na amígdala. Esses casos isolados são extremamente importantes para se estudar a função causal de algumas estruturas cerebrais em pessoas. Obviamente, deve-se tomar cuidado com a interpretação dos resultados, pois sabemos muito pouco sobre a influência da variação individual do cérebro em humanos.

Ao trabalhar com esse indivíduo, os autores descobriram que a amígdala está envolvida na regulação da distância social. A amígdala inicia uma resposta vagarosa, mas explícita, sobre a invasão desse espaço interpessoal. Esses dados contrastam com os resultados obtidos com lesões em modelos animais, que sugeriam uma resposta rápida independente do contexto ambiental.

A maioria das pessoas regula a distância entre elas e os outros se baseando em sensações de conforto pessoal e sentimentos pessoais. O sentimento de estar espremido no metrô entre desconhecidos causa uma sensação de repulsa e promove o reajuste imediato dessa distância pessoal. Pois bem, numa série de experimentos, desenhados de maneira elegante e simples, o grupo mostrou que o indivíduo com o dano bilateral na amígdala não revelou a presença dessa barreira invisível que regula a distância interpessoal e nem reagiu ao ter seu espaço invadido. Esses dados sugerem fortemente que a amígdala é crucial para o sentimento de espaço pessoal.

Nos experimentos, o indivíduo lesado teve de ficar próximo a um desconhecido e classificar as diversas distâncias entre plenamente confortável e extremamente não confortável. O indivíduo preferiu distâncias bem mais curtas do que a média das pessoas sem a lesão. Além disso, classificou como confortável, mesmo estando cara a cara com um estranho. Esse efeito foi consistente em diversas situações experimentais, em que o grau de familiaridade com o estranho, sexo, presença de contato com os olhos, etc., foram variados.

Interessante notar que o indivíduo relatou ter plena consciência dessa distância pessoal e que procurava sempre ajustá-la no dia-a-dia, baseando-se em princípios sociais. Isso sugere que a lesão não comprometeu funções cognitivas ou racionais – o indivíduo simplesmente não sentia o desconforto nas distâncias em que a maioria das pessoas sentia.

Baseando-se nisso, foi testado o grau de atividade da amígdala em humanos usando--se ferramentas de ressonância magnética. Os dados mostraram claramente que as pessoas tinham a amígdala ativada no momento em que estranhos invadiam o espaço pessoal. Esses experimentos sugerem que, em humanos, a amígdala funciona como um detector da violação do espaço pessoal.

A distância que mantemos entre nós e as pessoas com quem interagimos depende muito do contexto social e da relação prévia entre as pessoas. Isso varia muito entre as diversas culturas humanas. Como essas regras sociais são aprendidas culturalmente, a amígdala tem de se adaptar a respostas específicas que surgem em diferentes contextos durante o desenvolvimento humano. Pode-se então dizer que quanto mais contato com a diversidade humana durante a infância, melhor será sua adaptação e respeito entre as diversas culturas.

O que os estudos estão indicando é que a função da amígdala parece ser muito mais importante do que fora anteriormente atribuída. Essa estrutura funcionaria como um "hub" cerebral, conectando diversas redes neuronais envolvidas com o aprendizado social. A socialização seria responsável por fazer um ajuste fino na resposta da amígdala a situações de invasão do espaço pessoal e alheio.

O refinamento desse processo em humanos parece exceder o que acontece em outras espécies com comportamentos sociais. Esse mecanismo cerebral influencia, literalmente, os graus de separação entre nós e o mundo social que nos cerca. Portanto, sinta-se mais humano na próxima vez que entrar num busão lotado.

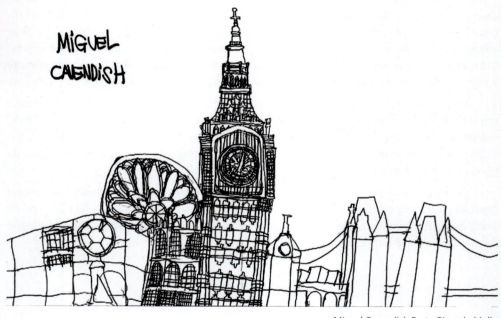

Miguel Cavendish Porto Pires de Mello

# Como o cérebro percebe o tempo

O ano de 2010 chegou como uma surpresa para muita gente. Quer dizer que os anos 90 já passaram? Uma década. Mesmo?

Pois é, passou rápido, como se tivéssemos adiantado o filme da vida. Esse sentimento é, em geral, mais forte em dezembro e janeiro. É aí que percebemos que não conseguimos realizar alguns de nossos objetivos para o ano novo, os velhos hábitos continuam, aquela prometida viagem não aconteceu. A academia, aqueles livros ficaram para o próximo ano.

A sensação do tempo passando é relativa. Depende de uma série de variáveis, incluindo como você lida com a situação. A verdade é que a ciência ainda não tem uma resposta conclusiva sobre como isso ocorre em nosso cérebro. Uma teoria sugere que existam algumas células nervosas especializadas em contar intervalos de tempo. Outra sugere que existe uma série de redes neuronais responsáveis por processos fisiológicos que agiriam como um relógio interno.

De qualquer forma, ambas as teorias concordam que o cérebro não consegue calibrar corretamente eventos que acontecem em intervalos de tempo distantes entre si. Dados experimentais sugerem que o cérebro interpreta o tempo passando mais rapidamente caso você esteja envolvido em uma tarefa desafiadora, que requer mais de você. Estimulantes, como a cafeína, tendem a induzir a sensação de que o tempo passa mais rápido. Por outro lado, trabalhos complexos, mas enfadonhos, causam a sensação de que o tempo se arrasta lentamente.

Além disso, eventos emocionais, como a morte de um parente querido, parecem mais recentes do que realmente são. Às vezes, nosso cérebro erra por meses, ou até anos. Segundo o filósofo Martin Heidegger, o tempo persiste meramente como uma consequência de diversos eventos. Parece óbvio, mas a ciência tem mostrado que o inverso também é verdadeiro: se poucos eventos veem à mente, então a percepção do tempo não persiste. Ou seja, o cérebro subestima a passagem do tempo.

Experimentos feitos com estudantes universitários testaram a habilidade do cérebro de estimar quando um determinado evento havia realmente ocorrido. Foram usados exemplos populares do noticiário da TV americana, como a morte de um artista famoso ou a renúncia de um político. Em média, os estudantes subestimaram por três meses quanto tempo havia passado desde o episódio real.

Esses dados não foram vistos como uma total surpresa. Num exemplo clássico, o explorador Frances Michel Siffre viveu durante 2 meses dentro de uma caverna, isolado do exterior e sem dicas de passagem do tempo, como algum resquício da luz do dia. Ao final do período, estava convencido de que havia ficado apenas 25 dias. Sem evidências externas, o cérebro tende a condensar o tempo.

Interessante notar que a forma pela qual o cérebro fixa o tempo relativo dos eventos é por meio da memória. Assim, quanto mais memórias os estudantes do estudo acima tinham sobre determinado evento, menos precisa ficava a estimativa do cérebro. É mesmo contraintuitivo: quando mais memórias associadas sobre um determinado evento, mais longe parece estar o evento original.

Se esse mecanismo é conservado entre as espécies, é possível que alguns animais não sintam a passagem do tempo como nós, pois não têm o mesmo tipo de memória de longo prazo. Ou seja, não têm consciência temporal. Para um peixe-dourado, cuja memória dura alguns segundos, o tempo não passa, só existe presente.

Essa mesma dinâmica pode explicar por que parece que os filhos dos outros envelhecem mais rapidamente do que os nossos. Ora, os pais acompanham cada resfriado, prova de escola e birra dos próprios filhos, unindo uma série de memórias ou estímulos contínuos. Com os filhos dos outros, o número de eventos associados a eles é reduzido.

Isso explica a sensação de aceleramento do tempo em janeiro. Resoluções do ano passado que foram esquecidas representam apenas um único estímulo de memória. Ao contrário, as resoluções que saíram do papel e realmente entraram em prática serviram como estímulos independentes, desacelerando o tempo. Enfim, se essa década de 90 passou rápido para você, talvez esteja na hora de parar de sonhar e concretizar novos desafios.

# O zumbi dentro da mente

Até que ponto temos consciência de tudo que acontece? Foram Nietzsche e Freud que popularizaram a ideia de que o inconsciente é o maestro da mente, controlando nossas ações, inacessível ao próprio consciente. E por "inconsciente" refiro-me a qualquer atividade neuronal que não produza uma sensação, pensamento ou memória consciente.

Ao contrário de diversas explicações freudianas, cheias de subjetividades e interpretações, a ciência já demonstrou por meio de sólidas evidências a existência de um sistema sensório-motor no cérebro dos primatas que funciona na ausência completa de consciência.

Por exemplo, muitas das ações cotidianas comandadas pelo cérebro não carecem de um controle consciente, entram no automático. Nessas situações, nos portamos como "zumbis": executamos determinadas ações sem real consciência do que estamos fazendo. No entanto, essa consciência pode existir em retrospecto, quando ativamente pensamos na ação que acabamos de executar.

Imagine-se numa sala completamente escura, mas com uma única fonte de luz. Você é instruído para olhar e apontar o dedo na direção da luz. De repente a luz apaga e uma nova luz surge na sua visão periférica. Você automaticamente se direciona para o foco de luz e aponta o dedo naquela direção. Mas, enquanto você está se direcionando para o novo alvo, a posição inicial desse novo foco de luz se desloca propositadamente um pouco para o lado. Você não tem consciência, mas tanto os seus olhos como o seu dedo se ajustam à nova posição, atingindo exatamente o alvo. Só lhe resta a consciência que seu corpo se alterou na direção do novo flash de luz, mas ignora completamente esse precioso ajuste fino executado pelo seu cérebro.

Inconsciência semelhante acontece quando ajustamos as forças dos dedos e mãos ao inclinarmos para pegar algo. Experimentos rigorosos já mostraram que evitamos inconscientemente imagens de cobras e aranhas com formatos horripilantes. Esses são exemplos de situações experimentais nos quais se pode comprovar a presença do inconsciente na mente humana.

Na esfera clínica, existem alguns pacientes com deficiências neurológicas muito seletivas. Basta uma leitura de alguns casos descritos por Oliver Sacks para uma amostra de quão bizarra é a mente humana. Num dos casos, o paciente D.F. não consegue visualizar o formato de determinados objetos. Ao pedir que alcance um objeto, como uma flor ou um martelo, ele consegue ajustar a distância e a força dos dedos de acordo, mas nega a existência dos objetos. O que instrui a mão a alcançar os objetos, então?

Casos formidáveis de atividade "zumbi" foram retratados em pacientes com epilepsias parciais complexas ou em sonâmbulos, como Lady Macbeth do clássico shakespeariano. Ambos envolvem atividades motoras estereotipadas, como andar pela casa, arrastar os móveis ou mesmo dirigir sem consciência alguma. Esse comportamento automático segue um programa interno que pode ser influenciado pelo ambiente, por exemplo, ao desviar de um obstáculo. Tanto o epilético como o sonâmbulo não seguem instruções de terceiros e não se lembram de nada após o episódio.

A explicação mais simples para esses fenômenos é que, ao mesmo tempo em que a consciência foi bloqueada pela epilepsia ou pelo sono profundo no caso dos sonâmbulos, parte do lobo frontal do cérebro se mantém ativo, permitindo certa "reflexão" sensomotora.

Esse tipo de reflexão cerebral é independente do processo consciente. Evidências baseadas em pesquisas psicofísicas sugerem que esse estado é muito rápido e não apresenta qualquer esforço. Interessante notar que isso também é verdade em diversas atividades sensomotoras realizadas por humanos, como a dança, a prática do arco e a escalada. O domínio dessas artes requer a rendição do controle mental, permitindo o total domínio do corpo.

Resumindo, a mente "zumbi" apresenta as seguintes características: é estereotípica, imediata com ação rápida e possui um comportamento sensomotor limitado. A existência desse estado estimula algumas questões interessantes. Primeiro, por que não somos todos "zumbis", vivendo de maneira inconsciente? Ou seja, por que ser consciente, um processo que leva centenas de milissegundos para acontecer? Ora, pode ser que a existência do processo consciente permita o planejamento futuro, abrindo infinitas possibilidades de comportamento e possibilitando memórias explícitas.

Segundo, qual a diferença entre as redes neurais "zumbis" e aquelas que são específicas para processos de percepção consciente? Estariam essas redes utilizando diferentes neurônios de uma mesma região do cérebro ou corresponderiam a tipos específicos de neurônios com atividades específicas?

O mais fascinante disso tudo é pensar se poderíamos recapitular a mente zumbi de alguma forma. Será que existe uma mutação num único gene que seria capaz de tornar um ser consciente em um zumbi? E se esse for o caso, que tipo de testes poderiam ser feitos para mostrar que estão realmente inconscientes? E quem garante que não existam zumbis entre nós?

Desmembrar as redes neuronais responsáveis pela consciência em humanos e outros animais deverá iluminar o mistério de como a atividade cerebral em circuitos específicos originam estados subjetivos. Interessante notar que esse tipo de assunto era restrito a filósofos e teólogos, mas agora faz parte das grandes questões da biologia experimental.

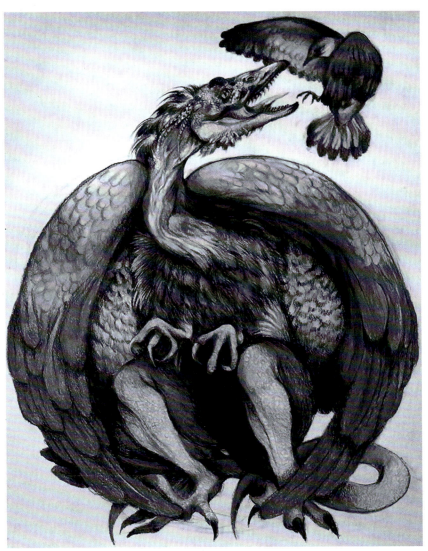

Julia Luisa Dijkstra

## Cheirando perigo

*Compreensão da resposta inata a odores servirá no futuro para desenvolver intervenções terapêuticas em casos como síndrome do pânico ou estresse pós-traumático*

Animais conseguem cheirar a presença de potenciais predadores por meio da detecção de sinais químicos que sinalizam perigo. Essa percepção do odor do perigo permite uma série de ações premeditadas, como o afastamento físico ou avaliação do risco, garantindo a sobrevivência da presa.

Camundongos expostos a predadores naturais, como gatos ou serpentes, exibem um repertório de comportamentos que se assemelham ao "medo" em humanos. Interessante notar que a presença do odor dos predadores já é suficiente para estimular esse mecanismo em camundongos, sugerindo que o sistema olfativo tem papel fundamental nesse processo.

Um experimento clássico mostrou que camundongos tendem a ficar, a maior parte do tempo, isolados no canto da gaiola que seja oposto ao canto com uma estopa molhada com urina de gato. Além disso, níveis hormonais de estresse aumentam nesses animais. Esse comportamento defensivo de repulsa reproduz-se com odores de outros predadores, como serpentes ou ratos. O fato de que essas observações tenham sido reproduzidas em camundongos de laboratório, nunca expostos a predadores naturais, sugere que a resposta aos odores é inata ou instintiva, e não aprendida durante a vida do animal. Também se conclui que a organização dos circuitos neuronais responsáveis por esse comportamento é programada geneticamente.

## Um defeito que cria coragem

No entanto, a contribuição dos órgãos olfativos, a natureza química dos odores e a identidade dos neurônios sensoriais envolvidos nesse tipo de comportamento eram desconhecidos. Mas uma observação feita pelo brasileiro Fabio Papes, membro de um grupo de pesquisa do Instituto Scripps de San Diego, na Califórnia (EUA), trouxe uma contribuição valiosa para esse processo fundamental. O trabalho foi publicado recentemente numa das mais prestigiosas revistas científicas (Papes e colegas, Cell 2010).

Papes percebeu que camundongos geneticamente alterados e defectivos em uma região do olfato conhecida como órgão vomeronasal (VNO) não evitavam a presença de predadores no mesmo ambiente. Na verdade, até procuravam uma interação investigativa, correndo risco de vida. Veja bem, isso acontecia mesmo na presença funcional de outros sentidos, como o sistema visual. Concluiu-se que o VNO seria então a região do olfato responsável pelo comportamento instintivo de medo do predador natural. O grupo de pesquisadores decidiu então encontrar qual a natureza dos odores dos predadores.

Focou-se primeiramente na urina de rato como material primário. Fracionaram-se os componentes da urina até encontrar o princípio ativo chamado de Mup13. A síntese química de proteínas Mup13 recombinantes em laboratório mostrou-se tão eficaz na indução de medo nos camundongos quanto o componente natural. Além disso, descobriu-se que a Mup13 estimulava uma classe específica de neurônios olfativos, ativando diversas regiões relacionadas ao olfato no cérebro de camundongos.

O grupo também isolou a proteína homóloga à Mup13 na urina de gatos, conhecida como Feld4. A ideia era entender como os receptores olfativos haviam evoluído para reconhecer uma variedade de predadores. (Interessante que camundongos também produzem uma proteína semelhante à Mup13 na própria urina, mas estaria envolvida com a agressividade entre animais machos.)

As proteínas de rato/gato e camundongo são relacionadas evolutivamente, mas não induzem exatamente ao mesmo comportamento (medo x agressão). Isso acontece porque elas não estimulam necessariamente os mesmos neurônios olfativos, sinalizando comportamentos distintos para o cérebro. Essa parece ser a solução molecular encontrada pela natureza para lidar com a evolução de detectores moleculares específicos de cada espécie.

## Aplicações

Como líder de seu próprio grupo de pesquisa, Papes deve focar suas atividades em descobrir mais detalhes sobre como os sistemas sensoriais são interpretados pelo cérebro e traduzidos em comportamento. As bases neurais dessas redes nervosas servirão, num futuro próximo, para possibilitar intervenções terapêuticas em alguns distúrbios neurológicos, como a síndrome do pânico ou estresse pós-traumático.

Fabio Papes é hoje professor de genética da Universidade Estadual de Campinas (Unicamp). Foi lá mesmo, em Barão Geraldo, que nos conhecemos durante a graduação de ciências biológicas. Apesar de ter sido meu "bicho" (calouro), Papes nunca apresentou qualquer reação de medo a feromônios veteranos e trilhou uma carreira invejável. A meu ver, Papes é um dos principais representantes de uma nova geração de neurocientistas brasileiros com potencial para causar um impacto transformador na ciência nacional.

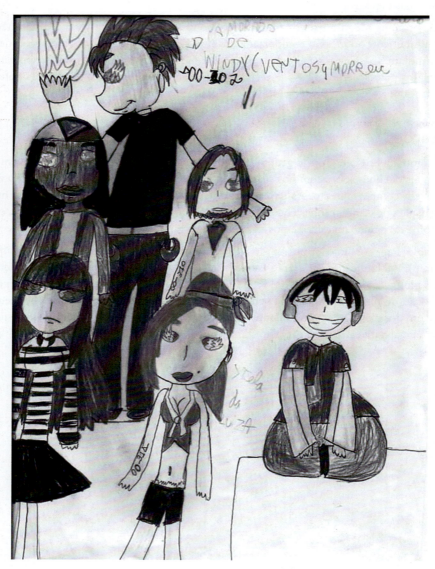

Bora Mari

## Num piscar do cérebro

Diversas vezes ao dia piscamos o olho. Em teoria, a cada piscada experimentamos um momento de completa escuridão. A cada minuto, temos 6 segundos de completa escuridão que, somados por toda a vida, seriam alguns anos passados no escuro, inconscientes mesmo estando acordados. Por que isso acontece? A ideia é que o cérebro interpreta a piscada, editando os momentos escuros da nossa experiência.

E por que piscamos? Não me refiro a piscadas induzidas, códigos de corte ou qualquer outra forma de comunicação. Qual seria a real razão daquela piscada involuntária? A maioria das pessoas vai acabar respondendo que piscamos para lubrificar o olho. Mas, se fosse isso mesmo, piscaríamos menos em ambientes mais úmidos ou piscaríamos mais em dias secos, por exemplo. Pois não é que cientistas testaram essa ideia, comparando a quantidade de piscadas de pessoas dentro e fora de saunas? Resultado: a umidade não afeta a frequência de piscadas.

Novos conceitos sobre o assunto surgiram de um "psicólogo" amador: Walter Murch, que escreveu o livro "In the Blink of an Eye". Cinéfilos vão reconhecer esse nome. Walter é editor de filmes famosos, como O Poderoso Chefão. Sua atividade como editor consiste em retirar cenas que não serão usadas e unir pedaços do filme que foram gravados de maneira independente. Quando assistimos a um filme editado e vemos as diversas tomadas, os vários ângulos de uma mesma cena, interpretamos tudo isso como se fosse um contínuo. Na realidade, a cena final é fruto de um árduo trabalho de edição.

Walter tem uma técnica especial para emendar cenas de um filme. O que ele faz é assistir a cena a ser editada por diversas vezes seguidas e, intuitivamente, para a cena quando acredita que deva ser cortada e unida a outra parte. A intuição é confirmada repetindo-se o processo diversas vezes, até encontrar o momento exato em que acontece a maioria dos cortes.

Em cenas envolvendo pessoas, Walter notou que o momento do corte da cena é justamente quando o ator pisca. A partir dessa observação, ele criou uma teoria para o significado do piscar em humanos. Não seria induzido pela umidade do globo ocular ou ambiente, mas as piscadas funcionariam como uma forma de pontuação mental. Uma ideia certamente atraente, mas sem nenhuma base científica.

Mas dois pesquisadores japoneses, Tamami Nakano e Shigeru Kiazawa, resolveram testar essa hipótese experimentalmente. Eles fizeram o experimento com uma série de indivíduos, aplicando eletrodos nas pálpebras de cima e de baixo do olho de cada pessoa. Com a piscada, os eletrodos se aproximavam, produzindo uma corrente elétrica sensível o suficiente para que pudesse ser gravada pelos pesquisadores.

Os indivíduos assistiram a uma película enquanto eram observados. Cada um viu o mesmo filme três vezes. O filme escolhido foi Mr. Bean, uma comédia britânica com pouquíssimos diálogos verbais. A maioria das cenas cômicas é muda, restando apenas o estímulo visual. Num filme de 2 horas, você perde algo em torno de 16 minutos piscando. O pior, nem percebemos que perdemos isso tudo.

Os resultados obtidos foram surpreendentes. Cada pessoa pisca nos exatos mesmos momentos ao ver o filme repetidamente. Pode-se prever quando uma pessoa vai piscar em cada cena. Mas mais estranho ainda, as cenas eram comuns entre diferentes pessoas. Ou seja, eles descobriram que a grande maioria das pessoas entrava em sincronia, piscando exatamente nos mesmos momentos do filme.

Para se ter uma ideia dos resultados, imagine a cena: você num cinema com 200 pessoas. Fica escuro, o filme rola e você começa a assistir. Na sua primeira piscada, outras 70 pessoas piscam exatamente ao mesmo tempo junto com você, inconscientemente, como asas de borboletas batendo ao mesmo instante.

A explicação parece ser que as pessoas se sincronizam de maneira intuitiva com a história do filme. As piscadas tendem a acontecer entre cenas menos importantes, hiatos na história. A sincronicidade das piscadas acontecia geralmente na conclusão de uma ação do ator. Por exemplo, numa das cenas Mr. Bean entra numa sala e fecha a porta. No momento exato em que o ator termina de fechar a porta, naquele milésimo de segundo, todo mundo pisca.

Cientistas afirmam que o cérebro não permite perder momentos importantes na história, usando a piscada como uma forma de pontuação do pensamento. A questão sobre o motivo da piscada ainda não foi respondida ou mesmo por que piscamos de qualquer forma. Será mesmo que só conseguimos processar a vida em pedaços? Em curta-metragem?

Bom, talvez seja isso mesmo. Só processamos ideias curtas e precisamos de intervalos para "salvar" as ideias antes de começarmos a interagir com outras. A piscada seria o momento que o cérebro encontra para estocar a informação e seguir em frente. Certamente algo fundamental a ser descoberto sobre o cérebro e que pode trazer pistas sobre a evolução da cognição humana.

Será que a frequência das piscadas vem se alterando com as gerações? Como medir isso? Poderíamos usar filmes antigos ou teríamos que medir agora e esperar que alguém faça a comparação no futuro? E qual a diferença da frequência de piscadas entre nossos "primos" mais próximos, como chimpanzés e bonobos?

# Receita para virar 'gênio': 10 mil horas de dedicação apaixonada

Sempre me irritei com a ideia de que existam superdotados, gênios fora-da-curva na população, muito superiores cognitivamente do que a maioria das pessoas. A razão dessa irritação é que eu nunca encontrei uma pessoa que pudesse realmente chamar de gênio. Pessoas cultas, inteligentes sim, mas gênio eu nunca vi.

Foi no meu primeiro ano de pós-doutoramento nos EUA que tive a oportunidade de conhecer cientistas que haviam feito descobertas importantes na biologia, as quais eu admirava. Entre eles, alguns prêmios Nobel. Era um encontro anual, promovido pela fundação Pew, que financiava minha bolsa na época. Iria me reunir pela primeira vez com gênios em potencial. Eu e outros brasileiros estávamos superansiosos para o encontro.

A possibilidade de encontrar um gênio pela primeira vez me fez perder a timidez e conversar ativamente com diversas personalidades da academia americana, além dos concorridos prêmios Nobel. O sotaque curioso e o fato de ser brasileiro contribuíram para facilitar o entrosamento, afinal já chegamos rotulados de exóticos. Papo vem, papo vai, chego ao final do congresso decepcionado, pois nenhuma daquelas pessoas era um gênio para mim. Não me interpretem mal: os pesquisadores foram excelentes, com uma visão científica e crítica muito, mas apurada que a média. Realmente inteligentes, sem sombra de dúvida. Gênios, fora-da-curva? Não.

Minha opinião contrastava radicalmente com a de meus entusiasmados colegas, que não paravam de elogiar o quão geniais eram esses caras. Nem ousei verbalizar o que tinha achado com medo de parecer convencido. Pior, podia muito bem ser minha reduzida capacidade mental que não sabia apreciar a genialidade dos geniais. Tudo bem, estava pronto para aceitar o fato e tentar melhorar. Mas acho que a maior razão para essa minha opinião vem do fato de que as pessoas bem-sucedidas em determinadas áreas dominam muito bem apenas a sua arte. No entanto, não demonstram a mesma fluência em contextos diferentes. Durante o papo com aqueles cientistas moleculares, percebi que sabiam tanto de economia quanto eu.

Mais para frente em minha carreira, decidi organizar uma série de seminários, com pesquisadores bem-sucedidos. A proposta era ter, por uma hora, o palestrante discorrendo sobre sua carreira, criatividade, como as ideias afloram etc. Consegui financiamento do instituto (na época estava no Salk, em La Jolla) e comecei a convidar as personalidades. O convite era sempre aceito com muita empolgação e curiosidade sobre esse novo conceito de seminário. Durante dois anos, trouxe convidados famosos no meio acadêmico, de Oliver Sacks até diversos Nobéis. Todos brilhantes, interessantes, nenhum gênio.

Recentemente encontrei alguém que pensa parecido. Na verdade, vai além. É um desmascarador de gênios. O autor, Malcolm Gladwell, chegou a escrever um livro sobre isso (Outliers ou "Fora de Série" em Português), em que descreve a história de diversas personalidades "geniais" e como foi que se destacaram em suas respectivas artes sem precisar de um QI anormal. Entre os gênios desmascarados, encontram-se Bill Gates, Mozart e até os Beatles.

O autor explora o conceito da pequena vantagem inicial. Segundo essa ideia, aqueles que foram favorecidos em estágios iniciais de suas carreiras teriam mais chances de ser bem-sucedidos no futuro por causa de um acúmulo gradual de oportunidades. Além disso, o autor aponta duas outras características das celebridades (não no conceito deturpado, coloquial, mas no conceito real, daquele que fez algo célebre). Primeiro, o oportunismo. Bill Gates só conseguiu ser programador na sua época de estudante porque teve acesso a um dos únicos computadores que permitiam programação direta nos EUA.

As dez mil horas de dedicação exclusiva são a outra característica. Lennon e Paul só deram o salto criativo com os Beatles depois de dez mil horas tocando num strip club em Hamburgo nos anos 60. Mozart só tocava música dos outros aos 13 anos, aos 17 era considerado bom, mas só depois dos 23 é que virou um virtuose. Durante os treinos acumulou as dez mil horas necessárias para o salto qualitativo. A hipótese foi testada com jogadores de xadrez e, aparentemente, funcionou. O "talento" para jogar xadrez como um mestre "aparece" depois de anos de prática exclusiva.

Vale notar que, em todos os exemplos, a vantagem inicial, o oportunismo e as dez mil horas de treinamento não garantem que você se torne uma celebridade instantânea. Existe um algo mais que é essencial. Isso eu aprendi conversando com os palestrantes que vinham contar suas histórias. Posso dizer que a maioria, de uma forma ou de outra, se qualificava no processo de criação de Gladwell. Mas o que faz a pessoa realmente especial é a paixão pelo assunto. A paixão é que faz você passar pelas dez mil horas de trampo como se fosse um hobby. Talvez seja por isso que os gênios só estão acima da média quando o assunto é apaixonante para eles.

Por isso mesmo, acho uma babaquice escolas ou programas para superdotados ou pais que se gabam que o filho começou a ler aos 2 anos de idade, muito antes dos outros amiguinhos. É tão importante assim a leitura dos livros aos 2 anos de idade? O que realmente importa é o que a criança vai fazer com essa vantagem daqui a alguns anos e não com 2, 8 ou 11 anos de idade. Eles ainda vão precisar de uns 20 anos até fazer alguma contribuição especial para a humanidade.

Uma pesquisa nos EUA, que acompanhou a trajetória de vida de crianças com os mais altos QIs de uma geração, mostrou que eles não se deram melhor que o resto. A maioria das pessoas de sucesso tem QI na média da população da sua geração.

Mas talvez realmente existam casos reais de genialidade inerente. A grande variabilidade cognitiva humana permite essa possibilidade. Mas para a grande maioria dos casos, a minha conclusão é simples: aqueles classificados de "gênios" não têm um talento natural, mas uma paixão obsessiva pelo que fazem. A paixão sozinha não vai garantir o sucesso, mas é o primeiro passo. Sem esse amor incondicional por uma atividade, você jamais será classificado como genial.

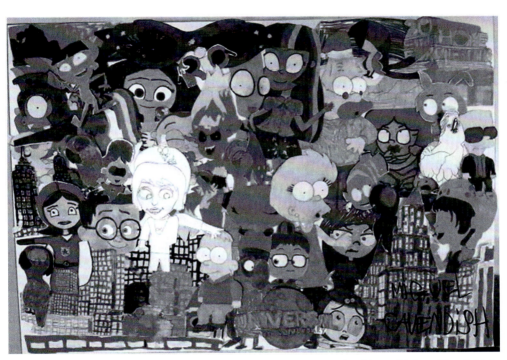

Miguel Cavendish Porto Pires de Mello

## O tempo e as experiências traumáticas

Um dia eu estava me equilibrando, andando pela parte superior de uma cerca, quando pisei em falso e caí. Tinha sido avisado que isso era perigoso, mas no auge dos meus 10 anos, nada me parava. O passo em falso foi consequência de uma pequena distração, juntamente com uma sensação de superconfiança.

Errei o passo e caí. A queda foi incrivelmente lenta. Consegui entender o que havia ocorrido, percebi que poderia evitar o choque com a cerca usando um dos braços, mas logo percebi que já era tarde. Lembrei-me da Alice no País das Maravilhas caindo no buraco do coelho. Percebi a sensação de frio na barriga e liberdade igual à de mergulhar no mar à noite. Lembrei que talvez não errasse o passo se estivesse descalço e não com as famigeradas botas ortopédicas… Até que todos esses pensamentos culminaram num joelho bem ralado e numa vergonhosa dor.

Tudo isso aconteceu em menos de um segundo.

O que acontece com o cérebro nessas situações de extremo risco em que temos pensamentos que duram uma eternidade? Será que nosso cérebro conseguiria diminuir a velocidade do tempo ao lembrar diversas coisas ao mesmo tempo? Neurocientistas americanos já haviam feito essas mesmas perguntas e tentaram, em vão, estudar o cérebro de pessoas durante passeios em montanhas-russas. Nunca deu certo. A razão é que essas sensações controladas não disparam a sensação de "vida ou morte" de situações reais.

Partiu-se para outro tipo de aparato, proibido em alguns lugares dos EUA, conhecido como "scad dive". O sistema é simples, funciona como um bungee jumping, mas sem o elástico. Você é suspenso por um elevador em uma torre e cai em queda livre de uma altura surreal sendo salvo por uma rede que você não vê, mas assume que vai estar lá.

Os participantes do estudo usaram um aparado no pulso conhecido como "cronômetro perceptual". O aparelho é como um relógio que pisca números numa velocidade altíssima, sendo imperceptível ao olho humano em condições "normais". A ideia seria medir a percepção do indivíduo em queda livre. A hipótese a ser testada era de que se a percepção do tempo fosse reduzida, a velocidade em que o número aparece na tela também seria reduzida. O participante poderia então "ler" o número nesse relógio. (Mais detalhes do experimento em Stetson e colegas, PLoS One, 2007.)

Infelizmente, nenhum participante conseguiu ler o número piscando no aparelho – indicando que nessas condições, a visão e o tempo subjetivo não são de fato alterados. No entanto, quando perguntados quanto tempo acharam que tiveram de queda livre, a média foi de 10 segundos. Na realidade, a queda não passou de 3 segundos. Isso indica que o tempo não parece reduzir de velocidade durante o evento, mas sim, depois do momento da queda.

A explicação parece estar na "memória" da experiência. Normalmente, nossa memória só guarda os principais pontos de um momento e detalhes triviais são descartados. Esse dispositivo nos auxilia a não armazenar coisas sem importância, mantendo nosso cérebro com capacidade para o que realmente importa. Por alguma razão, durante os momentos de vida ou morte, nossa memória consegue armazenar tudo que acontece: o vento, o carinha de camiseta azul que cruzou a rua, o passarinho, o cheiro da pipoca… Assim, ao se lembrar disso tudo, a impressão é de que o tempo se alterou, passando mais vagarosamente.

A subjetividade do tempo durante uma experiência traumática não é uma função da percepção, mas sim da lembrança. Uma memória rica em detalhes traz a impressão de que o evento durou mais tempo, mas sempre em retrospectiva. Ainda não sabemos como ou por que o cérebro faz isso, e não vai ser fácil descobrir. Seria bem joia se pudéssemos escolher quando e como ativar esse processo. Pensando bem, talvez isso fosse perigoso, principalmente se não conseguíssemos nos livrar do que escolhermos armazenar durante a vida.

## Sinapses e o livre-arbítrio

A unidade estrutural pela qual a comunicação acontece entre um neurônio e outro se chama sinapse. Nela os impulsos elétricos percorrem as células nervosas e são traduzidos em sinais químicos, liberando neurotransmissores.

Sabemos muito pouco sobre as sinapses. Sabemos menos ainda sobre como são formadas e moldadas pela experiência, ou seja, como o estímulo externo, vindo do ambiente, modifica a atividade das sinapses em nosso cérebro. No entanto, sabemos que elas estão envolvidas nos processos de aprendizagem, memória, inteligência, afeto. Sabemos também que, quando não funcionam direito, podem levar a diversos problemas neurológicos e psiquiátricos.

Um trabalho publicado recentemente tentou catalogar as proteínas que formam as sinapses do neocórtex, coletando material humano removido durante cirurgias. O resultado "proteômico" nada mais é que o primeiro inventário de todos os fatores proteicos envolvidos com o mais sofisticado maquinário para processar informações que conhecemos: o cérebro humano.

Foram 1.461 proteínas catalogadas no trabalho liderado por Seth Grant, do Instituto Sanger da Inglaterra (Bayés e colegas, *Nature Neuroscience*, 2010). No trabalho, as proteínas identificadas foram associadas a seus respectivos genes, permitindo uma análise evolutiva. Esses 1.461 genes correspondem a mais de 7% dos 20 mil genes do genoma humano, uma indicação da importância e complexidade da sinapse, aparentemente uma estrutura bem delicada.

A tolerância de erros nessa estrutura parece ser baixa. Mutações em 133 dos genes encontrados já estão relacionadas a doenças neurológicas e psiquiátricas. Esses genes também estão representados em características afetivas e motoras.

Interessante notar que o estudo revela possível sobreposição de sintomas para doenças psiquiátricas. Isso seria interessante, pois sugere que uma droga contra autismo poderia funcionar para esquizofrenia, por exemplo. De acordo com esses estudos, nossos "primos" Neandertais provavelmente sofriam com um mesmo espectro de doenças mentais na comparação com os humanos atuais. Além disso, o "core" proteico fundamental parece ser bem conservado, sendo muito parecido entre primatas e roedores.

Esse tipo de esforço tem andado de mãos dada com outro tipo de estratégia, o "conectoma". Com o nome emprestado do projeto genoma, essa estratégia tem como objetivo mapear todas as conexões do cérebro. Cada neurônio humano faz uma média de mil conexões com outras células. Por baixo, existem 100 bilhões de neurônios, então o cérebro humano teria 100 trilhões de sinapses.

Nesse caso, cientistas de diversos grupos têm focado apenas em cérebros de camundongos, uma versão mais acessível e um pouco menos complexa do cérebro humano. O processo é longo e tedioso. Além disso, esbarra em dificuldades técnicas, como a capacidade computacional de estocar essas informações. Estima-se que para 1 milímetro cúbico do córtex de um camundongo necessita de uma estrutura computacional equivalente ao Facebook.

O mais interessante é que ter o mapa em mãos não significa chegar a lugar algum. Tanto o trabalho proteômico de Seth quanto o conectoma representam apenas um "snapshot" do cérebro, apenas aquele segundo do qual as amostras foram retiradas ou de quando o animal foi morto.

Sinapses e conexões nervosas são dinâmicas, moldadas constantemente pelo ambiente e pelo tempo. Por isso mesmo, os críticos mais severos argumentam que todo esse esforço não vai servir para muita coisa. Eu não concordo. Mesmo sabendo das limitações dos trabalhos, vejo esse tipo de iniciativa como o primeiro passo para uma "modelagem" neural.

Com o crescimento exponencial de tecnologia para armazenamento de informação digital, consigo imaginar um futuro no qual essas modelagens computacionais serão capazes de prever ondas comportamentais ou mesmo um uso médico para diagnóstico. Seria então possível criar um mapa eletrônico do cérebro de cada pessoa, uma mente virtual que não estaria vinculada ao corpo, mas que pudesse ser alterada por estímulos específicos, simulando situações de risco, por exemplo.

Como será que nos portaríamos se já soubéssemos o que estamos inclinados a fazer? Para mim, essa seria a prova mais rigorosa da existência ou não do livre-arbítrio.

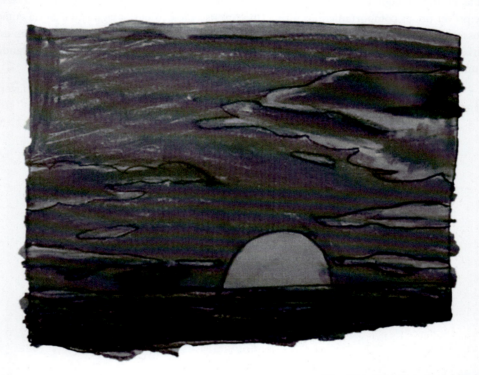

Miguel Cavendish Porto Pires de Mello

# Meditação altera fisicamente o cérebro

Quando comecei a prática de yoga profissionalizante, eu estava apenas interessado nos benefícios físicos. Afinal, seria uma desculpa para aprimorar o equilíbrio e ganhar resistência – ambos importantes para quem vive num ambiente competitivo e muitas vezes estressante. Confesso que dei pouca atenção às aulas de meditação, mas notei os efeitos dessa prática no meu desenvolvimento profissional.

Já conhecia os efeitos da meditação no aumento da capacidade de concentração (Slager e colegas, *PLoS Biology*, 2007). Também sabia de estudos prévios conectando a prática da meditação com redução da pressão arterial (Scheneider e colegas, *Circulation*, 2009). No entanto, tinha a impressão que os efeitos só seriam aparentes depois de longos anos de prática.

Doce ilusão. Um trabalho recém-publicado promete agitar essa linha de pesquisa ao mostrar que 16 voluntários que seguiram práticas de meditação durante meia hora por dia apresentaram alterações físicas notáveis no cérebro após oito semanas. Regiões relacionadas com memória, aprendizado, empatia e estresse foram significativamente alteradas (Holzel e colegas, *Psychiatry Research*, 2011).

As imagens cerebrais foram capturadas por scanner MRI e mostraram aumento da massa cinzenta no hipocampo (região relacionada com memória e aprendizado) e redução na amígdala (relacionada com ansiedade e estresse) depois do treinamento. Essas são alterações fisiológicas reais, determinadas por métodos conhecidos em neurociência. Interessante notar que não houve alteração na ínsula, uma região do cérebro responsável pelo reconhecimento e atenção de si próprio. Os autores especulam que um treinamento maior poderia alterar essa região também.

A meditação escolhida pelos cientistas não tinha nenhuma relação religiosa, é conhecida como "*mindfulness meditation*". Esse tipo de meditação tem como meta eliminar qualquer preconceito de sensações e sentimentos durante momentos de introspecção. A ideia da prática é focar em objetos visuais ou mesmo sensações ou respiração, evitando a dispersão da mente e prestando atenção na resposta do corpo.

Obviamente o cérebro humano é bem complexo e fazer a ligação entre essas alterações e uma melhor qualidade de vida não é simples. Outro estudo demonstrou que praticantes da meditação ativam de maneira diferenciada regiões do cérebro relacionadas com empatia ao ouvir sons de pessoas sofrendo (Lutz e colegas, *PLoS One*, 2008). Mas o que isso realmente significa? Teriam eles mais compaixão? É realmente difícil determinar causa e consequência nesse tipo de experimento em humanos.

De qualquer forma, é possível extrair duas grandes lições desse trabalho. Primeiro, o cérebro é muito mais plástico do que os cientistas imaginavam a 5 ou 10 anos atrás. Leva-se mais tempo para alterar músculos do que o cérebro. Segundo, a forma como nos sentimos (calmos, estressados ou ansiosos) é seguida, ou pelo menos correlacionada, com indicadores estruturais reais em nossos cérebros. A distância entre a mente e o cérebro ficou menor.

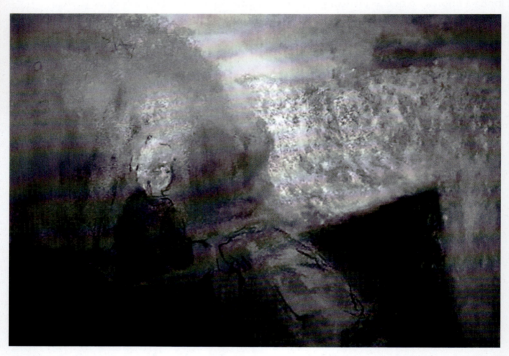

Ariel Vazquez Gicovate

# In(mani)festação da mente

Uma das manifestações mais intrigantes da mente humana pode ser causada por uma simples desilusão. Pacientes que sofrem da síndrome de Morgellons acreditam que parasitas misteriosos caminham por baixo da pele, causando uma sensação, no mínimo, horripilante.

Relatos dos pacientes com essa síndrome parecem scripts de filme de horror. Vermes e insetos, infestando o corpo, caminham pelo corpo deixando traços e ovos por onde passam, mordendo vagarosamente a carne e eventualmente perfurando a derme em busca de liberdade.

Alguns acreditam que filamentos ou fibras desses insetos possam ser vistos dentro da pele. Os relatos são tão diversos quanto misteriosos. Alguns acham que os insetos seriam "aliens" parasitando o corpo humano. Outros acreditam em uma teoria da conspiração, um subproduto de químicos no ambiente usados para controlar comportamentos humanos.

Comunidades de pacientes norte-americanos se reúnem virtualmente na tentativa de pressionar as autoridades a estudar os casos e levá-los a sério. Armados com insetos capturados em vidros e saquinhos plásticos, eles visitam diversos médicos na esperança de encontrar a causa física.

Porém, até o momento, nenhum agente causador, um fungo, uma bactéria ou mesmo um inseto foi diretamente relacionado aos sintomas da síndrome.

Mas um estudo publicado semana passado por um grupo da Mayo Clinic, em Minnesota, nos Estados Unidos, revisou amostras coletadas de 108 pacientes e chegou a uma conclusão intrigante: a percepção da infestação existe apenas na mente dos pacientes (Hylwa e colegas, *Archives of Dermatology*, 2011).

Os pacientes foram acompanhados durante 7 anos. Amostras trazidas pelos próprios pacientes ou biópsias coletadas pelos pesquisadores foram analisadas no microscópio. Em um caso, encontrou-se restos de um piolho. Nos outros 107, nenhuma evidência de inseto ou qualquer outro parasita.

As coceiras, erupções e outros machucados na pele foram identificados como sintomas típicos, mundanas, que foram agravados pelos próprios pacientes na tentativa de retirar eventuais parasitas ou frear as coceiras.

As fibras, frequentemente apontadas pelos pacientes como evidência física, foram classificadas como restos de células da pele, cabelos, fibras sintéticas de carpete ou roupas. Ainda nesses filamentos, encontraram-se vestígios de moscas-de-banana, que não colonizam o corpo humano.

A conclusão do artigo é clara: os pacientes sofrem de uma síndrome psicológica, descrita na literatura dermatológica como "delírio de infestação parasitária". O artigo desafia a tradição das comunidades de pacientes com a síndrome de Morgellons, que acusavam a comunidade médica de descaso e preconceito.

O estudo mostrou claramente que o diagnóstico não se altera, seja com amostras dos pacientes ou coletadas em biópsias no laboratório. O problema estaria realmente na mente dos afetados.

Mas será que evidências científicas seriam suficientes para convencer os próprios pacientes de que o problema não está na pele, mas no cérebro? Aparentemente não. A associação dos pacientes com síndrome de Morgellons se manifestou dizendo que os estudos não foram suficientemente profundos e demandam mais investigação.

Para eles, outro problema seria o de diagnosticar futuros pacientes com sérios problemas dermatológicos como se fossem portadores de síndromes psiquiátricas. Enquanto o debate continua, um outro trabalho ainda não publicado, do CDC (Center for Disease Control) dos EUA, antecipa resultados semelhantes ao da Mayo Clinic num futuro próximo.

Na minha opinião, seria interessante entender melhor como essas desilusões surgem na mente humana, se há um potencial criativo tão grande a ponto de justificar o que os olhos não veem. Respostas para os Morgellons prometem influenciar outras áreas do conhecimento, trazendo novas ideias sobre vias neurais relacionadas à fé e à abstração humana.

## Estudos da compaixão

Existe algo que me incomoda na prática médica e estudo da medicina. Acompanho alunos da área de saúde na Universidade da Califórnia, desde a entrada na faculdade até a formação profissional. Vejo estudantes brilhantes cursando o primeiro ano, cheios de vontade de aprender mais sobre os mistérios das doenças e com curiosidade sobre a percepção do paciente. Porém, já no final do curso, encontro profissionais "gelados" buscando a solução para o problema o mais rápido possível para se dedicar ao próximo paciente.

Esse modelo, que não acredito que seja restrito aos EUA, ensina ao profissional de saúde a se afastar do paciente, procurando a não-interação ou a ausência do contato pessoal. Isso acontece como forma de defesa, prevalecendo o medo de se relacionar com o paciente ao se aproximar aos problemas dele. A relação médico-paciente acaba se restringindo a doença e tratamento. Talvez isso seja um reflexo da dinâmica da sociedade moderna. O fato é que esse tipo de atitude acaba por afetar o processo de cura, causando confusão de diagnósticos ou mesmo atrasando todo o tratamento. É contraprodutivo

Meu questionamento parte de um princípio da neurociência. Estudos de empatia e altruísmo, tanto em animais como humanos, sugerem que ao nos colocarmos mentalmente no lugar de um indivíduo com determinada dor, somos mais capazes de distinguir e entender o sofrimento alheio. Pessoas com baixo nível de empatia ignoram esse tipo de "dica não-verbal" e não correspondem à expectativa do outro. É interessante notar que esses trabalhos conseguem realmente quantificar o nível de compaixão utilizando métodos de neurociência sofisticados, como ressonância cerebral, ou testes bem simples, como identificar rostos com mais ou menos sofrimento em fotografias.

Mas como treinar os profissionais a ter compaixão? Neurônios chamados de "vonEconomo", presentes na ínsula frontal do córtex e em parte do sistema límbico anterior, seriam responsáveis pela geração do sentimento de compaixão e consciência social. Esses neurônios são mais abundantes em humanos do que em outros "apes" (superfamília que inclui macacos de grande porte e humanos) e, aparentemente, não existem em outros primatas. Também foram encontrados em elefantes e baleias, o que talvez indique que cérebros grandes usem esses neurônios para conectar regiões fisicamente afastadas (Allman e colegas Ann. NY. Acad. Sci, 2011).

Estudos de meditação com monges budistas permitiram descobrir que com treinamento adequado é possível induzir essas regiões do cérebro, aquecendo-as ou resfriando-as mentalmente. O aquecimento dessas regiões (não necessariamente um aquecimento físico, mas mental, induzindo o metabolismo) conseguiu alterar a compaixão sentida pelos indivíduos quando expostos a faces de outras pessoas sofrendo. A distinção da dor torna-se muito mais sensível. Resfriando essa região cerebral deixaria o indivíduo com menos compaixão.

Isso significa que podemos controlar mentalmente o nível de compaixão em determinadas situações. Esse tipo de treinamento permitiria que profissionais de saúde aquecessem mentalmente a ínsula frontal do córtex antes de interagir com o paciente, amplificando e reforçando a percepção do sofrimento. Ao final da consulta, o profissional poderia então esfriar a ínsula, desligando-se do paciente e evitando um conflito emocional.

Obviamente esse treinamento deveria fazer parte do currículo de graduação dos profissionais de saúde que interagem diretamente com pacientes. Infelizmente, não acho que estamos preparados para esse tipo de estratégia. Falta reconhecimento de que a compaixão auxilie no tratamento por parte dos profissionais e mesmo dos próprios pacientes. Enquanto não chegamos lá, penso também que esse tipo de treinamento fosse útil não apenas num contexto de saúde, mas em outras esferas sociais, como debates políticos, ou mesmo no dia-a-dia. Temple Grandin, uma autista norte-americana, conseguiu aplicar a compaixão no design de matadouros de gado para redução de estresse, revolucionando a qualidade da carne consumida hoje em dia. Existem outros exemplos de compaixão melhorando nossa qualidade de vida. Pergunto como seria o mundo daqui a 50 anos se conseguíssemos treinar as crianças de hoje a ter mais compaixão?

# A mente futurística: otimistas vivem mais

Leciono neurociências para estudantes das áreas de saúde e costumo começar uma das aulas pedindo para levantarem a mão aqueles que se acham mais inteligente do que a média. Como esperado, a grande maioria das pessoas acredita que se encaixa nos 10% mais espertos do planeta– o que é simplesmente impossível. O mesmo truque aplica-se quando pergunto quem se acha bom motorista, quem tem filho prodígio ou mesmo quem acredita que viverá até os 100 anos. Sempre superestimamos nossa própria capacidade e esperamos que o futuro seja muito melhor do que a realidade.

O fenômeno é uma característica tipicamente humana, conhecida como "viés otimista", atingindo todas as faixas etárias, independente de religião, classe econômica, etc. Vale notar que o pessimismo social, principalmente após um desastre natural (tornado, enchente) ou evento marcante (corrupção, assassinato), pode crescer coletivamente na população. Mas não é sobre isso que estou me referindo, o otimismo pessoal é resistente a tudo.

Essa distorção positiva da realidade tem consequências sérias para o próprio indivíduo: você não se prepara para uma prova o quanto deveria, não se arrepende de uma decisão errada ou não acha que precisa ir ao médico. Por outro lado, esse otimismo inspira, nos motiva a continuar seguindo em frente ao invés de simplesmente desistir de algo.

A lição é simples, sem otimismo nossos ancestrais estariam acomodados em cavernas, sonhando com dias melhores, e não estariam dispostos a migrar para áreas desconhecidas em busca de melhores condições.

Para progredir na vida, precisamos imaginar realidades alternativas, melhores do que a que temos, e realmente acreditar que possamos atingi-las. Essa fé ajuda a focar nos objetivos e metas individuais. Por isso mesmo, pessoas otimistas tendem a trabalhar mais e a ganhar melhores salários. Também têm melhores poupanças. Apesar de não se divorciarem menos do que os pessimistas, os otimistas têm mais chances de se casar novamente. É o real triunfo da esperança sobre a experiência.

E mesmo que esse otimismo pareça uma ilusão futurística, o fato de ser otimista traz vantagens imediatas. Pesquisas mostram que ter esperanças e imaginar situações melhores mantém a mente livre de estresse e melhora o condicionamento físico. O pensamento positivo é um dos fatores principais para o envelhecimento sadio. Pessoas otimistas com doenças do coração, por exemplo, tendem a cuidar da dieta e fazer mais exercícios do que os pessimistas, reduzindo o risco de uma futura complicação. O mesmo acontece com pacientes com câncer. Os desesperados morrem mais cedo.

Tudo leva a crer que o otimismo estaria estampado geneticamente em nosso genoma, afetando redes neurais específicas. Essa conclusão é de suma importância para psicologia e neurociência: nosso cérebro não reflete apenas o que aconteceu no passado, durante a evolução. Nosso cérebro estaria sendo constantemente modelado pelo futuro.

Fortes evidências de que isso realmente acontece vem de trabalhos que buscam a reconstrução de memórias humanas após acidentes graves. Pessoas que presenciaram momentos dramáticos (de dor ou perda) diluem detalhes importantes dessas memórias com o tempo.

Seria como se o cérebro forçasse a mente a esquecer, ou mesmo atenuar, o incidente. Mães em partos traumáticos tentam um segundo filho. Surfistas atacados por tubarão sonham em voltar a surfar no mesmo local. O cérebro não parece ser programado para o *replay* de memórias traumáticas. O cérebro está programado para memórias futuras, inserindo e deletando informações importantes, criando uma imagem futurística muito melhor do que o passado ou realidade.

Repare que isso acontece conosco o tempo todo, mesmo em ações mundanas, banais. Sempre esperamos mais, algo inusitado, que seremos premiados de alguma forma. Se tivermos que imaginar uma viagem longa de avião, pensamos na comida, no filme, nas pessoas interessantes que vamos conhecer. Nunca pensamos no incômodo das poltronas, nos atrasos, ou no bebê chorão. O mundo do futuro é muito melhor do que a realidade. Nossa tendência otimista parece ser uma consequência de como a evolução selecionou a atual arquitetura do cérebro do homem moderno.

Um ser otimista é um ser que consegue se projetar no futuro. Nesse aspecto, o cérebro humano é extraordinário, uma perfeita máquina do tempo. Pode parecer trivial, mas a capacidade de nos posicionarmos no passado e no futuro foi essencial para nossa sobrevivência. É relativamente simples de entender porque essa habilidade foi selecionada. O planejamento racional, de comida, aquecimento, etc, permite usufruirmos disso tudo em épocas mais difíceis. O mesmo mecanismo nos permite antecipar como as ações que acontecem hoje irão influenciar as futuras gerações. Afinal, se não fosse isso, estaríamos realmente preocupados com o aquecimento global?

A contrapartida dessa vantagem parece ser a aquisição da consciência de que somos mortais. Essa consciência deve ter levado centenas de populações humanas para um beco-evolutivo sem saída. A consciência da morte atrapalha a evolução. Discuti esse ponto anteriormente (para ler, acesse http://g1.globo.com/platb/espiral/2009/09/28/culturas-impossiveis-e--a-origem-da-crenca-na-vida-eterna/) e acredito que o fator principal que tenha favorecido o *Homo sapiens* entre as outras populações humanas foi a paralela evolução da negação da morte. A única forma de obtermos a consciência de viajar mentalmente no tempo foi com o concomitante surgimento do otimismo irracional. A consciência da morte teve que emergir lado-a-lado com nossa persistente habilidade de imaginar um futuro melhor.

E quais seriam as redes neurais responsáveis pelo otimismo humano? A capacidade de imaginar o futuro é codificada parcialmente por uma região do cérebro chamada de hipocampo. Pessoas com danos no hipocampo não conseguem reaver memórias do passado. Também não conseguem projetar imagens ou cenários no futuro. Essas pessoas estão presas no presente. Com o hipocampo intacto, nós transitamos no tempo constantemente: lembramos uma conversa que tivemos ontem e o que vamos comer no jantar de amanhã. Outras regiões que se mostraram importantes em trabalhos de ressonância magnética foram o córtex pré-frontal, a amígdala e o córtex cingulato anterior. Essas regiões são ativadas precisamente quando temos pensamentos positivos e são menos ativas em pessoas altamente deprimidas. Pessoas com depressão moderada são, possivelmente, as mais realistas. É interessante notar que, na ausência de circuitos neuronais que ressoem o otimismo, os humanos seriam todos moderadamente deprimidos.

Por fim, talvez a questão mais relevante para mim seja como conseguir levar adiante nosso otimismo, sem cairmos na própria armadilha de criar algo irreal. Autoconsciência do otimismo pode ser uma solução. O reconhecimento da própria ilusão otimista pode nos proteger de decisões erradas. Não é ruim pensarmos que viveremos até os 100 anos e buscar motivação para isso. Mas também não é mal começarmos a pagar aquele seguro saúde.

Tenho certeza de que o dia amanhã vai ser ensolarado, com belas ondas quebrando na Califa. Pode ser, mas tenho sempre um tapete de ioga no carro no caso do tempo virar.

## "Fruta do milagre" transforma gosto azedo em doce

As descobertas a respeito do gosto continuam surpreendendo cientistas e entusiastas da gastronomia. Esse sentido que parecia ser tão simples revela-se cada vez mais misterioso. O objetivo dessa coluna é condensar diversas pesquisas recentes sobre o assunto num único texto, sem muitos detalhes moleculares para torná-lo mais "digestivo".

Lembra daquele mapa da língua que aprendemos no colégio, descrevendo que o doce é reconhecido na ponta da língua, amargo nos lados e azedo dos lados? Pois é, está completamente errado. Esse mito começou a ser propagado a partir de um erro de tradução de um trabalho alemão para o inglês. Na verdade, todas as regiões da língua possuem receptores para todos os gostos, a sensitividade sim varia de acordo com a região.

As pequenas saliências na língua não são os receptores dos gostos. Cada papila tem o formato de pequenos cogumelos e acomodam de 50 a 100 receptores. Os nervos que transmitem os sinais dos receptores da língua para o cérebro passam por trás do canal auditivo. Esse atalho anatômico pode ser a razão de algumas infecções no ouvido causadas por alimentos ricos em gorduras, por exemplo. Cerca de 20% da população são considerados como "superdegustadores", pois possuem um número significativamente maior de papilas na língua. Mas esses superdegustadores sofrem de sensitividade aguda, não suportam o gosto de vegetais ricos em nutrientes como o brócolis – muito amargo para eles. A consequência? São aparentemente mais propensos a desenvolver certos pólipos pré-câncer.

E para quem não é um superdegustador, o bom gosto começa desde cedo. O sabor de comidas como cenoura, alho e baunilha pode ser sentido pelo feto no líquido amniótico e pelo bebê através do leite materno. O gosto do leite materno é influenciado não só pelo alimento da mãe, mas também por aquilo que ela cheira durante o dia. Os bebês por sua vez, tendem a preferir alimentos ingeridos pelas mães durante a gravidez, provados pela primeira vez no útero.

Todos sabemos reconhecer doce, amargo, salgado e azedo, mas menos conhecido é o quinto elemento: umami. O umami é aquele gosto semelhante ao ajinomoto e outras comidas com alto teor de glutamato. O receptor para umami não se encontra apenas na língua, mas por todo aparelho digestivo. Acredita-se que participa também na digestão e nutrição.

Acredita-se que cada gosto tenha apenas 2-3 tipos de receptores, com exceção do amargo, que possui 25. A razão dessa expansão parece estar relacionada com a proteção contra comida estragada ou envenenada. A maioria dos compostos de plantas venenosas tem gosto amargo.

Doces e álcool ativam o mesmo sistema de recompensa do cérebro. Essa observação foi confirmada de maneira independente quando se mostrou que crianças vindas de famílias com histórico de alcoolismo tinham preferência por sabores intensos de doces. A "larica" de quem consome maconha também pode ser explicada de maneira semelhante: os endocanabinoides (químicos relacionados ao princípio ativo da maconha) amplificam o gosto dos doces.

Mas talvez a notícia mais doce do momento seja a fruta africana conhecida como "fruta do milagre". A fruta contém um tipo de glicoproteína chamada "miraculina" que se associa aos receptores da língua fazendo com que frutas azedas sejam percebidas como doces. Misture sorvete de limão com cerveja preta e tome junto com a miraculina, vai ter gosto de milkshake de chocolate. Esse fenômeno de reorganização dos circuitos neurais do palato dura por apenas algumas horas.

Pesquisadores da Universidade da Flórida, nos EUA, conseguiram clonar o gene que codifica a miraculina em tomates e morangos transgênicos. O objetivo da pesquisa é desenhar frutas com baixo nível de açúcares e vegetais que sejam mais atraentes ao paladar. Obviamente também desenharam adoçantes baseados na fruta, tendo como alvo o público diabético. Doce não?

## UFC e as lesões cerebrais

O rosto de Gina Carano, uma das melhores lutadoras americanas de artes marciais mistas (MMA), logo após um combate, era assustador. O profundo olho roxo era um indicativo dos golpes que Gina recebeu na rosto.

Gina perdeu o trono, ano passado, por nocaute técnico para a brasileira Cris Cyborg. Perdeu a luta, não perdeu a graça. Mas os machucados superficiais no rosto podem esconder lesões mais graves no cérebro da lutadora.

As consequências ao cérebro depois de tanto impacto ainda não são conhecidas pelos profissionais de saúde. Por isso mesmo, está sendo lançado um estudo com 500 lutadores profissionais (boxeadores e de luta livre), em parceria com a Cleveland Clinic, nos Estados Unidos. O projeto está sendo financiado pela bilionária fundação Kirk Kerkorian's Lincy.

A ideia é justamente entender o impacto físico das pancadas no cérebro dos atletas com a finalidade de melhorar o tratamento das lesões cerebrais. Hoje em dia, sabemos apenas como os danos se comportam no cérebro nos estágios finais, mas sabe-se pouco dos estágios iniciais das lesões e o que acontece com o acúmulo de danos ao passar dos anos. Lógico, cada pessoa reage às pancadas na cabeça de maneira diferente, mas isso nunca foi estudado de maneira criteriosa.

Os participantes irão se submeter a quatro procedimentos de MRI (escâner cerebral usando ressonância magnética) por ano, antes e depois das lutas. Além disso, terão acompanhamento físico, cognitivo e testes de fala que servirão para monitorar como a atividade cerebral é afetada após traumas no ringue.

A pesquisa tem atraído treinadores de outros esportes e conta com o apoio das associações de boxe, preocupadas com o impacto negativo de grandes lutadores em estados deploráveis depois de uma vida de glória nos ringues. Um exemplo clássico é o lutador Muhammad Ali, afetado com o mal de Parkinson – um ícone do esporte que sobre de imobilidade, tremores e demência.

Um dos objetivos da pesquisa será correlacionar à dinâmica do fluxo sanguíneo, medidas de regiões específicas do cérebro e tamanho da lesão a tempo de informar ao atleta quando é a hora de parar. Espera-se que o estudo traga autoridade suficiente para convencer lutadores seriamente machucados a se retirar dos ringues e aposentar, antes de serem afetados por doenças mais sérias.

Hoje em dia, segundo o regulamento oficial do boxe, apenas um exame de MRI é necessário durante a carreira inteira do atleta. O custo de cada exame fica em cerca de U\$ 3.500. Com pouco dados e exames caros, a decisão de parar acaba sendo subjetiva e não intimida o lutador ou a equipe.

O estudo deve beneficiar neurologistas interessados em outras doenças, como Alzheimer, Parkinson e Esclerose Múltipla – todas relacionadas com lesões cerebrais durante a vida do indivíduo. Os resultados serão divulgados publicamente em uma revista científica especializada, mas os dados de cada lutador permanecerão confidenciais. Os pesquisadores acreditam que a metodologia vá incentivar organizadores a exigir o escâner de cérebro como requisito para a licença de luta.

O que não está claro é como será a reação de lutadores (e fãs) ao serem informados que devem abandonar o ringue no auge das carreiras. Não acredito que o estudo irá afetar o desenvolvimento do esporte, pelo contrário, acredito que estudos como esse servirão para fortalecê-lo, aumentando a qualidade nas competições. Nada contra uma luta de MMA, mas eu ficaria mais confortável sabendo que a tecnologia e a neurociência estão auxiliando os atletas, protegendo-os de uma futura vida com demência, depressão ou outro efeito crônico qualquer.

## Cérebro em mutação

Talvez o aspecto mais fascinante da neurociência moderna seja a percepção de que cada cérebro é único, resultado da interação genética com o ambiente. Mas será mesmo só isso que nos define como seres únicos?

Lembro-me daquele filme estranho, chamado "The Boys from Brazil", dirigido por Franklin Schaffner. A trama é sobre um plano do nazista Josef Mengele de ressuscitar Adolf Hitler por meio de um programa de clonagem. Para isso, Mengele recruta mulheres brasileiras e insere o genoma de Hitler, obtido a partir de um pedaço de pele e sangue, em óvulos para que gerem os tais clones. As crianças nascem e são adotadas por casais espalhados pelo mundo todo. Sabendo do importante papel do ambiente na formação da mente humana, Mengele deixa instruções específicas para que os clones sejam criados em condições ambientais idênticas a de Hitler durante sua vida. Obviamente, o plano é descoberto e agentes britânicos impedem que as condições sejam replicadas, alterando o estilo de vida dos casais. Mas alguns agentes mais temerosos decidem ir atrás da lista de crianças para assassiná-las antes que cresçam. A lista é queimada com o argumento de que as crianças não mais terão o mesmo ambiente que Hitler teve durante sua infância.

A ficção chegou até a realidade e muita gente ainda acha que seja possível reproduzir o caráter de alguém apenas com genética e ambiente. O antigo site "letsclonejesus.com" pedia doações para clonar Jesus usando-se amostras de DNA extraído do santo sudário. O site também procurava virgens dispostas a engravidar e viver como a mãe de cristo nos dias atuais. Já vi o mesmo pro Elvis. Surreal.

Na verdade, experimentos conduzidos em laboratório mostraram que isso é impossível. Animais clonados e com o ambiente reproduzido em condições rigorosamente controladas em laboratório acabam tendo comportamentos individuais e capacidade cognitiva tão distintos quanto eu e você. Em humanos, a natureza fez o experimento para gente. Gêmeos idênticos, vivendo no mesmo ambiente, podem ser fisicamente indistinguíveis mas frequentemente apresentam gostos, tendências e perspectivas do mundo completamente diferentes. Sem querer negar a forte contribuição genética ou ambiental, pergunto: qual outro fator contribui para a individualidade do cérebro?

Semana passada, o grupo escocês liderado por Geoff Faulkner, da mesma universidade de Ian Wilmut (isso mesmo, aquele que clonou a ovelha Dolly) publicou um artigo na renomada revista *Nature*, trazendo fortes evidências para a teoria do acaso genético e gene egoísta. O conceito de acaso e serendipidade neuronal foi inicialmente proposto em 2005 com base em dados experimentais em camundongos por este que vos escreve. Na época, pensei até em deixar a ciência devido à forte reação de oposição e ao peso do que uma proposta como essa causa nos dogmas centrais da neurociência. Novas hipóteses não são sempre bem-vindas na ciência e leva-se tempo até que sejam reconhecidas e validadas. Cientistas podem ser mais mesquinhos do que garotos do secundário sacaneando a espinha na testa do colega...

O grupo de Faulkner mapeou o genoma de regiões diferentes do cérebro humano, mostrando que as células do cérebro são geneticamente heterogêneas, principalmente os neurônios. Ao contrário da maioria das células presentes no resto dos tecidos do corpo, os neurônios acumulam alterações genéticas durante a vida, formando cicatrizes moleculares que nos acompanham pelo resto de nossas vidas. Alterações em outras células são, em geral, corrigidas imediatamente. Essas alterações são produzidas por regiões de DNA que não conhecemos muito bem, mas que possuem a capacidade de "saltar" de uma região para outra, como se fossem elementos autônomos vivendo dentro do núcleo das células neuronais. Apesar de esses elementos constituírem mais da metade do genoma humano, são frequentemente chamados de "DNA-lixo" ou genes egoístas e poucas pessoas estudam o que eles realmente fazem na célula.

Os saltos esporádicos desses elementos alterariam o comportamento dos neurônios de maneira sutil, moldando as redes neurais responsáveis por nossos sentimentos e personalidade. Obviamente, isso tudo ainda é uma hipótese que precisa ser validada cientificamente, o que não será nada fácil. Porém, acredito que o investimento valha a pena. Se o cérebro humano for realmente constituído por uma instabilidade genética intrínseca, pode ser que exista um limite tolerável de variação. Níveis muito acima ou abaixo desse limite podem alterar o funcionamento do cérebro, talvez levando a pessoas com habilidades acima média, como um Picasso ou Einstein. Por outro lado, as variações podem ser mais dramáticas, levando a quadros complexos e heterogêneos como no caso do autismo e esquizofrenia. Esse tipo de proposta pode ajudar a explicar essas condições humanas e trazer novos insights terapêuticos.

# O poder da pose

Durante uma conversa, nossa imagem corporal fala mais intensamente sobre nós do que a linguagem verbal. Nossos gestos e postura dizem muito sobre nosso estado emotivo, sobre nossa história individual. Podemos perceber com certo grau de confiança se uma pessoa tem personalidade forte, se é simpática, confiável ou honesta através da observação gestual.

Isso acontece porque somos programados para perceber gestos e expressões faciais de outros humanos muito rapidamente, em frações de segundo. O fenômeno é parte de um processo evolutivo que lapidou nossas redes neurais e nos deixou como agentes sociais. As consequências são enormes: eleições são definidas pela imagem, quem será promovido, quem será o escolhido em certo contexto, enfim, a linguagem não verbal é parte essencial da vida humana.

Mais precisamente, a forma como nossos braços e pernas se comportam em determinada situação passam uma mensagem inconsciente, assimilada pelos que estão a nossa volta. Braços abertos, mãos na cintura, rosto erguido, peito estufado formam um conjunto poderoso que reflete nosso estado emocional. Esse tipo de "pose de poder" transmite uma mensagem de que somos perigosos, agressivos. Acontece da mesma forma com outros animais (pavão, gato, peixes, gorila etc.) quando colocados em situações de risco. O mesmo acontece com nossa expressão facial, quando nos sentimos felizes, sorrimos.

Mas se o corpo transmite esse tipo de mensagem, será que o inverso funcionaria também? Será que sorrir propositadamente nos faria ficar mais felizes? Ou apoiar os braços na cintura nos deixaria mais poderosos? Esse tipo de experimento foi executado pela pesquisadora Amy Cuddy, professora de psicologia de Harvard. O grupo de Amy estava interessado em descobrir se podemos modificar nosso estado emocional usando o corpo, através de modificações fisiológicas afetadas pela postura.

Amy focou em posições de poder, aquelas em que expandimos nosso corpo, braços para cima e peito aberto, como se estivéssemos celebrando uma vitória ou conquista. Esse tipo de gesto comunica e reflete poder. O oposto disso são poses "fracas" ou deprimidas, em geral com braços cruzados, mãos tocando a face ou pescoço, cabeça baixa e ombros curvados para frente. Os experimentos foram bem simples. Voluntários entravam no laboratório e os níveis de testosterona e cortisol eram medidos imediatamente pela saliva.

Testosterona é um hormônio associado à dominância e agressividade, em geral, presente em altos níveis em pessoas com tendência a liderança. O cortisol é um hormônio relacionado ao estresse. Líderes têm baixos níveis de cortisol e por isso toleram melhor o estresse. Depois disso, os voluntários foram instruídos a ficarem em posições de poder ou poses "fracas" por 2 minutos em um quarto isolado. Em seguida, foram convidados a participar de uma aposta e podiam optar se queriam ou não correr o risco. Ao final do experimento, os níveis de hormônios foram medidos novamente. O processo todo levou em torno de 20 minutos.

Os resultados mostraram que aqueles que ficaram em posições de poder tinham uma tendência maior a fazer a aposta, indicando uma tendência a assumir uma atividade de risco. Surpreendentemente, os níveis de testosterona subiram e o cortisol diminuiu significativamente nesses indivíduos. O oposto aconteceu com as pessoas que permaneceram com as poses fracas. Um segundo experimento mostrou que pessoas que ficaram em poses de poder por dois minutos antes de uma apresentação oral, tiveram uma melhor comunicação e melhor índice de aceitação do que os que ficaram com as poses deprimidas ou fracas. Um único detalhe: alguns indivíduos ficaram tão confiantes que passaram a dominar o ambiente, gerando um desconforto com consequências negativas.

Os dados são tão claros que fica até fácil por em prática. Antes de uma situação de estresse, como uma entrevista de emprego ou um encontro importante, pratique poses de poder por alguns minutos. Não fique no canto, encurvado no smartphone, mas procure fazer um alongamento e expandir o corpo. O sucesso não é garantido, mas vai com certeza ajudar na sua desenvoltura e projeção. Só tome cuidado para não exagerar na dose e acreditar que é um super-homem. A consciência da própria limitação é também uma das melhores qualidades nas pessoas de sucesso.

## O teste do marshmallow

O ano novo chegou e agora, algumas semanas já se passaram em janeiro e eu pergunto a quantas andam suas resoluções e promessas de ano novo? Lógico, estou falando daquelas de curto prazo: controlar a alimentação, fazer mais exercícios, começar a aprender uma nova língua. É curioso como algumas pessoas conseguem seguir em frente com as resoluções de ano novo, enquanto outras acabam desistindo cedo e voltam ao comportamento anterior. Seria esse poder determinista algo que algumas pessoas nascem com ele ou isso é algo que pode ser ensinado?

Gostaria de tentar responder essa pergunta usando como exemplo o trabalho do psicólogo Walter Mischel, da Universidade Columbia, em Nova York, EUA. Walter tem um trabalho excelente que começou com uma observação curiosa em suas próprias filhas. Na final dos anos 60, Walter tinha três meninas com idades entre 2 e 5 anos. Como muitos pais provavelmente notam, muitas mudanças acontecem no comportamento das crianças por volta dos 4 anos. Quando uma das suas filhas fez 4 anos, ela adquiriu repentinamente a capacidade de retardar a gratificação imediata. Andando no mercado, a menina fazia um escândalo porque queria alguma coisa e tinha que ser na hora. Depois dos 4 anos, passou a entender que se esperasse ao chegar em casa, poderia negociar algo melhor. Walter observou esse tipo de autocontrole acontecer com todas as suas filhas, como se estivessem programadas para isso.

Na ausência de qualquer literatura científica sobre o assunto naquela época, Walter decidiu aplicar uma metodologia científica para confirmar essas obervações preliminares. Inventou o teste do marshmallow. Recrutou crianças com diversas idades na escolinha das filhas e as colocou num quarto, sentadas de frente para uma mesa com um prato com um marshmallow. Falou para cada uma delas que poderiam comer o marshmallow na hora, ou esperar um pouco e ai teriam dois marshmallows. Nesse instante, Walter deixava as crianças sozinhas no quarto e registrava a reação de cada uma com uma câmera oculta. Ficavam sozinhas no quarto, de frente para o doce, refletindo sobre o que fazer. Não existia nenhum tipo de distração no quarto, nenhum outro brinquedo, fotos na parede, nada, só a tentação do marshmallow.

O resultado foi pura agonia. As crianças cheiravam o doce, lambiam, colocavam de volta na mesa. Outros ficavam chutando a pesa, viravam de costas, ficavam cantarolando. Enfim, uma infinidade de comportamentos agonizantes, verdadeira tortura mental, em que uns comiam e outros esperavam. Foram testadas 500 crianças e Walter confirmou a observação inicial, a partir dos 4 anos de idade, as crianças passavam a ter autocontrole e não comiam o doce imediatamente. A variação de tempo que essas crianças conseguiam se controlar foi grande, uns seguravam por 1-2 minutos, outros até 10 minutos, numa média de 7-8 minutos. Mas o mais impressionante foi o que aconteceu em seguida, 5-6 anos depois desse experimento.

Walter estava conversando com suas filhas informalmente e perguntou como estavam os coleguinhas, agora já em idade escolar. A resposta variava, alguns estavam indo muito bem, outros tinham mais dificuldade na escola. Walter notou uma tendência, aqueles que haviam segurado a tentação do marshmallow por mais tempo, estavam se dando melhor nos testes escolares. Decidiu então esperar mais 5 anos, quando os indivíduos estariam prestando o equivalente ao nosso ENEM, um dos testes mais importantes na carreira escolar americana.

Veja bem, a ideia não era encontrar correlação nenhuma entre o ridículo teste do marshmallow e as notas escolares dos adolescentes, mas a conclusão foi oposta. A correlação foi extremamente significativa. Aqueles garotos de 4 anos que esperaram mais tempo antes de comer o doce foram os que tiveram as melhores notas nos testes. Notas muito melhores mesmo, a diferença foi gritante, não marginal apenas. Além disso, outros estudos mostraram que as crianças com tempos maiores no teste do marshmallow entraram em melhores escolas, tinham um comportamento melhor. Em nítido contraste, aqueles com tempos menores eram classificados pelos pais como garotos problemáticos, com mau comportamento na escola, envolvimento com drogas e passagens pela polícia, inclusive.

Esses resultados foram tão estranhos que Walter decidiu continuar o estudo. Fez uma análise muito mais profunda dos mesmos indivíduos, 40 anos depois do teste do marshmallow. Tudo era melhor nos garotos que tiveram mais autocontrole aos 4 anos: melhores empregos, salários mais altos, até a condição física era melhor. Os dados são tão fortes que fazem pensar: será que esse teste, aos 4 anos de idade, consegue realmente prever como vai ser a vida adulta dessas crianças? Uma interpretação desses dados, que não pode ser descartada, é que o autocontrole é geneticamente programado em cada pessoa, em cada cérebro. Ou você demonstra isso até os 4 anos de idade, ou, está estatisticamente condenado ao fracasso.

Mas, felizmente, existem outras formas de interpretar esses dados. Walter revisitou os vídeos das crianças aos 4 anos e concluiu que, absolutamente, todas as crianças passavam pela agonia do açúcar, mesmo aqueles que seguraram a tentação por mais tempo. Eles não foram modelos de força, também sofreram no teste. A única diferença entre os dois grupos de crianças, foi que as crianças que seguraram por mais tempo simplesmente acharam formas de se distrair da tentação: virando as costas, falando sozinhas, cantando, até brincando com o doce de alguma forma. Pois bem, esses garotos simplesmente tinham uma melhor estratégia para lidar com a situação. E estratégia pode ser ensinada, adquirida.

E isso foi feito, num outro experimento, foi possível transformar garotos com menos autocontrole, apenas sugerindo a eles uma estratégia, como pensar em uma historinha, imaginar que o doce é uma pedra, ou simplesmente olhar para o lado. Ainda não deu tempo de verificar se os garotos que aprenderam a estratégia vão conseguir melhores notas no colégio. Sinceramente, não tenho tanta certeza do resultado. Acho que como quase tudo na vida, a genética faz a diferença, mas a experiência pode alterar isso de maneira significativa, ambos os fatores interagindo e influenciando ao outro. Além disso, vale lembrar que, mesmo nos estudos do Walter, existem claras exceções. Alguns garotos que não conseguiram segurar o impulso do marshmallow, de alguma forma, estavam entre os que se deram melhor na carreira.

Sempre haverá mágica na vida.

## A pele eletrônica e a expansão dos sentidos

O conceito de uma epiderme inteligente, capaz de adquirir e transmitir informações biológicas tornou-se realidade ano passado, com o desenvolvimento de um tipo de tatuagem flexível criado pelo grupo de bioengenharia da Universidade de Illinois e da Califórnia, em San Diego, nos EUA. O trabalho de Dae Hyeong Kim e seus colegas foi publicado pela revista *Science*. Esse tipo de tecnologia permite o monitoramento da atividade cardíaca, do cérebro ou músculos do corpo humano sem uso de irradiação produzida pelos equipamentos atuais. É a última moda entre os aparatos que fazem a interface corpo-computador.

O grupo conseguiu transformar circuitos eletrônicos para monitoramento de atividades elétricas do corpo em um material ultrafino – da grossura de um fio de cabelo – aplicado na epiderme na forma de uma tatuagem temporária. O material é capaz de dobrar, amassar e esticar junto com a pele humana sem perder a funcionalidade. A novidade permite que médicos diagnostiquem e monitorem seus pacientes de maneira não invasiva enquanto fazem qualquer atividade. Ao contrário de protótipos anteriores, o novo material adere à pele sem precisar de adesivos e não causa irritação, podendo ser mantido por períodos longos de tempo. O paciente não mais precisa ficar imobilizado num hospital ou consultório. O uso vai além de arritmia cardíaca, monitoramento de bebês prematuros ou apneia e pode ser usado inclusive para o estudo de ondas cerebrais. Outra possibilidade é a de usar a tatuagem para estimular contrações musculares de pacientes que passam por reabilitação física.

No trabalho, os autores demonstraram a flexibilidade do material aplicando tatuagens na garganta de pessoas que usavam a voz para jogar videogames. Os sinais capturados contêm informação suficiente para que um software distinga palavras como "esquerda", "direita", "acima", "abaixo" e traduza para o controle de um cursor na tela do computador. Além disso, foi possível incluir sensores para temperatura, LEDs para visualização, fotodetectores para medir a exposição à luz e nano-rádios transmissores e receptores. Devido ao tamanho ultra-compacto, a energia pode ser capturada e armazenada através de minúsculas células solares ou transmitida sem fio por um transmissor externo. Apesar dos avanços, o grupo ainda não descobriu como lidar com a descamação natural das células mortas da pele ao longo do tempo, que contribui para que o material desgrude depois de alguns dias.

No futuro, o objetivo é criar aparatos que permitam uma associação ainda maior com o corpo humano, capazes de assimilar informações químicas pela pele, por exemplo. Esse tipo de design é a prova de que se pode simular mecanicamente tecidos biológicos sem perder a funcionalidade e promete ajudar no desenvolvimento de vestimentas futurísticas para a integração otimizada com o corpo em movimento.

Posso apostar que esse tipo de tecnologia irá, num futuro bem próximo, fundir-se com as interfaces cérebro-máquina. Recentemente, um artigo publicado na "Nature" por Leigh Hochberg e seus colegas mostrou que pessoas tetraplégicas conseguiram mover braços mecânicos para se alimentar de maneira independente usando ondas elétricas cerebrais. Apesar do enorme impacto que esse trabalho possa causar na vida de pessoas altamente debilitadas, os pesquisadores não corrigiram o problema. A interface cérebro-máquina continua apostando numa "cadeira de rodas de luxo".

Vestimentas usando materiais inteligentes como o descrito acima podem ajudar a manter um estimulo constante no cérebro desses pacientes, mesmo enquanto dormem, procurando instruir regiões saudáveis do cérebro a executar tarefas diversas, como mexer o braço ou as pernas, por exemplo. Vou mais além, essas tatuagens eletrônicas podem até servir como instrumentos de aprendizado, gerando inclusive novos sentidos ao cérebro humano, como visualização de raios ultravioleta ou percepção sonar. Essas são qualidades inexistentes no cérebro humano, mas presentes em animais menos complexos, como abelhas e morcegos. A meu ver, seria perfeitamente possível doutrinar o cérebro humano para esse tipo de expansão sensorial usando estímulos contínuos através de uma pele eletrônica.

# Induzindo orgasmos femininos

A história do estudo dos mecanismos sexuais humanos é repleta de observações acidentais que acabam por contribuir no tratamento das disfunções sexuais. O Viagra, grande salvador da indústria farmacêutica, não surgiu originalmente como um tratamento para disfunção erétil, mas foi desenvolvido inicialmente para tratar hipertensão. O efeito colateral é que chamou a atenção e permitiu sua recolocação com outra finalidade.

Com orgasmos femininos a história é semelhante. Talvez a melhor forma de tratar anorgasmia feminina tenha surgido em estudos de um anestesiologista e especialista em dor. O médico americano Stuart Meloy trabalhava na concepção de um aparelho implantado no paciente para controle de dor crônica nas costas, quando percebeu que sua invenção ajuda as mulheres a atingir o clímax. Isso foi há 15 anos e, desde então, ele tenta levar a "máquina de orgasmo" para o mercado.

Para auxiliar os pacientes com a dor nas costas, Stuart implanta eletrodos nos canais da espinha, estimulando os nervos eletricamente e prevenindo a propagação dos sinais de dor. Devido à variabilidade individual, o implante tem que ser realizado com o paciente acordado, ajudando o médico a encontrar o lugar ideal para colocar os eletrodos. É o relato do que o paciente sente que permite e auxilia a posição ideal. Mas em diversos casos femininos, a dor passou a ser o de menos...

Estima-se que cerca de 12 a 43% das mulheres sofra com algum tipo de disfunção sexual. A falta de precisão nessa incidência reflete o tabu e o silêncio sobre o assunto. Usando sua máquina de gerar orgasmos, o médico publicou resultados de um pequeno estudo clínico em 2006 (Neuromodulation, 9:34-40). Das mulheres que tinham anorgasmia secundária (que tiveram pelo menos um orgasmo na vida), 80% conseguiu voltar a ter orgasmos funcionais. Interessante notar que em mulheres com anorgasmia primária (aquelas que nunca tiveram orgasmos na vida) o aparelho não funcionou, reforçando a causa biológica.

Existe pelo menos uma dúzia de tratamentos para disfunções sexuais masculinas, mas nenhum para mulheres. Algumas drogas, desenhadas especificamente para o público feminino, estão ainda em ensaios clínicos, mas nada pronto no mercado até o momento. Alguns tratamentos hormonais existem, mas não são específicos e, em geral, direcionados para o período pós-menopausa.

Desde 2001, Stuart tenta comercializar sua invenção, mas tem encontrado resistência nas empresas médicas para testar o equipamento em larga escala. Parte do problema é que o equipamento é dividido em duas partes, os eletrodos que são implantados no paciente e um gerador externo, que funciona como um controle remoto, ligando e desligando os eletrodos. O preço desse gerador ainda é caro, cerca de U$ 25 mil dólares, e é uma das grandes barreiras na comercialização do produto. E mesmo que o produto passe as exigências do FDA (órgão regulamentador médico americano), irá encontrar oposição dos seguros-saúde, que enxergam o problema como meramente psicológico.

Ainda vejo um outro problema para a falta de, huh...penetração (foi mal), nesse mercado. Imagina se o tal do controle remoto cair em mãos erradas. Quem conhece a história do CLICK, saga fenomenal do desenhista italiano Milo Manara, pode se surpreender em como a ficção pode nos alertar sobre a realidade.

# Animação suspensa

Você já passou pela sensação de querer se desligar um pouco? Talvez sua vida estivesse tão complicada que você gostaria de entrar num estado de hibernação, para depois retornar quando tudo estivesse melhor. Ou então optar for ficar congelado enquanto a cura para sua doença não chega?

No filme "Vanilla Sky" (uma refilmagem americana do original espanhol), o protagonista opta pelos serviços de suspensão animada com "sonhos lúcidos" oferecidos por uma firma de biotecnologia, após sofrer um acidente que deforma sua face. Assim, permanecerá em suspensão animada até um futuro quando a tecnologia de reconstrução facial esteja mais avançada. Mas algo dá errado com seus sonhos, e ele tem de chamar a assistência técnica...

Diversos animais são capazes de, literalmente, desligar seu organismo por um tempo utilizando uma flexibilidade metabólica. Assim, conseguem reduzir o metabolismo e os batimentos cardíacos dependendo do ambiente em que se encontram. Essa flexibilidade tem, obviamente, um custo evolutivo, pois essas espécies acabam por ficar vulneráveis durante essa suspensão. Mas e no caso de humanos? Seria possível quebrar esse dogma médico? Relatos de casos isolados de indivíduos que treinaram a mente e o corpo durante anos para chegar nesse estágio podem ser encontrados na internet. Seria isso fato ou ficção?

## Abre tus ojos

No começo de 2001, Erika Nordby, um bebê de apenas 1 ano de idade, saiu engatinhando de sua casa no Canadá durante uma noite gelada de 0 grau Celsius. Quando sua mãe a encontrou congelada, duas horas depois, o coração de Erika tinha parado de bater, sua respiração cessado e sua temperatura corpórea tinha abaixado para 16 °C (a temperatura fisiológica do corpo humano é 37 °C). Erika foi levada as pressas ao hospital, onde foi ressuscitada e hoje não tem nenhuma sequela do incidente.

Em outubro de 2006, Mitsutaka Uchikoshi, 35 anos, adormeceu enquanto escalava a montanha gelada Rokko, nos arredores de Kobe, Japão. Ele foi considerado morto ao ser resgatado, 24 dias depois do ocorrido, com a temperatura corpórea de 21 °C, sem pulsação, sem comida ou água. Entretanto, ao chegar ao Hospital Geral da Cidade de Kobe, algo fantástico ocorreu: Mitsutaka acordou. Mais impressionante ainda, ele não havia sofrido nenhum dano cerebral.

Em maio de 1999, a esquiadora norueguesa Anna Bagenholm ficou submersa em águas geladas por mais de 1 hora, sendo considerada clinicamente morta. Sem batimentos cardíacos, sem respiração e temperatura corpórea de 13 °C, ela foi ressuscitada poucas horas mais tarde no hospital (Gilbert, M e colegas. *The Lancet*, 2000).

Tanto o bebê quanto o japonês e a norueguesa foram capazes de driblar a morte entrando em um estado conhecido como animação suspensa, no qual a maquinaria vital reduz sua atividade ao mínimo necessário, mas sem parar completamente. Esse estado é comparável à hibernação em alguns mamíferos e, em geral, é acompanhado de redução da temperatura corpórea ou hipotermia. O estudo desses casos isolados fez especialistas concluírem que, em condições especiais, o homem também poderia hibernar.

Ainda que a hipotermia não esteja sendo explorada por completo na medicina, já são conhecidos os benefícios de diminuir a temperatura abaixo de 37 graus Celsius em casos de parada cardíaca na recuperação das funções vitais, evitando danos no sistema nervoso central.

## Ovo podre

Essa capacidade de flexibilidade metabólica entre a vida e a morte através da hipotermia chamou a atenção de Mark Roth, pesquisador do Centro de Estudos do Câncer Fred Hutchinson, em Seatle, EUA. Ele queria encontrar uma forma química (consequentemente mais rápida e prática) de induzir o estado de animação suspensa.

Roth refletiu que outra maneira de reduzir a atividade metabólica em mamíferos seria restringindo o consumo de oxigênio (hipoxia). Foi então que ele teve uma ideia, enquanto assistia a um documentário sobre escavações em cavernas no México. Trabalhadores das minas mexicanas tinham de utilizar máscaras constantemente, para se proteger do gás sulfídrico ou sulfeto de hidrogênio (símbolo químico: H2S). Em altas concentrações, esse gás pode matar em minutos, pois bloqueia os receptores de oxigênio das células, que não conseguem mais absorver o oxigênio.

Daí veio a sacada de Roth: o H2S é um produto do metabolismo celular que está naturalmente presente no sangue e só apresenta riscos vitais em altas doses. Se administrado em concentrações mínimas, o H2S teria, em princípio, o potencial de reduzir profundamente a demanda de oxigênio, a ponto de diminuir o metabolismo celular e proporcionar um estado de animação suspensa. Para quem acha que nunca respirou gás sulfídrico, ledo engano... A grande maioria de nós já teve a chance (infelizmente) de sentir o cheirinho desagradável de ovos podres.

Voltando ao Roth, ele imediatamente resolveu expor seus camundongos a baixas concentrações de $H_2S$ e foi capaz de induzir até seis horas de hibernação reversiva. Seus resultados foram publicados na prestigiosa revista *Science* (Blackstone e colegas, 2005) e uma fila de investidores veio bater na porta do seu laboratório. Em pouco tempo, havia acumulado 10 milhões de dólares para financiar seus próximos experimentos.

## Pílulas de hibernação

Muito mais do que uma curiosidade biológica, a manutenção do estado de animação suspensa em humanos tem o potencial de ser uma poderosa ferramenta clínica. Desde a publicação original em 2005, a empresa farmacêutica americana Ikaria (nome inspirado na ilha grega cujas fontes sulfurosas foram associadas à medicina regenerativa) reformulou o H2S em líquido injetável que está sendo utilizado nos primeiros testes clínicos.

As aplicações de dessa tecnologia extraordinária podem ser imensas. Imagine se pudéssemos induzir o estado de hibernação em um acidentado enquanto esperamos o socorro que não chega? E soldados em batalha, será que teriam mais chances se ganhassem mais tempo durante o transporte? Ou então para manter pacientes na fila dos transplantes enquanto esperam? Carregaríamos no bolso pílulas de hibernação assim como carregamos aspirinas. Parece ficção científica nos dias atuais, mas talvez não em 50 anos. Lembre-se disso da próxima vez que cheirar ovo podre!

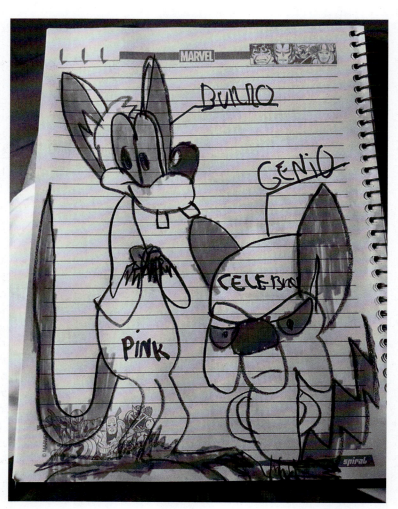

Caio Franco de Souza Abdo

# Seria possível reconstruir o cérebro?

Um longo debate entre os neurocientistas existe sobre a capacidade humana de reconstruir um cérebro. Alguns dizem ser impossível de criar artificialmente algo de tamanha complexidade. O argumento é que mesmo que todas as peças sejam identificadas e conhecidas, seria humanamente improvável de determinar como as partes funcionam juntas. Outros, mais otimistas, acham que é uma questão de entender os princípios básicos e fundamentais para que se possa criar modelos computacionais de simulação que possam aprender com novas informações para se alcançar o grandioso objetivo.

Essa semana, a prestigiosa revista científica *Cell* publicou um artigo de 10 anos de 82 pesquisadores internacionais de 12 instituições diferentes, sugerindo a reconstrução funcional de um pedaço do cérebro. O trabalho, apoiado pela organização europeia conhecida como Human Brain Project, custou mais de 1 bilhão de dólares. É um dos artigos de neurociência mais longos da história e acredito que serão poucos os pesquisadores que terão disposição de analisá-lo em detalhes.

O time foi liderado pelo neurocientista Henry Markram, atualmente na escola politécnica federal de Lausanne. Parte da motivação de Henry veio do nascimento de seu filho, Kai, diagnosticado com autismo. Cansado da ciência tradicional, que busca mérito em publicações acadêmicas incrementais, Herny decidiu partir para algo cujo impacto na humanidade seria realmente mensurável e útil em futuras gerações.

O trabalho de Henry é o primeiro rascunho da reconstrução digitalizada dos microcircuitos de uma região do córtex somatossensorial extraído do cérebro de um rato juvenil. A reconstrução usou princípios de organização celular e sinápticas para montar um algoritmo capaz de reconstruir em detalhes a anatomia e fisiologia, utilizando dados experimentais. A região reconstruída tem cerca de 0,3 mm$^3$ e contém 31 mil neurônios, distribuídos em 55 camadas distintas morfologicamente com 207 subtipos de neurônios funcionais. As arborizações desses neurônios formam cerca de 8 milhões de conexões e mais de 37 milhões de sinapses ativas. A simulação em computador revelou um espectro de redes nervosas cujas atividades flutuam entre sincronia e caos, modulados por mecanismos fisiológicos. Esse espectro de redes tem a capacidade de se reconfigurar de maneira dinâmica, dando suporte a teoria de que o néocortex usa diversas estratégias de processamento de informação ao mesmo tempo. Um vídeo sumarizando todas as etapas do processo pode ser visto aqui (http://www.cell.com/cms/attachment/2038289140/2052501608/mmc10.mp4)

O trabalho não deve ser considerado ainda como prova de princípio que os cientistas conseguem recriar o cérebro humano, com cerca de 85 bilhões de neurônios, mas é um primeiro passo nessa direção. O objetivo é gerar uma ferramenta que possa codificar de maneira digital as características desses neurônios e conexões que sejam comuns em todos os cérebros através de uma plataforma colaborativa virtual de neurocientistas. O próximo passo, talvez ainda mais futurístico, seja o de adicionar personalidade a esse programa e/ou situações que possam simular doenças neurológicas humanas.

Porém, muitos cientistas não acreditam que o *tour de force* tenha valido a pena. Isso porque é difícil validar ou replicar os resultados. Tudo que foi mostrado no artigo da *Cell* pode ser apenas atividade aleatória e não uma simulação computacional como diz o trabalho. As futuras gerações é que irão confirmar ou não se tudo isso foi um grande desperdício.

# A revolução dos minicérebros

Se você não estava isolado do mundo ou hibernando semana passada, deve ter ouvido falar da criação de minicérebros humanos em laboratório. Essa nova ferramenta promete ser a grande vedete no tratamento de doenças neurológicas e genéticas, uma revolução na medicina.

Formados a partir de células-tronco pluripotentes, reprogramadas de células periféricas (sangue, polpa de dente, pele etc.) do próprio indivíduo, esses organoides são criados na placa de Petri, seguindo uma complexa receita química. Cada passo é importante, e dessa forma, consegue-se recapitular o desenvolvimento embrionário da pessoa em laboratório. Muito da técnica é ainda empírico, pois as células-tronco fazem a maior parte do processo sozinhas, se auto-organizam em estruturas cerebrais tridimensionais de maneira espontânea, muito possivelmente seguindo suas instruções genéticas.

A similaridade com o cérebro humano impressiona, mas é ainda uma versão miniatura, do tamanho das bolinhas de algodão que cismam em aparecer na sua malha. Isso porque ainda não temos as condições ideais para manter os minicérebros crescendo por muito tempo. Depois de um certo tempo, observamos que o centro das esferas torna-se escuro, um sinal de que as células estão morrendo devido à falta de nutrientes que só chegam por difusão. Acredito que no futuro, iremos melhorar a tecnologia e criar estruturas de circulação, semelhantes a veias e artérias, que irão irrigar esses minicérebros e permitir seu crescimento. Ainda não estamos lá.

Mas a escala menor também tem suas vantagens. Podemos criar literalmente milhares de minicérebros num pequeno frasquinho. E eles podem ser usados para testes de drogas em plataformas miniatura que permitam a comparação paralela simultaneamente. Esse tipo de escala é passível de automação, algo bem-visto pelas indústrias farmacêuticas, por exemplo. Além do teste de drogas para eventuais doenças neurológicas, esse modelo permite uma análise do impacto de drogas ambientais (toxinas, fertilizantes etc.) no desenvolvimento embrionário humano. Nosso laboratório consegue dizer rapidamente se existem toxinas que afetariam o cérebro embrionário em determinada amostra ambiental, fornecendo um selo de qualidade que deverá ser obrigatório para todos os futuros produtos, artificiais ou não, em alguns anos. Lógico que o modelo tem limitações, afinal os minicérebros não funcionam num sistema interconectado com outros tecidos (sistema imune, por exemplo). Muitas dessas limitações serão resolvidas num futuro próximo.

Nosso grupo mostrou pela primeira vez que esse tipo de tecnologia pode ser muito útil para a medicina. Criamos minicérebros de pacientes com a síndrome do MECP2 duplicado, uma doença rara e severa, que atinge pessoas desde o nascimento. Não há cura ou remédios para essa síndrome, tudo o que os médicos fazem é tentar manter o indivíduo estável dentro do possível. Modelos animais para essa síndrome já existem há quase uma década, mas nunca ofereceram grandes *insights,* no mecanismo molecular ou celular da doença, pois não reproduzem exatamente a condição humana.

Pois bem, com esse modelo, descobrimos que os neurônios nesses minicérebros são capazes de estabelecer um maior número de conexões nervosas (contatos sinápticos) comparado ao grupo controle (minicérebros derivados de pessoas sem a doença), causando uma alta sincronicidade das redes neurais. Essa sincronicidade foi medida diretamente usando plataformas com multieletrodos impressos em chips. Os eletrodos capturam o sinal elétrica que viajam pelos neurônios como se fosse um eletroencefalograma (EEG). A alteração sináptica e o excesso de sincronicidade são provavelmente os causadores dos problemas neurológicos nos pacientes. O próximo passo foi encontrar uma forma de corrigir os defeitos. Testamos cerca de 40 drogas e encontramos uma que reverteu as alterações neurais de maneira eficiente. É um excelente ponto de partida para futuros ensaios clínicos.

O trabalho aconteceu no meu laboratório na Universidade da Califórnia ao longo de quase cinco anos. Foi uma colaboração internacional, com diversos pesquisadores, inclusive alguns brasileiros. Destaco a atuação dos doutores Cassiano Carromeu e Cleber Trujillo, dois cientistas de alto calibre que se dedicaram de maneira excepcional para a conclusão do trabalho. Pelo nosso colaboratório já passaram mais de 50 profissionais brasileiros, a grande maioria voltando ao país e levando bagagem tecnológica. Por causa deles, já temos inclusive grupos de pesquisa brasileiros fazendo minicérebros, o que coloca o Brasil em posição de destaque na América Latina.

É uma pequena, mas significante, amostra de como a colaboração internacional pode ser usada para acelerar o desenvolvimento científico. Um colega brasileiro alertou para o fato de que nossas colaborações com o Brasil somam, em fator de impacto dos jornais publicados, um valor maior do que todo o programa bilionário "ciência sem fronteiras" do governo brasileiro. Não sei se a informação é correta, mas se for sugere que o Brasil deveria repensar a forma de colaborar com laboratórios no exterior.

Termino com uma visão filosófica e provocativa dessa área científica. Como quase sempre, a ciência avança de maneira não-linear, e muitas vezes nos pega de surpresa, sem deixar muitas chances para a reflexão sobre aspectos fundamentais dos dados gerados. Uma pergunta interessante seria se esses minicérebros teriam a capacidade de pensar, ou se teriam consciência da própria existência numa placa de petri. Apesar de rudimentar, as estruturas cerebrais estão lá, principalmente regiões do córtex frontal, responsáveis por uma série de funções cognitivas altamente sofisticadas. Será essas redes nervosas seriam o princípio da consciência humana?

# O Zika vírus e a microcefalia

Deu zica. Este ano, o Brasil enfrenta um surto de recém-nascidos com microcefalia que é alarmante. Ao que tudo indica, essa epidemia está relacionada a um vírus emergente, o Zika vírus, que está se espalhando rapidamente pelo país e pode ser o responsável por uma das piores catástrofes na área de saúde de todos os tempos. São mais de mil casos suspeitos de microcefalia em diversos estados, principalmente no Nordeste. A microcefalia é uma má-formação incurável que causa redução do volume cerebral, com consequências graves e permanentes para o desenvolvimento do indivíduo. É grave porque afeta fetos em formação e o comprometimento é para vida toda.

O Zika vírus é um patógeno conhecido e identificado inicialmente em 1947 na floresta de Zika (Uganda), mas que desde 2007 estava restrito a África e Ásia. Esse vírus pertence gênero dos flavivírus, ou seja, pode ser transmitido por um artrópode e que incluem o vírus da dengue, febre amarela e do Nilo. No Brasil, são mais de 84 mil pessoas infectadas. No indivíduo adulto o Zika pode passar despercebido, em alguns casos causando somente sintomas leves, como febre e dores pelo corpo. Não existe vacina para esse vírus.

Após alguns meses de silencio, o governo federal finalmente se manifestou sobre o problema. Com ajuda da Organização Mundial da Saúde e do CDC (Centro de Controle de Doenças) dos EUA, que se preocupa com uma eventual contaminação no continente americano, resolveram montar uma operação de emergência. De acordo com nosso atual ministro da Saúde, Marcelo Castro, o caos pode ser consequência direta de um descaso com o programa de combate ao mosquito *Aedes aegypti* – o mosquito da dengue, e potencial agente transmissor do Zika vírus.

Resolvi escrever sobre o assunto, refletindo sobre quais seriam as atitudes científicas mais óbvias a serem tomadas. Isso não só seria uma oportunidade única para os cientistas brasileiros (pois o mecanismo de ação do vírus é ainda desconhecido), como permitiria que o governo investisse em soluções definitivas (ao invés de investir em evitar mosquitos). Os experimentos científicos descritos abaixo têm um baixo custo em comparação ao orçamento destinado ao extermínio de mosquitos e custos com futuros tratamentos para os afetados ao longo da vida.

A primeira coisa a fazer seria buscar uma relação causal do vírus com o fenótipo dos pacientes, algo inédito na literatura mundial. Até agora, temos apenas uma correlação entre o vírus e material biológico dos pacientes. E essa evidência não é robusta: apenas dois fetos infectados com o vírus e com o diagnóstico de microcefalia por ultrassom existem até o momento. O vírus também foi encontrado em tecidos de um outro bebê com microcefalia que morreu ao nascer. Existem outras evidências circunstanciais vindas de outros países e que, juntas, tornam essa alternativa plausível. É possível que a versão do Zika vírus brasileiro seja uma variante ou linhagem genética mais patogênica, selecionada através de algumas características da população nordestina, como exposição ao vírus da dengue ou ao mosquito transmissor.

Mas a pergunta mais importante seria como o Zika vírus causa microcefalia? Uma hipótese atraente seria que o Zika vírus atravessasse a placenta, atingindo o feto em momentos críticos do desenvolvimento neural na gestação. O vírus poderia, por exemplo, infectar células do sistema nervoso centrais, causando a morte ou alterando o ciclo de células progenitoras neurais. Experimentos com modelos animais poderiam ajudar a confirmar essa correlação, mas o tempo de gestação humano é diferente da maioria dos animais em laboratório e ainda não sabemos se o vírus infectaria células nervosas de outras espécies.

Um outro experimento possível é colocar o vírus diretamente em contato com "minicérebros" humanos. Felizmente o Brasil é um dos poucos países do mundo que já possui esse tipo de tecnologia, inclusive com participação privada que poderia agilizar esses experimentos (http://g1.globo.com/ciencia-e-saude/noticia/2015/10/cientista-que-criou-minicerebros-nos-eua-trara-tecnica-para-o-brasil.html). Esse experimento apenas forneceria resultado interpretável caso o vírus causasse morte ou alteração na replicação e especialização de células progenitoras neurais. Um resultado negativo indicaria que o vírus deva atuar de maneira indireta.

Sinceramente, acho até mais provável que esse seja o caso, pois existem outros vírus já conhecidos que agem de maneira indireta e causam problemas cerebrais. Nesse caso, o vírus não atingiria células progenitoras neurais diretamente, mas células da glia que, quando estimuladas, secretam moléculas imunológicas que afetam o desenvolvimento neural. Essa via pode também ser ativada pelo sistema imune da mãe quando infectada, e as moléculas imunológicas (não o vírus) seriam as responsáveis pela microcefalia. O mecanismo indireto é interessante do ponto de vista do vírus, pois sugere uma tentativa de coevolução. Uma análise genética, sequenciando o genoma da variante do Zika brasileiro e comparando-a com as linhagens asiáticas e africanas, revelaria quais seriam os genes causadores da resposta imune e, consequentemente, da virulência inesperada no surto brasileiro.

Se realmente descobrirmos que o Zika vírus é modulado por sinalização do sistema imune, poderemos contra-atacar sua atuação durante a gravidez com certos anti-inflamatórios, por exemplo. Seria, com toda certeza, um plano de ação muito mais eficaz do que tentar combater o Zika evitando mosquitos, estratégia que o Brasil fracassou no passado.

# O cérebro dos supervelinhos

Neurônios são células do cérebro que não se dividem e, portanto, nossos neurônios nos acompanham por toda a vida. A divisão celular permite que certos tecidos rejuvenesçam, eliminando os efeitos deletérios do tempo. Como nossos neurônios não se dividem, eles acabam acumulando uma série de pequenos defeitos metabólicos ao longo da vida. Essa é uma das possíveis explicações do porquê a idade avançada seja um dos fatores de risco em certas doenças neurodegenerativas, como o mal de Alzheimer, condição caracterizada por uma severa perda de memória.

A perda de memória no mal de Alzheimer é, em geral, precedida por uma fase de neurodegeneração cumulativa no cérebro, ainda sem grandes consequências para a independência da pessoa. Pois bem, para entender se essa fase pré-Alzheimer é uma involução natural do cérebro humano com o passar dos anos e se existem formas de evitá-la, um grupo decidiu estudar o cérebro de "supervelhinhos". Esses seriam senhores e senhoras com mais de 80 anos, cuja capacidade cognitiva (testes de memória) seria igual ou melhor a de pessoas com 50-60 anos de idade. Assume-se que pessoas assim tenham conseguido superar a fase pré-Alzheimer de alguma forma. Os resultados com a análise de cérebro *post-mortem* desse grupo foram publicados recentemente (Gefen, e colegas, *The Journal of Neuroscience*, 2015).

De acordo com a primeira autora do artigo, a interação com esses supervelhinhos era extraordinária. Não porque a memória deles era extraordinária, mas sim porque eram pessoas com uma sabedoria e humor contagiantes. Aparte dessa observação, o grupo era bem heterogêneo, alguns fumavam outros não, alguns tinham uma dieta saudável, outros não se importavam com isso, uns sedentários e outros fisicamente ativos, com diploma universitário ou sem, e por aí vai. Alguns anos após o recrutamento, cinco deles já morreram e haviam concordado em doar seus cérebros para a pesquisa, que revelou algo bem interessante. Apesar de serem fisicamente velhinhos, como esperado pela idade avançada, os cientistas concluíram que o cérebro havia permanecido com características joviais.

Uma das grandes descobertas dessa analise revelou que o cérebro dos supervelhinhos tinham uma diferença peculiar, tinham cerca de cinco vezes mais de um tipo de neurônio gigante conhecido como, neurônios von Economo. O dado corrobora as observações feitas em vida através de escâner cerebrais: a região em que os neurônios von Economo residem no cérebro, o córtex cingulato anterior, eram 6% mais grossas nos supervelhinhos. Essa região do cérebro está relacionada na detecção de erros, atenção, compaixão e motivação.

Esses neurônios gigantes foram reportados inicialmente pelo anatomista ucraniano Vladimir Betz em 1881, mas foi somente na década de 20 que o austríaco Constantin von Economo fez uma análise detalhada dessas células. Infelizmente, esse trabalho ficou esquecido por muito tempo e foi somente nos anos 90 que os pesquisadores redescobriram essas células, batizando-as de neurônios von Economo em 2005. Esses neurônios são morfologicamente diferentes, longos e finos, com ramificações que se estendem por diversas regiões do cérebro. Pessoas com demência ou alcoólatras têm 60% a menos desses neurônios do que a média da população humana.

Até hoje, não sabemos para que servem exatamente, mas existem evidências sugerindo que seriam como vias expressas de sinalização elétrica no cérebro. Uma hipótese sugere que essa comunicação nos ajude a controlar diversos impulsos e nos manter em foco para atingir objetivos em longo prazo. Outros veem nos neurônios von Economo a chave para um cérebro mais otimista e, consequentemente, mais social e jovial. A possibilidade de que eles ajudem a manter a lucidez e memória num cérebro envelhecido é intrigante.

O aumento de neurônios von Economo pode ser a chave para manter o cérebro humano funcional por mais tempo. Seria interessante saber se esse excesso neuronal é variável durante a vida ou se estaria geneticamente codificado. Pela característica heterogênea dos participantes, diria que o fator genético deva ser forte. Uma forma experimental de resolver isso sem depender de cérebros humanos seria através da reprogramação genética. Células de pluripotência induzida (iPS) dos supervelhinhos e grupos controle, com ou sem Alzheimer, poderiam ser usadas para gerar neurônios von Economo. Se as células iPS dos supervelhinhos produzirem mais desse tipo neuronal, é uma forte evidência de que essa característica teria uma base genética.

## Nossos cérebros coloridos

Ainda se aprende na escola que cada um de nós possui um genoma distinto. Não é bem assim. Cada um de nós possui diversos genomas distintos. Bom, pelo menos em nossos cérebros.

Durante a evolução, nossas células acumularam fragmentos de DNA que possuíam um comportamento inusitado, eram capazes de se movimentar dentro do núcleo da célula, alterando sua posição no genoma. A descoberta desses "genes saltadores" foi responsável pelo prêmio Nobel de Medicine para a americana Barbara McClintock, em 1983 (a única mulher a receber sozinha, nessa categoria, o prêmio).

Barbara havia observado o movimento desses elementos transponíveis no genoma do milho, causando a variação de cores entre os grãos na planta selvagem. Isso aconteceu na década de 50. Naquela época, as descobertas da pesquisadora foram vistas com certo descrédito pela comunidade científica, o que causou um atraso de mais de 30 anos no reconhecimento de seu mérito científico. Ela chegou a escrever em seu diário que "era preciso esperar o momento certo para mudanças conceituais". Apesar do merecido, mas tardio prêmio Nobel, o conceito de transposição gênica em células somáticas, revelado por Barbara, fora tido como um fenômeno restrito a certas plantas, sem impacto no reino animal.

Somente em 2005, quando um destemido pesquisador brasileiro mostrou que o fenômeno não era restrito a plantas mas acontecia também em mamíferos (Muotri e colegas, Nature), foi quando o interesse nessa área renasceu. Afinal, o tecido alvo dessa atividade era o cérebro. A atividade desses elementos saltadores pode influenciar o comportamento dos neurônios por diversas maneira s: alterando a ação de certos genes, duplicando regiões no genoma ou mesmo interferindo na migração cromossomal. A possibilidade de termos um cérebro "imperfeito" é assustadora. Assim, como o trabalho de McClintock, a descrição da mobilização genética no cérebro também foi recebida com suspeita, afinal não era apenas o dogma da genética que estava em cheque, mas o da neurociência também, que previa um cérebro estável do ponto de vista molecular. O momento não era ainda oportuno para uma nova revolução conceitual.

Passaram-se dez anos e agora um novo trabalho, publicado na revista *Cell* desse mês (Upton e colegas, 2015) confirmou que neurônios do cérebro humano são realmente geneticamente distintos. Isso mesmo, nosso cérebro é um mosaico genético, assim como o milho. Essa validação só foi possível com o surgimento de novas técnicas de sequenciamento genético, que permitem a leitura do genoma de células individualizadas. O trabalho da *Cell* mostra justamente isso, com um nível de detalhe genético impressionante. O grupo estima que cada neurônio humano possa acomodar, em média, 13.7 novas mutações somáticas, ou seja, únicas do indivíduo.

A atividade dos genes saltadores acontece durante o desenvolvimento da pessoa. Como os neurônios são mantidos por toda a vida do indivíduo, acabam acumulando essas cicatrizes genéticas, deixando-os geneticamente únicos entre os outros bilhões de células em nossos cérebros. Essas alterações concentram-se em regiões ricas em sequencias regulatórias dos genes neuronais, sugerindo uma relevância funcional.

Alterações somáticas em nossos genomas também acontecem em cânceres, por exemplo. Por causa disso, essas mutações são geralmente associadas a algo ruim, danoso para o tecido. Dados mais recentes sugerem que estariam implicados também em doenças neurológicas complexas, como autismo e esquizofrenia, afetando regiões discretas do cérebro. Essas observações são realmente importantes e permitem um melhor conhecimento das doenças envolvidas. Porém, a conotação negativa do passado pode estar mascarando uma visão mais abrangente desse fenômeno, mesmo na condição saudável.

Ainda não sabemos para que servem as diversas cores nos grãos de milho selvagem, o mesmo vale para a função dos genes saltadores no cérebro. Talvez o cérebro não apenas tolere essas mutações somáticas, mas dependa delas para uma constante adaptação a novos ambientes. Se confirmada, essa hipótese deixaria nosso cérebro ainda mais plástico e extraordinário.

## Imune ao estresse?

Existem pessoas que conseguem lidar muito melhor com os reveses da vida do que outras. Essa atitude "zen" pode ter uma base genética e é provável que os segredos de como não se deixar levar pelo estresse esteja escondido em algum circuito neuronal de nossos cérebros. Ou não.

Em um trabalho recente, publicado por um grupo americano liderado por Miles Herkensham, demonstrou-se uma forma contraintuitiva de lidar com o estresse via sistema imune, pelo menos em camundongos (Brachaman e colegas, *Journal of Neurosciences*, 2015). O grupo queria saber se as células do sistema imune poderiam reter memorias de um estresse psicológico quando transplantadas num outro animal.

Os pesquisadores transplantaram células branca sanguíneas (linfócitos) de um camundongo com comportamento depressivo em outra linhagem animal geneticamente alterada para não rejeitar as células transplantadas. Enquanto células oriundas de um animal controle (não depressivo) apresentaram efeito nulo, aquelas derivadas de animais depressivos deixaram os hospedeiros mais sociais, menos ansiosos e com menor taxa de inflamação. Mais intrigante ainda, as células transplantadas alteraram o nível de neurogenesis (produção de novos neurônios) no cérebro dos camundongos recipientes. Como os linfócitos estariam alterando o cérebro e o comportamento dos animais hospedeiros é um mistério.

Num outro trabalho foi mostrado que níveis altos de uma molécula conhecida como interleucina 6 (IL-6) são encontrados em animais que evitam interações sociais, após contatos estressantes com um animal dominante (Hodes e colegas, *PNAS,* 2014). Ao transplantar células do sistema imune de animais estressados em animais controles, estes últimos passaram a ter comportamento depressivo e antissocial, mesmo sem nunca ter interagido com um roedor dominante. Ao bloquear o IL-6 o transplante perdia o efeito, indicando que o IL-6 é uma molécula chave nesse processo de comunicação do sistema imune e nervoso. Não é surpresa que os níveis de IL-6 são também bastante elevados em crianças autistas e indivíduos depressivos.

Esses dois estudos sugerem que diferenças individuais no sistema imune podem afetar a susceptibilidade ao estresse. Se os dados em camundongos puderem ser realmente extrapolados para humanos (o que ainda não sabemos), podemos concluir que nossas respostas emocionais a diversos estresses podem ser amenizadas através de intervenções via sistema imune periférico.

A história é semelhante aos micro-organimos que habitam nossos intestinos e foram relacionados a comportamentos antissociais em camundongos. Ainda não sabemos se isso realmente se aplica em humanos, mas foi o bastante para fortalecer a ideia de que bactérias intestinais estariam implicadas em autismo. Ainda é cedo para tirar conclusões desse tipo. De qualquer forma, acho que estamos vivenciando uma era científica menos neurocêntrica, e que começa a flertar com a interação de diversos sistemas.

## Possível prevenção do autismo no pré-natal?

O espectro autista afeta cerca de 1% da população mundial e é caracterizado por dificuldades na fala, relações sociais e comportamentos estereotipados, comprometendo a qualidade de vida e independência dos pacientes.

Formas sindrômicas de autismo, como a síndrome de Rett ou a síndrome do X-frágil são, em geral, mais severas clinicamente. Porém, estes tipos de autismo resultam em modelos genéticos mais simples que têm facilitado o entendimento do autismo, pois os diversos tipos de autismo possuem um denominador comum. Modelos animais da síndrome do X-frágil recapitulam alguns comportamentos autistas nos camundongos. Da mesma forma, sabe-se que certas drogas, quando administradas em roedores, também induzem comportamentos autistas nesses animais. É o caso do anticonvulsivo valproato de sódio que, quando administrado em ratas grávidas, geram prole com sintomas do autismo. Esses modelos animais, apesar de não refletirem completamente a condição humana, são ferramentas experimentais excelentes, permitindo testar hipóteses que são moralmente inaceitáveis em seres humanos.

Recentemente, foram publicados na revista científica *Science* resultados que mostram ser possível prevenir o autismo nesses dois modelos experimentais: em animais previamente tratados com valproato de sódio e em camundongos geneticamente manipulados para representar a síndrome do X-frágil (Tyzio e colegas, 2014). Nesse trabalho, os pesquisadores trataram as fêmeas grávidas com a droga bumetanida, um tipo de diurético também usado para hipertensão arterial, um dia antes de parir. Filhotes nascidos das mães tratadas não apresentaram distúrbios comportamentais semelhantes ao autismo. Literalmente, conseguiram prevenir o aparecimento desses sintomas ainda na gravidez, sugerindo que o autismo possa ser tratado ainda no útero.

Esses dados parecem dar suporte a um ensaio clínico europeu feito com a bumetanida em 60 crianças autistas de alto-funcionamento, também conhecido como Aspergers, sugerindo uma melhora no quadro clínico (Lemonnier e colegas, 2012). Essa droga mimetiza os efeitos da oxitocina, um hormônio liberado durante a gravidez que protege o feto, além de facilitar a relação afetiva da mãe com o futuro bebê. Nos roedores, a bumetanida foi responsável por diminuir a alta excitação em certas regiões do cérebro, algo também observado em pacientes autistas, ela agiu como um freio eletroquímico, atuando a comunicação neuronal.

Apesar de animadores, os resultados tem pouca aplicabilidade em humanos. Além de não sabermos se o processo também acontece em humanos, também não temos como diagnosticar o autismo esporádico, a grande maioria dos casos, em fetos para um eventual tratamento durante a gravidez. De qualquer forma, o estudo chama a atenção para esse momento do parto, quando acontecem diversas alterações neuroquímicas no cérebro do feto, importante para o desenvolvimento normal do indivíduo.

Esse estudo, junto com outros semelhantes, soma-se às evidências de que o autismo é tratável, e possivelmente curável. Esse tipo de notícia é que reforça a esperança daqueles que lutam para tornar melhorar a qualidade de vida dos autistas e seus familiares.

## O que está sendo feito para apressar a descoberta da cura

A sensação de que é preciso fazer algo é comum em familiares próximos, indivíduos afetados por alguma doença ou condição incurável. Por experiência própria, recebo centenas de mensagens toda semana de pais de autistas brasileiros perguntando o que é possível fazer para acelerar o processo de descoberta e chegar logo a tratamentos clínicos. O sentimento não é restrito ao Brasil e acontece com familiares em outras partes do mundo também.

Minha intenção com essa coluna é discutir formas que podem acelerar todo o processo, mostrando algumas das iniciativas que acontecem fora do Brasil. Nos EUA, a consciência de que curas para doenças complexas serão fruto de uma colaboração multidisciplinar começa a tomar impulso. Encontros como o P4C (Partners for Cure), acontecem cada vez com mais frequência. Nesses encontros, uma mistura de cientistas, grupos de familiares, investidores, médicos e profissionais da indústria farmacêutica exploram o "quem" e "quando" os tratamentos vão surgir.

Ao perguntarmos "quem" serão os responsáveis pelas curas, esbarramos nos modelos tradicionais de pesquisa científica. Poucos sabem que, apesar de muitos cientistas se dedicarem a buscar curas para diversas doenças, a moeda científica são trabalhos publicados em revistas. Pouco importa academicamente se os dados gerados serão realmente utilizados clinicamente. Além disso, cientistas também se preocupam com financiamento e gerenciamento do laboratório, algo que frequentemente desvia o foco da cura. Portanto, o modelo atual de ciência é desconectado com a urgência dos pacientes. Um exemplo claro é o tempo de publicação de um trabalho científico (meses ou anos depois de que a descoberta foi feita). Publicações mais rápidas poderiam disseminar novos conhecimentos mais efetivamente.

Iniciativas que surgem desses encontros são modelos experimentais que já estão sendo desenvolvidos por associações de pacientes. Uma conclusão comum é que a união de organizações sem fins lucrativos com a indústria, governo e laboratórios acadêmicos tem sido uma atraente opção positiva para todas as partes envolvidas. Algumas dessas iniciativas podem ser exemplificadas pela fundação Michael J. Fox de combate ao Mal de Parkinson. Nesse caso, o grupo desenvolveu um aplicativo de celular que detecta alterações no padrão de voz de pacientes e a relaciona com o progresso clínico da doença. De modo semelhante, um grupo de ELA (esclerose lateral amiotrófica) conseguiu reunir dados clínicos de 8.600 pacientes identificados a partir de 18 ensaios clínicos. Esses dados estão sendo estudados por cientistas de mais de 30 países diferentes. Um modelo inédito também está em andamento numa iniciativa de combate ao câncer. Uma nova empresa, Curious, organiza pesquisas científicas mediada por grupos de pacientes através de plataformas de acesso aberto.

Fora da esfera científica, familiares e pacientes podem contribuir de outras formas. A doação filantrópica a laboratórios acadêmicos é algo comum nos EUA. Ao contribuir financeiramente para um laboratório, associações de pacientes ajudam o cientista a focar na cura. Essa ajuda não precisa vir necessariamente de associações de familiares ou ONGs. A doação individual é frequentemente esquecida como uma opção viável, principalmente no Brasil, onde a cultura da doação filantrópica praticamente não existe. Falo com experiência no exterior, apesar de meu laboratório já ter recebido doações nos EUA, Europa e Ásia, nunca houve uma única contribuição vinda do Brasil. Por menor que seja, todo apoio recebido acaba somando para acelerar a desejada cura. Esse tipo de *crowdfunding* tem crescido em outras esferas da sociedade, muitas vezes com projetos bem menos impactantes do que o tratamento de uma doença humana.

Outra forma de contribuição são formas de conscientização social. Nisso, os americanos dão show de criatividade. Vista algo da cor rosa e lute pelo câncer de mama. Deixe o bigode crescer e converse sobre o câncer de próstata. Na minha área, autismo, grupos de pais estão revolucionando esse conceito através de parcerias com a iniciativa privada. Uma vez por mês, a famosa rede de cinemas americana AMC recebe os autistas e familiares para pré-estreias. Todos no cinema são informados previamente do evento. As luzes na sala são controladas para que o ambiente não fique completamente escuro, e o som moderado. Além disso, os autistas podem se levantar, correr, dançar e se expressar da forma que quiserem. Atitudes semelhantes acontecem em academias de ginástica, piscinas, bufês infantis, cafés, cabeleireiros, dentistas, com baby-sitters, etc. Além de prestar um serviço comunitário para os familiares, essas iniciativas localizadas ajudam na divulgação e conscientização do autismo. Aos poucos, o autismo vai sendo divulgado em comunidades pequenas, que vão amplificando o conhecimento.

Finalmente, existe a opção de lobby político. Pode-se ressaltar a importância e o impacto de um tratamento para os cofres públicos, por exemplo. Nos EUA, esse lobby acontece bilateralmente, ou seja, tanto políticos que procuram mais conhecimento, como grupos de pais que se reúnem com políticos cobrando serviços. Quando sugiro isso a grupos brasileiros, o desânimo é aparente. A sensação de impotência e incompetência política em nosso país é muito grande. Parece ser mais fácil conseguir uma audiência com o presidente dos EUA do que com um vereador brasileiro. Mas não podemos esquecer que a tendência é melhorar. Os recentes avanços políticos no Brasil são uma indicação de novos ares.

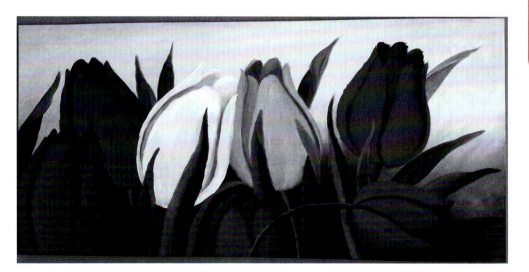

Rafael Tatsuya Sataka

## Autismo revertido?

O conceito de autismo está mudando rapidamente. Hoje em dia, já não se usa "autismo" como uma única síndrome, mas sim como um conjunto de sintomas que podem estar presentes em diversas doenças. O termo correto usado para essas enfermidades é o genérico "doenças com espectro autista".

Dentre essas, a síndrome de Rett é a mais bem caracterizada. Isso porque ela tem uma um componente genético, ou seja, a doença acontece por causa de mutações num gene conhecido como MeCP2, afetando 1 em cada 10.000 crianças. A maioria dos pacientes é mulher, pois o MeCP2 está localizado no cromossomo X. Homens, com apenas um cromossomo X, não resistem e morrem precocemente.

Familiares que têm crianças com síndrome de Rett passam por uma frustração enorme. A criança nasce normal e se desenvolve sem nenhum problema até aproximadamente o primeiro ano de vida. A partir daí, observa-se uma progressiva regressão mental acompanhada de dificuldades motoras e respiratórias, tremores e frequentes ataques epiléticos. Podem ocorrer também os movimentos estereotipados com as mãos, típicos de crianças autistas. O nível de autismo nesses pacientes é bem variável, complicando bem a caracterização da síndrome. O paciente sobrevive até a idade adulta, mas fica restrito fisicamente a uma cadeira de rodas, além de estar isolado socialmente pela ausência de comunicação verbal.

A proteína codificada pelo MeCP2 tem a função de interagir com o material genético celular, recrutando todo um complexo proteico que mantém uma estrutura organizada do DNA, além de regular a expressão de diversos outros genes através de alterações epigenéticas. Mutações no gene-mestre MeCP2 impedem essa organização tridimensional do DNA, favorecendo um aumento da expressão de diversos outros genes. Como consequência disso, neurônios de portadores da síndrome de Rett são bem mais simples que neurônios normais, tanto a nível estrutural (número de conexões com outros neurônios) como a nível operacional (capacidade de se comunicar com outros neurônios). Bases celulares de como isso acontece ainda são um mistério.

Até recentemente, achava-se que os dramáticos efeitos cognitivos dessa síndrome seriam irreversíveis. Relatos dos pais desses pacientes indicam que os afetados estariam plenamente conscientes, mas incapazes de se comunicar. Seria como estivessem "presos" dentro de um corpo que não responde à própria vontade. Mas infelizmente, não existe nenhum dado científico que corrobore essa observação.

Recentemente, pesquisadores conseguiram mostrar em um modelo animal que os sintomas neurológicos mais graves da síndrome de Rett podem ser revertidos. O experimento foi feito pelo grupo escocês liderado por Adrian Bird. Para isso, o grupo de Bird usou algumas estratégias genéticas. Primeiramente, desenvolveram um camundongo no qual o gene MeCP2 estava bloqueado por um pedaço de DNA introduzido de propósito para atrapalhar a expressão do gene. Com o gene MeCP2 desligado, o camundongo reproduzia alguns dos sintomas característicos da síndrome de Rett em humanos, como diminuição de atividade motora e os tremores.

Depois, os pesquisadores conseguiram ligar o gene novamente através de outra estratégia genética: introduziram no mesmo modelo animal um gene híbrido. Esse gene artificial produz uma proteína composta de uma enzima capaz de eliminar o bloqueio da expressão do MeCP2 fusionado com o receptor hormonal de estrógeno. O receptor de estrógeno impede que a enzima entre no núcleo celular. No entanto, ao administrar tamoxifen nos camundongos (uma droga que se liga ao receptor de estrógeno), a enzima consegue então atravessar a membrana nuclear e desbloquear o MeCP2.

Após receberem o tamoxifen, a maioria dos camundongos que apresentavam as características da síndrome de Rett teve os sintomas reduzidos drasticamente. Esse resultado foi comemorado com grande entusiasmo pelos cientistas e familiares de doenças com espectro autista, afinal os dados sugerem que os problemas causados pela ausência do MeCP2 durante o desenvolvimento não são permanentes e podem ser reversíveis. O trabalho foi publicado com detalhes na revista *Science* (Guy e colegas, 2007).

Minhas críticas ao trabalho não são técnicas, mas temo uma interpretação exacerbada dos resultados. Os sintomas revertidos foram observados em células ou diretamente na fisiologia dos animais (testes motores e de viabilidade). Fico curioso em saber por que não foi feito nenhum teste cognitivo, por exemplo. Afinal, a capacidade dos pacientes de interagir com os familiares ou mesmo de lembrar eventos passados seria algo de extrema importância. Além disso, sabemos que os camundongos sem o MeCP2, assim como pacientes Rett, apresentam frequentes ataques epilépticos que alteram a morfologia e o contato entre neurônios, independentemente da presença de MeCP2. Em outras palavras, restaurar a expressão de MeCP2 no cérebro não necessariamente vai corrigir os danos já causados pelos ataques epiléticos. Somente com esses estudos é que poderíamos realmente dizer que o espectro autista foi revertido com sucesso.

Apesar da euforia gerada pela publicação, os resultados não podem ser aplicados diretamente em humanos. Isso porque não temos como reativar o MeCP2 nos neurônios humanos como feito em camundongos. Além disso, uma possível terapia genética também tem poucas chances de sucesso, uma vez que a maioria dos pacientes possui aleatoriamente 50% das células com níveis normais de MeCP2 graças à segunda cópia do gene no segundo cromossomo X (mulheres têm dois X, mas apenas um é funcional em cada célula). Essas células normais iriam acabar com um nível proteico de MeCP2 maior do que o normal, o que também já foi demonstrado ser tão ruim quanto a deficiência do gene.

Achar uma alternativa terapêutica em humanos não vai ser fácil. O estudo com camundongos mostra que existe uma razão para continuar pesquisando vias bioquímicas nas quais MeCP2 estaria atuando e que possam ser manipuladas com segurança na síndrome de Rett e outras síndromes que também causam autismo.

## Associações de Pais e Pacientes

Frequentemente recebo mensagens de pais cujo(s) filhos são portadores de alguma doença ou síndrome genética rara. Buscam saber mais: o porquê da doença, eventuais terapias e possíveis drogas que estariam sendo testadas para amenizar o sofrimento dos filhos. Quanto mais rara a doença, mais desesperados são os pais, pois a maioria das informações está disponível apenas em inglês técnico ou é de difícil acesso, muitas vezes publicadas em revistas especializadas e restritas ao meio científico/médico.

Isso quando existe pesquisa na área. Muitas doenças são órfãs e devido ao baixo número de pacientes, não são prioridade para órgãos financiadores de pesquisa. Aliás, esse é o primeiro passo para a cura — a pesquisa básica. Entender isso é a base da formação de uma organização de suporte a doenças órfãs. Sem pesquisa básica, não se sabe como ou por que a doença acontece, se foi hereditária ou adquirida, dificultando a cura.

O que fazer então? Vivendo no exterior há algum tempo, tive a oportunidade de observar como são geradas e administradas. Narro aqui um pouco disso, alertando o leitor para as diferenças econômicas e culturais entre Brasil e EUA. Lá, existem associações para diversas doenças, auxiliando familiares e pesquisadores, enquanto no Brasil essa iniciativa ainda é insipiente, muitas vezes atuando apenas com o paciente diretamente.

Os conformados mantêm o mundo estável, mas são os inconformados que o fazem evoluir. Da mesma forma, muitas vezes é o inconformismo dos pais a semente da cura. Isso em qualquer lugar do mundo. Então os pais levam a criança a diversos médicos e, com sorte, um já ouviu falar de algo parecido e faz o diagnóstico correto: seu filho tem a síndrome X, com essas características, que infelizmente não tem cura e ninguém sabe mais nada sobre o assunto.

Pais inconformados vão continuar pesquisando, buscando informações em livros, internet, escrevendo para cientistas, etc. Até que, nessa busca, encontram diversas outras famílias na mesma situação. Decidem se organizar, batalhando juntos novas informações e dividindo as novidades entre o grupo. Aqui acontece uma de duas opções: ou esse grupo de desintegra por alguma razão, ou decide se organizar de maneira profissional.

Uma vez organizados, passam a convidar médicos e cientistas locais para palestras ou mesmo elegem um representante do grupo para visitar médicos, centros de pesquisa e organizações semelhantes no exterior. Também buscam uma resposta do governo que, quase sempre, aponta a raridade da doença como uma desculpa para a falta de verba para a pesquisa. A grande contradição nessa história de doenças raras é que são justamente elas que fornecem respostas fundamentais sobre a biologia humana, muitas vezes contribuindo para a cura de diversas outras doenças — não tão raras assim. Portanto, do ponto de vista científico, doenças raras são tão importantes quanto doenças mais comuns. Por isso mesmo, o NIH (o maior órgão de financiamento de pesquisa americano, equivalente ao nosso CNPq) possui verba especial para esse tipo de pesquisa.

A essa altura, o leitor deve ter reparado que as organizações de pais já devem possuir uma estrutura financeira. Nesse segundo passo, o tempo de dedicação dos pais aumenta consideravelmente e muitas famílias optam por um estilo de vida mais modesto, em que um do casal muitas vezes para de trabalhar para se dedicar ao filho e à organização. Pais se unem e montam atividades beneficentes, arrecadando dinheiro para a causa. Nos EUA, isso é super-comum — você inevitavelmente participa de uma ou duas atividades por ano. Isso porque os programas de arrecadação são extremamente criativos, nos quais o doador participa da atividade de maneira ativa. Esqueça essa história de bingo ou de tocar de porta em porta com um folheto explicativo.

Por exemplo, são oferecidos "personal trainers" para maratonas ou condicionamento físico se você conseguir arrecadar certa quantia. Quem literalmente arrecada o dinheiro não é necessariamente alguém que tenha uma relação direta com a doença. Além disso, consegue--se que o governo desconte doações de empresas do imposto de renda, favorecendo a doação voluntária. Aliás, a cultura de "doar" é muito fraca no Brasil e deveria ser estimulada desde muito cedo não somente entre os ricos, mas em todas as categorias da sociedade. Ouve-se muito pouco sobre empresários e profissionais liberais brasileiros, formados pela USP, por exemplo, que retornam o investimento em forma de doação. Isso não ocorre em universida-des americanas, nas quais a doação de ex-alunos ocorre frequentemente.

O capital arrecadado pelas associações é então investido e amplificado até que é for-mado um comitê científico. Esse comitê convida renomados cientistas a pesquisar sobre a doença, financiando parte de equipamentos, salários, viagens, colaborações internacionais, etc. Nos EUA, isso pode ou não, ser feito em parceria com o NIH. Muitas vezes, as associações são completamente independentes do governo. A expectativa é de que um cientista faça uma descoberta importante, que auxilie na compreensão da doença e que atraia outros pesquisa-dores para a linha de pesquisa. Quanto mais cérebros trabalhando na síndrome X, melhor. Bons exemplos de associações iniciadas por pais nos EUA são: a sociedade de pacientes com xeroderma pigmentosum (www.xps.org), a fundação de pesquisa para o câncer de mama (www.bcrfcure.org) e a sociedade de pacientes com síndrome de Rett (www.rsrf.org).

Em certo momento, as associações acabam por se fundir com outras associações in-ternacionais, aumentando ainda mais sua força pública, especialmente se existe alguma per-sonalidade famosa que se interesse pela causa. É comum ver políticos flertando com essas associações, tudo de modo transparente. A pior coisa que pode acontecer nesse estágio é um escândalo de corrupção.

Nem sempre as associações chegam nesse estágio. Por diversas razões. Uma delas é que a expectativa de vida de alguns pacientes é curta. Outra razão é a consciência de que vai levar muito tempo para que a ciência encontre a cura para algumas doenças. Sem estímulos para continuar na luta, muitos pais abandonam a associação, enfraquecendo-a. Essa visão em curto prazo, tão comum no Brasil, é um perigo para o futuro das associações. Pais devem ter em mente que as descobertas feitas numa geração, serão aproveitadas nas futuras gerações. Além disso, a ciência muitas vezes acontece aos saltos. Eventuais descobertas podem acelerar em muito a cura ou melhoria de algumas doenças, inclusive superando previsões otimistas. Portanto, o altruísmo e a esperança não devem morrer nunca.

Por fim, deve-se ressaltar que mesmo com as dificuldades políticas e econômicas do Brasil, algumas associações conseguem crescer e fazer diferença na vida de pacientes. Mas, infelizmente, são poucas. No Instituto Salk de pesquisa, na Califórnia, cerca de 40% do salário dos *postdocs* e pesquisadores vêm de organizações de pacientes. Esse número reflete a seriedade dessas organizações e o compromisso dos pesquisadores com a doença.

Existem outros detalhes que contribuem para o sucesso dessas associações, que variam dependendo do tipo de doença, mas termino por aqui com a esperança de ter iniciado uma discussão sobre esse assunto no Brasil.

# Combatendo o Autismo: consertando um neurônio de cada vez

Há poucas semanas surpreendemos o mundo acadêmico ao anunciar a quebra de um dogma da neurociência. Conseguimos, pela primeira vez na história, acompanhar o desenvolvimento de neurônios derivados de pacientes com o espectro autista e revertê-los ao estado normal. A descoberta, capa da prestigiosa revista científica *Cell*, traz a esperança de que um dia possamos reverter os sintomas do autismo, aliviando o sofrimento de milhares de crianças no mundo todo. Como chegamos aqui e as consequências dessa descoberta estão descritas nos parágrafos abaixo. Boa leitura!

## A ideia

Em 2006, estava numa palestra num congresso de células-tronco internacional quando ouvi o pesquisador japonês Shynia Yamanaka relatar seus dados preliminares sobre a tecnologia de reprogramação celular. Ele não havia ainda conseguido transformar uma célula somática (da pele) em uma célula-tronco pluripotente, mas apresentou os experimentos em andamento. Nos corredores do congresso, o trabalho foi duramente criticado por colegas da área. Afinal, parecia impossível fazer isso, esses experimentos levariam anos. Shynia estaria louco.

Louco ou não, naquela hora eu achei que se aquilo realmente funcionasse, eu seria um dos primeiros a aplicar a nova tecnologia para o entendimento de uma doença do desenvolvimento. Não via a tecnologia apenas como alternativa para o uso de células-tronco embrionárias humanas, enxerguei a oportunidade de usar a tecnologia para a modelagem de doenças humanas. Escrevi nesse blog que essa seria uma descoberta revolucionária. Bola na caçapa. O japonês virou o campo das células-tronco de cabeça-para-baixo ao apresentar as células iPS (do inglês, *induced pluripotent stem cells*), em dois trabalhos publicados na revista Cell. A tecnologia é tão simples que se espalhou pelo mundo todo, uma verdadeira Yamanakamania.

Em 2008 comecei a liderar meu próprio laboratório na Universidade da Califórnia em San Diego. Meu primeiro gol seria o de reproduzir neurônios do espectro autista usando a tecnologia de Yamanaka. A escolha da síndrome foi feita a dedo: começaria com a síndrome de Rett. Por ser rara, nem mesmo cientistas ou médicos são familiarizados com essa síndrome e ignoram que pacientes com autismo clássico possam ter mutações no mesmo gene que causa Rett. Ainda mais importante, dados recentes revelam que vias neurais afetadas podem ser comuns entre diversas doenças neurológicas. O espectro autista é composto por um leque de síndromes que possuem duas características em comum: a dificuldade de socialização e movimentos repetitivos. Pacientes com Rett estão no extremo mais dramático do autismo, pois além desses problemas apresentam dificuldades motoras e ataques epilépticos, entre outros sintomas. Assim, se conseguisse entender o extremo mais dramático do espectro, as portas estariam abertas para as outras síndromes.

Outra razão por começar com Rett: a causa genética da doença está bem definida, ou seja, sabemos qual é o gene responsável na maioria dos casos. Isso foi crucial no trabalho, para mostrar que as características neuronais que estávamos observando em Rett não vinham do ambiente. Por último, diria que o fato de terem sido observadas melhoras num modelo murino (em um rato) de Rett, eram evidências fortes de que a síndrome poderia ser também reversível em humanos. Comentei essa descoberta em http://g1.globo.com/platb/espiral/2007/09/. Por essas razões achei que seria mais fácil modelar Rett do que outras síndromes do espectro.

Mas nem todo mundo achou que minha escolha da síndrome de Rett era boa, pois neurônios humanos são bem mais complexos que de camundongos. Além disso, a síndrome só se manifesta mais tarde, depois do primeiro ano, e o que eu teria no laboratório seriam neurônios semelhantes aos embrionários. Com uma boa experiência em células-tronco neurais e embrionárias, via uma janela de oportunidade. Apesar da concorrência feroz nesse campo, acreditava que estaria em vantagem, mas não iria conseguir fazer isso sozinho. O primeiro grande desafio foi o de recrutar cientistas que topassem embarcar num projeto altamente arriscado, sem a menor garantia de sucesso.

## O time

Comecei o trabalho ao lado de Carol Marchetto, cientista brasileira do Instituto Salk, vizinho a Universidade da Califórnia. Carol e eu já assinamos diversos trabalhos científicos e temos uma sinergia enorme. Juntos, derivamos as primeiras células neuronais de pacientes e alguns meses depois já estávamos quantificando as conexões neurais. O trabalho caminhava num ritmo frenético quando um dia encontramos todas as nossas células mortas. Por alguma razão ainda misteriosa, todos os nossos neurônios haviam se descolado das placas. A frustração aumentou quando soubemos da publicação de células iPS de Rett por um grupo competidor – eles estavam bem mais na nossa frente agora. Mesmo assim, sorrimos por duas razões: o grupo não tinha experiência com neurônios e, portanto, não haviam colocado esforço nesses experimentos. Segundo, se tínhamos competidores, a ideia era quente. Voltamos ao trabalho.

O projeto era agora ainda mais arriscado e precisávamos de ajuda. Estava cada vez mais ocupado com aulas e escrevendo "grants" (financiamentos) para me sustentar. Nos EUA, o salário do pesquisador é pago por ele mesmo por meio de aplicações de grants para agências de fomento. Por causa da crise, apenas 8% a 10% dos grants são financiados, o que tem fechado diversos laboratórios nos EUA. Inspirado pelo explorador Ernest Shackleton, resolvi recrutar pessoas com uma habilidade excepcional e capacidade de trabalhar em time. Postei o anúncio ao lado e comecei a entrevistar candidatos. Como requisito mínimo, teriam de dividir o sonho, não ter medo de trabalhar longas horas, não se importar com a concorrência e rir em momentos de estresse. Queria só a nata dos melhores pesquisadores, os mais resistentes ao meu lado.

Encontrei o Cassiano Carromeu em visita ao Brasil. Conversamos e percebi que ele tinha o perfil exato. Cassiano estava disposto a migrar para a Califórnia em busca de questões científicas desafiadoras, deixando a segurança de um laboratório famoso ou já estabelecido de lado. Comigo e Carol, passou a liderar o trabalho, derivando células iPS de outros pacientes e induzindo a diferenciação neuronal. A sincronia entre nós era grande e passamos a gerar dados loucamente. Não havia noite ou dia, final de semana ou feriado. Foram horas e horas no microscópio, sala de cultura etc. Estávamos viciados no projeto e as diferenças entre os neurônios autistas e normais começavam a aparecer.

## A publicação

Os dados estavam cada vez mais convincentes. Decidimos então testar algumas drogas e arriscar na reversibilidade dos sintomas. No início, tivemos alguns problemas. As doses estavam sendo tóxicas, talvez fosse preciso gastar um tempo ajustando as concentrações para neurônios humanos. Ninguém nunca tinha testado nada em neurônios humanos antes, não havia literatura para consultar, éramos pioneiros e tínhamos pressa. Quando vi os dados da reversão com a primeira droga, pulei de alegria. Esse "estado autista" que observávamos nos neurônios não era permanente! Se conseguíssemos reverter um neurônio por vez, poderíamos reverter o cérebro inteiro. Esse pensamento não me saia da cabeça.

Nessa época, o trabalho já estava rascunhado e foi só acrescentar esse dado antes de submetê-lo para as revistas. A primeira submissão foi um balde de água gelada: o trabalho fora recusado. Os revisores não viram a relevância em usar neurônios humanos. Com medo de soar arrogante, não havia deixado claras as implicações do trabalho. Mea culpa. Reescrevi tudo e mandamos para a Cell, com receio de que essa revista fosse ainda mais rigorosa que a anterior. Dessa vez, todos os revisores foram positivos. Porém, o número de experimentos extras, controles etc. que haviam pedido era surreal. Recrutamos outros pesquisadores para ajudar em técnicas mais específicas.

Hoje em dia, a ciência é multidisciplinar. É um erro tentar fazer tudo sozinho. Foram mais alguns meses de completa insanidade. Ganhei meus primeiros cabelos brancos, Carol ganhou uma gastrite e o Cassiano aumentou o consumo de chocolate. O trabalho ainda passou por mais algumas revisões até ser formalmente aceito pela revista. A comparação entre as atividades de neurônios autistas e neurônios normais foi ilustrada em vídeo, que vale mais do que mil palavras. (Acesse o vídeo em http://www.youtube.com/watch?v=dAxEMPm8hz0&feature=related)

## O impacto

O espectro autista afeta 1 em cada 105 crianças nos EUA. O autismo, assim como outras doenças psiquiátricas, sofre com o estigma de que não tem cura. Além disso, existe outro estigma: o de que essas doenças são causadas por falta de afeto ou por descuido dos pais. Na década de 70, mães e pais de pacientes com doenças psiquiátricas eram submetidos a tratamentos médicos, não as crianças. Em conversa com pais, muitos ainda revelam o peso desse preconceito vindo de outros pais ou da culpa que sentem.

Em nossos experimentos, conseguimos corrigir o defeito genético nos neurônios dos pacientes, evitando o aparecimento das "características autistas". Esse dado sugere uma forte evidência contra fatores ambientais no desenvolvimento dessa síndrome. Como não conhecemos a base genética de outros pacientes com autismo, fica difícil estender essas observações para todo o espectro. De qualquer forma, entender como o autismo surge, suas bases biológicas e neuronais, deve contribuir para a redução desse estigma e estereótipo de pacientes com doenças mentais.

O fato de conseguir modelar o espectro autista em laboratório deve abrir portas para uma série de outras doenças neurológicas. Antecipo que outros grupos vão utilizar a mesma estratégia para esquizofrenia, depressão, bipolaridade, entre tantas outras doenças do desenvolvimento ou psiquiátricas. O impacto do uso das células iPS nesse tipo de modelagem promete acelerar as descobertas científicas no mundo todo. Além disso, sugere que a técnica possa ser implementada como uma ferramenta de diagnóstico, permitindo antecipar o aparecimento dos sintomas e começar os tratamentos mais cedo. Imagino que as firmas de seguro--saúde vão compreender o significado disso em breve. De qualquer forma, acho que esse é o primeiro passo para uma futura medicina personalizada.

Mas talvez o impacto maior seja o da possibilidade de reverter a doença. As drogas que foram usadas no trabalho para a reversão dos neurônios dos pacientes para um estado "normal" foram o IGF1 e a gentamicina. O IGF1 é um fator que estimula as células neurais, provavelmente através de uma cascata de ativação de outros genes que auxiliam no desenvolvimento neuronal. Para chegar na fase clínica, o IGF1 teria de ser modificado quimicamente para facilitar sua penetração no sistema nervoso. Nossos dados mostram que será preciso cautela, pois o IGF1 pode superestimular os neurônios, causando efeitos colaterais como ataques epilépticos, por exemplo. A gentamicina atua de outra forma, apenas em mutações genéticas específicas. Além disso, é tóxica in vivo.

De qualquer forma, tenho recebido algumas mensagens da indústria farmacêutica, o que indica um interesse desse setor no desenvolvimento de melhores drogas. Melhor ainda, nossos dados estão sendo úteis para o avanço dos primeiros testes clínicos de pacientes Rett, em Boston, EUA. Resultados positivos desse teste vão expandir as possibilidades de tratamento para outras partes do mundo.

## Consequências da reversão

Vamos supor que realmente encontremos uma droga capaz de reverter o estado autista de neurônios em cultura e que, quando aplicados em humanos, conseguisse consertar todos os neurônios do cérebro humano. Seria essa então a cura do autismo? As observações que fizemos dizem respeito ao número de sinapses. Sinapses são as estruturas responsáveis pela transmissão da informação entre um neurônio e outro. Essas conexões nervosas formam redes que estão envolvidas em diversos processos cognitivos, como aprendizado, consciência e memória. Ao elevarmos o número de sinapses no cérebro de um paciente com autismo por meio de um futuro tratamento, a expectativa é que ele restabeleça conexões neurais, comportando-se como um cérebro normal.

Mas o que aconteceria com a memória? E as habilidades cognitivas que diferenciam das outras crianças e as tornam tão especiais? Tive essa discussão com Ana Parreira, mãe de uma criança com Asperger, outra síndrome do espectro autista. Ana me escreveu por e-mail, preocupada com o fato de que uma futura terapia poderia apagar as habilidades criativas de seu filho. Na verdade, essa é uma possibilidade real, mas não sabemos se isso vai realmente acontecer. Só vamos descobrir durante os ensaios clínicos, pois modelos animais são difíceis de interpretar, principalmente quando olhamos para criatividade, afeto e outras características tipicamente humanas.

Assim como Ana, recebi centenas de mensagens de familiares e pais de pacientes com o espectro autista. Infelizmente, não vou conseguir responder a todos, mas não deixo de apreciar todo o carinho e apoio. Isso traz muita motivação para mim e todo o grupo. Sou grato e honrado por ter tocado tantas pessoas através da ciência.

## O futuro

Nosso grupo decidiu que não vai esperar pelo posicionamento da indústria farmacêutica, em geral com menos entusiasmo para projetos arriscados. Vamos seguir em frente de modo independente para o estabelecimento de uma plataforma para triagem de novos medicamentos automatizada. Esse projeto multidisciplinar envolve profissionais de diversas áreas do conhecimento, biólogos, engenheiros, matemáticos e médicos. Não vai ser fácil, pois precisamos otimizar diversas etapas do processo, mas qual seria a graça da vida se tudo fosse simples e previsível?

Tenho orgulho de ter participado com meus colegas dessa pesquisa que rompe barreiras e desafia os fundamentos da neurociência e da própria psiquiatria. Nasci ouvindo que o espectro autista não tem cura. Acho que isso é um mito. Amanhã no laboratório vamos ousar algo novo. A ciência é assim, todo dia uma nova aventura, trazendo esperanças e nos fazendo sonhar com oportunidades que antes pareciam impossíveis.

## Vermes contra o autismo

Casos como o de um pai de uma família americana em Nova York, que luta para encontrar um caminho que possa atenuar os efeitos do espectro autista em seu filho, são cada vez mais comuns. O filho, Lawrence, com 13 anos, foi diagnosticado com dois anos de idade e em pouco tempo já não se entrosava socialmente, exibia um comportamento repetitivo. Com os anos, sua personalidade foi ficando cada vez mais agressiva: batia a própria cabeça na parede, mordia os colegas e demonstrava muita ansiedade e agitação. Difícil para família, pior para Lawrence.

O pai, Stewart, tentou diversos tratamentos. Começou buscando terapia do comportamento, modificações na dieta, terapia musical e, por fim, diversas combinações de medicamentos. Na maioria das vezes, a melhora era temporária e o tratamento deixava de fazer efeito após um curto período de tempo.

Como muitos pais, Stewart procurou por alternativas fora da medicina convencional. No entanto, ao invés de seguir métodos sem uma base racional, ele começou a pesquisar em sites como o PubMed por literatura especializada, que traria informações e pesquisas científicas sobre os tipos de sintomas apresentados pelo seu filho.

Numa dessas buscas, deparou-se com o trabalho de um grupo de pesquisadores que conseguiu tratar pacientes com a doença de Crohn, usando vermes de porcos conhecidos como *Trichuris suis*. Como outras doenças autoimunes, o sistema imunológico do próprio paciente ataca as paredes intestinais, levando à formação de úlceras e a desconforto.

Nesse caso, os parasitas do porco estariam modulando a resposta imunológica, diminuindo a inflamação (Summers e colegas, *Gut,* 2005). Stewart também encontrou evidências de que alguns dos sintomas presentes no autismo podem ser frutos de um ataque imunológico em células da glia no cérebro (Vargas e colegas, *Annal Neurol* 2005).

Para ele não foi difícil juntar os pontos: os vermes do porco poderiam também ajudar na modulação imunológica de seu filho. Sem medo do ridículo, escreveu uma pequena revisão e apresentou suas ideias a um grupo que pesquisava autismo no Albert Einstein College of Medicine. Os pesquisadores acharam inusitado, mas concluíram que valia a pena testar a hipótese. Através desse grupo, Stewart consegui comprar ovas de *T. suis* para tratamento de uma empresa europeia chamada OvaMed.

Stewart também conseguiu permissão do FDA americano para testar a droga em seu filho, sob supervisão dos pesquisadores e médicos. Cada frasco carrega 2.500 ovas e é, em geral, consumido a cada duas semanas, com um custo de 600 euros por mês. Depois de ingeridas, as ovas tentam se alocar no intestino humano. Encontrando um ambiente hostil, a maioria morre. As ovas que sobrevivem dão origem a larvas que persistem no intestino por alguns dias. É nesse estágio que acontece a modulação do sistema imunológico.

Não se sabe ainda exatamente como isso acontece, as bases moleculares do fenômeno estão sendo pesquisadas. As larvas sobreviventes morrem logo em seguida e são dissolvidas no intestino – nada sai nas fezes.

Como o *T. suis* evoluiu para infectar porcos, a colonização no trato intestinal humano é limitada. Os vermes não conseguem se reproduzir e são eliminados com o tempo. Além disso, o ciclo de vida do verme requer um estágio fora do hospedeiro, sendo incapaz de infectar outros membros da família.

É um medicamento considerado seguro, sem nenhum efeito colateral. No caso de Lawrence, a melhora no comportamento começou depois de 8 semanas de tratamento. Depois da décima semana, os sintomas tinham desaparecido por completo. A narrativa dessa história pelo próprio Stewart pode ser encontrada em http://autismtso.com/.

Os resultados promissores foram apresentados em 2007 ao FDA e deram início a um ensaio clínico mais completo – em http://clinicaltrials.gov/ct2/show/NCT01040221 – que servirá para mostrar se o tratamento é realmente efetivo ou se foi apenas um caso de sorte, com alguma variável não controlada fazendo efeito na criança.

A saga desse pai e o sucesso da história traz uma perspectiva interessante para o entendimento do autismo, a "hipótese da higiene". Segundo essa ideia, a industrialização e a falta de contato com elementos naturais acabam desestabilizando o sistema imunológico humano.

Evoluímos juntamente com nossos parasitas e assim que os eliminamos do nosso ambiente, a homeostase do nosso corpo tenta se estabilizar novamente. Durante a evolução, criamos diversas "armas imunológicas" contra esses parasitas que não estariam mais sendo utilizados no ambiente moderno.

A hipótese da coevolução é válida para a doença de Crohn, outras síndromes autoimunes como esclerose múltipla e provavelmente para alguns casos de autismo, como o de Lawrence. Ou seja, ao invés de existir "algo" no ambiente urbano que contribua para a incidência de autismo, seria mesmo a falta desse "algo", no caso, nossos parasitas.

Acho que existe algo de muito importante nessa história. A investigação científica cautelosa desse e de outros casos semelhantes vai contribuir para entendermos melhor como o sistema imunológico interage com o sistema nervoso no estado normal e no estado autista.

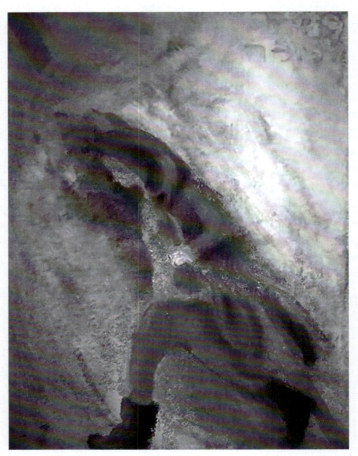

Ariel Vazquez Gicovate

# Repensando a esquizofrenia

Seria a esquizofrenia uma forma de "autismo adolescente"? A pergunta pode soar como blasfêmia entre psiquiatras e psicólogos, mas a ciência tem desafiado definições clínicas e apontando para novas formas de se pensar as doenças mentais. Um trabalho publicado essa semana pelo grupo do Instituto Salk, na Califórnia, entra de cabeça nessa linha de pensamento e promete chacoalhar esse campo de pesquisa (Brennand e colegas, Nature 2011).

A esquizofrenia é uma síndrome, uma coleção de sintomas de origem desconhecida, predominantemente definida pela presença de sinais de psicose como alucinações ou desilusões paranoicas. Acontece com frequência durante a adolescência e afeta cerca de 1% da população mundial. A origem da palavra esquizofrenia alude à separação ("esquizo") da mente ("frenia") frente a realidade. São diversos os exemplos de esquizofrenia na história humana. No Brasil colônia, atribui-se o "banzo" (termo de possível origem africana que significa meditação ou introspecção) a doenças mentais como a esquizofrenia, para justificar a alta incidência de suicídio entre os escravos. É provável que essa melancolia depressiva e esquizofrênica tenha origem nas condições desumanas a que eram submetidos, na desnutrição ou mesmo no alto consumo de álcool e maconha (ambos já relacionados à indução precoce de esquizofrenia).

Para tentar entender como a esquizofrenia afeta as redes neuronais, o grupo do Instituto Salk usou uma estratégia descrita anteriormente pelo nosso grupo para uma síndrome com base genética definida do espectro autista (Marchetto e colegas, Cell 2010) (http://g1.globo.com/platb/espiral/2010/11/29/combatendo-o-autismo-consertando-um-neuronio-de-cada-vez/). Basicamente, a ideia é reprogramar células somáticas de pacientes para um estágio pluripotente e então induzir a especialização neuronal. Compara-se então neurônios derivados de diferentes pacientes esquizofrênicos com neurônios derivados de indivíduos não-afetados. Esse tipo de estratégia elimina qualquer influência ambiental, pois os neurônios estão se desenvolvendo em um ambiente controlado em laboratório.

Não foi fácil encontrar diferenças entre o grupo esquizofrênico e o grupo controle. A primeira observação foi a de que os processos ou arborizações neuronais seriam menores em neurônios derivados dos pacientes. Isso é bem semelhante ao que descrevemos previamente para neurônios obtidos de pacientes com o espectro autista, sugerindo vias moleculares semelhantes entre as duas síndromes. Mas a grande surpresa veio quando o grupo usou um tipo de vírus da raiva modificado, que é transportado entre as conexões neuronais, as sinapses. Usando essa ferramenta, eles conseguiram demonstrar que "neurônios esquizofrênicos" estabelecem menos contatos sinápticos do que neurônios normais. Esse defeito pode ser consertado após tratamento com a droga antipsicótica Loxapine.

Existem alguns pontos críticos nesse trabalho que merecem ser analisados com certa cautela. Primeiro, as análises genéticas de cada paciente sugerem que cada um tem um tipo diferente de esquizofrenia. Mesmo assim, todos os neurônios se comportaram de maneira semelhante, o que é, no mínimo, fascinante. Segundo, a maior diferença encontrada está baseada num ensaio biológico pouco conhecido: ninguém sabe realmente como o vírus da raiva é repassado de neurônio para neurônio. Mais problemático A meu ver, é a falta de concordância com os dados de eletrofisiologia que, basicamente, estariam medindo a mesma coisa. Os autores não explicam muito bem esse ponto e escapam pela tangente, atribuindo as discrepâncias aos diferentes métodos usados e sugerem futuras investigações.

De qualquer forma, os resultados suportam as evidências recentes de que, assim como o autismo, a esquizofrenia pode ser modelada com redes neurais humanas. Isso é forte argumento contra fatores ambientais e sugere que a doença é, em si, neurológica e não psiquiátrica. Esse nova forma de repensar doenças psiquiátricas deve ter um impacto imediato na medicina (novos tratamentos) e na sociedade (contribuição da redução do estigma em doenças mentais).

Na medicina, antecipo o uso de neurônios derivados de pacientes esquizofrênicos sendo usados para triagem de novos medicamentos que consigam corrigir os defeitos sinápticos. Tão importante quanto, visualizo o uso dessas redes neuronais como ferramenta crucial para entendermos os mecanismos que induzem a esquizofrenia. Por exemplo, pela primeira vez na história, pode-se testar qual o real impacto de componentes da maconha em redes neuronais humanas num ambiente controlado. No Brasil, pelo menos um grupo já publicou ser capaz de reprogramar células humanas, tornando o país mais competitivo nessa área (http://g1.globo.com/platb/espiral/2011/03/17/pesquisa-de-ponta-no-brasil/).

A contribuição social virá através da queda do estigma psiquiátrico, deixando de atrapalhar o diagnóstico e o tratamento sério. Por causa disso mesmo, lanço uma proposta ao Ministério da Saúde para mudarmos o nome da síndrome em Português, da mesma forma como foi feito no Japão. Em 2002, os japoneses trocaram o termo que utilizam para designar esquizofrenia de "Seishin-Bunretsu-Byo" (doença da mente ausente – tradução livre minha) para o oficial "Togo-Shitcho-Sho" (síndrome de integração). Fica registrada a ideia.

# Um dia azul

Dia 2 de abril é o dia mundial de conscientização do autismo, data que tem o suporte da Organização das Nações Unidas (ONU) desde 2008. Pela primeira vez, o Brasil entra oficialmente nesse roteiro mundial e celebra iluminando monumentos e prédios importantes em diversas cidades com a cor azul – a cor escolhida para representar essa síndrome.

De maneira simplista, as síndromes do espectro autista revelam comportamentos comuns: a dificuldade no relacionamento social, na linguagem e movimentos repetitivos. O termo "espectro" sugere justamente que esses comportamentos são extremamente variáveis de pessoa para pessoa. O fato de ser uma síndrome que começa relativamente cedo, durante o desenvolvimento infantil, traz consequências sérias para paciente, familiares e estado.

O autismo é um espectro de síndromes com forte contribuição genética e hereditária. Afeta cerca de uma em cada cem crianças nos EUA e provavelmente uma incidência semelhante no mundo todo. Uma incidência bem mais alta que a maioria das outras síndromes infantis. A genética do autismo é complicada e já foram descrito cerca de 300 genes envolvidos com o espectro. Existem casos mais simples, causados por mutações em apenas um gene, responsável pela regulação de outros genes em uma cascata molecular. Mas esses são casos mais raros, em geral, mais agressivos. Na maioria dos pacientes, são mais de um os genes afetados.

Além disso, soma-se a contribuição das mutações esporádicas, que acontecem o tempo todo e em todos os indivíduos, mas pode fazer a diferença naqueles que já possuem predisposição. Modelos matemáticos, baseados em dados da literatura, estimam que haja uma interação de entre três e dez genes, afetando de duas a três vias metabólicas importantes para o desenvolvimento cerebral. Fica difícil de identificar a forma que como o autismo é transmitido hereditariamente e é praticamente impossível de se conseguir um método de diagnóstico genético com as técnicas atuais.

Esse cenário complexo e confuso dá oportunidade à "razão emocional". Vacinas, preservativos, falta de amor ou qualquer outro fator são acusados de estarem associados ao autismo. Levam-se anos para desmistificar algumas dessas associações precipitadas, perdendo verbas que poderiam servir para projetos científicos mais fundamentados.

O que pode ser feito para ajudar? A conscientização é o primeiro passo. Organizações de pais são muito importantes para manter a pesquisa viva. Nos EUA, diversas associações de pais e pacientes participam na arrecadação de fundos para a pesquisa. Pode parecer pouco, mas se conseguirmos pagar o salário de mais um pesquisador na área por um ano, a pesquisa acelera de maneira significativa. No Brasil, destaco a Revista Autismo (http://revistaautismo. com.br/) que, embora jovem, já causa um impacto na comunidade brasileira e internacional.

A boa notícia é que o autismo não é neurodegenerativo, ou seja, não existe "perda" de neurônios com o tempo. Na verdade, crianças que são diagnosticas cedo e entram num programa de tratamento e estímulos têm mais chances de se recuperar. Essa reação do cérebro faz parte do fenômeno de plasticidade neuronal. Da mesma forma que acontece nos pacientes, neurônios derivados de crianças afetadas possuem o potencial de reverter esse "estado autista", comportando-se como se fossem neurônios sadios. Medicamentos que possam acelerar o processo estão sendo pesquisados e as perspectivas são positivas. Existe razão para manter o otimismo alto.

# Incluindo autistas na ciência

Quando se fala em indivíduos autistas, a maioria imagina pessoas isoladas socialmente, com dificuldade em comunicação e envolvidas em comportamentos repetitivos e estereotipados. De fato, para ser considerado dentro do espectro autista, basta apresentar sintomas relacionados a essas características. Porém, essa definição é restrita, rasa, e não reflete a condição autista em sua totalidade. O lado positivo do autismo é pouco lembrado, o que contribui para problemas de inclusão social.

Indivíduos autistas são extremamente focados e conseguem se dedicar a uma atividade específica por muito tempo. Em geral, essa dedicação vem acompanhada de uma atenção aos detalhes, sensibilidade ao ambiente e capacidade de raciocínio acima do normal, o que colocaria essas pessoas em vantagem em determinadas situações. Uma dessas situações está presente justamente em alguns aspectos do processo científicos.

A ciência não vive apenas de criatividade e pensamento abstrato. Na verdade, a maioria dos cientistas segue uma carreira metódica, racional, com incrementos sequenciais no processo de descoberta científica. Esse trabalho exige atenção e dedicação acima do normal, por isso mesmo cientistas acabam sendo "selecionados" para esse tipo de atividade. O momento de "eureca" é extremamente raro na ciência.

Da mesma forma, são raros os casos de autistas superdotados, com capacidades extraordinárias. Esse tipo de característica, retratada no filme RainMan, acaba ajudando esses indivíduos a se estabelecerem de maneira independente. É o caso de Stephen Wiltshire que vive de sua arte porque consegue desenhar em três dimensões uma cidade inteira após sobrevoá-la de helicóptero uma única vez. Mas e no caso dos outros indivíduos, que não necessariamente possuem uma habilidade tão evidente? Será que poderíamos incorporá-los em alguma outra atividade onde suas características sejam de grande vantagem?

Indivíduos autistas usam o cérebro de maneira diferente. Regiões do cérebro relacionadas ao processo visual são, em geral, bem mais acentuadas. Por isso mesmo autistas conseguem perceber variações em padrões repetidos mais rapidamente e com mais precisão do que pessoas "normais", ou fora do espectro autista. Autistas também superam não-autistas em detectar variações em frequências sonoras, visualização de estruturas complexas e manipulação mental de objetos tridimensionais.

Retardo intelectual é, quase sempre, relacionado ao autismo. Mas vale lembrar que a maioria dos testes utiliza linguagem verbal, o que coloca os autistas em desvantagem. Esse tipo de abordagem merece uma revisão mais criteriosa. Aposto que se refizéssemos algumas dessas pesquisas os resultados seriam diferentes e contribuiriam para a redução do preconceito.

Muitos autistas poderiam ser aproveitados pela academia. Desde cedo, esses indivíduos demonstram profundo interesse em informações, números, geografia, dados, enfim, tudo que é necessário para a formação de um pensamento científico. Além disso, possuem capacidade autodidata e podem se tornar especialistas em determinada área – ambas as características são importantes no cientista. Algumas das vantagens intelectuais (e mesmo pessoais) de indivíduos autistas acabam sendo atraentes em laboratórios científicos. Não me interprete mal, não estou sugerindo o uso de autistas como objeto de estudo (o que já acontece e é útil também), mas como *agentes* da descoberta científica.

Tenho certeza de que poderíamos incluir cientistas autistas no contexto de descoberta científica atual e explorar esse tipo de inteligência. Um exemplo disso é o laboratório do Dr. Laurent Mottron, que trabalha com a cientista-autista Michelle Dawson faz 7 anos. Laurent descreveu recentemente sua experiência empregando cientistas autistas na última edição da revista Nature. Michelle tem a capacidade de manusear mentalmente um número enorme de dados ao mesmo tempo, faz isso naturalmente. E enquanto não conseguimos nem lembrar o que vestimos ontem, autistas como Michelle nos surpreendem com uma memória impecável.

Ela recorda todos os dados gerados do laboratório e tem papel fundamental no desenho de experimentos de outros cientistas. Juntos, Laurent e Michelle já assinaram mais de 14 trabalhos juntos. Outro exemplo clássico é Temple Grandin, autista que obteve seu PhD em veterinária e, usando seu raciocínio visual, desenvolveu novos protocolos para redução de estresse em animais para o consumo de carne. Grandin é atualmente professora da Universidade Estadual do Colorado, nos EUA.

Acredito que autistas podem dar uma contribuição excepcional para o mundo se conseguirmos colocá-los no ambiente ideal. É um desafio social, mas que começa com a conscientização da condição autista. Organizações internacionais já existem com a finalidade de auxiliar autistas a se encaixarem no mercado de trabalho. Exemplos são as firmas Aspiritech, nos EUA, e Specialisterne, na Holanda. Com o tempo, outros lugares vão perceber que a mão-de-obra autista é extremamente especializada e começarão a explorar esse nicho.

Obviamente o autismo traz limitações, como o entrosamento social, problemas motores e a dificuldade de comunicação. Com isso, eles não vão conseguir se adaptar facilmente a trabalhos que envolvam comunicação social intensa. Em casos mais graves, muito provavelmente, vão depender da sociedade por toda a vida. Ignorar essas limitações é tão prejudicial quanto ignorar as vantagens que o autismo pode oferecer nos casos mais leves. Talvez o maior reflexo de uma sociedade avançada esteja em como ela acomoda suas minorias. Enquanto as oportunidades terapêuticas para o autismo não chegam, acredito que o que esses indivíduos mais precisam agora seja respeito, inclusão e, acima de tudo, oportunidades.

## Inconformado com 1 em 88

O dia 2 de abril é especial. É o momento do ano em que diversas pessoas mundo afora param para refletir sobre o autismo, um conjunto de diversas síndromes que afetam a habilidade de socialização, linguagem e comportamento humano.

Por muito tempo, acreditava-se que pessoas dentro do espectro autista eram raras, uma minoria. Porém, com um trabalho de conscientização intenso, familiares e cientistas conseguiram convencer os médicos e a sociedade de que o autismo não é tão raro assim. Desde então, a prevalência do autismo tem sido motivo de discussão. Dados recentes do Centro de Controle e Prevenção de Doenças (CDC, na sigla em inglês) agora mostram que uma em cada 88 crianças nos Estados Unidos são diagnosticadas com autismo (http://www.cdc.gov/mmwr/preview/mmwrhtml/ss6103a1.htm?s_cid=ss6103a1_w). Os números representam um aumento de 23% nos casos entre 2006 e 2008 e 78% de aumento desde 2002. Ainda assim, é possível que o estudo esteja subestimando números reais. Um estudo publicado ano passado mostrou incidência de autismo de um em 38 crianças na Coreia do Sul. É provável que os números no Brasil não sejam muito diferentes dos Estados Unidos, mas ainda não existe um estudo formal feito no país.

Os dados novos de CDC, liberados ao público na última quinta-feira (29), mostra que incidência aumentou entre a população negra e hispânica. A diferença entre sexos é grande, um em cada 54 é a proporção para os meninos, cinco vezes maior que em meninas. Sabemos muito pouco de por que o autismo tem um viés masculino. Algumas hipóteses associam genes duplicados no cromossomo X – do qual as meninas têm duas cópias – como um fator protetivo.

Parte da justificativa desse aumento parece estar associada a uma melhora no diagnóstico e conscientização da população. A idade média de diagnóstico caiu de quatro anos e meio para quatro anos. Porém, muitos pais detectam o problema bem mais cedo, o que sugere que o processo de diagnóstico pode melhorar muito ainda. Uma contribuição ambiental ainda desconhecida também tem sido apontada como um fator que justificasse a alta incidência de autismo nos dias de hoje, mas não existe evidência científica forte o bastante para apoiar essa ideia. Não importa se estes fatores justificam ou não por completo os números do CDC; de toda forma, o aumento é preocupante e sugere um quadro epidêmico. São mais de 1 milhão de crianças afetadas, com um custo anual de US$ 126 bilhões nos Estados Unidos.

Infelizmente, por trás de toda essa estatística, estão familiares e pacientes, que se esforçam todos os dias para lidar com a condição. A preocupação com o futuro dessas crianças é justificável e a luta para torná-los independentes começa cedo. Erra quem pensa que isso é um problema das famílias dos pacientes apenas. Crianças são as maiores riquezas de um país e preservar os cérebros delas é garantir o futuro competitivo. Ignorar o problema é a pior coisa que um governo pode fazer. A isenção da iniciativa privada também preocupa. Custos com seguros saúde vão aumentar drasticamente, afetando a produção daqueles que cuidam de crianças autistas, por exemplo. Com esse tipo de prevalência na população é difícil de encontrar quem não seja, direta ou indiretamente, afetado pelo autismo.

Em tempos de crise, a história tem mostrado que o incentivo a pesquisa na área é o que, em geral, leva à solução do problema. Jovens adultos e crianças da atual geração nunca devem ter ouvido falar de poliomielite ou pólio. Isso porque a epidemia de pólio, que deixou milhares de crianças e adultos paralisados por volta de 1910, foi erradicada a partir de iniciativas como a "Corrida contra a pólio" nos anos 50, que investiu pesado na busca científica da "cura" do problema. Pólio continua sem cura, mas foi erradicado da maioria dos países através do financiamento de uma vacina, originada numa polemica pesquisa do médico Jonas Salk.

O mundo é formado, em sua maioria, por pessoas conformadas, e por uma minoria de pessoas que não se conformam. São os conformados que nos trazem conforto nas horas mais difíceis, que nos ensinam a aceitar as situações como são e agradecer por aquilo que temos. São os conformados que vão te dizer que o autismo não tem solução, que não há o que fazer. Mas são os inconformados que transformam nossa perspectiva e que fazem o mundo melhor. Acho que o quadro de autismo atual pede um plano nacional de ataque, a criação de um centro de excelência em autismo brasileiro, formador de profissionais qualificados e com pesquisa científica de ponta com colaborações internacionais. Será preciso reunir pais, políticos, terapeutas, médicos e cientistas inconformados e que estejam dispostos a lutar por dias melhores.

## Pacientes como eu

Grupos de pacientes estão administrando drogas experimentais por conta própria e dividindo os resultados na internet. Até que ponto isso é válido?

A história do surfista Eric Valor é comum entre os pacientes com esclerose lateral amiotrófica (ELA). Num dos dias de surfe na Califórnia, Eric percebeu que seu pé não estava mais respondendo como de costume. Simplesmente não conseguia mais se posicionar na prancha. Os sintomas se estenderam por outros membros e os tremores nos músculos do braço foram ficando mais frequentes. Eric foi diagnosticado como portador de ELA em 2005 e hoje está paralisado do pescoço para baixo, e se mantém vivo por meio de um respirador artificial.

Em 2010, Eric tomou conhecimento de um tratamento clínico experimental para sua doença. A droga NP001 foi desenvolvida por uma indústria farmacêutica na cidade de Palo Alto e os testes clínicos iniciais mostraram baixa toxicidade – ela seria, portanto, segura para o uso em humanos. Infelizmente, Eric não pode participar da pesquisa, pois o estado avançado da doença não permitiu que se enquadrasse nos testes clínicos. Frustrado, começou a pesquisar no PubMed – site que disponibiliza trabalhos publicados em pesquisa biomédica – como poderia conseguir o medicamento por outros meios. Depois de muita pesquisa, identificou um precursor da droga que poderia ser comprado na Tailândia, mas os custos de importação eram altíssimos. Após sucessivas pesquisas, concluiu que o princípio ativo da NP001 poderia ser o químico denominado de clorito de sódio, usado em sistemas de purificação de água e de fácil acesso – não confundir com o cloreto de sódio, que é o sal de cozinha. Cerca de um ano atrás, ele começou a tomar o químico por conta própria. Vale lembrar que o uso oral do clorito de sódio não é aprovado para tratamento de nenhuma doença humana. Mesmo assim ele foi em frente e acredita que esteja funcionando, relatando melhorias no tônus muscular e articulação vocal.

A princípio, Eric preferiu manter sigilo, pois não sabia se o tratamento seria seguro. Mas o segredo acabou vazando. O interesse da comunidade de ELA foi grande e discussões online levaram a criação dos testes "DIY" ("do-it-yourself", ou feito por conta própria). Cerca de 30 pacientes estão atualmente tomando clorito de sódio oralmente e registrando os resultados em uma rede social chamada "PatientsLikeMe" ("pacientes como eu", em inglês) (http://www.patientslikeme.com/). Apesar de experimentos desse tipo não terem uma supervisão médica e científica rigorosa, como é requisitado em testes clínicos oficiais, outros dados gerados por pacientes nesse site já apareceram em prestigiadas revistas científicas como a "Nature Biotechnology".

No caso de Eric, o alerta da comunidade científica tem sido maior. Não sabemos realmente se o clorito de sódio é o princípio ativo do NP001, o medicamento nunca foi administrado oralmente em humanos e os pacientes estão comprando o reagente diretamente de indústrias químicas. O clorito de sódio não é um reagente preparado para o consumo humano. Impurezas e outros problemas com o controle de qualidade podem interferir nos resultados de cada paciente. É uma situação difícil. Se por um lado existe uma obrigação moral de avisar os outros pacientes de que existe algo que possa funcionar, por outro lado, informações como essa podem ser interpretadas erroneamente por outros pacientes. Felizmente, nesse caso, o risco parece ser moderado e os resultados dos 30 pacientes estão sendo analisados. Mas a história poderia ter tomado outro rumo, com uma droga mais tóxica que piorasse o quadro clínico desses pacientes.

Como cientista, considero essas ações arriscadas demais. Poderia justificar por ser uma doença fatal e com baixa qualidade de vida, mas o formato não controlado dessas experiências traz pouca informação útil aos pacientes. Talvez a melhor forma de unir as boas intenções dos pacientes em tentar algo novo com testes clínicos de qualidade seja incorporar cientistas especializados nesse tipo de abordagem para gerenciar e orientar os testes DIY. Obviamente, isso precisaria de um suporte financeiro considerável e de cientistas dispostos a arriscar a carreira em experimentos desse tipo.

## Como vamos tratar as doenças mentais?

Caso não tenham percebido, vivemos uma crise na medicina experimental. Medicamentos desenvolvidos nos últimos 60 anos são prescritos amplamente pelos médicos, mas causam pouco efeito nos pacientes. O mais surpreendente é que, mesmo com essa janela de oportunidade, testemunhamos uma diminuição dramática de interesse da indústria farmacêutica e biotecnológica para o desenvolvimento de novos fármacos.

Enquanto as intervenções psicossociais, incluindo novas tecnologias como o uso de tablets, mostram-se extremamente promissoras, a ausência de um plano estratégico para o desenvolvimento de medicamentos mais eficientes é preocupante. A situação é ainda mais grave porque grande parte da população humana é afetada por doenças mentais, causando sérios problemas financeiros para familiares e para o governo. Tome por exemplo o caso do autismo, que afeta cerca de 1% das crianças norte-americanas: o custo para o governo durante a vida de um único indivíduo autista beira os US$ 3,2 milhões (quase R$ 6,5 milhões). Isso representa um custo anual de US$ 35 bilhões (quase R$ 71 bilhões) para a sociedade americana. Números semelhantes servem para a esquizofrenia e quase o triplo do custo vai para o mal de Alzheimer.

Mas o que pode ser feito então?

A descoberta e desenvolvimento de novos medicamentos é um processo lento, caro e de alto risco. Dados recentes sugerem que para cada nova droga que entra no mercado, foram gastos, em média, mais de US$ 2 bilhões de dólares (cerca de R$ 4 bilhões) durante um período de 15 anos. Além disso, o processo falha em mais de 95% das vezes. Dá para entender por que a indústria tem fugido dessa área. Os pesquisadores arcam com altos custos e riscos.

Os governos podem investir mais em novos medicamentos? Os governos têm o direito de não investir mais em novos medicamentos? Ignorar essa questão é simplesmente riscar a palavra "esperança" do dicionário dos pacientes que não respondem aos medicamentos atuais. Na ausência de suporte do governo, resta a solidariedade humana. Enquanto nos EUA o hábito cultural da doação de dinheiro para pesquisas é presente em todas as esferas sociais, em outros países, como o nosso, a filantropia é ainda incipiente. Apesar de estarmos na era do "*crowdfunding*", não temos motivos para esperar que a moda pegue para fins científicos.

Uma ideia interessante para acelerar a entrada de novas drogas no mercado é melhorar o fluxo, desde a descoberta até o uso clínico. Obviamente, não temos como acelerar o teste rigoroso e cauteloso em seres humanos, mas podemos acelerar o processo que leva as drogas a serem testadas. Nos EUA, algumas estratégias estão sendo estudadas. Entre elas, destaco o "reposicionamento de drogas", ou seja, pegar uma droga que falhou em estágios clínicos para uma doença "x" e testá-la contra uma doença "y". Remédios que já foram testados em humanos e não serviram para o Alzheimer podem ser úteis para o autismo, por exemplo. Essa realocação de medicamentos permite encurtar em alguns anos todo o processo.

Mas não adianta ter drogas disponíveis para testes se não sabemos exatamente como elas funcionam. Os antidepressivos atuais são um bom exemplo. Usamos antidepressivos há três décadas, mas eles não funcionam para todos pacientes. Melhores tratamentos requerem uma melhor ciência, um melhor conhecimento da biologia por trás dos sintomas. É através da compreensão dos mecanismos celulares e moleculares que são desenvolvidas novas terapias contra o câncer a todo o momento. Claramente, isso não tem sido aplicado para doenças mentais e, portanto, não existem novas terapias para autismo ou depressão. Por quê? Possivelmente porque estamos usando os modelos errados. Testam-se novas drogas contra o câncer em células tumorais retiradas dos próprios pacientes. Se a substância bloqueia o crescimento dessas células em laboratório, possivelmente irá funcionar da mesma forma no organismo. Se der negativo, testa-se outra.

A lógica funcionaria também para doenças mentais. No entanto, não havia como isolar neurônios dos pacientes em laboratório e tudo era feito em modelos animais, em camundongos, que são extremamente caros. Não existem roedores com Alzheimer, esquizofrênicos ou autistas. A indústria farmacêutica sofreu um rombo financeiro enorme por ter apostado alto em modelos animais, muitas inclusive faliram. Não quero negar a contribuição de modelos animais para o entendimento de doenças humanas – esses modelos são e vão continuar sendo elementos críticos para o progresso da ciência. Mas os modelos animais não são consistentes para prever como os compostos vão funcionar em seres humanos. Neurônios humanos são, com certeza, mais complexos. Por isso mesmo, aposto em novos modelos produzidos a partir da reprogramação celular, gerando redes neurais derivadas de pacientes em quantidades suficientes para testes em laboratório. Mesmo com as limitações da reprogramação genética – afinal, não deixa de ser um modelo humano *in vitro* –, acredito que seja o que mais se aproxima do sistema nervoso do paciente. O sucesso dessa nova forma de encarar a busca de novos fármacos vai depender de centros criados a partir de consórcios colaborativos e multidisciplinares entre cientistas e a comunidade clínica – acelerando os testes em humanos –, além da parceria com empresas privadas ou filantrópicas – cobrindo as inconsistências governamentais.

Essas ideias fazem parte do que entendemos como medicina experimental, portanto ainda é um experimento em progresso. Considerando a taxa de sucesso atual – menos de 5% das drogas desenvolvidas vêm a funcionar em humanos –, acho que essas ideias não são tão caras e valeria o risco. Se não funcionarem, saberemos que esse não é o caminho e economizaremos para investir em outras opções. Na minha visão, essas são alternativas razoáveis e podem destacar mundialmente países emergentes, como o Brasil, como líderes de um novo modelo para o tratamento de doenças mentais.

## "Resetando" o cérebro autista

Indivíduos dentro do espectro autista têm dificuldade com a linguagem falada e a interação social, e apresentam movimentos repetitivos ou estereotipados – sintomas que aparecem cedo na infância. O autismo é considerado por muitos cientistas um defeito na comunicação entre as células nervosas – essa comunicação é conhecida como sinapse. Defeitos nas sinapses costumam levar a conexões nervosas erradas, contribuindo para o comportamento autista. A experiência sugere que indivíduos autistas devam entrar em terapias o quanto antes, durante a "janela crítica de formação" do cérebro, para que os circuitos nervosos tenham mais chances de se reestabelecerem de maneira correta antes desse período acabar. Infelizmente, isso não é regra e, mesmo assim, alguns indivíduos não apresentam a trajetória clínica desejável.

Sinapses são estruturas altamente complexas, resultantes da interação de diversas proteínas e ácidos nucleicos, gerados a partir da atividade de algumas centenas de genes ativados nos neurônios. Infelizmente, o autismo clássico não parece ser resultado de um ou dois genes defectivos, o que favoreceria encontrar formas químicas de intervenção. Na verdade, estudos genéticos recentes têm confirmado que seriam algumas dezenas de genes – centenas, em alguns pacientes – que não estariam funcionando normalmente. Essa complexidade genética é um grande obstáculo na busca de tratamentos. E como se não bastasse, o autismo é comum em diversas outras síndromes genéticas, complicando ainda mais seu estudo. Por exemplo, 25% dos pacientes com a síndrome do X-frágil são autistas e quase 100% dos pacientes com a síndrome de Rett apresentam níveis variados de autismo.

A ideia de que as conexões nervosas estabelecidas depois da "janela de formação" do cérebro, período que reestrutura as sinapses durante o desenvolvimento do sistema nervoso, sejam permanentes é um dos dogmas mais antigos da neurociência. Muitos acreditam que esse tipo de formação cerebral seja permanente, imutável. No entanto, experimentos recentes têm desafiado esse conceito, mostrando que as sinapses e conexões nervosas são mais maleáveis do que se imaginava antes, podendo acomodar certa flexibilidade em circuitos importantes para o cérebro mesmo depois dessa janela. Pretendo aqui revisitar alguns desses dados, tanto em modelos animais quanto em humanos.

Talvez o primeiro indício de que circuitos defeituosos sejam reversíveis tenham vindo dos estudos em modelos animais para a síndrome de Rett. Essa forma sindrômica de autismo tem uma causa genética bem definida, mutações no gene chamado MeCP2. Esse gene tem a capacidade de se associar à fita de DNA e regular a atividade de outros genes. Não é por acaso que mutações no MeCP2 não se restringem à síndrome de Rett, mas foram encontradas em indivíduos com autismo clássico, esquizofrenia e outros tipos de doenças mentais. O gene é considerado por muitos cientistas a "pedra de Roseta" que permitiria a leitura do cérebro, pois funciona como um regulador de outros genes. Decifrar os mecanismos pelos quais o MeCP2 controla o desenvolvimento do cérebro é uma área extremamente dinâmica atualmente.

Em 2007, o grupo escocês do pesquisador Adrian Bird gerou um camundongo transgênico em que podia controlar a atividade do MeCP2 por meio de um interruptor ativado por uma dose transiente de hormônio. No nascimento, o grupo manteve o gene desligado e o animal adulto apresentava uma série de características comportamentais semelhantes aos pacientes com síndrome de Rett e autismo. Ativando o MePC2 antes do término da tal janela crítica de formação do cérebro, o animal conseguia se recuperar dos sintomas. A surpresa veio quando os pesquisadores decidiram ativar o MeCP2 em animais adultos. Esperava-se que os circuitos neuronais não pudessem ser refeitos, mas o resultado surpreendeu. Os animais eliminaram a maioria dos sintomas e se comportaram de modo semelhante a animais que nunca tiveram o gene desligado. A análise dos neurônios mostrou que eles recuperaram a capacidade funcional.

Outro gene, Nlgn3, comumente alterado em alguns indivíduos autistas, ativa uma das proteínas que participam da estrutura física da sinapse. Utilizando-se de um mecanismo semelhante ao do MeCP2, o grupo do cientista Stéphane Baudouin suíço criou um camundongo geneticamente alterado com um interruptor no gene Nlgn3. Ao desligar o interruptor, o Nlgn3 não funcionava corretamente, simulando o que acontece em alguns indivíduos autistas. Animais com o Nlgn3 desligado apresentam conexões nervosas alteradas e comportamentos alterados. Da mesma forma que aconteceu com o MeCP2, ao ativar o Nlgn3 em animais adultos, esses também foram capazes de se recuperar e comportar como animais normais.

Os experimentos em animais sugerem que existe flexibilidade para a reestruturação de circuitos altamente complexos no cérebro, mesmo após o período crítico do desenvolvimento. Obviamente, os experimentos em animais não podem ser reproduzidos em humanos por uma questão ética. A dúvida de que isso seria possível em humanos vinha do fato que nosso cérebro é muito mais complexo do que o de roedores. No entanto, hoje em dia já existem tecnologias que permitam a reprogramação de células somáticas de um humano adulto a um estágio de células-tronco embrionárias e, a partir daí, a conversão em neurônios funcionais. Apesar das limitações da técnica – os estudos são feitos em laboratórios, não no cérebro das pessoas –, nosso grupo da Universidade da Califórnia, em San Diego, nos EUA, conseguiu corroborar os dados de camundongos, mostrando que neurônios humanos também são capazes de reestabelecer circuitos defectivos, uma vez formados. Melhor ainda, isso foi demonstrado de maneira genética e com o uso de drogas experimentais. O trabalho foi validado de maneira independente por diversos outros grupos mundo afora e abriu perspectivas para novos ensaios clínicos, atualmente em andamento.

Recentemente, o grupo liderado por Joe Gleeson, meu colega na Universidade da Califórnia, mapeou alterações genéticas relacionadas com uma forma de autismo familiar que segrega junto com retardo mental e epilepsia, ocasionados por casamentos consanguíneos. As mutações afetam o gene BCKDK, responsável pelo metabolismo de certos aminoácidos, gerando deficiência desses nutrientes no cérebro. Camundongos gerados sem o gene BCKDK também apresentaram comportamentos alterados. Incrivelmente, a simples administração de dieta suplementar com aminoácidos foi capaz de reverter os sintomas nos animais, sugerindo que essa forma de autismo possa ser revertida facilmente. Os pacientes estão sendo atualmente submetidos a dietas enriquecidas para aminoácidos e os resultados deverão aparecer em breve.

Essas observações trazem esperanças não só para crianças, mas também indivíduos adultos com autismo e possivelmente outras doenças do desenvolvimento.

## Conversa com o Nicolas

De 1-5% dos autistas conseguem uma trajetória clínica positiva, ou seja, são casos severos, mas que com o tempo melhoram, alguns até saem do espectro. Sabemos que esse fenômeno acontece já faz tempo através de relatos clínicos e estudos científicos. A própria internet está cheia de exemplos de autistas não verbais que passaram a falar, casos severos que se tornam indivíduos produtivos e independentes. O que não sabemos é o porquê isso acontece com alguns, mas não com todos.

Desde que me envolvi com o universo autista, procuro conhecer cada um deles que cruzam o meu caminho, sempre a procura de pistas que possam auxiliar a ciência a encontrar uma maneira de ajudar os menos favorecidos. Uma forma muito legal de fazer isso é dialogando com autistas que passaram a se comunicar, como a canadense Carly Fleischmann que aprendeu a digitar ou o japonês Naoki Higashida, autor do livro "The Reason I Jump".

Estive no Brasil recentemente para o pré-lançamento da Tismoo (http://g1.globo.com/ciencia-e-saude/noticia/2015/10/cientista-que-criou-minicerebros-nos-eua-trara-tecnica-para-o-brasil.html) e tive o privilégio de conhecer o Nicolas Brito Sales, um adolescente autista que passou a ser verbal e hoje dá palestras pelo Brasil. O resultado desse encontro você acompanha no vídeo abaixo.

IMPRESSÃO:

Santa Maria - RS - Fone/Fax: (55) 3220.4500
www.pallotti.com.br